国家卫生健康委员会"十四五"规划教材

全国高等学校教材

供本科助产学专业用

妇幼保健与护理

主　编　张银萍　秦　瑛

副主编　宋继红　葛莉娜　宋铁芳

编　者（以姓氏笔画为序）

万峰静（海南医学院国际护理学院）

王连红（遵义医科大学护理学院）

尹雪梅（天津市中心妇产科医院）

刘　可（中山大学护理学院）

刘安诺（安徽医科大学护理学院）

许景灿（中南大学湘雅医院）

宋铁芳（哈尔滨医科大学附属第二医院）

宋继红（福建医科大学护理学院）

张爱霞（南京医科大学附属妇产医院）

张银萍（西安交通大学医学部）

陈新霞（山东大学护理与康复学院）

秦　瑛（北京协和医院）

葛莉娜（中国医科大学附属盛京医院）

人民卫生出版社

·北　京·

图书在版编目（CIP）数据

妇幼保健与护理/张银萍，秦瑛主编. —北京：
人民卫生出版社，2022.7（2022.12重印）
ISBN 978-7-117-33114-2

Ⅰ.①妇… Ⅱ.①张…②秦… Ⅲ.①妇幼保健-教
材②妇产科学-护理-教材③儿科学-护理-教材 Ⅳ.
①R17②R473.71③R473.72

中国版本图书馆 CIP 数据核字（2022）第 084907 号

| 人卫智网 | www.ipmph.com | 医学教育、学术、考试、健康，购书智慧智能综合服务平台 |
| 人卫官网 | www.pmph.com | 人卫官方资讯发布平台 |

妇幼保健与护理
Fuyou Baojian yu Huli

主　　编：张银萍　秦　瑛
出版发行：人民卫生出版社（中继线 010-59780011）
地　　址：北京市朝阳区潘家园南里 19 号
邮　　编：100021
E - mail：pmph @ pmph. com
购书热线：010-59787592　010-59787584　010-65264830
印　　刷：三河市潮河印业有限公司
经　　销：新华书店
开　　本：850×1168　1/16　印张：16
字　　数：473 千字
版　　次：2022 年 7 月第 1 版
印　　次：2022 年 12 月第 2 次印刷
标准书号：ISBN 978-7-117-33114-2
定　　价：78.00 元

打击盗版举报电话：010-59787491　E-mail：WQ @ pmph. com
质量问题联系电话：010-59787234　E-mail：zhiliang @ pmph. com
数字融合服务电话：4001118166　E-mail：zengzhi @ pmph. com

第七轮修订说明

2020 年 9 月国务院办公厅印发《关于加快医学教育创新发展的指导意见》(国办发〔2020〕34 号),提出以新理念谋划医学发展、以新定位推进医学教育发展、以新内涵强化医学生培养、以新医科统领医学教育创新,并明确提出"加强护理专业人才培养,构建理论、实践教学与临床护理实际有效衔接的课程体系,加快建设高水平'双师型'护理教师队伍,提升学生的评判性思维和临床实践能力。"为更好地适应新时期医学教育改革发展要求,培养能够满足人民健康需求的高素质护理人才,在"十四五"期间做好护理学类专业教材的顶层设计和规划出版工作,人民卫生出版社成立了第五届全国高等学校护理学类专业教材评审委员会。人民卫生出版社在国家卫生健康委员会、教育部等的领导下,在教育部高等学校护理学类专业教学指导委员会的指导和参与下,在第六轮规划教材建设的基础上,经过深入调研和充分论证,全面启动第七轮规划教材的修订工作,并明确了在对原有教材品种优化的基础上,新增《护理临床综合思维训练》《护理信息学》《护理学专业创新创业与就业指导》等教材,在新医科背景下,更好地服务于护理教育事业和护理专业人才培养。

根据教育部《关于加快建设高水平本科教育 全面提高人才培养能力的意见》等文件要求以及人民卫生出版社对本轮教材的规划,第五届全国高等学校护理学类专业教材评审委员会确定本轮教材修订的指导思想为:立足立德树人,渗透课程思政理念;紧扣培养目标,建设护理"干细胞"教材;突出新时代护理教育理念,服务护理人才培养;深化融合理念,打造新时代融合教材。

本轮教材的编写原则如下:

1. 坚持"三基五性" 教材编写坚持"三基五性"的原则。"三基":基本知识、基本理论、基本技能;"五性":思想性、科学性、先进性、启发性、适用性。

2. 体现专业特色 护理学类专业特色体现在专业思想、专业知识、专业工作方法和技能上。教材编写体现对"人"的整体护理观,体现"以病人为中心"的优质护理指导思想,并在教材中加强对学生人文素质的培养,引领学生将预防疾病、解除病痛和维护群众健康作为自己的职业责任。

3. 把握传承与创新 修订教材在对原有教材的体系、编写体裁及优点进行继承的同时,结合上一轮教材调研的反馈意见,进一步修订和完善,并紧随学科发展,及时更新已有定论的新知识及实践发展成果,使教材更加贴近实际教学需求。同时,对于新增教材,能体现教育教学改革的先进理念,满足新时代护理人才培养在知识结构更新和综合能力提升等方面的需求。

4. 强调整体优化 教材的编写在保证单本教材的系统和全面的同时,更强调全套教材的体系性和整体性。各教材之间有序衔接、有机联系,注重多学科内容的融合,避免遗漏和不必要的重复。

5. 结合理论与实践　针对护理学科实践性强的特点,教材在强调理论知识的同时注重对实践应用的思考,通过引入案例与问题的编写形式,强化理论知识与护理实践的联系,利于培养学生应用知识、分析问题、解决问题的综合能力。

6. 推进融合创新　全套教材均为融合教材,通过扫描二维码形式,获取丰富的数字内容,增强教材的纸数融合性,增强线上与线下学习的联动性,增强教材育人育才的效果,打造具有新时代特色的本科护理学类专业融合教材。

全套教材共 59 种,均为国家卫生健康委员会"十四五"规划教材。

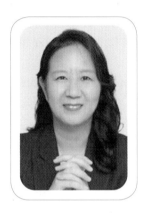

张银萍,博士,西安交通大学教授、博士研究生导师。西安交通大学卓越奖、王宽诚育才奖获得者,首届后备教学名师、医学名师、国家级精品课程主讲教师。负责护理学科教学管理工作,担任教育部科技奖、优秀硕博学位论文奖、教育部本硕博学位授权点及学科评审专家,任省部级学会负责人,承担国内外多家权威期刊编委及审稿人工作。

主持国家自然科学基金、省基金及十三五教育规划课题等16项,研究涉及妇幼健康与护理、护理教育与护理心理、智慧护理等。主编及参编规划教材和专著20余部,发表国内期刊论文90余篇,SCI 30篇。获陕西高等学校科学技术一等奖(第1完成人),人文社科二等奖(第1完成人),西安交大优秀教学团队(第1完成人),省部级及校级优秀教材一、二等奖,省级教学成果一等奖等。

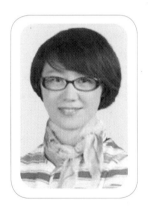

秦瑛,主任护师,曾任北京协和医院国际医疗部总护士长,现任北京协和医院饮食营养中心主任。兼任中华护理学会产科专业委员会副主任委员、中华护理学会科普工作委员会副主任委员、《中华急危重症护理杂志》编委、《中华现代护理杂志》审稿专家;北京市医院后勤管理质量控制和改进中心专家委员会成员。

主要从事产科母婴护理及护理管理、医院膳食营养管理;先后在国家级核心期刊上发表专业学术论文30余篇,SCI 2篇,主编和参编护理专业书籍7部,承担院内科研课题6项,承担国家级继续教育项目负责人及授课任务;中华助产专科护士培训基地评审专家;注重临床实践与研发,获国家实用新型专利1项。

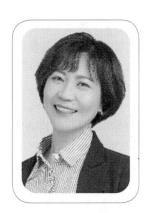

宋继红,教授,硕士研究生导师,福建医科大学护理学院助产学系主任。兼任中国研究型医院学会护理教育专业委员会常务委员、中国妇幼保健协会护理分会委员、福建省护理学会妇科专业委员会委员。

主持省厅级课题 10 项,参与 1 项国际合作课题及 5 项国家级、省级教研课题。副主编及参编全国统编、执业护士辅导丛书及科普丛书等 20 余本。发表教研论文 47 篇,其中 SCI 8 篇。获国家级虚拟仿真教学改革项目 1 项,国家级教学成果二等奖 2 项,省级教学成果特等奖 3 项,国家实用新型发明专利 3 项,计算机软件著作专利 2 项。

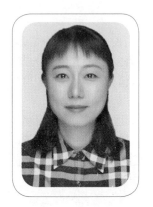

葛莉娜,护理学硕士、副教授、硕士研究生导师,中国医科大学附属盛京医院妇科系统科护士长。兼任辽宁省护理学会妇产科护理专业委员会主任委员,中华护理学会妇科护理专业委员会委员,中华护理学会科普专家库成员。

在日本浜松医科大学攻读硕士期间主攻“妇产科看护”专业。多年来从事妇产科临床护理、护理管理和教学工作。担任中国医科大学“妇产科护理学”授课教师;发表妇产科护理相关论文 20 篇,其中 SCI 2 篇;主编及参编教材 7 部;主持及参与完成省部级课题 8 项。

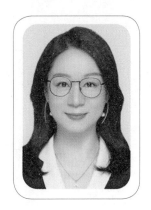

宋铁芳,博士、主任医师、硕士研究生导师,哈尔滨医科大学附属第二医院妇产科副主任。担任中国优生优育协会阴道镜和宫颈病理学分会委员,黑龙江省医学会阴道镜及宫颈病理学专业委员会及妇幼保健与优生优育协会妇科微创专业委员会副主委兼秘书长。

研究领域涉及宫颈及宫腔疾病的预防与诊治。多次获得哈尔滨医科大学优秀教师。所指导的学生四次代表哈尔滨医科大学获得全国医学生临床技能操作大赛二、三等奖;主持及参加国家自然科学基金及省、院级基金研究数项;获黑龙江省医疗新技术成果一等奖 2 项。

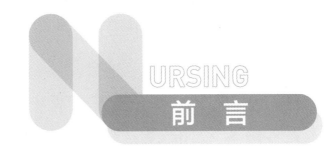

前　言

　　妇女儿童健康是人类持续发展的前提和基础。我国政府高度重视妇女儿童健康,积极培养妇幼保健与护理人才,有效促进妇幼健康事业高质量发展。妇幼保健与护理是护理学科助产学专业的主干核心课程,从全生命周期和成长发展的视角,研究妇女儿童不同时期的生理、心理特点和社会保健需求及有效干预措施,助产学专业人员应具备的妇幼保健与护理基本理论、基础知识和技能及人文关怀精神。本课程开设的主要目的是向学生介绍现代社会、家庭和健康保健系统的变化对妇幼健康的影响,培养学生良好的职业素养和专业价值观,迎接未来社会和健康需求的挑战。

　　本教材以大健康观念为指导、以妇女儿童健康为中心、以面向未来的妇幼保健与护理人才发展需求为导向,促进学科交叉与合作,将面向未来的学习与变革技能、信息媒介与技术技能及生活职业技能融入教材,充分反映当前大健康理念重视保健预防的思想及技术方法,体现新的专业理念、技术、方法及发展趋势。全书在内容安排中遵循人才成长规律,突出全生命周期健康,注重教材的整合优化及对妇女儿童的整体保健与护理。教材编者以创新发展与多元开放的视角,在参考国内外相关学科经典结构,吸收专业学科最新发展成果的基础上,多途径体现妇幼健康整体保健与护理观,引导学生发展创新性思维及评判性思维能力,综合培养学生独立思考、分析及解决妇幼保健与护理专业问题的能力。

　　《妇幼保健与护理》共分为十四章,系统阐述了各年龄阶段妇女儿童生理和心理行为特点与规律,阐明了保健与护理工作的基本内容与方法,介绍了妇女儿童常见疾病的特点、保健与护理问题及干预措施。教材也纳入了现代保健与护理新趋势、保健与护理相关理论与模式、家庭保健与生育计划、遗传性疾病的保健与护理等内容。此外,由于环境气候等对妇女儿童健康的影响日益受到重视,本教材就环境污染性疾病的保健与护理进行了介绍。为了帮助学习者能从教材中抓住所学知识的重点,促进其对难点知识的理解,并增加学习的趣味性,教材创新编写体例与编写方式,充分利用融合教材特点及服务,拓展教材功能。考虑到学生的认知特点及教师对教材使用的要求,每章均设置学习目标、知识拓展、案例与分析、课后思考题等,并配套数字资源,可以通过扫描二维码获取。

　　本教材适合助产学专业本科教学使用,也可作为各级教师参考用书。教材编写过程中得到了各位编者及所在院校的积极支持,在此表示衷心的感谢! 由于编者水平及能力有限,难免会有不足或不妥之处,敬请使用本教材的各位老师、同学、读者及护理同仁不吝指正,以使本教材能够日臻完善。

张银萍　秦瑛

2022 年 2 月

目 录

NURSING

第一章

绪　论

01章　数字内容

知识目标:

1. 掌握妇幼保健与护理的性质和任务。

2. 熟悉妇幼保健与护理的社会文化意义。

3. 了解妇幼保健与护理的科学思维。

4. 了解妇幼保健与护理的发展趋势。

能力目标:

1. 能够应用评判性思维分析妇幼保健与护理问题。

2. 能够初步开展妇幼循证保健与护理实践。

素质目标:

1. 树立正确的专业价值观,促进妇幼保健与护理高质量发展。

2. 培养大健康、全生命周期观念及护理人文观念,促进妇女儿童健康。

妇女儿童健康是人类持续发展的前提和基础,是全民健康的基石,其健康指标是衡量社会经济和人类发展的重要综合性指标。由于生理特点、环境因素及社会文化因素等的影响,妇女儿童的整体健康和生存状态处于相对脆弱状态。我国政府重视和发展妇女儿童健康事业,在经济文化和科学技术进步的推动下,妇幼健康服务能力不断增强,妇女儿童的健康与生存状况得到了有效改善,取得了实质性的成就。其中,孕产妇系统管理率、儿童健康管理率显著提升,住院分娩率持续稳定在 99.9% ,全国孕产妇及 5 岁以下儿童死亡率等显著下降,女性人均预期寿命从 2010 年的 77.37 岁提高到 2020 年的 80.88 岁。妇幼健康核心指标位居全球中高收入国家前列。

随着现代生活方式的改变,在社会压力增加及环境变化等的影响下,妇女儿童的各种健康问题依然存在。妇幼保健与护理研究妇女儿童身心发展特点、常见健康问题、疾病特点及规律,同时开展学科交叉融合与创新发展,拓展妇幼保健与护理的理论知识和实践技能,对妇女儿童的保健与护理需求进行精准分析,并运用科学思维方法有效指导保健与护理干预,提高妇女儿童的健康水平。课程内容涉及妇女儿童不同发展阶段的身心健康特点,影响妇女儿童健康的生物环境及社会心理等不同层面因素,妇女儿童生理、心理社会、常见疾病等的保健与护理,旨在发展高质量的妇幼保健与护理,实现妇女儿童全方位、全周期健康。本章主要介绍妇幼保健与护理的性质、任务和发展趋势,科学思维与循证实践,社会文化意义及实践等内容。

第一节　妇幼保健与护理的性质、任务及发展趋势

妇幼保健与护理旨在促进妇女儿童的身心健康和舒适状态。明确妇幼保健与护理的性质、任务及发展趋势,关注社会文化及科学技术带来的影响,以面向未来健康的创新实践视角,促进妇幼保健与护理的持续有效发展。

一、妇幼保健与护理的性质

妇幼保健与护理以妇女儿童为对象,以健康为中心,将保健与护理相结合,既重视妇女儿童的个体服务,又坚持面向群体,是一门新型交叉应用学科。妇幼保健与护理以动态整体的大健康视角看待妇女儿童的健康问题,研究妇女儿童生命周期不同阶段的生理、心理特点及其发展规律,分析影响妇女儿童健康的自然及社会文化环境、生物心理及遗传因素、可及的卫生保健与护理服务等。从全生命周期保健与护理的角度,评估儿童成长发育不同时期及女性青春期、生育期、围绝经期和老年期的身心健康状态,分析其保健与护理需求,提出妇女儿童可能存在的各种保健与护理问题;在专业价值观指导下,构建妇女儿童健康环境;综合运用护理学、保健学、临床医学、预防医学、心理学、社会学等多学科知识和技术,开展妇幼保健与护理活动,以期有效维护和促进健康,预防和管理疾病,增进妇女儿童身心整体健康状态,推动妇幼健康事业高质量发展。

二、妇幼保健与护理的任务

个体的生长发育和成长发展贯穿于全生命周期,不同年龄阶段的儿童及妇女各有其保健与护理的核心任务及关键环节。系统完善的保健与护理服务能有效地促进健康、预防和管理疾病,满足妇女儿童各阶段和各特殊生理时期的保健与护理需求。

（一）家庭保健与生育计划

妇幼保健与护理以家庭为中心,关注家庭的成长及优生优育。实施家庭保健和生育计划有助于构建最优家庭结构、提升家庭健康素养、改善家庭生活方式,促进妇女儿童的身心健康。家庭保健与生育计划强调家庭视角和家庭成员的共同参与。家庭保健与生育计划的主要任务是结合家庭各个成员的需求,通过健康咨询、健康教育和健康检查等方法,提高家庭成员的健康意识及保健与护理能力,培养家庭成员健康的生活习惯,促进家庭成员健康水平和生活质量的提高。

家庭保健与生育计划的主要措施包括确定家庭生活周期及其发展任务、培养家庭健康素养、养成健康的生活方式、防范家庭意外伤害。婚前进行男女双方性生活及有关备孕、生育与避孕的知识教育,提高育龄人群生殖保健意识与能力。开展婚前检查,以了解是否存在法律上规定的不宜结婚的某些疾病。对有遗传疾病倾向的家庭,进行遗传咨询和优生优育指导。根据家庭的经济条件和夫妻双方的生育意愿及健康状况,开展家庭生育计划。主要内容包括保持适宜生育间隔及措施,减少非意愿妊娠,进行遗传咨询、产前筛查与诊断,加强出生缺陷防治健康教育和宣传指导。

（二）儿童保健与护理

不同年龄时期的儿童,在生长发育、心理社会发展、常见疾病及健康问题等方面,各有其特点及规律。儿童保健与护理的主要任务是针对个体在胎儿期、新生儿期、婴幼儿期、学龄前期及学龄期的不同发育发展状况,开展有效保健与护理活动,促进儿童身心健康和社会适应,有效降低儿童发病率和死亡率。

儿童保健与护理的主要措施包括普及科学育儿知识和技能,及时发现和干预生长发育偏异;进行有效健康教育和指导,促进婴幼儿科学喂养,改善儿童营养;多部门密切协作,为儿童创造安全环境,积极预防和控制儿童主要伤害事故的发生;积极开展儿童户外活动和体育运动,促进行为和心理发展;提供免疫接种服务,有效预防传染性疾病;定期健康体检,对常见疾病进行筛查、保健与护理;重视保护0~6岁儿童远视储备量,为一生的视觉质量奠定基础。对一些重点儿童人群,如3岁以下儿童、贫困地区儿童、留守儿童等,积极开展健康测评和生命监测,促进儿童健康公平及整体发育发展。

（三）妇女保健与护理

妇女在不同阶段,生理功能及心理社会行为等方面各有其独特表现和规律,且青春期、生育期、围绝经期、老年期等不同阶段的女性,亦存在有不同的身心健康发展需求。妇女保健与护理的主要任务是针对不同年龄阶段的女性群体和个体,开展全程健康服务及保障,促进妇女健康自我负责精神和健康行为。面向全体妇女提供系统连续和公平可及的保健与护理服务,并针对重点人群、重点阶段开展针对性的保健与护理,有效维护和增进妇女健康水平。

积极开展青春期和围绝经期女性的保健与护理。关注青春期女性心理健康建设,推进青春期合理膳食和控制体重指导,加强生殖健康教育,预防性传播疾病。明确围绝经期妇女的健康需求,筛查评估围绝经期妇女的健康状况,提供健康咨询和个体化健康教育及指导。开展全方位孕期保健与护理,包括普及科学孕育观和孕育健康知识,进行生育力评估和备孕指导,开展形式多样的孕前咨询、健康教育和健康促进活动,提升孕妇健康素养和技能;规范产前检查,进行妊娠风险分级管理,实现孕产妇风险管理防线前移;倡导科学接生,提升产妇分娩体验,降低孕产妇死亡率。加强产妇产后保健与护理指导,规范开展个性化产后康复服务,进行母乳喂养和产后避孕指导等。开展不同阶段妇女常见疾病的预防保健与诊疗护理,特别是老年妇女常见疾病的防治知识宣传,增强妇女自我保健与护理能力,促进疾病治疗与康复。

（四）妇幼保健与护理的信息管理

妇幼保健与护理的信息管理是按照国家有关法律法规和政策、标准的要求,以计算机技术、网络通信技术等现代化手段,针对妇幼保健与护理及相关机构开展的妇幼保健与护理服务工作,通过长期、连续的追踪管理,收集主要阶段所产生的业务、管理等数据,并进行存储、分析、传输及交换,从而为卫生行政部门、妇幼保健与护理机构及社会公众提供全面的自动化管理及各种服务。妇幼保健与护理的信息系统及管理,是妇幼保健与护理机构建设中不可缺少的基础设施,也是从经验管理走向科学管理的重要手段。2020年我国孕产妇系统管理率、儿童健康管理率分别达到92.7%和94.3%,为开展高质量妇幼保健与护理服务,提供了重要支撑和保障作用。

（五）妇幼保健与护理的科学研究

妇幼保健与护理的科学研究在拓展学科理论知识,促进专业实践发展中发挥积极的推动作用。妇女儿童保健与护理人员应具有一定科学研究能力,包括医学文献检索、资料调查分析的基本方法、从事有关妇幼健康的调查研究、临床试验及科学评价的能力。开展妇幼保健与护理的基础理论及实践应用研究,包括对妇女儿童的常见病、多发病进行定期调查,确定妇女儿童常见健康问题,分析健康影响因素,总结健康和疾病的规律;发展新技术,精准开展保健与护理干预;提出促进妇女儿童保健与护理的政策建议,指导和改进保健与护理工作,提高妇幼保健与护理的质量。

（六）妇幼保健与护理的人才培养

妇幼保健与护理的人才培养是妇幼健康服务体系建设和完善的基础,直接影响到妇女儿童健康事业的发展。面向未来的高层次复合型妇幼保健与护理人才,应具备学习与变革技能、信息媒介和技术技能及生活和职业技能。在人才培养的成效评价方面,注重以成果和产出为导向评价,同时也重视过程性评价。通过教育研究,激励教师成为教育改良的促进者,坚持以学生为主体的教学,以学习为中心的研究,开展互动式教学、沉浸式学习等教学方法改革,将教育教学与信息技术高度渗透融合,开展虚拟现实与未来教育。以国际化理念促进妇幼保健与护理的人才培养及国际间交流与合作。培养学生树立大健康预防为主的理念,具备扎实的保健理论及实践基础、良好的临床护理基础理论和技能,使其成为有知识、有自信、有坚强的信念,勇于面对挑战及挫折,有团体合作精神,对国家及社区具有高度责任感的妇幼保健与护理专业人才。

三、妇幼保健与护理的发展趋势

在新的大健康观念和新发展理念的引导下,受生物-心理-社会医学模式的影响,妇幼保健与护理更为关注完整的生理功能、心理状态和正常的社会适应能力。面向未来健康的妇幼保健与护理,将有效促进妇女儿童的身心整体健康状态。

（一）以大健康预防为主

大健康是根据时代发展、社会需求与疾病谱的改变,提出的一种全局的理念。做好健康保障、健康管理、健康维护,追求的不仅是身体健康,还包含生理、精神心理、社会环境等方面的完全健康。保持健康优于生病后再恢复健康,已成为目前普遍接受的观念。许多妇女和儿童的疾病可以通过预防措施减轻或者早期发现,获得好的疾病结局。当前,我国妇女儿童群体的保健意识、保健行为有待加强。开展妇女与儿童健康状况及影响因素的调查分析、进行针对性的健康咨询和健康教育等各种形式的预防保健工作,提高妇女儿童身心健康水平,对提升妇幼保健与护理质量有重要意义。

（二）促进全生命周期健康

妇幼保健与护理是卫生健康事业的重要组成部分。全生命周期理论从生命发展及成长的周期规律出发,围绕全生命周期的关键照护问题,聚焦全生命周期健康理论及应用,在妇女儿童健康维护和促进,以及疾病预防、治疗、康复中发挥着重要作用,是推动妇女儿童健康的重要理论依据。

（三）注重家庭与个人的统一

家庭对妇女儿童的健康状态有重要影响,健康的家庭功能状态有利于家庭成员应对各种危机。家庭的功能层次水平低,不利于个体情感、身体健康、社会健康和潜能的发挥。此外,个体的健康和功能对家庭其他成员的健康及家庭整体功能也产生重要影响。评估家庭的优势和具体的需求或挑战。尊重家庭的多样性,并将其看作家庭的独特品质。基于家庭为中心,分享或提出家庭成员的健康计划信息。妇幼保健与护理干预时,应将家庭看作由家庭成员组成的整体,鼓励家庭成员之间,以及家庭和社区之间的互动。以家庭为中心的保健与护理,使妇幼保健与护理人员能更好地了解个体,提供全面的保健与护理干预,有效维护和促进妇女儿童身心整体健康。

（四）关注生命价值与健康费用

妇幼保健与护理实践中,应尊重妇女儿童及家人的期望,为其提供更高质量的保健与护理服务。将生命价值与治疗费用有机结合,以妇女儿童的价值取向和实际付出的经济成本作为考察依据,并据此不断改进医疗实践,最大限度地获取保健与护理干预有益结局,减轻社会经济负担,使每位妇女儿童通过保健与护理干预后,在可及范围内最大限度提高生活质量。

（五）重视大数据创新应用

大数据发展正在驱动经济社会诸多领域发生深刻变革。数据量大、速度快、类型繁多的大数据正随着互联网和信息技术的应用,迅速融入妇幼保健与护理学的发展之中。构建系统的健康管理和医疗服务大数据应用体系,开展大数据创新应用及研究已成为学科发展的重要趋势。妇幼保健与护理中,应有效利用医院医疗大数据、区域卫生服务平台大数据、基于大量妇女儿童人群的健康研究或疾病监测大数据等,开展大数据智能处理、信息挖掘,积极推进妇幼保健与护理信息化建设,持续推进信息互联共享,开展"互联网+妇幼保健与护理"等服务,将数据转化为有用的信息并应用于妇幼保健与护理的研究和实践中,促进妇幼健康高质量发展。

（六）完善妇幼保健与护理政策与法规

我国妇女儿童健康水平近年来显著提高,妇幼健康法治体系和政策体系不断健全。但是,妇幼保健与护理发展仍存在区域不平衡,在社会经济文化等因素的影响下,经济不发达地区妇女的生理、心理负担重,健康意识薄弱,医疗技术水平较差。流动人口的妇幼保健与护理服务不足,妇幼保健与护理专业人才队伍建设不充分。出生缺陷、儿童重大疾病、妇女宫颈癌和乳腺癌等仍是影响妇女儿童健康的突出问题和主要影响因素。生育政策放开,随之而来的也有高危妊娠所带来的母亲和新生儿安全的问题。应以发展的视角,不断完善妇幼保健与护理相关政策与法规,有效提升妇幼健康水平。

第二节 妇幼保健与护理的科学思维与循证实践

妇女儿童的健康需求不断提高,要求妇幼保健与护理人员开展有益于妇幼健康的决策和实践。科学思维是人类智力系统的核心,是妇幼保健与护理工作中发现健康问题、作出合理决策的重要思维基础。其中评判性思维是不断主动思考的过程,创新性思维是从新的角度和方式思考,获得具有创造性结论的思维模式。循证保健与护理作为一种新的理念和方法,旨在促进妇幼保健与护理人员在证据的基础上,结合专业判断和服务对象的偏好,作出科学决策。循证保健与护理将证据应用于实践,实现了向有证可循的现代保健与护理的转变和发展。

一、妇幼保健与护理的科学思维

对妇幼健康相关情景进行评判性分析,进行科学的归纳和演绎等认知技能,有利于明确妇女与儿童存在的健康问题。在常规护理思维的情境中,积极开展创新性思维培养和实践,是妇幼保健与护理实现跨越式发展的重要途径。

（一）妇幼保健与护理的评判性思维

1. **评判性思维概述** 评判性思维(critical thinking)又称批判性思维,指个体在复杂情境中,全面能动地应用已有的知识和经验,对问题的解决方法进行选择,在反思的基础上加以分析、推理,作出合理的判断和决定。评判性思维的核心目的是决策,需要扎实的专业知识、良好的认知技能和积极的态度倾向,如自信、独立思考、责任心等。从妇幼保健与护理的角度出发,评判性思维是对妇女儿童健康问题进行的有目的、有意义、自我调控性的判断及反思和推理过程,其目的是作出合理的保健与护理决策,有效解决妇女儿童的健康保健与疾病护理问题。

妇幼保健与护理的评判性思维发展由低到高包括基础层次、复杂层次和尽职层次。评判性思维的基础层次建立在一系列规则之上,是一种具体思维。复杂层次的评判性思维,依据具体的情况独立地分析和检验选择方案。尽职层次是在专业信念的指导下,以维护妇女儿童利益为基础,进行专业决策,并为此承担相应的责任。

2. **评判性思维培养** 培养学生扎实的专业知识,将评判性思维技能和教学方法融入常规课程,在学习专业知识与内容的同时教授思考策略。如采取情景模拟及仿真教学,使学生在所设的情景中发现问题、解决问题,在情景中学会分析、推理。

Note:

创造平等民主的师生关系,充分发挥学生在教育过程中的主体地位。加强评判性思维情感态度的培养,发展勤奋、探索以及公正等个性特征,提高学生评判性分析的技能。鼓励学生积极参与、思考、质疑、争论,敢于大胆提出自己的独立见解。教育者应在发挥自身主导作用的同时,给学生充分的自主权和选择权,使学生明确自己的学习需要,并参与到评价学习过程中,促进学生评判性思维能力的提高和专业成长。注意控制自身价值观对保健与护理决策的影响,创造评判性思维支持环境,在作出结论前检验证据,避免盲目服从群体意愿。在复杂的情境中,面对问题及解决方法进行选择,在反思的基础上进行分析、推理,作出合理的判断并进行正确取舍。

（二）妇幼保健与护理的创新性思维

1. 创新性思维概述 创新性思维(innovative thinking)是指用独特新颖的方法解决问题的思维过程,是人类思维的高级形态。创新性思维突破常规思维的界限,以超常规甚至反常规的方法、视角去思考问题,提出与众不同的解决方案,从而产生新颖独特、有社会意义的思维成果。从妇幼保健与护理的角度看,创新性思维对妇幼保健与护理现象或问题,采用超常规或者反常规的方法、视角进行评估判断,并有效解决妇女儿童健康保健与疾病护理问题。

2. 创新性思维培养 创新性思维是妇幼保健与护理人才培养的基本要素。培养创新性思维,包括创新性地与他人合作和交流,开放和尊重创新观点,能够多元视角审视问题等。创新性思维的学习及在妇幼保健与护理问题中的实践,能有效提升妇幼保健与护理人员的思维能力,作出更有利于妇女儿童健康的决策。

在妇幼保健与护理的教学中,运用启发式教学方法,保护学生的好奇心,激发学生的求知欲,培养创新性动机,调动学生学习的积极性和主动性。开展以问题解决为基础的教学,以问题为导向,在教学过程中引导学生围绕典型问题,获取相关知识,进行主动探究,并对知识进行整合以创新性地解决问题。培养学生的发散思维,并将发散思维和集中思维相结合,形成解决问题的新视角。组织各种有利于创新性思维的妇幼保健与护理活动,应用头脑风暴法,以集体讨论的方式进行,鼓励参加者尽可能快地提出各种设想或观点,相互启迪,激发灵感,列出解决问题相关想法的清单,寻求超常规的想法,从而引发创造性思维的连锁反应,形成解决问题的新思路。开展联想类比法,发展学生的创造性想象能力。其他常用创新思维的训练方法包括系统探求法、组合创新法、对立思考法、换位思考法等。开设创新课程和训练,指导学生掌握创新性思维策略、技能和方法。鼓励学生乐于接受新的想法,正确评价学生的创新性思维。

二、妇幼保健与护理的循证实践

循证实践(evidence-based practice,EBP)通过审慎分析、评价、筛选及利用当今最新、最严谨的研究证据,促进服务对象获得最佳的健康结局。妇幼保健与护理的循证实践既包含了针对妇女儿童健康个体和疾病个体的循证实践,也包含了针对妇幼群体的循证实践。

（一）循证保健与护理概述

循证保健(evidence-based healthcare,EBHC)是依据证据来决策的理念和方法,强调对个人及群体的任何保健策略和措施的制订,不仅考虑资源和价值,还应以科学研究的最佳成果为依据。基于循证的保健与护理以科学证据为基础,制订有关患者个体、患者群体及社区人群的决策,进行基于证据的卫生保健服务及管理。循证保健与护理既重视自然科学实验与理性的传统,又充分体现服务对象的价值观和期待。在妇幼循证保健和护理的实践过程中,最佳证据是核心,具体的情境是证据应用的前提,妇女儿童的健康意愿和价值观是开展循证保健与护理决策的重要因素,专业判断是循证保健与护理的必备条件。

循证证据的研究设计合理、研究结果真实、将高级别证据用于更广泛的干预方法对妇女儿童健康具有积极意义。但特定情境下获得明显效果的研究结论,与该情境的社会资源分布、妇幼保健与护理机构的硬件和软件条件、文化因素等有关,不一定适用所有的情境。妇幼保健与护理人员应在具体的临床情境下,使用当前最新、最佳的证据,根据妇女儿童的价值取向及健康意愿,利用个人的临床经验和专业技能,为其提供最佳的保健与护理服务。因此,具备系统的健康知识、丰富的实践经验以及敏锐的发现问题的能力,才能有效应用以往的经验,敏锐地发现妇女儿童的健康问题,并将经过科学研究的证据与健康问题有机地结合在一起,提供适宜的妇幼循证保健与护理。

（二）妇幼保健与护理的循证实践

循证保健与护理是实现妇女儿童健康的有效途径。依据循证实践的基本步骤,保健与护理人员可将循证方法整合到妇女儿童健康实践中,促进妇女儿童健康问题的有效解决。

1. **确定妇幼保健与护理循证问题** 循证保健与护理首先要确定妇女儿童的健康问题。PICO 框架是构建妇幼循证保健与护理问题的常用方法。例如保健与护理工作中,想确定正常足月新生儿出生后应立即断脐还是延迟断脐,哪种方法对新生儿的健康更有利？该循证问题可以界定为：P（population,特定人群）为健康足月新生儿；I（intervention/exposure,干预措施或暴露因素）为出生后延迟断脐；C（control/comparator,对照措施或另一种可用于比较的干预措施）为出生后立即断脐；O（outcome,结局指标）为贫血、黄疸。对临床问题结构化的界定,有助于明确临床问题的主要核心变量,便于有效地开展证据检索。

2. **检索妇幼循证保健与护理的证据** 确定妇女儿童健康问题后,应开始系统、规范的文献检索。首先检索经过整合的循证保健与护理资源,如计算机决策支持系统、循证知识库、循证临床实践指南、证据总结及系统评价等。在循证资源缺乏或不足的情况下,再检索原始研究。由于原始研究信息量大、质量参差不齐,因此检索原始研究时,需要制订规范的检索策略,确保检索的全面和效率。

3. **评价妇幼保健与护理证据** 对检索到的资源,需要采取恰当的文献评价工具评价其质量。判断证据是否可以应用于当地的实践环境,包括研究对象是否具有相似的特征、干预措施的可接受性及实施成本等,确定证据的学术价值和应用前景。

4. **应用妇幼保健与护理证据** 对上述经过质量评价证实安全有效的证据,可将其应用到妇幼保健与护理实践中。在证据应用时,要充分考虑环境、文化、经济、技术等因素对证据应用的影响,制订有效的策略,推动证据应用,实现证据转化。对保健与护理循证知识转化和证据应用的效果进行评价。

知识转化通过促进高质量医疗卫生保健与护理信息的获取和应用,提高保健与护理服务质量、使妇女儿童获得最佳诊疗、保健与护理效果。知识转化项目顺应了循证卫生保健发展的趋势,通过寻求可能的最好机制,加强研究人员与卫生保健知识用户之间的关系,促进对知识的理解能力,加速知识应用于妇幼保健与护理的流程。

第三节 妇幼保健与护理的社会文化意义及实践

妇女儿童的社会环境和文化背景不同,生活方式、信仰、道德、价值观和价值取向也会有差异。妇幼保健与护理人员需要理解其独特的风俗习惯、生活方式、文化信仰、价值观念等因素,以及这些因素对健康、疾病的应对方式等的影响。只有结合妇女儿童的社会文化背景,才能从多元文化差异的角度提供适宜的个性化妇幼保健与护理服务,有效促进服务对象的身心整体健康。

一、妇幼保健与护理的社会文化意义

社会文化（social culture）与人们生产和生活紧密联系,通过学习、共享和传播等方式,塑造形成模式化的生活方式、价值观、信仰、行为标准、个体特征和实践活动,具有地域、民族或群体特征。社会文化影响和指导妇女儿童的思维方式、生活决策及行为活动。妇幼保健与护理人员既是妇女儿童减轻、解除文化休克的重要成员,也是帮助其尽快适应诊疗护理文化环境的专业人员。妇幼保健与护理可以通过有目的、有意义的专业活动,为个体或群体提供与其社会文化相适应的综合性帮助和支持,即

Note:

进行文化关怀(culture caring)。从整体观念出发,提供符合妇女儿童独特需要的关怀,在塑造健康的社会文化活动中具有积极作用和重要意义。

二、妇幼保健与护理的社会文化实践

在健康服务系统里,开展妇幼保健与护理应充分尊重不同文化背景下妇女儿童的文化需求、健康观念、信仰和行为方式,为其提供多层次、全方位、高质量的保健与护理。

(一)理解妇幼保健与护理相关的社会文化因素

社会文化背景对妇女儿童的健康行为、就医方式以及对疾病的认识等,均可产生不同程度的影响。文化中的价值观念、态度或生活方式可以直接或间接地影响人们的健康状态及某些疾病的发生、发展和转归。教育程度也会影响服务对象对疾病的认知和反应。教育程度高的患者多能积极主动地寻找相关信息,了解疾病的原因、治疗、保健与护理效果;教育程度低者则更多认为保健与护理是医务人员的事情,对疾病和治疗盲目乐观或过度恐惧。经济条件的影响表现为:经济条件良好者,出现健康问题时更倾向于立即就医;经济条件较差者,则可能会选择忍受疾病的痛苦而不去就医。

(二)明确妇幼保健与护理中的社会文化问题

妇幼保健与护理人员通过全面、系统地收集妇女儿童健康相关的社会文化资料,正确评估其社会文化背景及与健康有关的社会文化信息,包括对健康和疾病的解释、对治疗及预防的认知等。动态性地评估妇女儿童的健康问题,以及对健康问题的表达和申述方式。当人们的心理挫折无法表露时,妇幼保健与护理人员应进一步明确服务对象的社会心理问题,制订相应的护理措施,与服务对象及其家属共同完成护理活动。

(三)建立适合社会文化现象的协作关系

妇幼保健与护理人员结合妇女儿童的文化背景,根据沟通交流中的文化差异,采用符合其文化需求的语言和非语言沟通交流技巧,建立良好的护患关系。妇女儿童一方面对妇幼保健与护理人员的权威性如经验要求过多,依赖性很强,期望妇幼保健与护理人员替自己解除困难;另一方面却不一定听从妇幼保健与护理人员的建议和安排,同一个问题会同时要求其他医务人员解决。重视妇女儿童的心理体验和感受,不同文化背景的人对同一个问题有不同的解释模式,根据其年龄、知识结构等文化背景与患者沟通,了解服务对象的心理与行为。

(四)提供适合文化背景的妇幼保健与护理措施

对于不同社会文化背景的妇女儿童,妇幼保健与护理人员应了解其家庭结构、亲子关系、教育方式等情况,注意不同文化背景下服务对象价值观念的差异。尊重服务对象的风俗习惯,提供适合健康需要的共性化保健与护理服务,以及与其社会文化背景相适应的个性化保健与护理关怀。调动社会文化支持系统,利用家庭支持系统有效促进妇女儿童健康。

(张银萍)

─────────── 思 考 题 ───────────

1. 基于高质量发展和创新思维视角,你认为妇幼保健与护理会遇到哪些机遇及问题?对你有什么启发?

2. 循证保健与护理通过哪些基本步骤实现?如何界定妇幼保健与护理的循证问题?

URSING

第二章

妇幼保健与护理的相关理论及模式

02章 数字内容

━━━━━━ 学 习 目 标 ━━━━━━

知识目标：

1. 掌握保健过程模式评估阶段的具体步骤。

2. 掌握计划行为理论的基本要素。

3. 熟悉保健系统模式中防御线及抵抗线的作用。

4. 了解妇女儿童特定阶段的心理社会危机。

能力目标：

1. 能够应用保健过程模式构建妇幼保健与护理的干预方案。

2. 能够初步应用保健系统模式的三级预防干预促进妇女儿童健康。

素质目标：

认识科学理论和方法的价值,运用相关理论及模式促进妇女儿童健康。

妇幼保健与护理以健康为导向,相关理论及模式在指导专业实践、构建有效干预方案、预测妇幼保健和护理活动的效果、促进妇幼保健与护理的科研和教育发展等方面发挥重要作用。本章主要介绍指导妇幼保健与护理的相关理论及模式,包括保健系统模式、心理社会发展理论、计划行为理论和保健过程模式,并在此基础上阐述这些理论和模式在妇幼保健与护理领域中的应用。

案例与思考

患儿,女,10月龄。6天前出现大便次数及性状改变,平均16次/d,稀水样便,3天前出现发热,呕吐5次,家人认为与进食量过多有关。今晨患儿出现抽搐,家人带来就医。患儿精神差,有重度脱水表现。

思考:

1. 基于保健系统模式分析,服务对象系统的基本结构是否受到破坏?

2. 根据心理社会发展理论,该患儿的心理社会发展任务是什么?

3. 依据计划行为理论,该患儿就医行为受到了哪些因素的影响?

4. 从保健过程模式考虑,针对该患儿的保健与护理有哪几个阶段?

第一节　保健系统模式

保健系统模式以开放系统为基础,从整体及系统的角度探讨人与环境之间的相互影响,阐述服务对象系统对环境压力源的反应,并通过三级预防活动维持或恢复保健系统的平衡。应用保健系统模式指导妇幼保健与护理,通过控制压力源或增强人体各种防御系统的功能,促进机体系统保持或恢复稳定,达到妇女儿童最佳健康状态。

一、保健系统模式的基本内容

保健系统模式(health care systems model)由美国护理专家贝蒂·纽曼(Betty Neuman)提出,也被称为纽曼系统模式(Neuman systems model)。保健系统模式重点阐述了4个方面的内容:与环境互动的服务对象系统、压力源、对压力源的反应及对压力源的预防(图2-1)。

（一）服务对象系统

保健系统模式中的服务对象系统(client system)由生理、心理、社会文化、发展和精神5个相互联

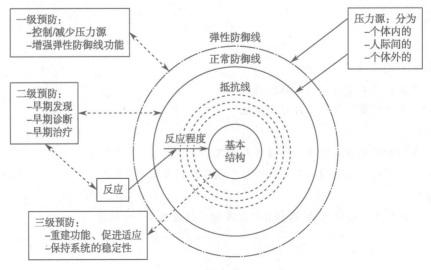

图 2-1　保健系统模式示意图

系的变量组成,是与环境持续互动的开放系统。服务对象系统的结构可用一个核心及其外围的同心圆来表示。基本结构位于中心,由内向外依次为抵抗线、正常防御线和弹性防御线。

1. 基本结构(basic structure)　又称能量源,占据同心圆结构的中心,包括生物体维持生命所需的基本因素,如生理功能、认知能力、自我观念等。基本结构遭到破坏,就有罹患疾病的风险。

2. 抵抗线(lines of resistance)　是紧贴基本结构外围的若干虚线圈,由内部抵抗因素构成,如机体免疫系统、适应行为及生理机制等。主要功能是保护基本结构和恢复正常防御线,维持机体内外环境的协调性。抵抗线功能失效,则基本结构遭受破坏。抵抗线的强弱程度与生长发育状况、生活方式及既往经验等有关。

3. 正常防御线(normal line of defense)　是抵抗线外围的一层实线圈,属于机体对内外环境刺激的正常稳定反应范围。主要功能是抵抗各种刺激,维持系统较稳定的健康状态。压力源作用于正常防御线时,机体产生应激反应,系统的稳定性降低,健康状况下降或出现疾病状态。正常防御线的强弱与机体健康状态或个体系统的稳定程度有关。

4. 弹性防御线(flexible line of defense)　正常防御线外围的虚线圈,主要功能是保护正常防御线,为保护性缓冲系统。弹性防御线受机体生长发育、身心状况、认知技能、社会文化、精神信仰等影响。

（二）压力源

压力源(stressor)指环境中的各种已知或未知的刺激,对服务对象系统的稳定存在不同程度的潜在威胁。影响服务对象的所有内部和外部因素,称为环境。纽曼将压力源分为三类:个体内压力源(intrapersonal stressor)、人际间压力源(interpersonal stressor)及个体外压力源(extrapersonal stressor)。压力源所产生的作用取决于其性质、数量和持续时间,同时也受服务对象系统的应对资源、应对能力和既往应对经验等的影响。

（三）对压力源的反应

保健系统模式认为,对压力源的反应是一种包含多方面的综合反应,涉及生理、心理、社会文化、发展与精神层面。反应结果既可以是正性,也可以是负性。当个体遭遇压力源时,弹性防御线首先被激活,若弹性防御线抵抗力不足,正常防御线受到侵犯,机体出现压力反应,抵抗线被激活。若抵抗有效,基本结构不会受到破坏,机体内外环境的协调性得以维持,恢复到以往的健康状态。

（四）对压力源的预防

保健系统模式中,对压力源的预防包含三级预防措施。其中,一级预防(primary prevention)是在服务对象系统产生压力反应前进行的干预,重点是强化弹性防御线及保护正常防御线,以预防压力反应的发生。二级预防(secondary prevention)是在机体产生压力反应时的干预,重点是早期发现、早期诊断、早期治疗,以减轻或消除压力反应的症状。三级预防(tertiary prevention)是经过治疗后,在服务对象系统达到相当程度的稳定状态时所采取的干预措施,重点是帮助服务对象系统重建并维持尽可能高的稳定性和健康状态,防止复发,是为了彻底康复、减少后遗症而进行的干预。

二、保健系统模式在妇幼保健与护理中的应用

在保健系统模式中,保健与护理活动通过控制压力源或增强系统的各种防御功能,进而促进系统保持或恢复稳定,达到最佳的健康状态。该模式强调健康维护与促进、整体保健与护理。其中,服务对象系统可以是个体、家庭、社区或群体。因而保健系统模式广泛应用于妇女儿童人群或个体的保健与护理评估、干预方案的构建以及保健与护理综合指南的制订等。

（一）在妇幼保健与护理社区及临床中的应用

保健系统模式强调利用整体性、系统性的保健与护理措施,维持服务对象系统的健康。在维护和促进妇女儿童健康状态,促进妇女儿童疾病预防、治疗和身心康复等方面发挥重要作用。保健系统模式应用于社区妇女儿童健康指导,在服务对象系统产生压力反应前实施一级预防干预,强化弹性防御

线及保护正常防御线。具体措施可通过对服务对象系统的评估,识别环境中的压力源或危险因素,并采取措施来减少或消除这些危险因素,同时强化服务系统的防御功能以预防压力反应的发生。包括加强社区锻炼、增强妇女儿童体质;疾病流行期间,少去人多的公共场合、勤洗手、注射疫苗;开展家庭健康管理;在社区环境中进行母乳喂养及婴幼儿照护的指导等。

保健系统模式应用于临床妇女儿童患者的保健与护理,如婴幼儿常见疾病、妊娠期并发症、手术患者等。对住院患者或照顾者进行保健与护理评估,在机体对压力源产生压力反应时,实施二级预防,减轻或消除压力反应的症状。对患病经过治疗的妇女儿童,在服务对象系统已达到相当程度的稳定状态时,为能彻底康复、减少疾病及治疗可能产生的后遗症,实施三级预防,进行服务对象系统重建,进而获得并维持尽可能高的稳定性和健康状态。

（二）在妇幼保健与护理教育中的应用

纽曼保健系统模式从整体视角看待妇幼保健与护理,强调服务对象系统的感知,有助于分析妇女儿童健康问题,指导妇幼保健与护理理论和实践教学。其整体观、三级预防理念等,为妇幼保健与护理教学提供了有效的概念架构。保健系统模式在妇幼保健与护理教育中的应用,主要体现在课程设置与建设、教学评价工具开发、教学效果评价等方面。在护理学专业的不同教育层次,包括硕士研究生教育、本科生教育、专科生教育、护士的继续教育等方面都有适用性。如以保健系统模式为理论框架,评估课程设置的科学性及教学效果;发展临床或社区保健与护理实践教学评估、干预及评价工具;指导某些特殊学生的学习;作为指导校际间合作本科教学的框架等。

（三）在妇幼保健与护理管理中的应用

保健系统模式作为对部门结构和功能重组的指导框架,应用在社区卫生管理和医院护理管理中,包括综合性医院、社区护理机构、临终关怀机构、家庭健康护理机构、养老院、儿童医院等的护理管理。保健系统模式作为保健与护理管理者的领导角色指导框架,应用在对医院病房护士、社区及公共卫生护士的评估,指导制订护士工作压力、职业倦怠的应对教育策略,协同评定妇幼保健与护理人员的评判性思维能力等方面。

（四）在妇幼保健与护理研究中的应用

保健系统模式被广泛应用于护理科研中,在质性研究和量性研究中都具有较好的应用性,为护理科研过程中的资料收集、整理和分析提供了理论依据。在研制托幼机构儿童健康测评工具,构建社区急慢性疾病患者家庭评估框架,评价应对特定应激源患者的保健与护理效果方面都发挥了重要作用。依据纽曼保健系统模式构建的三级预防干预方法,在促进妇女儿童健康的相关研究中也显示了积极效果。

第二节　心理社会发展理论

妇女儿童的健康维护和疾病防治既要从个体当前状况出发,更要从生命周期视角考虑。生命历程每个阶段的健康状况都与其他阶段有紧密联系。心理社会发展理论从生命成长及发展视角出发,介绍全生命周期不同发展阶段个体的发展任务及特点,为推动妇女儿童健康提供依据。

一、心理社会发展理论的基本内容

心理社会发展理论(theory of psychosocial development)由美国心理学及精神分析学家埃里克·艾瑞克森(Erik H. Erikson)提出,认为人的发展受生物、心理及社会三方面因素影响,强调人的一生都处在发展变化中。

（一）心理社会发展理论的8个阶段

心理社会发展理论将人的一生分为8个阶段,每个阶段都有特定的心理社会发展任务,同时都可能面临心理社会危机(psychosocial crisis)。

Note:

1. **婴儿期（infancy）**　婴儿期的发展任务是通过生理需要的满足,发展信任感,克服不信任感。心理社会危机体现为信任对不信任(trust vs. mistrust)。婴儿信任感发展的重要影响者为其母亲或母亲的代理人。

2. **幼儿期（early childhood）**　幼儿期的发展任务是适时地学到最低限度的自我照顾及自我控制的能力,获得自主性,克服羞怯和疑虑。心理社会危机体现为自主对羞怯或疑虑(autonomy vs. shame or doubt)。幼儿自主性发展的重要影响者为其父母或主要照护人。

3. **学龄前期（preschool childhood or late childhood）**　学龄前期儿童的发展任务是获得主动性,克服内疚感。游戏是学龄前期儿童生活的中心。心理社会危机体现为主动性对内疚(initiative vs. guilt)。学龄前儿童主动性发展的重要影响者为家庭成员或照护人。

4. **学龄期（school age）**　学龄期的发展任务是获得勤奋感,克服自卑感。学龄期是养成社会行为规则的最佳时期,儿童在学业上的成功体验有助于促进勤奋感的建立。心理社会危机体现为勤奋对自卑(industry vs. inferiority)。学龄期儿童心理社会发展的重要影响者为父母、老师、同学等。

5. **青春期（adolescence）**　青春期的主要发展任务是建立自我认同感,防止混乱感。青春期女性极为关注他人对自己的看法。心理社会危机体现为自我认同对角色混乱(ego identity vs. role confusion)。此期顺利发展的结果是能接受自我,如果发展障碍,则产生认同危机,导致角色混乱,甚至出现堕落或反社会的行为。青春期自我认同感发展的重要影响者为同龄伙伴及偶像。

6. **青年期（young adulthood）**　又称成年早期,此期的主要发展任务是发展与他人的亲密关系,承担对他人的责任和义务,建立友谊、爱情和婚姻关系。心理社会危机体现为亲密对孤独(intimacy vs. isolation)。青年期发展任务完成的重要影响者为朋友和同龄的异性。

7. **成年期（adulthood）**　成年期的主要发展任务是养育下一代,获得成就感。心理社会危机体现为繁殖对停滞(generativity vs. stagnation)。发展障碍时出现停滞不前,表现为缺乏责任感、自私自利或自我放纵等。成年期发展任务完成的重要影响者为配偶和同事。

8. **老年期（old age）**　老年期的主要发展任务是建立完善感,避免失望感。心理社会危机体现为自我完善对悲观失望(integrity vs. despair)。老年期需要面对衰老状况,作出相应的自我调整和适应。

（二）心理社会发展理论的主要观点

艾瑞克森的八阶段心理社会发展理论认为,在人的心理社会发展过程中,自我与社会环境是相互作用的,每个发展阶段的主要危机同时也是一个重要转折点。积极地解决危机可以帮助个体更好地适应环境,从而顺利地度过这一阶段,并且增加后一阶段危机积极解决的可能性。针对心理社会发展不同阶段的个体,识别其主要发展任务完成情况、促进和阻碍因素,以及重要影响者的情况。通过积极支持,促进主要任务的完成,减少或者防止该阶段心理危机的发生及不良影响的产生。

二、心理社会发展理论在妇幼保健与护理中的应用

心理社会发展理论重视环境、社会文化因素对个体发展的影响,有助于了解生命全过程的心理社会发展规律,识别不同阶段所面临的发展危机及其发展的结果,更好地理解不同阶段妇女儿童的特点,从而采取不同的保健护理措施,促进妇女儿童心理社会健康发展。

（一）在妇幼保健与护理临床及社区中的应用

根据患者的年龄及心理社会阶段,分析其主要发展任务完成的情况,重要影响人及支持情况,提供针对性的保健与护理干预措施。婴幼儿患病住院,鼓励父母或主要照护者陪伴,指导父母参与婴幼儿的保健与护理,促进信任感建立。诊疗过程需要约束的幼儿或者学龄前期儿童,应予其充分解释并尽量缩短约束时间,促进自主性建立。就诊环境设置应富有儿童乐趣,为患儿特别是学龄前期儿童提供游戏机会,允许使用无伤害性的玩具或医疗用具做游戏,如听诊器、叩诊锤等。帮助学龄期患儿在住院期间继续完成学习任务,尽快适应医院的限制性环境。安排青春期患者与同年龄组的病友交流。

成年期女性患者在家庭和工作中承担着多种角色,在保健与护理中要充分调动社会支持系统,如患者的亲属、朋友、同事和病友等,共同关心支持患者。鼓励老年期患者参加所喜爱的活动,与他人多交往。及时发现患者的抑郁、悲观绝望情绪,采取相应的预防措施,避免发生意外。对心理社会阶段适应不良或处于生活转变阶段的患者,在干预时结合适宜的社会和文化背景因素,增强患者对自我的察觉和理解。

（二）在妇幼保健与护理管理中的应用

在妇幼保健与护理管理中,根据所处阶段的发展任务及心理危机,提供相应的支持。对青年期的妇幼保健与护理人员,管理者应鼓励他们保持与亲友的联系,为处于恋爱时期的员工提供可能的相处机会,也注意避免因疾病和住院造成的孤独感,帮助设定较为现实的生活目标和工作目标;对成年期的妇幼保健与护理人员,管理者应考虑充分调动社会支持系统,创造机会并促进其发展空间的提升,对个人及所在集体的成就给予表彰奖励,以获得更多成就感;对老年期的妇幼保健与护理人员,因其多已退休,可从管理者的角度,通过组织看望、慰问等多种形式促进其建立完善感,避免失望感。

（三）在妇幼保健与护理教育中的应用

针对妇女儿童的不同心理社会阶段,依据理论指导制订教育计划,促进心理社会成长,预防及正确应对心理危机的发生。在妇幼保健与护理人才培养方面,针对在校学习的不同年龄阶段人群,青春期、青年期、成年期学习者,分析其心理社会发展任务,重视环境、社会文化因素对个体发展的影响。作为妇幼保健与护理教育者,对尚处于青春期的学习者,应及时给予积极评价和反馈,指导同龄人之间的积极交往,促进角色自我认同。重视青年期学习者发展与朋友和同龄异性间的亲密关系,承担对他人的责任和义务,支持其友谊、爱情和婚姻关系的建立,并引导这些关系成为促进学习者成长的重要因素。对成年期的学习者,通过教育支持,引导学习者与配偶和同事建立良好的关系,确认自己的领域,在有充分准备的领域中有效地投入精力、时间和才能,提高工作效率,促进其在妇女儿童健康领域获得成就感。

（四）在妇幼保健与护理研究中的应用

心理社会发展理论从全生命周期的视角出发,研究妇女儿童特定阶段的健康问题,并从心理社会发展特定阶段的角度进行深入探索和解析。基于该理论发展的艾瑞克森心理社会阶段问卷修订版本用于评估心理社会发展情况。根据心理社会的阶段发展任务、心理社会危机及环境影响因素等,在妇幼保健与护理中构建干预模式,通过研究分析其对妇女儿童健康干预效果。在艾瑞克森的心理社会发展理论中,生命早期的发展会影响之后阶段的发展,从而产生健康问题,因此生命早期阶段的保健与护理干预研究,也是理论应用的重要方面。

第三节 计划行为理论

健康行为是影响妇女儿童身心健康状态的重要因素。计划行为理论预测妇女儿童健康相关的行为意图,评估行为发生的可能性,并通过影响行为意图等相关因素促进妇女儿童采取健康促进行为,实现妇幼保健与护理的目标。

一、计划行为理论的主要内容

计划行为理论（theory of planned behavior,TPB）由 Icek Ajzen 提出。计划行为理论认为采取特定行为的可能性,与人们的行为态度、主观规范、知觉行为控制及行为意向有关。行为态度、主观规范和知觉行为控制决定行为意向,而行为意向决定实际行为。作为感知到的行为控制力,知觉行为控制不仅通过行为意向间接影响实际行为,而且也能够直接影响实际行为(图 2-2)。

行为态度（behavioral attitude）是个体或群体对采取某一行为的正面或负面的评价。主观规范（subjective norm）是采取某行为时所感受到的社会压力,主要反映对个人或群体有重要影响的他人或

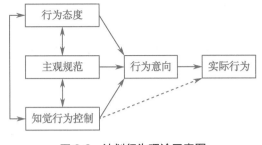

图 2-2 **计划行为理论示意图**

集体的影响。知觉行为控制（perceived behavioral control）是指感知到的执行某种行为的难易程度，即对促进或阻碍行为实施的因素感知，由自我效能感和可控性两个方面构成。行为意向（behavioral intention）指执行某行为的动机和意愿，是为了实现某一行为愿意付出努力的程度。行为意向能够预测其实际行为。

个体或者群体对某行为的评价积极（行为态度），重要他人如配偶、父母、朋友、老师等希望自己执行该行为（主观规范），认为能成功地实施某些行为（知觉行为控制）时，产生的行为动机就越大（行为意向），相应地付诸实际行动的可能性也越大。计划行为理论预测个体的行为意图及自我效能和控制感，并显著地提高人们的具体态度对行为的解释力。

二、计划行为理论在妇幼保健与护理中的应用

计划行为理论为行为的分析提供了理论框架，既能对行为的可能性及影响因素进行解释和预测，也能进行行为干预和评价。计划行为理论可用以预测妇女儿童健康相关的行为意向，评估行为发生的可能性，通过对行为态度、主观规范和知觉行为控制的影响，促进妇女儿童采取健康行为。

（一）在妇幼保健与护理临床及社区中的应用

计划行为理论有助于确定妇女或儿童采取健康行为的可能性，如患病后的就医行为、用药行为、康复行为等。帮助妇幼保健与护理人员预测其健康行为意向，如就医意向、就医方式和时间等，理解患者就医行为及诊治行为。准确的知觉行为控制能一定程度上反映实际控制条件的状况，对实际行为的发生可能性进行直接预测。个人以及社会文化等因素，如人格、智力、经验、年龄、性别、文化背景等，间接影响行为态度、主观规范和知觉行为控制，并最终影响行为意向和实际行为。疾病就医行为的预测、干预及干预效果评价，应在充分考虑影响就医行为意向因素的同时，兼顾社会人口学特征方面的差异。

儿童属于特殊群体，特别是婴幼儿，在患病后不具备自主就医能力。根据计划行为理论，监护人或照护者对患儿疾病诊治的态度、主观规范、知觉行为控制及既往就医体验，影响其就医行为意向，决定了其是否及时带患儿进行诊治。照护者对婴幼儿常见疾病早期症状的识别、对症状严重程度的判断以及随后的求医行为，对于患儿能否得到及时诊治有重要影响。分析降低就医意向的原因，通过知识宣教等普及儿童常见疾病相关知识，纠正照护者对就医的消极拖延态度。患儿照护者身边的家人、亲戚朋友、单位同事及领导等重要他人也应给予积极支持。知觉行为控制是改变照护者就医行为意向的重点，通过提供经济支持，提高医保报销比例、改善交通等措施增强知觉行为控制。在计划行为理论的指导下，通过行为态度、主观规范、知觉行为控制的有效预测，使患者得到及时诊治，获得健康结局。

（二）在妇幼保健与护理教育中的应用

计划行为理论用于妇幼保健与护理健康教育行为，专业课程学习行为和继续教育学习意向等方面的预测、干预及评价。计划行为理论解释和分析护理学生的课程出勤意向和实际课堂考勤状况，发现学生对课程的态度、主体规范与感知到的行为控制高度相关。知觉行为控制和行为态度是影响护士继续教育参与意向的主要因素。行为控制感知程度高、态度积极和信念正向的护士具有更为强烈的参与意向。基于计划行为理论的教育方法和模型应用于健康锻炼行为养成，能促进人群对健康锻炼意图和行为的理解，从而采取措施促进健康锻炼行为的发生。针对性地改善行为意向和知觉行为控制，能帮助住院患者的戒烟行为。以计划行为理论为框架设计孕妇科学补钙教育干预策略，有针对性地实现营养干预。

（三）在妇幼保健与护理管理中的应用

在妇幼保健与护理的管理中,从自身实际情况出发,通过岗位的设计与规划、岗位的职责与考评以及岗位激励与约束等手段,做到人力和岗位匹配,使每个层级的护理人员能最大限度地发挥作用,从而充分激发妇幼保健与护理人力资源潜能,实现效益最大化。个人特长、兴趣等内在偏好的行为态度对岗位效率的发挥有着至关重要的作用。主观规范如岗位职责、岗位考评和岗位激励等涉及执行该岗位工作时所感知到的压力和影响,职责规范明确、岗位考评合理、岗位激励度强,护理人员所感知到的工作难度减弱,其他阻碍因素减少,能有效地激发其工作热情和个人的创造性。根据计划行为理论分析影响护理人员依从性的重要因素,预测和分析执行某行为的意向,为妇幼保健与护理管理者提供针对性干预的依据,提高执行决策行为的意向。

（四）在妇幼保健与护理科研中的应用

计划行为理论已被广泛应用于健康行为的预测研究中,如健康检查、妇科癌症筛查、新发传染病疫苗接种等。计划行为理论帮助探究疫苗接种意向及影响意向的因素,特别是在新发传染病大流行阶段,该理论指导下的应急接种疫苗意向及行为研究,对有效遏制传染病的发生和复发产生积极的影响。计划行为理论应用于妇女儿童有氧锻炼研究中,有助于对个人或群体锻炼意向和行为的理解,进而采取针对性措施更好地促进锻炼行为。基于计划行为理论发展健康行为的调查工具,分析行为的影响因素,量化预测行为的可能性。发展干预措施框架,用于健康行为干预,培养积极的态度,促进主观规范,增强知觉控制行为,通过增加自我效能和控制力,加强行为意向,促使健康行为的发生和坚持。

第四节　保健过程模式

保健过程模式解释行为改变的原因,同时考虑与健康相关的环境因素,强调行为改变中妇女儿童的参与,将其健康与社会环境紧密结合。保健过程模式将健康干预对象从个体扩大到社区群体,在全面考虑多元影响因素的基础上针对性制订干预措施,干预过程全面系统,并重视干预效果的全程评价。保健过程模式主要用于确定妇女儿童健康决策和行为的影响因素,制订适宜的保健与护理干预计划,促进妇女儿童健康行为和生活方式,实现妇女儿童的健康维护和发展。

一、保健过程模式的主要内容

保健过程模式（PRECEDE-PROCEED model,PPM）由美国学者劳伦斯·格林（Lawrence W. Green）和马歇尔·克鲁特（Marshall W. Kreuter）发展,又称格林模式或格林-克鲁特模式,用于指导保健计划制订、实施及评价。保健过程模式由评估、执行及评价 3 个阶段组成,包含 9 个具体步骤（图 2-3）。

（一）评估阶段

保健过程模式的评估阶段又称诊断阶段,指确定教育或环境诊断和评价中的倾向因素、促成因素及强化因素（predisposing, reinforcing and enabling constructs in educational/environmental diagnosis and evaluation, PRECEDE stage）,包括 5 个具体步骤,即社会学评估、流行病学评估、行为及环境评估、教育及组织评估、行政管理及政策评估。

社会学评估了解个人、家庭或社区的健康需求,生活质量及影响因素。流行病学评估找出人群特定的健康问题,如发病率、死亡率和致残率等流行病学资料。行为及环境评估确定健康问题相关的行为及环境因素。教育及组织评估确定影响健康行为的内在和外在因素。其中,内在因素又称倾向因素（predisposing factors）,指与行为发生相关的个体或群体特征,如健康行为相关的知识、态度、信仰及价值观等。外在因素包括促成因素和强化因素:促成因素（enabling factors）是促使行为实现的因素,包括社会资源和技能,如保健与护理服务、医疗资源及保健与护理技能等;强化因素（reinforcing factors）是健康行为改变后的反馈因素及对行为后果的感受,包括加强或减弱该行为的因素。行政管理

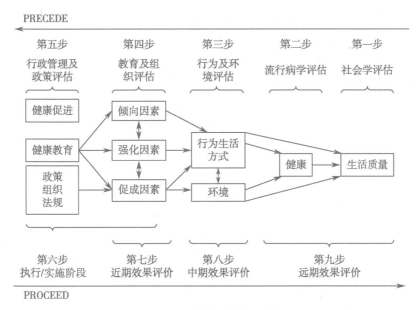

图 2-3 保健过程模式示意图

及政策评估主要是对实施保健与护理计划的行政管理能力、资源、政策、实施计划的范围、组织形式及方法等进行评估分析。

（二）执行阶段

保健过程模式的执行阶段是在教育和环境发展中运用政策、法规和组织手段（policy, regulatory and organizational constructs in educational and environmental development stage，PROCEED stage），又称实施阶段，是保健过程模式的第 6 个步骤，包括制订实施时间表、控制实施质量、建立实施的组织机构、培训实施干预的人员、配置所需的设备物品。

（三）评价阶段

评价阶段包括保健过程模式的后 3 个步骤，即近期、中期和远期效果评价，对保健与护理的过程、内容和结果进行评价，确定措施是否得当、目标实现程度等。近期效果评价是实施过程中进行经常性的评价；中期效果评价又称影响评价，主要评价干预措施对目标行为及其影响因素（倾向因素、强化因素、促成因素及环境因素等）的改变程度；远期效果评价又称结果评价，主要侧重是否达到长期目标，评价保健与护理干预改变人群健康状况的远期社会效应和经济效益。

二、保健过程模式在妇幼保健与护理中的应用

保健过程模式系统地考虑个体或群体以及环境的特征，通过前期的评估分析，明确健康问题，基于期望的健康结果设计干预措施，制订实施个性化的健康干预计划，使妇幼保健与护理各领域的工作更具有针对性。

（一）在妇幼保健与护理临床和社区中的应用

临床各种疾病的严重程度及恢复情况，往往与患者的健康行为直接相关。保健过程模式对妇女儿童患者进行系统评估，制订针对性的干预策略并加以实施及评价，在患者相关健康行为的预测及干预中发挥积极作用。如 2 型糖尿病住院患者的饮食控制、血糖监测、降糖药物或胰岛素使用等行为，该模式在疾病控制中具有重要作用。依据保健过程模式对患者进行健康行为预测、在保健过程模式指导下，充分评估健康行为的各种相关因素，制订针对性措施实施干预，并评价干预措施的近期、中期和远期效果，是促进糖尿病患者疾病管理的有效方法。骨折患者术后可发生组织变性粘连挛缩、术后膝关节僵硬、活动度差、关节运动障碍。积极的早期功能锻炼，有助于骨折患者的功能康复和生活质量改善。临床上常见骨折患者主动性功能锻炼行为的依从性偏低，基于保健过程模式评估患者，全面

Note:

考虑影响其功能锻炼的多重因素,制订基于该模式框架的针对性功能锻炼干预方案,能有效提高患者关节功能锻炼的依从性,促进患者康复。

在社区妇女儿童的健康教育和促进中,应用保健过程模式,从评估、执行、评价3个阶段的9个步骤出发,对社区妇女儿童的健康进行评估。了解妇女儿童的健康需求和生活质量及影响因素,确定其特定的健康问题,分析健康行为倾向因素、促成因素和强化因素,并积极分析干预重点,寻找合适的干预措施,增加行为改变的有效性,并进行干预效果的早期、中期和长期评价。妇女儿童的疾病康复以社区为基础、以疾病康复和行为危险因素干预为重要手段。应用保健过程模式进行深层次分析、干预,重视以社区为基础的干预策略,建立系统的质量控制体系,重视机构建设、政策改革及多部门参与,科学有效地开展社区妇女儿童的疾病康复和健康管理。

（二）在妇幼保健与护理管理中的应用

以保健过程模式为指导,发展妇幼保健与护理人员的职业行为,促进妇幼保健与护理管理行为及效果。如针对妇幼保健与护理机构人员的手卫生管理中,在全面评估和追踪调查手卫生相关社会学、流行病学、行为与环境、教育与组织、行政管理及政策等方面情况的基础上,开发针对性干预措施可有效提高手卫生依从状况,促进保健与护理人员手卫生健康行为。

开展妇幼保健与护理管理的质量提升项目,可通过对保健过程模式的行政管理及政策评估,确定实施行政管理方面的能力、相关资源、政策方面的优势与缺陷、实施计划的范围、组织形式及干预方法等。其中倾向因素包括质量管理相关知识、态度,对角色的信心等。促成因素包括所在机构提供的行政及专业支持,如重视机构建设和政策改革,建立完善的政策环境,动员多部门的参与,包括护理部提供政策支持、保健与诊疗机构科研基金设立、妇幼保健与护理学术氛围的营造等。在强化因素方面,通过机构组织文化建设和反馈机制,激励妇幼保健与护理人员的专业成长。开展护理单元的学术汇报和分享活动,及时总结妇幼保健与护理开展的工作和取得的成绩,并予以表彰奖励。

（三）在妇幼保健与护理教育中的应用

保健过程模式可有效应用于孕产妇、围绝经期妇女、学龄前近视和龋齿患儿等的健康教育,也可用于婴幼儿患者家长用药行为教育和指导等。通过教育及组织评估,分析某种健康行为相关的个体或群体特征,如相关知识、态度、信仰及价值观等倾向因素;社会资源和个人技能、可获得的保健服务、医疗资源及保健技能等促成因素;保健与护理人员、同事、朋友、父母等重要他人的鼓励,及对行为后果的感受等强化因素。在评估的基础上,发展教育干预策略,促进妇幼保健与护理教育发展。

（四）在妇幼保健与护理研究中的应用

依据保健过程模式,开发妇女儿童健康相关测量工具。利用评估阶段涉及的社会学、流行病学、行为及环境、教育及组织、行政管理及政策评估5个步骤,开发妇女儿童健康需求测量工具,了解其健康状况,分析影响健康行为的倾向因素、促成因素及强化因素等。在评估阶段调查研究的基础上,参照实施阶段涉及的内容,结合现代物联网信息技术,利用卫生服务诊疗、护理、保健平台,构建基于保健过程模式的妇女儿童健康干预模式,提供健康个性化服务,变被动的疾病治疗为主动的健康管理。

（张银萍）

思 考 题

1. 请从保健系统模式的角度分析,压力源作用下,妇女儿童可能出现的反应及结果是什么?与哪些因素有关系?

2. 心理社会发展理论从生命周期角度,将人的一生分为哪8个阶段?如何促进不同阶段妇女儿童发展任务的完成?

NURSING

第三章

家庭保健与生育计划

03章 数字内容

知识目标:

1. 掌握家庭保健与生育计划的概念。

2. 熟悉家庭保健与生育计划的内容。

3. 了解家庭保健与生育计划的方法。

能力目标:

1. 能够初步利用家庭保健方法对家庭进行健康保健。

2. 能够明确家庭生育计划在家庭中的实施方法。

3. 能够指导育龄妇女采取正确的避孕方式。

素质目标:

具备良好的整体素质,有效促进家庭成员健康及生育计划的安全实施。

全民健康是建设健康中国的根本目的,健康中国行动(2019—2030 年)立足全人群和全生命周期两个着力点,提供公平可及、系统连续的健康服务,实现更高水平的全民健康。每个人的健康与其家庭结构、家庭生活方式息息相关。家庭作为社会的基本单位,在促进健康行为养成和健康服务利用方面发挥着重要作用。实施家庭保健和家庭生育计划可提升家庭健康素养,改善家庭生活方式,建立最优家庭结构,促进妇女儿童的身心健康,维持家庭生活和谐幸福,同时,优化整合家庭保健和家庭生育计划,是妇女儿童健康需求日益增长的需要。因此,推进家庭保健和家庭生育计划工作具有重要意义。

第一节 家 庭 保 健

健康是促进人全面发展的必然要求,是经济社会发展的基础条件,是民族昌盛和国家富强的重要标志,也是广大人民群众的共同追求。提升健康素养,是提高全民健康水平经济有效的措施之一。实施家庭保健,是促进人口健康素养提升的重要举措。家庭保健服务始终立足于家庭,强调服务的家庭视角和家庭成员的共同参与,以满足居家人口不断增长的医疗保健需求。

 ———————————— 案例与思考 ————————————

某家庭,主要家庭成员包括夫妇二人与一女儿。父亲为某公司在职人员,平时嗜烟酗酒;母亲为家庭主妇,生活中容易焦虑不安;女儿 10 岁,小学三年级,身材肥胖,不喜运动,喜食高脂肪、油炸类食物。

思考:按照 Duvall 的家庭生活周期划分,该家庭处于哪个阶段? 该家庭应如何培养健康的生活方式?

一、家庭保健的概念

家庭是社会卫生保健的组成部分,实施家庭保健是开展社会卫生保健的重要内容之一。家庭保健(home health care,HHC)是以家庭为单位,以改善家庭及其成员的健康水平、提高生活质量为目的,在家庭生活场所开展的各种卫生保健活动。家庭保健是把自我保健扩大到家庭中的其他成员,通过家庭成员间的相互交流,使家庭成员认识到,增进自我健康与增进家庭健康密切相关。通过开展家庭保健活动,有利于增强家庭成员的保健意识,改善家庭成员的自我保健能力,提升家庭成员的健康素养,促进家庭健康建设。家庭涉及婴儿到老年各个人生阶段的不同人群,其中妇女、儿童具有其特殊的生理和心理特点,是我国家庭保健与护理的重点服务对象。

二、家庭保健的内容

家庭是微观社会环境,对个人健康起着重要作用。家庭是家庭成员培养健康生活方式、进行健康管理的重要场所,每个人的生活方式和行为很大程度上是在家庭里形成的。家庭保健的内容主要包括养成健康的生活方式、培养家庭健康素养、防范家庭意外伤害、家庭生活周期及其发展任务。

（一）健康生活方式

生活方式(life style)被认为是影响健康状况的一个重要决定因素,已成为目前全世界健康研究的重点。世界卫生组织(WHO)指出,60% 的人的健康生活质量取决于个人生活方式。积极推进家庭成员形成健康的生活方式,及时针对不良生活方式采取预防和教育措施,有利于促进家庭成员身心健康发展,提升健康素养,预防和延缓疾病的发生。

1. 平衡膳食（balance dietary） 平衡膳食是实现合理营养的根本途径,合理营养是人体健康的物质基础。平衡膳食是指膳食中所含的营养素种类齐全、数量充足、比例适当,膳食中所供给的营养素与机体的需要能保持平衡,具有以植物性食物为主、动物性食物为辅、食物品种多样、少油少盐少糖的特点。平衡膳食的建立可以调节生理功能,提高免疫能力,促进机体的生长发育,改善机体的健康状况,实现合理营养的目的。

2. **适量运动** 是指结合家庭成员的身体状况,考虑到场地和气候条件,选择合适的运动项目,采用科学合理的运动负荷,使负荷不超过人体极限。规律适量运动,短期内可以减轻焦虑情绪、改善睡眠、降低血压;长期坚持可以改善心肺功能,降低糖尿病、心血管疾病、阿尔茨海默病等疾病的发病率和死亡风险,延长预期寿命。因此,家庭成员应根据自己的身体状况,选择适合自己的运动方式、运动强度和运动量,定期对自己的健康状况和运动能力进行评估,并根据结果及时调整运动计划,增强机体对运动的耐受力。为避免身体发生运动损伤,家庭成员运动时应注意量力而行、循序渐进,并采取必要的保护措施。

3. **戒烟限酒** 妊娠期妇女吸烟与胎儿体格发育、神经系统发育和智力发育明显相关,可能会导致流产、死胎。无论是主动吸烟,还是被动吸入"二手烟",均会增加冠心病、脑卒中等心血管疾病的发病率。目前,我国 15 岁及以上人群吸烟率为 26.6%,男性吸烟率为 50.5%,女性吸烟率为 2.1%,约有 7.4 亿人受到"二手烟"暴露危害,其中儿童约 1.8 亿。吸烟是可预防的健康危险因素,可以通过健康教育和健康促进进行干预并取得显著成效。控制吸烟已成为各国政府的共识,世界卫生组织将每年的 5 月 31 日定为"世界无烟日"。家庭成员要充分认识到吸烟和"二手烟"的危害,开展以家庭为单位的控烟教育,利用家庭成员间的影响,积极劝导吸烟者改变吸烟行为,努力创建无烟家庭。家庭成员应适量饮酒,避免过量饮酒影响其身心健康与发展。世界卫生组织提出安全饮酒界限,男性饮酒量不超过 40g/d,女性不超过 20g/d。家庭中应开展相关教育活动,提高家庭成员对酒精滥用的危害性的认识。

4. **心理健康(mental health)** 不仅指没有心理疾病,还包括个体社会适应良好、人格完善和心理潜能得到充分发挥,即在一定的客观环境中个体心境保持最佳状态。由于现代人生活节奏的增快、工作压力增大,其心理健康问题逐渐增多,心理健康保健成为重要公共卫生问题之一。个体作为家庭中的一员,其心理健康状态的发展受到家庭结构、家庭环境、家庭教育等的影响。因此,为促进心理健康,各家庭成员应提高心理健康意识,主动了解和学习心理健康知识,科学认识心理健康与身体健康之间的关系;家庭成员应加强相互沟通,积极开展家庭活动,正确处理焦虑、抑郁等不良情绪,共同积极构建和谐家庭氛围,保持良好的夫妻关系、亲子关系。

(二)培养健康素养

健康是个体全面发展的基础,获得和维持健康的重要途径之一是提高健康素养。健康素养(health literacy)是指个体获取和理解基本健康信息和健康服务,并运用这些信息和服务作出正确决策,以维护和促进自身健康的能力。当前,我国居民健康素养水平总体仍比较低,家庭成员可通过营造健康家庭环境、掌握必备的健康知识与技能、科学就医等,提升家庭健康素养。

1. **营造健康家庭环境** 家庭是影响个体健康最密切的生活环境,营造健康的家庭环境,有助于维持家庭成员的生理及心理健康。家庭成员应树立健康生活理念,养成良好的生活方式;营造和谐的家庭氛围,尊老爱幼,邻里互助;养成良好的环境卫生习惯,及时、主动开展家庭环境卫生清理,做到家庭环境卫生整洁,光线充足、通风良好;有经消化道传播疾病患者的家庭应提倡实行分餐制,避免传染;有家族病史的家庭,需有针对性地做好预防保健措施。

2. **掌握必备的健康知识与技能** 健康技能(health skill)是指个体管理健康危害因素、保护和促进自身健康所需要的方法及能力和素质。掌握必备的健康知识与技能,有助于提高家庭成员自我健康管理能力和健康水平。家庭成员需学会测量体温、脉搏等,能够判断异常情况;能够看懂食品、药品、保健品的标签和说明书并正确使用;学会识别常见的危险标识,如高压、易燃、易爆、剧毒、放射性等,远离危险物品;参加逃生与急救培训,学会基本逃生与急救技能,如正确求救方式、止血包扎、心肺复苏等;有婴幼儿、孕妇、老人和残疾人的家庭应主动参加照护培训,掌握相关的护理知识和技能。

3. 科学就医　是指合理利用医疗卫生资源,选择适宜的医疗卫生服务,有效防治疾病、维护健康。培养科学就医素养可提高个体获取健康服务的能力,有助于个体树立以预防为主的健康理念,更便捷、经济、有效地解决自身所面临的健康问题,也有利于构建和谐的医患关系。家庭成员应定期进行健康体检;遇到健康问题时,遵从分级诊疗,选择正规且适宜的医疗卫生机构,及时就诊,避免延误最佳治疗时机;诊治过程中,遵从医嘱,与医生良好沟通,正确理解医学的局限性;主动了解医疗保险相关政策,选择参加适宜的医疗保险,减轻疾病带来的经济负担。

（三）防范意外伤害

意外伤害(accident injury)是指突然发生的事件对人体所造成的损伤,包括各种物理、化学和生物因素。常见的意外伤害类型包括窒息、溺水、烧烫伤、跌倒伤、道路交通伤害、急性中毒等。意外伤害不仅会影响家庭成员的正常生活,还会给家庭和社会带来沉重的负担。意外伤害的发生虽然是无目的、无预见性的,但却是可防可控的。因此,家庭成员在日常生活中应注意采取有效防范措施,以降低意外伤害的发生,从而提高家庭成员的生命质量。

1. 加强对意外伤害的了解　家庭成员应加强对意外伤害相关知识的了解和认识,强化家庭成员对妇女儿童照护的责任心,同时要学会评估家庭危险因素,及时掌握家庭内的意外伤害预防和处理能力,为妇女儿童提供一个良好的保护环境,做到防患于未然,规避意外伤害的发生。

2. 加强对危险源的管理　家庭成员应积极采取防范性措施,从源头上阻断家庭意外伤害发生的可能。家庭成员应做好家庭药箱的妥善存放,要意识到部分药物对于儿童的危害性,杜绝儿童随意拿取使用;家庭里可通过安装合适的窗户护栏,避免严重跌落事件的发生;家庭成员应注意与热源保持安全距离,将热水瓶等热源放置到儿童不易接触的位置,电气开关等要定期检查,防止漏电、漏气等。

3. 加强对儿童的监护和教育　家庭成员应加强对儿童的监护,要做到放手不放眼,同时应增强儿童的安全防范意识,提高其对意外伤害的重视度。在家庭内积极开展烧烫伤预防、道路交通安全等科普知识的宣传教育,对各种意外事故应当做好安全防范措施。家庭成员应对儿童加以精神文明和行为规范教育,培养其独立应对环境、适应环境的能力,启发和诱导其认识到什么是安全的,什么是不安全的,以及不安全因素可能导致的不良后果。

（四）家庭生活周期及其发展任务

家庭生活周期(family life cycle)是指家庭遵循社会和自然的规律所经历的发生、发展和消亡的过程。家庭在家庭生活周期的不同阶段其发展任务亦不同。家庭发展任务是指家庭在各发展阶段所面临的、由正常变化所致的与家庭健康相关的课题。家庭的每个发展阶段,家庭成员都有不同角色与责任,健康家庭会妥善处理各阶段的发展任务,使家庭生活平稳发展;相反,若不能妥善解决家庭问题,就可能影响到家庭成员的健康。目前,健康领域多用 Duvall 的家庭生活周期理论,Duvall 根据家庭在各个发展时期的结构和功能特征,将家庭生活周期分为 8 个阶段(表 3-1)。

表 3-1　Duvall 家庭生活周期表

阶段	平均长度/年	定义	主要发展任务
新婚期家庭	2(最短)	夫妇结合~第一个孩子出生	性生活协调和计划生育;双方互相适应及沟通;准备承担父母角色
婴幼儿期家庭	2.5	最大子女年龄介于 0~30 个月	父母角色的适应;经济压力、生活节律变化;养育和照顾幼儿;母亲产后恢复
学龄前期家庭	3.5	最大子女年龄介于 2.5~6 岁	儿童的身心发展;上幼儿园的适应;儿童的安全保护
学龄期家庭	7	最大子女年龄介于 6~13 岁	儿童的身心发展;上学与学业的适应;逐步社会化

续表

阶段	平均长度/年	定义	主要发展任务
青少年期家庭	7	最大子女年龄介于13~20岁	青少年的教育与社会化;与父母的沟通;青少年的性教育
子女离家创业期家庭	8	最大子女离家~最小子女离家	父母与子女的关系;父母逐渐有孤独感;照顾高龄父母(祖父母)
空巢期家庭	15	父母独处~父母退休	重新适应两人生活;适应退休后的生活;孤独及身体的健康状况
退休期家庭	10~15	父母退休~父母死亡	生活依赖性增强;面临老年病、衰老、丧偶、死亡

三、家庭保健的方法

家庭是社会的细胞,以家庭为单位开展家庭保健具有重要的积极意义。家庭中需结合家庭各个成员的需求,通过健康教育、健康检查和健康咨询的方法培养家庭成员健康的生活习惯,消除健康隐患,提高家庭保健意识和能力,填补家庭成员的健康问题缺口,给予专业指导,促进其健康知识和生活质量的提高。

（一）健康教育

健康教育(health education)是通过有计划、有组织、有系统的社会教育活动,使人们自觉采纳有益于健康的行为和生活方式,消除或减轻影响健康的危险因素,从而达到预防疾病、促进健康、提高生活质量的目的。家庭保健中的健康教育是以家庭为中心开展的,强调家庭成员的互动和支持,强调家庭在健康教育中的传播、引导作用,是提高居民健康素养的一种很好的服务方式。家庭成员参与健康教育的主要目的是提高保健意识、树立健康观念,构建居民家庭的健康教育体系,从而帮助家庭成员掌握卫生保健知识。因此,能否获得健康知识成为制约家庭保健教育效果的关键。健康教育形式多样,主要包括提供健康资料、设置健康教育宣传栏、举办健康知识讲座、开展个体化健康教育等。

（二）健康检查

健康检查(health examination)是指为评价个体和群体健康状况而进行的医学检查,主要是对健康人群进行的体格检查,检查内容和方法因检查、评价目的不同可有一定变化。家庭健康体检可帮助家庭成员掌握自身的健康状况,做到早发现、早诊断和早治疗,避免因漏检、误检而对生命健康造成危害,因而开展家庭健康检查可有针对性地加强对自身的健康监护和疾病预防管理。家庭健康检查不仅要为家庭成员提供健康评估方面的保健服务,还要提供健康干预方面的保健服务,如整体防治指导、疾病就医管理、危险因素控制、个体化饮食运动处方等方面的延续性家庭保健服务。

（三）健康咨询

健康咨询(health consultation)是以面对面谈话为基本形式,以来访者为主体,并围绕来访者的个人需求而开展的疾病与健康知识传播活动,主要包括疾病防治和保健指导。前者由医疗机构提供,侧重于疾病诊断、预防及治疗等;后者由卫生保健部门提供,侧重于营养平衡、身体锻炼及生活方式等。在家庭中开展家庭健康咨询是一种有效的服务模式,伴随着每个家庭成员的不同时期,既能满足家庭成员的健康需求,又增加了家庭成员的健康意识,普及医学知识,而且使家庭生活质量大大提高。

第二节　家庭生育计划

近年来,我国人口总量增长的势头明显减弱,人口结构性问题日益突出。为改善我国人口结构,2021 年 6 月,我国开始实施一对夫妻可以生育 3 个子女的政策。三孩政策的开放,会使更多家庭的结构发生变化,推进家庭生育计划的实施,可引导夫妻双方正确规划生育年龄和生育间隔,正确选择生育计划的方法,从而预防妇女意外妊娠及相关并发症的发生、降低母婴的发病率及死亡率,促进家庭幸福和人口均衡发展。

 ——— 案例与思考 ———

某女,27 岁,本科文化,与丈夫育有一子,现 1 岁,夫妻俩近年无生育的打算,现来医院进行家庭生育计划相关内容的专业咨询。

思考:家庭生育计划中包括哪些避孕措施？如何指导其选择适宜的避孕措施？

一、家庭生育计划的概念

合理的人口结构,是家庭和谐的关键因素;达成合理的人口结构,关键在于家庭生育计划。家庭生育计划(family planning)是指在一个家庭内部,由夫妻双方有计划地、负责任地按其意愿和利益,决定生育子女的数量和生育间隔,确定家庭的规模。家庭生育计划是短期、现实、可行的计划,其实质是由各个家庭自我控制生育行为。

二、家庭生育计划的内容

生育不仅是一种生理现象,而且是一种社会行为,它既受人的生理功能制约,又受各种社会条件的制约。在生育过程中,经济、政治、文化及其他社会条件,都会直接或间接地对它产生不同的影响。生育,对个人而言是繁衍和抚育的结合,对家庭而言是功能的完善和家族的延续,对社会而言是结构的完整和发展。因此夫妇应结合自己的生育意愿,合理地安排生育时间和生育间隔。

（一）生育意愿

生育意愿(fertility intention)是指个人在生育子女方面的愿望和要求,体现在对生育子女的数量、时间、性别等方面的期望。生育意愿反映了人们的生育需求,并在一定程度上决定着人们的生育决策。生育意愿是经济、文化、各种社会条件及个人生理和心理因素交互影响的产物。其中经济是影响生育意愿的关键因素。经济因素包括家庭的经济收入、职业、户口等;社会因素包括国家政策、社会福利、公共服务、家庭类型、社会环境等;个人因素包括身体状态、受教育程度、夫妻情感、生育观念等。家庭生育计划工作,必须通过人们的主观生育意愿,找出其产生的根源,分析其客观内容,以及特定的社会历史条件,才能有效地调节人们的生育行为,控制生育率,优化人口结构,实现预期人口目标,促进社会整体的发展。

（二）生育年龄

生育年龄(maternal age)指生育发生时,孩子母亲或父亲的年龄。女性生育力是指女性能够产生卵母细胞、受精并孕育胎儿的能力。年龄是影响女性生育力的主要生理因素及反映生殖能力的最佳指标。世界卫生组织提出,女性的生育期是 15~44 岁。女性从月经初潮开始到绝经期为止,都可以受孕,即具备生育能力,但女性生育年龄过小或过大均不利于女性及胎儿的健康。女性生育年龄过小(<18 岁),生理发育尚不成熟,胎盘营养不足,因此母体和胎儿的生长发育均会受到影响,易增加母体早产的风险,不利于妊娠结局。女性生育年龄过大(≥35 岁),卵巢储备功能下降,卵泡会出现衰退,同时先天愚型和各种畸形儿的概率也会增加,还会引发早产、流产、高血压、糖尿病、胎盘前置和死胎

等妊娠期并发症,不利于妊娠结局。

因此,在家庭生育计划中,家庭成员应选择最佳生育年龄,可促进母婴的健康,降低分娩风险。一般认为 24~30 岁是女性的最佳生育年龄,25~35 岁是男性的最佳生育年龄。这个年龄阶段的女性受孕优势明显,完全发育成熟,内分泌状况、卵巢功能、卵子质量、体力、精力等身体条件均处于最佳状态,不仅怀孕概率大、胎儿质量高,而且妊娠期间风险小、产后恢复快。故选择最佳的生育年龄,对家庭和个人均有利,育龄夫妇应认真对待。

（三）生育间隔

生育间隔(inter-pregnancy interval,IPI)是指女性上次妊娠终止日期与本次妊娠末次月经之间的时间。生育间隔用于衡量人们生育不同孩次子女之间的时间长度,合理的生育间隔有利于初为父母的夫妇积累养育孩子的经验,创造比较好的养育下一个孩子的条件,提高出生人口素质,促进家庭和谐幸福。

生育间隔过短或过长均可增加母婴不良结局的风险,生育间隔<6 个月,会增加流产、产前出血、产妇死亡等的发生风险;生育间隔>60 个月,会增加羊水过少、胎膜早破、经产妇早产等的发生风险。因此,在家庭生育计划中,有二胎及三胎意愿的夫妇应根据自身情况选择最佳的生育间隔,以便于降低妊娠风险。

不同人群的最佳生育间隔不同。正常自然分娩的女性最佳生育间隔为 2~4 年;剖宫产的女性最佳生育间隔为术后 2~3 年;有特殊孕育史的女性如早产及子痫前期,最佳生育间隔>18 个月;自然流产后的女性常规推荐最佳生育间隔>6 个月;死产后的女性推荐最佳生育间隔为 15~24 个月;接受辅助生殖技术的女性建议活产后至下次辅助生殖技术开始应至少间隔 12 个月。

三、家庭生育计划的方法

家庭生育计划是将夫妇生育意愿转换为生育行为的途径,实施家庭生育计划,有助于稳定家庭结构,促进家庭幸福,使人口均衡发展。家庭生育计划的方法主要包括备孕、避孕、绝育和终止妊娠。家庭中夫妇双方应充分学习家庭生育计划的方法,根据自身情况,共同制订生育计划,保障母婴的健康。

（一）备孕

孕育新生命是一个家庭中重要的事情,需要家庭成员,尤其是夫妇双方以科学的态度做好充分准备。备孕是指育龄期妇女有计划地怀孕,并对优孕和优生优育进行必要准备的时期。良好的备孕是保证妊娠成功、提高生育质量、预防不良妊娠结局的重要前提。因此,在家庭生育计划中,对于有生育需求的健康夫妇,家庭应做好科学备孕,而对于患不孕症的夫妇,家庭应加强备孕、进行积极治疗并选择适宜的辅助生殖技术。

1. **健康夫妇备孕**　受孕是一个复杂的生理过程,必须具备健康的精子和卵子、正常而又通畅的输卵管、合适的子宫腔内环境等基本条件。其中任何环节出现错误,都会影响受孕。计划受孕是指夫妇双方在做好生理、心理、物质和家庭生活安排的情况下,选择最佳的时间怀孕,可提高受孕质量,避免在无准备的情况下受孕,预防某些疾病和药物对胎儿产生不利影响。计划受孕有利于胚胎发育,顺利地妊娠、分娩,保障母婴健康,提高出生人口素质。理想的计划受孕,夫妇双方应具备良好的身心健康状态、融洽的夫妻感情、和谐的两性关系、安全舒适的家庭环境以及宽松稳定的经济条件等。

家庭保健与护理要点:①备孕夫妇双方都应接受全面的健康体检,使健康状况达到最佳后再怀孕;准确掌握排卵周期,在排卵日期同房,提高受孕成功率。②合理均衡营养,控制体重,在孕前 3 个月至孕后 3 个月补充叶酸或含叶酸的复合维生素。③保持心理健康,解除精神压力,家庭成员应给予妇女情感和物质支持,预防妇女心理问题的发生。④避免接触生活及职业环境中的有毒有害物质(如放射线、高温、铅、汞、苯、砷、农药等),避免密切接触宠物,避免高强度的工作、高噪声环境等。⑤培养

Note:

健康的生活方式,戒烟限酒,适量运动,合理用药,应尽量选择对孕妇及胎儿安全的药物。

2. 不孕症夫妇备孕 不孕症(infertility)是一种低生育力状态,指一对配偶未采取避孕措施,有规律性生活至少 12 个月未能获得临床妊娠。不孕症虽然不是致命性疾病,但是可以造成家庭不和及妇女个人心理创伤,成为影响夫妇双方身心健康的医学和社会问题,而辅助生殖技术的应用为不孕症的成功治疗提供了可能。辅助生殖技术(assisted reproductive techniques,ART)也称为医学助孕,指在体外对配子和胚胎采用显微操作等技术,帮助不孕症夫妇受孕的一组方法,包括人工授精(artificial insemination,AI)、体外受精与胚胎移植(invitro fertilization and embryo transfer,IVF-ET)、配子输卵管移植(gamete intrafallopian transfer,GIFT)以及在这些技术基础上演进的各种新技术。

家庭保健与护理要点:①不孕症夫妇应遵医嘱正确按时服药,及时处理服药后的不良反应,发生妊娠后立即停药。②不孕症夫妇会经历一系列的心理反应,如焦虑和抑郁等,可采取适量运动、调整认知等方式来放松,同时应加强沟通,降低孤独感,表达自己的看法,学会正确释放情绪。当多种治疗措施效果不佳时,不孕症夫妇应正面面对治疗结果,共同商议选择停止治疗或继续治疗。③不孕症夫妇应了解提高妊娠率的方法:适当锻炼,合理饮食,增强体质,纠正营养不良和贫血;戒烟、不酗酒;积极治疗内科疾病;在同房前、中、后禁止使用阴道润滑剂或进行阴道灌洗;同房后不能立即如厕,应该卧床,并抬高臀部,持续 20~30 分钟,使精子进入宫颈。④在医生指导下选择合适的人工辅助生殖技术:了解各种辅助生殖技术的优缺点及其适应证。例如,配子输卵管内移植(GIFT)、体外受精与胚胎移植(IVF-ET)等都具有较高的妊娠率,但 GIFT 可以导致异位妊娠的发生率升高,并且几乎所有的辅助生殖技术都可能引起多胎妊娠,而多胎妊娠可引起早产、胎盘功能低下等不良妊娠结局,夫妇需综合考虑,以便合理决策。

（二）避孕

避孕(contraception)是家庭生育计划的重要组成部分,是应用科学手段使妇女暂时不受孕的科学方法。理想的避孕方法应遵循实用、安全、有效、简便及经济的原则。避孕方法知情选择是家庭生育计划优质服务的重要内容,实行家庭生育计划应充分尊重夫妻双方的意愿,指导夫妻双方共同学习避孕方法的相关知识,使其根据自身特点选择适宜、安全、有效的避孕方法。

1. 宫内节育器（intrauterine device，IUD） 是将避孕器具放置于子宫腔内,通过对精子和胚胎的毒性作用以及局部组织对异物的反应而干扰受精卵着床,达到避孕效果,是我国育龄妇女采取的主要避孕措施。目前国内临床最常用含铜 IUD,具有较强的避孕效果。与其他避孕方式相比,IUD 的优点是便捷、可逆、有效性及安全性高,且不会对妇女的生育能力造成影响,适用于已婚育龄妇女自愿要求放置且无禁忌者。

家庭保健与护理要点:①IUD 需到正规医疗机构进行放置,放置后需遵医嘱定期随访和取出更换;②术后若出现发热、少量阴道出血及下腹部不适等异常情况时,应及时就诊;③术后 3 个月内每次行经或排便时注意有无 IUD 脱落,定期复查;④会阴护理,保持外阴清洁,术后 14 日内禁止性生活及盆浴;⑤生活护理,术后应适当补充营养,注意休息,避免重体力劳动。

2. 激素避孕（hormonal contraception） 是指妇女应用甾体激素达到避孕效果,是一种高效避孕方法。目前国内主要为人工合成的甾体激素避孕药,其成分是雌激素和孕激素,可通过多个环节发挥避孕作用。甾体激素避孕药包括口服避孕药、长效避孕针、缓释系统避孕药和避孕贴剂等。家庭中育龄妇女一般均可采用甾体激素避孕药,但具有严重心血管疾病、血液系统疾病、内分泌系统疾病的妇女须通过专业人士的指导,以避免误用药物造成的不良影响。

家庭保健与护理要点:①用药护理,家庭成员需协助育龄妇女进行安全用药管理,规律服药,加强对药物疗效的观察,避免因漏服、错服导致避孕失败;②若出现类早孕反应、不规则阴道出血、月经过少或停经、色素沉着、体重增加等不良反应,轻者可遵医嘱进行处理,严重者应及时就诊。

3. 其他避孕方法

（1）避孕套(condom):是通过阻断精子进入女性生殖道,使精子与卵子不能相遇以达到避孕目

Note:

的,是一种使用方便、安全、有效并能避免女性非意愿妊娠和预防生殖道感染、性传播疾病的避孕工具。对于新婚、女方剖宫产后、哺乳期、长期服用口服避孕药的间歇期以及患各种慢性疾病时,避孕套是首选的避孕措施。

家庭保健与护理要点:①对乳胶过敏者不能使用;②使用前应查看生产日期和有效期,过期避孕套不宜使用;③使用避孕套需选择适合的型号,按正确的方法佩戴使用;④使用过程中发现避孕套破裂或脱落,应及时更换或采取紧急避孕措施。

（2）安全期避孕(safe period contraception):也称自然避孕法,指根据女性的生理规律,不用任何避孕药物或器具,在月经周期中的不易受孕期(安全期)进行性交来达到避孕的目的。安全期避孕法只适用于月经周期较规律的女性。

家庭保健与护理要点:①采用安全期避孕前,需先观察记录半年的月经周期,以便了解自己月经的规律性。同时还应结合测量基础体温、观察白带改变等确定排卵日期,更好地判断避孕的安全期。②由于妇女排卵时间可受情绪、健康状况、外界环境因素等的影响而提前或推迟,偶尔还可发生额外排卵,因此,安全期避孕法失败率高,并不安全,不能将其作为首选避孕方法。

（3）紧急避孕(emergency contraception):也称房事后避孕,是指在无保护下性生活或避孕失败后的几小时或 3 日内,女性为防止意外妊娠而采取的避孕方法。紧急避孕方法包括放置宫内节育器和服用紧急避孕药等。适用于性生活未采取保护措施、避孕失败、遭到性强暴者等,禁用于已妊娠的妇女。

家庭保健与护理要点:①用药护理,服用紧急避孕药后可出现恶心、呕吐等不良反应,需清淡饮食,减少胃肠道刺激,若服药后 2 小时内发生呕吐,应补服 1 次。②注意观察异常情况,若出现月经周期变化、不规则阴道出血等现象,通常为轻微和一过性的,一般无需特殊处理;若预期月经延迟 1 周以上时,应及时到医院检查以明确是否妊娠,并且注意排除异位妊娠。

（三）绝育

绝育(sterilization)是指通过手术或药物的方法,使女性或男性达到永不生育的目的。女性绝育术主要有经腹输卵管绝育术、经腹腔镜输卵管绝育术等,是目前最普遍采用的绝育方法,安全性高,对女性机体功能无影响,且术后女性有生育需求时,可行输卵管吻合术,可逆性较高。男性绝育术主要有输精管结扎等。女性、男性绝育术在正规医疗机构下无论采用何种术式,均操作简单、不良反应少,并且是安全、有效的避孕方法。以下主要介绍女性绝育术:

1. 经腹输卵管绝育术（tubal sterilization operation）　是指通过切断、结扎、电凝、钳夹、环套输卵管或用药物使输卵管腔堵塞,阻断精子与卵子相遇而达到绝育目的。适用于自愿接受绝育手术而无禁忌证的已婚妇女;患严重全身疾病不宜生育的妇女,如严重心脏病、肝肾疾病、遗传性疾病等。禁用于急、慢性盆腔及生殖道感染、腹部皮肤感染的妇女;全身情况差不能耐受手术的妇女,如心力衰竭、失血性休克、严重贫血及疾病的急性期等;1 日内间隔 4 小时测量体温 2 次达到或超过 37.5℃需推迟手术的妇女。

家庭保健与护理要点:①家庭中夫妇双方需在充分知情的情况下,多方面慎重考虑并作出绝育的自主决策;②保持腹部伤口敷料清洁干燥,注意观察术后有无发热、腹痛、内出血等征象,如有异常及时通知医生处理;③心理护理,家庭成员在手术前后应提供心理支持,减轻或消除妇女的不良情绪;④生活护理,妇女术后 4 小时可进食,应注意合理膳食,术后应休息 21～28 日,禁止性生活 1 个月;⑤术后应定期随访复查。

2. 经腹腔镜输卵管绝育术（laparoscopic tubal sterilization operation）　方法简单、安全,创伤小,术后恢复快,国内已逐渐推广使用。适用人群同经腹输卵管绝育术。禁用于腹腔粘连、心肺功能不全和膈疝者,其余禁忌证同经腹输卵管绝育术。

家庭保健与护理要点:同经腹输卵管绝育术。

Note:

（四）终止妊娠

各种避孕方法和绝育术均有一定的失败率。避孕或绝育失败且不愿生育的妇女、患有遗传疾病及其他严重疾病不宜继续妊娠的妇女、检查时发现胚胎及胎儿异常的妇女，均需在具备一定技术条件和设备的正规医疗机构终止妊娠。终止妊娠的方法包括人工流产和引产。虽然人工流产和引产技术在不断发展，但术后依然存在各类并发症，会对妇女的身心造成损害。因此家庭成员应重视对育龄妇女的照护，科学选择并正确使用避孕方法，以避免多次流产与引产影响妇女的生殖健康和身心健康。

1. 早期妊娠终止方法人工流产（artificial abortion）　是指因意外妊娠、疾病等原因而采用人工方法终止妊娠，其作为避孕、绝育失败的补救措施在我国合法并广泛应用，解决了非意愿妊娠给妇女、配偶及其家庭带来的影响。人工流产包括手术流产和药物流产。

（1）手术流产：是指采用手术终止妊娠的方法，包括妊娠 10 周以内的负压吸宫术和妊娠 11～14 周的钳刮术。适用于妊娠早期要求终止妊娠而无禁忌证者或因疾病原因不宜继续妊娠者。禁用于急性炎症、各种疾病的急性期阶段、全身状况不良且不能耐受手术、术前相隔 4 小时两次体温均在 37℃以上者。

家庭保健与护理要点：①注意观察有无出现发热、腹痛、阴道流血增多或超过 10 日仍未干净的情况，一旦出现应及时就诊；②心理护理，关注妇女手术前后的心理状况，及早发现并处理不良情绪，给予心理支持，减轻其心理负担；③生活护理，术后应加强营养，避免体力劳动，负压吸宫术后应休息 21 日，钳刮术后应休息 28 日；④会阴护理，保持会阴部清洁卫生，术后 1 个月禁止性生活及盆浴，预防感染；⑤手术流产不宜多次进行，恢复性生活后，夫妇双方应采取安全可靠的避孕措施。

（2）药物流产（drug abortion）：又称药物抗早孕，是指应用药物终止早期妊娠的方法，具有方法简单、无创伤等优点。适用于年龄＜40 岁，宫内妊娠及妊娠时间在 49 日内，有高危因素不能手术流产者，如瘢痕子宫、多次手术流产等；对手术流产有恐惧或疑虑心理者。禁用于有使用米非司酮禁忌证者，如肾上腺疾病、血液病等；有使用前列腺素药物禁忌证者，如心血管疾病、青光眼、哮喘；过敏体质、带器妊娠、异位妊娠及长期服用抗结核、癫痫、抑郁药者。

家庭保健与护理要点：①用药护理，药物流产必须在正规的医院进行，用药后需留院观察 6 小时。米非司酮、前列腺药物的不良反应以胃肠道反应为主，应指导妇女服药前后至少空腹 1 小时。药物流产后的最初 2～3 日，阴道流血量相当于月经量或略多于月经量，若出现阴道流血过多或疑为不全流产者，需及时行清宫术。②会阴护理，保持外阴清洁卫生，流产后 14 日内禁止性生活及盆浴，预防感染。③家庭成员应协助妇女如厕，使用专用便器或一次性杯收集妊娠排出物，便于医生鉴定妊娠囊大小、是否完整。④心理护理，家庭成员应给予心理支持，缓解不良情绪。⑤生活护理，药物流产后的妇女应注意休息，补充营养，避免重体力劳动。药物流产后可能很快恢复排卵，应采取避孕措施，可选择立即服用复方短效口服避孕药。

2. 中期妊娠终止方法　引产（induced labour）是指在妊娠 13～28 周，用人工的方法终止妊娠，主要方法有依沙吖啶引产和水囊引产。孕妇患有严重疾病不宜继续妊娠或防止先天性畸形儿出生需要终止中期妊娠时，应在正规医疗机构进行。

（1）依沙吖啶（利凡诺）引产：依沙吖啶是一种强力杀菌剂，将其注入羊膜腔内或羊膜外宫腔内，可使胎盘组织变性坏死，增加前列腺素的合成，促进宫颈软化、扩张，引起子宫收缩。临床常用依沙吖啶羊膜腔内注入法，引产成功率达 90%～100%。依沙吖啶（利凡诺）引产适用于妊娠 13～28 周，患有严重疾病不宜继续妊娠者；妊娠早期接触导致胎儿畸形因素，检查发现胚胎异常者。禁用于严重全身性疾病；各种急性感染性病、慢性疾病急性发作期、生殖器官急性炎症或穿刺局部皮肤感染者；剖宫产术或肌瘤挖除术 2 年内，子宫壁有瘢痕、宫颈有陈旧性裂伤者慎用；术前 24 小时内体温两次超过37.5℃；前置胎盘或腹部皮肤感染者。

家庭保健与护理要点：①回乳护理，引产后的妇女无需哺乳，大量乳汁淤积乳房，引起乳房肿胀、疼痛，严重者可导致乳腺炎的发生，应积极遵医嘱服用药物进行退乳治疗；若出现乳房胀痛，勿挤奶、勿用吸奶器吸奶,防止加速乳汁分泌;回奶期间应少食汤类,如鱼汤、鸡汤及甜羹等,以免促进乳汁分泌,加重胀奶程度。②心理护理,引产前缓解妇女的心理焦虑,引产后做好心理沟通,及时改善不良情绪,减轻心理负担。③术后当天早期下床活动及按摩子宫,促进子宫收缩及恶露排出。④会阴护理,保持外阴清洁,术后6周禁止性生活及盆浴,避免发生感染。⑤术后1个月进行复诊,期间若出现发热、腹痛、阴道持续出血等情况,应及时前往医院就诊。⑥妇女在引产后的30日左右,卵巢就会恢复排卵,妇女一旦恢复了性生活,应采取相应的避孕方法,以免发生再次怀孕。

（2）水囊引产:将消毒水囊放置在子宫壁和胎膜之间,囊内注入一定量0.9%氯化钠溶液,以增加宫腔压力和机械性刺激宫颈管,诱发子宫收缩,促使胎儿和胎盘排出。适用于患有心、肝、肾脏疾病,尚能胜任手术者,其余同依沙吖啶引产。禁用于妊娠期有反复阴道流血史者,其余同依沙吖啶引产。

家庭保健与护理要点:同依沙吖啶引产。

（王连红）

思 考 题

1. 家庭保健中健康生活方式主要包括哪些内容?
2. 家庭中育龄妇女可采用的避孕方法有哪些?

第四章

遗传性疾病的保健与护理

04章 数字内容

学习目标

知识目标：

1. 掌握常见疾病的遗传咨询与生育指导要点。

2. 熟悉遗传优生咨询的程序，婚前咨询和生育咨询的处理原则，孕前遗传病筛查，产前筛查的适宜疾病和常用方法，产前诊断的对象。

3. 了解遗传优生咨询、产前筛查、产前诊断、植入前遗传学诊断的概念，多基因病的保健与护理特点。

能力目标：

1. 能够初步实施生育遗传相关健康指导。

2. 能够分析与妇幼保健问题相关的遗传因素。

素质目标：

1. 具备良好的专业素养，能综合分析遗传与环境因素对妇幼健康的影响。

2. 正确认识遗传性疾病及风险，能够指导和关怀遗传咨询者。

近年来,我国遗传病和出生缺陷的发病率呈上升趋势,每年出生各种遗传病和先天缺陷患儿达200 000~300 000例。遗传病目前多无有效治疗方法,积极预防十分重要。通过孕前咨询、产前筛查、产前诊断和新生儿筛查等,贯彻落实三级预防,可以有效减少遗传病和出生缺陷的发生,提高妇幼健康水平。

第一节　遗传优生咨询

在婚前、孕前和孕早期进行健康教育、优生检查和咨询指导,预防和减少出生缺陷的发生,是出生缺陷的一级预防措施,能从根源上确保出生人口素质。

一、遗传优生咨询的概念与对象

(一) 遗传优生咨询的概念

咨询是专业人员与咨询对象之间的双向信息交流,目的是提供信息,消除顾虑,促进咨询对象的知情选择和知情适应。遗传优生咨询,是医护人员或其他具有遗传咨询资质的专业人员运用遗传学、临床医学的知识和原理,就某种疾病的遗传性、发生原因、再发风险、防治等问题作出解答,结合咨询对象的个人、家庭情况与疾病的社会影响,给予婚姻和生育指导。狭义的遗传优生咨询是针对遗传性疾病进行咨询,广义的遗传优生咨询不仅包括遗传病,还对各种不良环境因素的风险评估、预防、治疗和预后等进行咨询。

近年来,人们优生优育意识提高,寻求遗传优生咨询的人群呈上升趋势。同时,医学遗传学、基因组学和分子生物学技术的迅速发展也使人们认识到,遗传因素不仅影响遗传病和先天缺陷发生,在肿瘤、糖尿病、高血压等慢性疾病的发生中也起重要作用。此外,社会环境与生活方式的变化,药物、辐射等因素的影响,有毒有害化学物质的接触和药品使用等,也增加了人们对妊娠结局的担忧。

早期的遗传优生咨询主要提供生育指导。近年来,在整体健康观的带动下,咨询对象的心理困扰受到关注。出生缺陷、遗传病、不良孕产史等负面信息使咨询对象产生强烈的情感和心理变化,影响其有效利用所获得的知识解决健康问题。为达到良好的咨询效果,医护人员和咨询师不仅要帮助咨询对象作出最佳生育选择,也要与其探讨经历、情感反应和生活目标等,以缓解情感和心理冲击。

知 识 拓 展

遗传和环境因素在疾病发生中的作用

遗传基础和环境因素在不同疾病中所起的作用不同,据此可将遗传病分为三类。

第一类,发病完全由遗传因素决定,环境因素几乎无影响,如常见的染色体病综合征。

第二类,发病主要由遗传因素决定,同时需要一定的环境因素作为诱因。这类疾病患者携带特定基因突变,在某些环境因素的参与下发病。如葡萄糖-6-磷酸脱氢酶缺乏症(G6PD)患者Xq28的*G6PD*基因突变,在摄入某些药物或蚕豆时会引发急性溶血、黄疸等临床症状而发病。针对此类遗传病患者,提前检测、避免接触环境诱因非常重要。

第三类,发病需要遗传因素和环境因素的共同作用。其中遗传因素的作用比例称为遗传率(heritability)。例如,精神分裂症的遗传率超过70%,说明遗传因素在其发生中起重要作用;先天性心脏病的遗传率小于40%,说明环境因素在其发病中所起的作用更大些。

(二) 遗传优生咨询的对象

近期有生育意愿的人群均可进行遗传优生咨询。根据优生健康检查结果,可以将咨询对象分为两大类:一般人群和风险人群。一般人群是指优生健康检查未发现可能导致出生缺陷及不良妊娠结局危险因素的夫妇。一般人群通常接受普遍性孕产指导即可。

风险人群是指一个或多个优生健康检查结果异常,可能导致出生缺陷及不良妊娠结局的夫妇,包括:夫妇一方是遗传病患者、遗传病致病基因携带者、遗传病筛查发现异常者,或有遗传病家族史、患有某些先天畸形者;生育过遗传病患儿、不明原因智力低下或先天畸形儿;女性 35 岁以上;近亲婚配;夫妇一方有环境有害因素接触史、用药史或患有慢性疾病者。风险人群建议接受遗传优生咨询。

二、遗传优生咨询的程序

遗传优生咨询的全过程比较复杂,往往需要反复多次调查分析。针对不同的病例,优生咨询可采取不同的指导方案,一般按照以下几个步骤进行:

(一)信息采集与遗传诊断

正确的诊断是遗传优生咨询的基础。首先要询问病史和收集资料,包括夫妇双方的个人史、家族史、现病史和婚育史,夫妇孕前健康状况、用药情况、烟酒嗜好、生活环境等。必要时结合激素测定、代谢物检查、染色体分析等检查,并组织多学科会诊,以明确诊断。应当注意家族中有无遗传病患者,必要时绘制家系图。

(二)确定遗传方式

明确诊断后,需判断该疾病是否为遗传性疾病。应注意区分遗传病和先天性疾病。若是遗传病,应进一步明确具体致病遗传变异、来源与遗传方式。对于已知遗传方式的遗传病,明确诊断即可知道其遗传方式。对于存在明显遗传异质性和表型模拟的遗传病,则需要对患者家族成员发病情况详细调查,进行系谱分析。

收集家族史时,应尽可能完整,至少明确夫妇双方三代以内直系血亲的患病情况。因顾虑将来婚嫁困难,或受文化程度、对遗传病的认识等限制,患者或其家庭成员可能对病情存在保留和隐瞒,此时应耐心充分调查分析,结合临床、实验室检查结果等综合研判。应注意,无家族史不是排除遗传病的充分条件,原因有:隐性遗传病可能家系样本较小而追溯不到家族史,患者为新发突变受累者,某些常染色体显性遗传病外显率差异较大、甚至有患者终生不表现病症等。

(三)估计再发风险

再发风险是指患者所患疾病在家系成员中再次出现的概率,一般分为 3 个等级:高风险(>10%)、中风险(1%~10%)和低风险(<1%)。再发风险估算是遗传优生咨询的核心内容和特色之处,具体计算方法取决于遗传病类型。对于单基因遗传病,已明确遗传方式者,再发风险按照孟德尔定律估算;未知遗传方式的,按照贝叶斯定律推算。多基因遗传病也呈家族聚集,但亲属再发风险远低于单基因遗传病,具体风险与疾病类型、亲缘关系、群体发病率等有关。

(四)商讨对策

在明确诊断和再发风险的基础上,医护人员或咨询医生应提供优生指导意见,与咨询者共同商讨,作出婚育决定。对结婚和生育影响小的遗传病,如红绿色盲,应建议其子代及时检查。对较严重的遗传病,子代再发风险高者,建议其进行产前筛查、产前诊断。对于咨询者违背优生优育的决定,应予以劝阻。

(五)随访和扩大咨询

咨询者随访的意义一方面在于核实咨询者所提供信息的可靠性,观察遗传优生咨询的效果;另一方面,是明确咨询者能够准确理解所提供的资料,合理处置与家属的意见分歧。

从降低群体遗传病发病率的目标出发,还可以进行扩大的家庭遗传优生咨询,追溯家属中其他成员的患病情况、致病基因携带情况,有效预防遗传病在家系中的发生。

三、遗传优生咨询的指导要点

遗传优生咨询可分为婚前咨询和生育咨询两类。

(一)婚前咨询

婚前咨询是通过对男女双方的病史询问、家系调查、系谱分析和全面体格检查,提出对婚姻的具体指导意见。婚前咨询主要涉及四类问题,一是判定男女双方亲缘关系;二是明确男女双方所患疾病对婚姻和后代的影响;三是分析男女双方家属所患遗传病对婚姻与后代的影响;四是给出婚前健康检查建议。婚前咨询若发现影响婚育的疾病,应按下列情况分别执行:

1. 可以结婚但限制生育　男女一方患有某些严重影响子代健康的遗传病,可以结婚,但妊娠后应行产前诊断。确诊为健康胎儿后可继续妊娠,否则应及时终止妊娠。例如伴性遗传的隐性遗传病,可通过明确胎儿性别估计发病风险,指导是否继续妊娠。

2. 可以结婚但禁止生育　下列情况可以结婚,但应劝阻其避免生育:①男女一方患有严重常染色体显性遗传病,目前尚无有效治疗方法,子代发病概率高,而且难以正确进行产前诊断者,如强直性肌营养不良、先天性成骨不全等;②男女双方均患有相同的严重常染色体隐性遗传病,子女发病概率极高,如白化病、遗传性耳聋等;③男女一方患严重的多基因遗传病,且属于该病的高发家系,子代再发风险高,如精神分裂症、躁狂抑郁型精神病等。

3. 暂缓结婚　可以矫正的生殖器畸形,在矫正之前暂缓结婚;性传播疾病治愈后再结婚;急性传染病控制之前暂缓结婚。

4. 不宜结婚　男女双方为直系血亲和三代以内旁系血亲;男女双方患有严重的遗传病、严重智力低下或有各种先天畸形,生活不能自理,且有高度遗传性者,不宜结婚。

───────────────── 案例与思考 ─────────────────

　　患者,男,2岁,出生后双耳听力筛查未通过,出生6个月后诊断为双侧极重度感音神经性耳聋。查体:患儿生长发育可,智力正常。皮肤、毛发、眼睛色泽正常,双耳无异常分泌物,双侧鼓膜完整、标志清楚。颞骨CT未见内耳畸形。现已行人工耳蜗植入术。患儿无耳毒性药物接触史,无头部外伤史,父母听力正常,母亲孕期无耳毒性药物使用史,父母直系三代亲属中无耳聋患者。患儿母亲计划再次妊娠,现来咨询。

　　思考:如何对患儿父母进行遗传咨询和生育指导?

───

（二）生育咨询

生育咨询是指导计划怀孕的夫妇选择双方身心健康、家庭与工作环境良好的时机妊娠,以提高出生人口素质、减少遗传缺陷。生育咨询主要涉及以下五类问题:一是夫妇一方或家属为遗传病患者时,评估子女的发病概率;二是已生育过遗传病或先天畸形子代的夫妇,再次生育时评估子代风险;三是夫妇双方或一方有慢性病史、用药史、环境有害因素接触史,分析对子代健康的影响;四是夫妇双方有不良孕产史,希望获得生育指导;五是孕期遗传学检查及新生儿筛查咨询。医护人员或咨询师应详细询问病史、全面体格检查,推荐必要的实验室检查,针对咨询对象具体情况,给予生育指导。各人群的指导要点如下:

1. 有不良孕产史的夫妇,应尽可能查明原因。例如,孕期检查发现胎儿严重水肿而终止妊娠者,若诊断为α珠蛋白生成障碍性贫血（又称α地中海贫血）所致,再次生育可考虑胚胎植入前遗传学诊断。

2. 患有传染性或感染性疾病的女性,应积极治疗,建议治愈后再妊娠。患有结核、乙型肝炎时,最好先进行规律抗结核治疗或抗病毒治疗。弓形体、巨细胞病毒、风疹病毒、单纯疱疹病毒感染时,母亲症状不明显,但可导致严重胎儿畸形,应在孕前进行检测,感染者应及时治疗,获得保护性抗体后再妊娠,有条件者提倡接种相应疫苗。

3. 患有无法治愈的慢性疾病的女性,应在妊娠前进行评估。通过评估疾病类型、控制情况、受累器官功能、用药情况等,判断能否胜任妊娠、疾病和用药对子代的影响,以及妊娠期间如何控制疾病进展。例如,患有甲状腺功能亢进的女性在妊娠前,应当评估年龄、病程、目前用药种类及剂量、重要器官如心脏及肝脏等受累情况,据此选择妊娠时机、进行必要的用药调整、明确妊娠期间如何监测母胎健康,以及新生儿甲状腺功能筛查等。

Note:

4. 避免有害因素影响。因职业或生活环境长期接触有毒重金属元素的女性,应在妊娠前检测体内蓄积情况。改变不良的生活方式,如戒烟、控制饮酒。

第二节　常见疾病的遗传咨询与生育指导

孕前健康检查发现可能导致出生缺陷及不良妊娠结局的危险因素,怀疑其与遗传有关时,应进行遗传优生咨询。咨询内容主要包括三方面,一是疾病对妊娠的影响;二是再发风险;三是疾病的预防和治疗。

一、染色体病综合征

染色体病综合征,是指由于染色体数目或结构异常所引起的疾病。根据异常所涉及的染色体类别,可分为常染色体疾病和性染色体疾病。根据染色体异常片段的大小,可分为整倍体疾病、非整倍体疾病和染色体微结构异常。整倍体疾病胎儿很难存活,多在孕早期流产。常见的常染色体非整倍体疾病主要表现为生长发育迟缓、智力低下,可伴有严重的器官畸形。性染色体非整倍体疾病主要表现为性发育异常,可见器官畸形和程度不等的智力发育障碍。

（一）唐氏综合征

唐氏综合征又称 21 三体综合征,是最常见的染色体病,也是先天性智力障碍最常见的遗传学病因。患儿主要表现为特殊面容、智力低下、生长发育迟缓、肌张力降低和通贯掌纹,常合并先天性心脏病或其他畸形。

1. 遗传基础　细胞分裂过程中染色体不分离,全部或部分细胞多一条 21 号染色体。根据细胞核型的不同可分为 3 种类型。

（1）标准型:核型为 47,XX,+21 或 47,XY,+21,约占患者的 95%。90% 由母源 21 号染色体减数分裂不分离所致,10% 发生在精子形成过程中。

（2）罗氏易位型:约占患者的 4%。染色体为 46 条,但包含一条罗氏易位的异常染色体,常由 D 组或 G 组的一条染色体与一条 21 号染色体通过着丝粒融合而成。常见 14 号与 21 号染色体易位,核型为 46,XX/XY,rob(14;21)(q10;q10),+21,多为新发;也可见两条 21 号染色体相互融合,核型为 46,XX/XY,rob(21;21)(q10;q10),+21。

（3）嵌合体型:约占 2%,形成原因是胚胎发育早期细胞有丝分裂时 21 号染色体不分离。患者体内存在正常核型和 21 三体核型两种细胞株。不分离发生的时间不同,异常核型细胞的比例也不一样。一般而言,嵌合发生时间越晚,异常核型比例越低,症状越轻。

2. 遗传咨询与生育指导

（1）对妊娠的影响:21 三体综合征女性通常无月经、不孕;男性患者可有隐睾,有生精过程,但精子数量少,性欲下降。少数女性患者有生育能力,但子代出生缺陷风险明显增加。

（2）再发风险:与 21 三体综合征先证者的染色体核型类型、先证者父母是否为染色体异常携带者有关。

1）标准型:几乎所有标准型 21 三体综合征都是新发,与父母核型无关,但生育过 21 三体综合征患儿的夫妇再次生育时,风险增加 2~8 倍,再次妊娠应行产前诊断。孕妇高龄也是 21 三体综合征发生的风险因素,如 35 岁产妇子代风险为 1/350,45 岁时则增加到 1/25,因此建议 35 周岁及以上的孕妇进行产前诊断。

2）罗氏易位型:非同源易位的 21 三体综合征患者 75% 为新发,25% 有家族史。母亲是非同源罗氏易位携带者时,子代再发风险为 15%,父亲为此类携带者时,子代再发风险约 2%。夫妇一方为同源罗氏易位携带者时,子代几乎 100% 发病,应避免生育。

3）嵌合型:发生在受精卵第一次有丝分裂后,再发风险低。

（3）预防:21 三体综合征发生风险与孕妇年龄有关,适龄生育是有效预防措施。为降低新发病例风险,孕前还应避免药物或化学物质暴露、感染等可能诱发染色体畸变的因素。夫妇一方为21三体综合征患者或平衡易位携带者、生育过患儿的夫妇应暂缓妊娠,进行染色体检查,根据检查结果和遗传优生咨询建议选择是否妊娠。有指征的孕妇,应及时行产前诊断。无产前诊断指征的孕妇,应在孕中期行产前筛查,孕妇外周血胎儿游离 DNA 检测是目前最敏感的 21 三体综合征筛查方法。

（4）治疗:目前主要是对症治疗,治疗目标是改善患儿发育情况、提高生活质量和延长寿命。

（二）特纳综合征

特纳(Turner)综合征又名先天性卵巢发育不全,是常见的性染色体异常疾病。女性新生儿发病率约 1/5 000。主要表现是身材矮小、后发际低、颈蹼和性发育不良,常并发先天性心脏病,有时见肾脏、骨骼先天畸形。智力大多正常。

1. **遗传基础** 减数分裂过程中 X 染色体不分离,形成 X 染色体缺失的配子,与正常配子结合后形成 X 单体合子。70% 为父源性,30% 为母源性。根据核型可分为 3 种类型。

（1）X 单体型:核型为 45,X,为 Turner 综合征的主要类型,约占患者的 55%,症状最为典型。

（2）嵌合型:患者核型为 45,X/46,XX;45,X/47,XXX 等,约占 25%,临床表型与组织中异常核型细胞的嵌合比例、分布有关。

（3）结构畸形型:X 染色体缺失、重复、倒位,X 与常染色体易位等。临床表型与染色体结构畸形的类型、位置、大小等有关。

2. **遗传咨询与生育指导**

（1）对妊娠的影响:患者卵巢发育不良,幼稚子宫,大部分无月经来潮,第二性征不发育,多无生育能力。极少数嵌合型患者可能有生育能力,2%～5% 患者可自发受孕。但患者整体受孕力下降,生育周期缩短,流产率高。

（2）再发风险:Turner 综合征病例多数为新发,再发风险低,与孕妇年龄无关。X 染色体与常染色体平衡易位的夫妇,后代再发风险增加,建议行植入前遗传诊断。

（3）预防:生育过 Turner 综合征患儿的夫妇应暂缓妊娠,进行染色体检查。若双方核型正常,可考虑再次生育,并行产前诊断。若女方核型异常,有较高再发风险,不宜再生育。

（4）治疗:Turner 综合征患者一般智力发育正常,治疗目标是改善最终身高、促进生殖器官和第二性征发育、保障身心健康。早期可应用生长激素改善最终身高。12 岁左右应用雌激素治疗,患者可获得近乎正常的性发育。自青春期至 40 岁,可用人工周期替代治疗来促进和维持第二性征。核型为 X/XY 嵌合体的患者,应行剖腹探查和性腺切除术。患者可因生育力缺乏、身材矮小等造成心理障碍,应重视心理评估与治疗。

知 识 拓 展

染色体微结构异常

染色体微结构异常指那些非常微小、常规染色体核型分析方法无法发现的染色体结构异常,包括微缺失、微重复等,患者常表现为智力低下、器官发育畸形等。染色体微结构异常的发生与孕妇年龄无关,诊断主要依赖于分子检测技术。受限于母体血液中胎儿 DNA 的数量,目前主要对高危孕妇在妊娠早、中期进行无创产前筛查,阳性者再经羊水穿刺染色体核型分析、高通量测序或微阵列芯片等检测确诊。

例如,Williams 综合征由染色体 7q11.23 缺失所致,人群发病率为 1/20 000～1/7 500。染色体 7q11.23 区域长 1.5～1.8Mb,包含约 28 个基因,这些基因分别与心血管疾病、结缔组织发育、生长发育、认知行为、性格、外貌等有关。该病为常染色体显性遗传,外显率为 100%。大多数患者为新发突变,极少数遗传自父母。新发病例中,父母有 1/4 可能为 7 号染色体倒位携带者。遗传自父母的先证者,其同胞和子代再发风险均为 50%。

Note:

二、单基因遗传病

单基因病的症状由一对等位基因单独控制,其传递遵循孟德尔定律,也称孟德尔遗传病。致病基因位于常染色体上,且等位基因呈杂合子时即可表现出遗传症状或致病,称常染色体显性遗传病。致病基因位于常染色体上,基因性状为隐性,等位基因为纯合子时方可发病,称常染色体隐性遗传病。

(一)软骨发育不全

软骨发育不全由软骨内骨化缺陷引起,是最常见的短肢型侏儒症。发病率为 1/30 000~1/20 000,无种族差异。患者全身骨骼受累,出生时即可见四肢粗短、躯干长而窄、三叉戟手、面中部发育不良等典型特征。一般智力与体力发育正常,内分泌功能与钙磷代谢正常。

1. 遗传基础 编码成纤维细胞生长因子受体 3 基因(*FGFR3*)的杂合突变所致,属常染色体显性遗传病,外显率 100%,男女患病机会均等。突变使得基因功能增强,干扰生长板内软骨细胞的增殖,导致长骨短缩及其他骨分化异常。约 80% 的患者为 *FGFR3* 基因新生突变,且突变频率随父亲年龄增加而增加。

2. 遗传咨询与生育指导

(1)对妊娠的影响:纯合子个体短肢畸形严重,多为死胎,或因呼吸道损害在新生儿期死亡,因此成年患者多为杂合子。患者生殖内分泌和性功能正常。但由于身材矮小,生育适合度下降,临床病例以散发为主。

(2)再发风险:20% 的患者父母至少一方为患者,80% 的患者为新生突变,即大多数患者的父母都不是患者。新生突变与父亲高龄(>35 岁)有关。

先证者父母若身高正常,其同胞患病概率非常低,但由于父母可能存在生殖腺嵌合,因此先证者同胞患病风险高于群体发病率。先证者父母一方为患者时,其同胞再发风险为 50%。

软骨发育不全患者若与身高正常的伴侣婚配,子代再发风险为 50%。夫妇双方均为软骨发育不全患者时,子代 50% 为杂合子患者,25% 为纯合子患者。若夫妇双方为两种不同的显性遗传的骨骼发育不良患者,子代 25% 与母亲患病相同,25% 与父亲患病相同,25% 正常,25% 为复合杂合子。复合杂合子常出现更严重的累加表现。

(3)预防:父亲高龄是危险因素,适龄婚育是重要的预防措施。生育过软骨发育不全患儿的夫妇应暂缓再次妊娠,进行遗传学检查和优生咨询,植入前遗传学诊断有助于预防患儿出生。围产期筛查发现胎儿生长受限、可疑为软骨发育不全时,应行胎儿染色体检查和 *FGFR* 基因检测。

(4)治疗:目前主要是对症治疗。早期针对身材矮小可行生长激素治疗,有通气障碍者行扁桃体或腺样体切除术,适时行外科手术矫正四肢短小、腰椎前凸等骨骼肌肉系统症状。

(二)苯丙酮尿症

苯丙酮尿症又称苯丙氨酸羟化酶缺乏症,是最常见的先天性氨基酸代谢障碍,发病存在种族和地域差异,我国发病率约 8.5/10 万。特征性临床表现有鼠尿气味尿液、精神发育迟缓、皮肤毛发色泽变浅等。及早发现患儿,控制饮食和对症治疗,可以有效防止智力低下。

1. 遗传基础 本病因苯丙氨酸羟化酶基因突变所致,属于常染色体隐性遗传病。突变使得酶活性降低甚至丧失,苯丙氨酸不能正常代谢为酪氨酸,因而在体内过量积聚,同时多巴胺、5-羟色胺、γ-氨基丁酸等重要神经递质缺乏,引起神经系统损伤。苯丙氨酸羟化酶基因突变具有位置多变、类型多样和显著的异质性特点。针对中国苯丙酮尿症患者的基因分析显示,多数患者为两种不同突变组成的复合杂合子,以点突变最常见,南方和北方人群突变类型存在差异。

2. 遗传咨询与生育指导

(1)对妊娠的影响:苯丙酮尿症患者或苯丙氨酸羟化酶突变携带者内分泌正常、性功能正常,受孕力正常。苯丙氨酸羟化酶突变纯合子女性妊娠时,若血中苯丙氨酸持续高水平,可影响胎儿正常发育,导致流产、先天畸形、胎儿智力发育异常等,称为母源性苯丙酮尿症。

（2）再发风险：苯丙酮尿症为常染色体隐性遗传，发病需纯合或复合杂合突变，因此先证者父母均为杂合子携带者。先证者父母再次生育时，子代发病概率为25%，杂合子携带者的概率为50%，正常概率为25%。先证者配偶为正常非携带者时，其子代均为杂合子携带者；配偶为杂合子携带者时，其子代发病概率为50%，杂合子携带者概率为50%；若配偶也为患者，即携带纯合或复合杂合突变，则子代100%发病。

（3）预防：主要方法是对新生儿进行苯丙酮尿症筛查。近亲婚配显著增加本病发生风险，应严格避免。夫妇一方有本病家族史或是本病先证者，应行DNA分析，扩大筛查家族内相关成员基因有助于检出杂合子携带者。女性患者在孕前和妊娠期间应严格饮食控制，维持血苯丙氨酸正常水平，避免母源性苯丙酮尿症。

（4）治疗：本病为遗传代谢病，可通过低苯丙氨酸饮食进行控制，早期治疗效果显著，目标是通过调节饮食确保患儿生长和智能发育正常。天然食物中均有一定量的苯丙氨酸，低蛋白饮食则会导致营养不良，因此应给予患儿低苯丙氨酸水解蛋白。应终生维持治疗，定期检测血苯丙氨酸水平，1岁以内每周1次，1~12岁每2周1次，维持苯丙氨酸浓度在 $120 \sim 360 \mu mol/L$。早期治疗可配合使用沙普蝶呤。多吃新鲜蔬菜和水果，禁止高蛋白的荤食、乳类、豆类及其制品。

（三）血友病

血友病是一组以凝血障碍为特点的遗传性出血性疾病，患者主要为男性，女性罕见，发病无明显种族和地域差异。临床特征表现是轻微创伤后易出血，凝血时间延长，重症患者可有全身各部位自发性出血，多在2岁起发病，以关节出血最典型。根据突变影响的凝血因子不同，可分为血友病A和血友病B。血友病A占患者的80%~85%，血友病B占15%~20%。

1. 遗传基础 血友病A又称Ⅷ因子缺乏症，是凝血因子Ⅷ的编码基因 *F8* 缺陷所致。突变使凝血因子Ⅷ功能缺陷或含量不足，导致凝血功能障碍。突变可发生于 *F8* 基因的所有编码区域，涉及碱基缺失、替换、倒位、插入等多种类型，导致血友病A临床表现高度异质，轻型、中型、中重型患者均可出现。

血友病B又称凝血因子Ⅸ缺乏症，由凝血因子Ⅸ的编码基因 *F9* 突变所致。突变使得凝血因子Ⅸ水平降低，导致凝血障碍。现已发现 *F9* 基因突变1000余种，突变类型多样。

血友病A和血友病B均为X连锁隐性遗传，女性传递，男性发病。

2. 遗传咨询与生育指导

（1）对妊娠的影响：不影响生育力。

（2）再发风险：根据婚配方式，血友病的遗传方式有4种。①男性血友病患者与正常女性结婚，男性子代正常，女性子代为携带者；②男性患者与女性携带者结婚，男性子代发病概率50%，女性子代为患者和携带者的概率各50%；③男女双方均为患者，其所生子女均为患者；④正常男性与女性携带者结婚，男性子代50%为患者，女性子代50%为携带者。

先证者的母亲约2/3可能为携带者。若母亲外周血没有检测到致病突变，则先证者可能为新发突变，其同胞再发风险与群体发病率相同；先证者母亲也可能为生殖腺嵌合，此时血液中检测不到基因突变，但同胞患病风险增加。

（3）预防：本病再发风险很高。为避免子代发病，可通过产前诊断鉴定性别，选择生育女孩，并建议女性子代成年后进行致病基因检测，以指导婚育。也可行植入前遗传学诊断，选择健康胚胎进行移植，阻断致病基因传递。

（4）治疗：目前尚无根治疗法。患者应尽量避免肌内注射、外伤及各种手术，禁服可能影响凝血功能的药物如阿司匹林或其他非甾体类解热镇痛药。有出血或必须手术时，应早期、足量、足疗程使用凝血因子制剂进行替代治疗。预防性替代治疗可以降低出血频率、延缓关节病变，维持正常关节和肌肉功能，是儿童血友病的首选疗法。

三、多基因遗传病

多基因遗传病发病机制复杂,受到遗传因素和环境因素的共同影响,其中遗传因素又涉及多个易感基因的异常改变。多基因病包括多种威胁人类生命健康的慢性病以及一些先天畸形,发病率通常超过1%,也称为常见病,其降低患者生活质量,并可致残、致愚、致死等,已成为当代主要社会负担之一。开展遗传优生咨询是预防多基因病的重要措施。

（一）多基因病的保健与护理特点

传统的优生咨询主要针对染色体病和单基因病,其特点是染色体和基因变异与表型间有相对明确的因果关系,通过筛查和诊断,有针对性地采取干预措施,能取得显著的"优生"效果。与之相比,多基因病的发生受多个基因的影响,难以通过修饰基因达到防病目的;并且,缺陷基因只决定多基因病的遗传易感性,而疾病发生是不良生活方式及环境因素与基因相互作用、长期累积的结果。因此,多基因病的保健与护理重点在于评估疾病的内因风险,通过早期干预,改变不良生活习惯和环境因素,延缓、预防疾病发生,主要功能是"优育"和健康维护。

1. **转归和再发风险的异质性**　多基因病的风险评估包括患者的转归和亲属发病风险两方面。当前医疗卫生技术已经可以在一段时间内有效控制多数多基因病的发展。但由于易感基因数量、分布,以及外部不良因素的数量、种类、暴露时机与时长等的差异,多基因病的转归存在显著的个体差异。类似地,受群体发病率、家庭中患病个体数量、病情轻重、性别等多种因素影响,多基因病的再发风险在亲属间明显不同。

2. **咨询指导具有科学性和综合性**　影响多基因病发生发展的因素众多且不断变化,目前对多基因病有关的微效基因和环境因素仍有待更新和深入,因此,多基因病的准确评估和科学指导面临巨大挑战。但是,随着多基因病数学模型和计算机技术的发展、多基因病主基因研究的进展,以及后基因组时代研究成果如组学数据的运用,多基因病再发风险评估趋向更加准确,相应的咨询指导和风险管理也将更具科学性。

多基因病的咨询指导,首先基于遗传易感基因识别高风险人群,然后针对不良环境因素提出个体化健康管理建议,即始于遗传因素,落脚于外因预防,体现了综合性。

3. **多基因病需要持续和整合咨询指导**　由于多基因病的咨询指导涉及生活习惯、环境因素等多个方面,往往需要多次咨询,才能对疾病预后、再发风险等作出较全面的评估,必要时还要进行随访咨询。此外,在个体的不同生命阶段,环境因素的作用和累加程度往往不同,相应的防控重点也要有所差别,要求持续进行咨询指导。

整合咨询指导有三方面原因。一是多基因病的遗传分析,需要整合基因组学、流行病学、营养学、健康管理等多个学科的知识、技术和资源。二是多基因病种类多样,遗传率各不相同,即使同一疾病的不同个体,环境因素也存在较大差异。建立和完善多基因病遗传咨询指导的基本模式、技术规范与质量标准,需要系统整合和创新。三是多基因病不仅涉及有家族史的人群,还包括患病、亚健康及健康人群在内的几乎所有人群,需要整合多部门的力量和智慧,开展全民健康科学普及与教育。

（二）多基因病的遗传咨询与生育指导

1. **神经管缺陷**　正常情况下,神经板在孕18天形成,神经管在孕4周关闭。在遗传或外界因素影响下,神经管闭合障碍,则导致开放性神经管畸形,若神经管顶部不闭合即形成无脑畸形。神经管缺陷主要包括无脑儿、脊柱裂、脑膨出3种类型,发病率存在国家和地区差异,我国北方地区发病率较高,为0.1%~0.2%,男女之比为1:1.3。90%以上的病例为散发,能确定发病原因的神经管缺陷低于20%。

（1）对妊娠的影响:高分辨超声可检出大部分神经管缺陷。羊水甲胎蛋白和乙酰胆碱酯酶测定,结合超声图像,可以100%诊断无脑畸形和95%脊柱裂。神经管畸形怀疑与染色体畸变有关时,可取羊水细胞或绒毛细胞进行染色体分析。

（2）再发风险:为0.1%~1.9%。再发风险与地域、同一家庭内患者数量、先证者的亲缘关系等

Note:

有关,但与疾病的严重程度无关。

（3）预防:叶酸缺乏是神经管缺陷发生的重要原因,孕前 3 个月及孕后 12 周增补叶酸可有效预防神经管畸形。育龄女性备孕期间应每天服用叶酸 0.4mg,有神经管缺陷家族史者每日服用 4.0mg,同时补充维生素 B$_{12}$。孕早期女性还应避免接触有害物质,加强营养,避免病毒感染、被动吸烟及高龄生育等。

（4）治疗:对于成活患者,可考虑手术修复神经管缺陷、药物治疗脑积水,并采取措施控制感染、促进生长发育。除隐性脊柱裂外,神经管缺陷一般病情较重,患者存活率不高,体质较差,应注意做好患者及家属的心理疏导。

2. 唇腭裂　是最常见的出生缺陷之一,由胚胎时期间充质发育受阻所致,在我国发病率约 1.82‰。唇腭裂可分为非综合征型和综合征型,前者是指单发的唇裂、腭裂或唇腭裂,后者是指伴有全身其他组织器官畸形的唇腭裂。唇腭裂患儿除面部畸形外,还可有语言、吮吸、吞咽、呼吸、听力等功能障碍及心理问题。

（1）对妊娠的影响:唇腭裂不影响患者生育力。孕期可通过超声进行早期筛查,判断唇腭裂类型及有无其他器官畸形。胎儿磁共振有补充诊断作用。

（2）再发风险:散发病例的再发风险与唇腭裂类型、严重程度、性别及家族中患者数目、亲缘关系密切程度有关。唇腭裂先证者同胞的再发风险在双侧唇裂伴腭裂者最高（5.7%~8%）,单侧唇裂伴腭裂者次之（3.3%~4.2%）,单纯单侧唇裂最低（1.6%~2.5%）。部分综合征型唇腭裂被证实为单基因遗传病,其再发风险按遗传类型确定。

（3）预防:胚胎 45 天左右,外鼻窦和上颌窦在中线融合,形成胎儿唇部。为防止唇腭裂发生,孕早期用药需谨慎,忌烟酒。育龄女性应在孕前 3 个月开始增补叶酸,持续至孕后 3 月。妊娠呕吐严重者及时补充维生素 A、维生素 B 及泛酸等。

（4）治疗:包括手术修复唇腭裂、腭裂语音评估与治疗,以及患者的心理疏导与治疗。建议唇腭裂患者及其父母行遗传学检查,评估再发风险,必要时行产前诊断。

3. 糖尿病　是一组以血糖水平升高为特征的代谢性疾病,由胰岛素分泌（胰岛素缺乏）和/或功能缺陷（胰岛素抵抗）引起,其发病受遗传、环境和生活习惯影响,呈家族聚集现象,约 50% 患者有家族史。常见糖尿病可分为两型:1 型糖尿病,也称胰岛素依赖型糖尿病,由自身免疫介导胰岛 B 细胞破坏、胰岛素分泌绝对缺乏所致,发病早,起病急;2 型糖尿病,又称成年发病型糖尿病,多从胰岛素抵抗发展而来,起病缓慢,常见于肥胖人群。

（1）对妊娠的影响:胰岛素在临床广泛应用以来,糖尿病女性的妊娠结局显著改善,但流产、新生儿出生体重过高、早产等风险仍高于普通人群。

（2）再发风险:1 型糖尿病一级亲属发病风险达 10%,幼年型遗传度为 70%~80%,成年型遗传度为 40%。夫妇之一患有 2 型糖尿病,子女发病风险为 40%;双亲均患病时,子女发病风险增至 70%。妊娠期糖尿病女性将来罹患糖尿病的风险显著高于普通人群,其子代的糖尿病风险也高于正常对照儿童。部分糖尿病亚型如青少年中的成年发作型糖尿病属于常染色体显性遗传的单基因病,子代发病概率为 50%。

（3）预防和治疗:糖尿病与生活方式关系密切,其预防和一线治疗方案均为健康生活方式。控制饮食,规律运动,保持理想体重,糖尿病患者学会自我监测血糖,能有效减少糖尿病并发症。

四、不良孕产史

（一）死胎、死产

死胎是指妊娠 20 周后胎儿在子宫内死亡。妊娠 28 周以后胎儿在分娩过程中死亡,称为死产。造成胎儿死亡的原因主要有感染、畸形、胎儿生长受限、胎盘早期剥离,超过 1/4 的死胎死产未能找到确切原因。

1. 对妊娠的影响　取决于胎儿死亡原因。脐带因素、感染、多胎妊娠所致的胎儿死亡通常不会复发,与遗传因素有关者再发风险增加。

2. 再发风险　发生过死胎的女性再次妊娠,胎儿死亡概率达 22.7%。染色体非整倍体异常者再发风险约 1%,胎盘功能不足者也易再发。母亲慢性疾病,如高血压、糖尿病,均增加再次妊娠时胎儿死亡风险。

3. 预防和治疗　孕前进行优生健康检查,积极治疗感染及各种慢性疾病。再次妊娠后,孕期及早筛查排除畸形,监测胎儿生长发育和胎盘功能。

（二）自然流产

早期自然流产者,50%~60% 与胚胎染色体异常有关。晚期自然流产常与宫颈功能不全等解剖因素有关。连续发生两次及以上自然流产者,称为复发性流产,再发风险较高。

1. 对妊娠的影响　复发流产可能引发宫腔、盆腔感染,导致继发性不孕。复发流产者再次妊娠,再次发生自然流产的风险显著升高。

2. 再发风险　与既往自然流产次数有关。有 1 次自然流产者再发风险为 13%~17%,3 次者再发风险增至 70%~80%。

3. 预防和治疗　复发流产病因复杂,再次妊娠前应进行病因筛查和针对性治疗。染色体异常的夫妇应接受遗传优生咨询指导,必要时进行产前诊断。

第三节　孕前管理与产前筛查

在婚前咨询基础上,孕前管理和产前筛查有助于进一步识别风险人群,为合理选择生育策略提供机会,减少出生缺陷和遗传病对母婴健康的影响。

一、孕前管理

孕前管理涉及准父母的生活方式、工作条件、环境暴露和遗传相关病史等多个方面,旨在通过一系列措施,改善母胎妊娠期健康状况。孕前阶段是预防各种不良妊娠结局的最佳时间。在此期间,产科医生与护士、遗传咨询师、社区保健人员组成的医护团队应当与准父母会面,评估男女双方的健康状况与风险因素,提供信息、健康建议和咨询,并酌情转诊和随访。

（一）一般管理

针对遗传病的孕前管理应特别注意收集详细的病史信息,包括遗传病患儿或畸形儿生育史、反复发生的不良孕产史、夫妇双方确诊或可疑的遗传病史等。此外,还应考虑夫妇双方的血缘关系、种族和籍贯信息。孕前管理应由产科医护人员、遗传咨询师等以团队形式开展工作,以便提供遗传检测、评估患者子女发病风险、介绍可选择的生育策略与相应产科风险。

（二）孕前遗传病筛查

孕前管理的重要任务之一,是识别那些表型正常但存在传递遗传病风险的个体,即携带者。携带者生育患儿的风险通常较低,且与所涉疾病的遗传方式有关,但传递异常基因的风险很高。

筛查前应明确区分肯定携带者和可能的携带者。常染色体隐性遗传病患者的父母及所有子女、X 连锁隐性遗传病男性患者的女儿均是肯定携带者。迟发性或不完全外显的常染色体显性遗传病,患者父母及子女若在世时未发病,为肯定携带者。人群中的普通个体可能有或高或低的风险成为携带者,即可能的携带者。识别肯定携带者非常重要,它可以节省不必要的检测程序,还可以为开发新的检测技术提供参照人群。

1. 常染色体隐性遗传病的携带者检测　人群中数量最多的遗传病携带者来自常染色体隐性遗传病。部分隐性遗传病的致病变异在人群中有较高的携带率,如血红蛋白病、珠蛋白生成障碍性贫血,此时在普通人群中进行筛查具有重要临床意义。

（1）针对性筛查与扩展性筛查:有些隐性遗传病的分布具有明显的种群和地区差异,如我国部分地区珠蛋白生成障碍性贫血携带者可达 20% 以上。因此,医护人员会根据受检者的种群和原籍选择携带者筛查的疾病类型,这种方法称为针对性携带者筛查。基因检测价格较高时,选择少数几种疾病进行携带者筛查也能取得较好的临床效果。随着人口流动距离和范围的扩大,跨种族、跨地域婚配者增多,原先比较局限的遗传病扩散到更大群体;同时,基因检测的价格也迅速下降,可及性明显提高。携带者筛查不是基于受检者的种群和原籍,而是向全部人群提供相同的筛查项目,称为扩展遗传病筛查。

（2）夫妇一方是携带者时的筛查:若夫妇一方是某种常染色体隐性疾病患者,致病突变将不可避免地传递给子代,为估算子代的发病风险,需要检测另一方的携带情况。若夫妇双方都不是患者,进行携带者检测时应夫妇双方同时进行,否则只检测一方会使得结果毫无意义。常染色体隐性遗传病患者的同胞有 2/3 可能是携带者,建议接受筛查。对于罕见的常染色体隐性遗传病,致病基因突变对携带者的健康影响极小,且在非近亲结婚条件下,携带者子代发病的风险通常极低,此类携带者可以进行适当的遗传咨询,但并不建议其配偶进行遗传学检测,也不推荐行产前诊断。

2. **常染色体显性遗传病的携带者检测**　通常而言,显性遗传病只有患病和不患病两种状态,携带者只能在症状轻微、表型多样或迟发时存在。因此,常染色体显性遗传病的携带者数量较小,但其在评估子代发病风险方面具有重要意义。

这些疾病可以分为三类。第一类疾病通常无症状,正常情况下很难被识别为疾病,如急性卟啉病。第二类是外显率和表现度有差异的复杂疾病,如结节性硬化症、成骨不全症等。第三类是年龄相关疾病,其在达到某个年龄后遵循显性遗传规律出现症状,但育龄期时往往不清楚自己的风险,因而对子代影响巨大。这类疾病的携带者后代在某个年龄段面临很高的发病风险,而且由于"回归"现象的存在,某些终生保持在亚临床状态的夫妇所生育的子女往往症状非常严重。因此,迟发的常染色体显性遗传病携带者不仅自身有发病风险,而且有将疾病传递给子代的遗传风险,其检测十分关键。

3. **X 连锁遗传病的携带者检测**　X 连锁隐性遗传病的携带者检出数量不多,但其应用价值显著,原因在于,其携带者表型一般都是健康的,很有可能生育后代,但无论男方基因型如何,其男性子代均有成为患者的风险。

X 连锁隐性遗传病有时可以通过形态、功能和生化等被临床检出,然而,受 X 染色体随机失活的影响,携带者的表型具有一定可变性。如少数携带者体内有超出预期比例的 X 染色体携带异常基因,因而症状明显,可被临床检出;也有一些携带者由于正常的 X 染色体在发挥功能,临床表型检测无法识别。此时,分子遗传学诊断就非常重要。对于 X 连锁隐性遗传病的男性患者,其女性子代是肯定携带者,因此无需进行携带者检测。

遗传病孕前筛查让夫妇尽早了解自己的遗传状态,有更加充裕的时间选择生育策略,做好生育准备。但是,孕前筛查并不能完全替代新生儿筛查。首先,携带者筛查无法确保检测到所有的致病变异,且新生儿可能存在新发致病变异,因此携带者检测结果为阴性时仍有残余风险,而新生儿筛查可以发现这些致病变异。其次,并非所有夫妇都会进行携带者筛查。此时,新生儿筛查能够及早发现遗传病患者,为早期治疗提供依据。

知 识 拓 展

遗 传 负 荷

根据大量全外显子组和全基因组测序数据分析,目前认为普通人群中每人平均携带 1~5 个隐性遗传病致病变异,这些携带者虽不发病,但可向后代传递有害基因,形成人群遗传负荷。理论上,人群中任何两个男女婚配都有一定概率生育隐性遗传病子代。并且,个体婚配往往倾向于选择在种群与地理距离上与自身较为接近的个体,此种选型婚配会进一步增加隐性遗传病发病率。例如,珠蛋白生成障碍性贫血和葡萄糖-6-磷酸脱氢酶缺乏症在中国部分地区发病率较高。

二、产前筛查

产前筛查通过一些简便、经济和无创的检查,识别罹患特定疾病的高危人群,以便及时诊断胎儿异常、适时终止妊娠,防止严重畸形或遗传病患儿出生,是降低出生缺陷、提高出生人口素质的重要手段。产前筛查的适宜疾病一般具有以下特征:危害严重;发病率较高,人群分布明确;筛查方法简易、经济、无创;筛查阳性者有后续明确诊断的方法;筛查成本明显低于治疗成本。根据筛查原理不同,目前临床常用的筛查方法主要有基于母体外周血和胎儿影像学两类。

(一)基于母体外周血的产前筛查

1. 基于母体血清蛋白质标志物的产前筛查　简称母血清学筛查,是通过定量检测孕早期母体血液中相关生物标志物的浓度,评估胎儿常见染色体非整倍体和开放性神经管畸形的风险。常用的筛查标志物有甲胎蛋白(AFP)、hCG、β-hCG 和游离 β-hCG、非结合雌三醇、妊娠相关血浆蛋白 A(PAPP-A)和抑制素 A。以 21-三体综合征为例,目前常用筛查模式有:孕中期筛查、孕早期母血清学与胎儿颈项透明层(NT)筛查、孕早中期联合/序贯筛查。

(1)孕中期筛查:检测 AFP、hCG、游离雌三醇和抑制素 A,即四联筛查。其中 AFP 和游离雌三醇呈低水平,而 hCG 和抑制素 A 有明显上升。四联筛查阳性检出率高,假阳性率低,而且避免了不必要的羊膜腔穿刺,是目前许多国家 21 三体综合征的主流筛查方案。

(2)孕早期母血清学与胎儿 NT 筛查:即孕 11~13 周胎儿 NT 厚度、PAPP-A 和 hCG 检测。这一模式可以达到与孕中期筛查类似、甚至更好的阳性检出率,也更符合早筛查、早确诊、早干预的原则。主要困难在于 NT 测定对于人员、设备和技术要求较高,对于质控有更严格的要求,因此更适合高危病例,而非普通人群筛查。

(3)孕早、中期联合/序贯筛查:即在每项指标的最佳筛查时间进行检测,到孕中期时共同计算、综合评估胎儿染色体异常风险,旨在最大限度提高检出率。具体做法是孕早期进行 NT 和 PAPP-A 联合筛查,高危组(风险值>1/60)进行孕早期产前诊断,低危组(<1/1 000)不再行中期筛查,风险值处于中间者在孕中期进行血清四联筛查(AFP、β-hCG、非结合雌三醇和抑制素 A),综合孕早期和孕中期筛查的结果评估危险度,最终高危者建议产前诊断。这一模式综合了各种筛查指标,增强了筛查效能,提高了阳性检出率,避免了不必要的羊膜腔穿刺。

在上述检测指标分析的基础上,结合孕妇年龄、体重、既往病史、妊娠史等因素,通过专业软件计算出的抽血孕周时的风险值,即是产前筛查结果。21 三体综合征和 18 三体综合征分别以大于 1/270 和 1/350 作为高风险。需要强调的是,筛查结果高风险不等于阳性诊断,即低风险不能完全排除三体综合征可能,高风险也不说明胎儿一定是患者。因此,筛查高危病例应行产前诊断,并在明确诊断后作出生育决策。为准确评估筛查的检出率、假阳性率等重要参数,应对所有筛查病例进行随访,记录产前诊断结果、妊娠结局和新生儿发育情况。

2. 基于母血浆胎儿游离 DNA 的产前筛查　通过检测孕妇外周血中游离的胎儿 DNA 片段,评估胎儿染色体异常和神经管畸形风险。这种筛查方法效率高、操作简单、创伤更小,具有明显的技术优势,目前广泛用于 21 三体综合征、18 三体综合征和 13 三体综合征的筛查,检测时间是孕 12~22 周。针对性染色体数目异常和常见染色体微缺失/微重复的产前筛查技术也已进入临床应用阶段。

(1)适用人群:血清学筛查显示胎儿常见染色体非整倍体风险在 1/1 000 与高风险切割值之间者;错过血清学筛查时间的孕 20 周以上孕妇,欲评估常见三体综合征风险者;介入性产前诊断禁忌者。

(2)慎用人群:孕早、中期产前筛查结果为高风险;预产期时年龄达到或超过 35 岁;严重肥胖;体外受精-胚胎移植受孕;未检出染色体异常,但生育过染色体异常胎儿的夫妇;双胎及多胎妊娠。这些情形可能降低检测准确度、或检测效果尚不明确、或按规定应首先进行介入性产前诊断,应慎用基于母血浆胎儿游离 DNA 的产前筛查。

（3）不适用人群：孕12周以内；夫妇一方有明确的染色体异常；接受异体输血、异体细胞治疗、移植手术1年以内；超声检查提示胎儿结构异常、应行产前诊断者；基因病家族史或胎儿高度可疑基因病患者；母亲孕期合并恶性肿瘤。

（4）注意事项：本技术对21三体综合征、18三体综合征和13三体综合征的敏感度依次为99%、97%~99%和79%~92%。由于胎盘嵌合体、双胎之一死于宫内、源于母体的基因组拷贝数变异或恶性肿瘤等因素，基于母血浆胎儿游离DNA的产前筛查阳性预测值为40%~90%。极少数情况下，本技术也可能出现假阴性结果。检测前应向孕妇介绍各种产前筛查方法，说明其优点和局限性，告知基于母血浆胎儿游离DNA的产前筛查的检测孕周、检出率、假阳性率和假阴性率，以及检测费用。检测后应由医护人员或具有遗传咨询资质的专业人员对孕妇进行正确的结果解读，并给出是否进行产前诊断的建议。

（二）基于影像学的产前筛查

1. 超声软指标检测　超声检查是胎儿结构畸形的首选影像学筛查方法。临床常用的有妊娠早、中、晚期的常规超声检查，妊娠中、晚期的系统胎儿超声检查，以及针对性的胎儿超声检查等。

（1）超声发现胎儿结构异常：是进行产前诊断的明确指征。此时应行侵入性产前诊断，首选染色体微阵列分析或染色体拷贝数变异测序，以明确异常发生的原因，准确判断胎儿预后和再次生育时的复发风险。

（2）特殊的胎儿超声软指标异常：多数情况下，超声检查发现的一些特殊的超声特征多为一过性，意义常不明确，大多数胎儿结局正常，但这些软指标与染色体异常之间有一定关联。例如，孕早期的NT增厚、鼻骨缺失、巨膀胱、脐膨出，孕中期的颈项皱褶增厚、鼻骨缺失/发育不良、长骨短小、肠管强回声、脉络丛囊肿、侧脑室增宽等。

NT是孕早期超声检查时观察到的胎儿颈后皮下积水，多在孕中期自然消退。NT增厚是胎儿染色体非整倍体的标志物。NT越大，非整倍体风险越高。NT增厚还与先天性心脏病、骨骼发育不良、肾脏发育不良有关。此外，鼻骨缺失、巨膀胱和脐膨出也是胎儿染色体非整倍体的独立标志物。NT增厚者建议检测胎儿染色体核型或行染色体微阵列分析，遗传学检查正常者也应行动态超声监测，警惕其他结构异常表现。

孕中期超声软指标异常的发生率约15%，这些指标可以对胎儿21三体综合征的前设风险进行矫正，为侵入性产前诊断的决策提供辅助依据。换言之，孕中期超声软指标异常与染色体非整倍体风险增加有关，但孤立的指标异常本身不是进行遗传学分析和产前诊断的指征。超声检查中发现一个异常标志物时，应仔细检查，明确是否存在其他标志物。如果出现2个以上软指标异常，或合并其他异常情况或高危因素，应按照超声结构异常进行后续处理。如确定是孤立性软指标，建议进行动态超声监测。

2. 磁共振成像胎儿检测　磁共振成像具有无辐射、软组织分辨率好、空间分辨率高、视野宽广、可以多切面成像等优势，已成为超声检查之外的重要影像学筛查方法。为确保胎儿安全，一般不主张在孕3个月内进行。孕中期胎儿各组织器官发育成熟，形态显示清晰，比较适合磁共振检查。

胎儿中枢神经系统是磁共振成像检测的主要系统。磁共振成像可以显示胎儿脑发育和髓鞘形成的过程，还能够通过信号强度评价脑组织的成熟过程，并可直接显示脑实质、脊髓及相应病变，不受孕妇体型、羊水量、胎儿颅骨和母亲骨盆的骨性结构影响。因此，产前超声检查怀疑中枢神经系统异常时，推荐磁共振成像明确诊断。磁共振成像目前已用于筛查脑室扩张、胼胝体发育不全、后颅窝异常、神经管闭合不全、神经元移行异常、前脑无裂畸形、获得性脑部病变等多种病变。

第四节　产前诊断

产前诊断是应用各种方法评估胚胎或胎儿宫内发育状况，对先天性发育异常和遗传性疾病作出诊断。在遗传咨询基础上，通过产前诊断识别高风险胎儿和选择性终止妊娠，可以有效防止患儿出

Note:

生、减少出生缺陷,对降低人群中的致病基因频率、提高人口素质具有重要意义。

一、产前诊断的对象

产前诊断多需有创操作,主要适用于发病风险高、健康危害大、目前已建立可靠诊断方法的出生缺陷或遗传病,具体包括:35 岁以上高龄孕妇;夫妇一方携带平衡易位和倒位等染色体畸变;已知或推测孕妇为常染色体隐性或 X 连锁隐性遗传病携带者;曾生育过染色体异常、单基因遗传病或先天畸形患儿的孕妇;有不明原因的自然流产史、死胎死产史、新生儿死亡史或畸胎史的孕妇;羊水量异常、胎儿生长受限或怀疑严重宫内感染的孕妇;具有遗传病家族史且系近亲婚配的孕妇;丈夫在孕前或妻子在孕早期接触过射线、病毒感染或化学毒物。

二、产前诊断的方法

(一)产前诊断的取材方法

产前诊断需要通过各种方式获得胎儿样本,这些方式多为有创性,常用的有绒毛膜取样、羊膜腔穿刺、脐静脉穿刺等。

1. 绒毛膜取样　绒毛膜拥有与胚胎相同的遗传属性,且位于胚囊之外,是产前诊断重要的取材来源。绒毛膜取样一般在孕 10~13 周期间进行,经腹部穿刺获取 20mg 左右的绒毛组织。其优点在于孕早期即可完成产前诊断,后续处置的选择余地较大,孕妇面临的伤害和风险相对较小。

2. 羊膜腔穿刺　是目前临床应用最广泛的胎儿标本采集方法,一般在孕 16~22 周、经超声引导下抽取约 30ml 羊水。羊水细胞可用于 DNA 提取、拷贝数变异检测,或培养增殖后进行染色体核型分析。

3. 脐静脉穿刺　脐静脉穿刺术是绒毛或羊水细胞培养怀疑嵌合或培养失败的重要补救措施,孕18 周后均可进行。取 5ml 脐带血,区分母血、胎血以确保样本质量后进行产前诊断。

4. 孕妇外周血分离胎儿细胞或胎儿 DNA　妊娠 5~7 周起可从孕妇外周血分离到胎儿细胞,包括滋养层细胞、有核红细胞、粒细胞及淋巴细胞,其中有核红细胞易从形态学上进行分别、包含胎儿全部遗传信息、不受既往妊娠的影响、且数量反映母体、胎儿的某些病理状态,是进行产前诊断的理想细胞。这一方法可无创取材,易于被孕妇接受,近年发展很快,已成功用于部分染色体病和单基因病的产前诊断,以其为代表的无创性产前诊断方法有望在今后发挥更大作用。

(二)产前诊断的检查方法

1. 细胞遗传学方法　主要是对羊水细胞或绒毛细胞进行性染色质检查和核型分析。产前诊断中常用的有 G 显带、C 显带和 N 显带技术。G 显带可依据每条染色体独特的带纹,进行同源染色体比较,判断染色体数目和10Mb 以上的结构异常。C 显带主要用于区分常染色质异常和异染色质的正常变异。N 显带用于显示 D、G 组或其他染色体随体区正常变异。荧光原位杂交技术与染色体核型显带技术联合运用,可以精确识别各种染色体畸变。

2. 生物化学方法　对羊水上清、羊水细胞和绒毛细胞进行相关生化检查。如羊水甲胎蛋白和乙酰胆碱酯酶水平升高,提示胎儿神经管畸形;电泳、氨基酸序列分析等可分析胎儿血样,有助于诊断珠蛋白生成障碍等疾病。

3. 分子生物学方法

(1) 染色体微阵列分析技术(CMA):又称基因芯片技术,是将荧光信号标记的寡核苷酸探针与样本杂交,分析 DNA 片段是否存在拷贝数变化。CMA 分辨率极高,目前临床已用于 100kb 以上拷贝数变异检测。CMA 可用于基因分型,估算每个多态位点的拷贝数,评估个体疾病易感性和药物反应等。

(2) 高通量测序技术:高通量测序自动化程度高、成本低,既可以检测数个碱基范围内的变异,也可以通过复杂算法分析拷贝数变异。传统诊断流程往往首先依据家族史和阳性表型筛选检测对象,然后进行针对性遗传检测。高通量测序技术的广泛应用带来了全新的诊断范式。它可以在没有明确诊断的前提下,一次性、快速、准确检测基因组中的所有基因乃至非编码序列,直接明确遗传病诊断,甚至可以揭示新的致病候选基因,应用场景十分广阔。

4. 物理学诊断方法

（1）超声波检查:操作简便,应用极广。一般认为,超声强度在 $20mW/cm^2$ 以下、时间在 30 分钟以内,对孕 3 个月以内的胎儿是安全的。目前 B 超检查已普遍用于神经管缺陷、内脏畸形、肢体畸形等多种先天缺陷的产前诊断,还可用于胎心动态观察以及其他操作的引导定位等。

（2）磁共振检查:用于胎儿先天畸形,如无脑儿、脑积水、骨骼畸形等。

（3）胎儿镜:妊娠 15~21 周,用光导纤维内镜经腹壁、子宫壁进入羊膜腔,可直接观察胎儿体表,并可进行简单操作。胎儿镜是介入性、损伤性的检查技术,操作不当容易引起流产、早产、母体免疫反应等。

总体来说,遗传病产前诊断主要针对染色体病和单基因病。染色体微阵列技术和高通量测序技术的发展,显著提高了已知致病变异的遗传病产前检出率,为缺陷儿的及时有效处理提供了机会。同时,检测分辨率的提高使得许多染色体拷贝数变异和基因位点多态及变异被发现,但其临床意义尚不清楚;基因组印记、表观遗传修饰等与临床表型间的联系仍有大量空白。产前精准诊断,仍需各方共同努力。

（三）植入前遗传学检测

植入前遗传学检测（preimplantation genetic testing,PGT）指在胚胎植入前对配子或胚胎进行遗传学检测,避免胎儿罹患或携带遗传病致病变异。PGT 是在辅助生殖基础上发展起来的新技术。PGT取材来源于配子或早期囊胚,相比产前检测,在时间上进一步提前,避免了选择性流产或引产对孕妇的伤害及伦理问题,具有良好的临床应用潜在价值。一般将针对高风险夫妇的植入前遗传学检测称为植入前遗传学诊断,检测前并不明确胚胎可能携带何种遗传异常的称为植入前遗传学筛查。

根据适应证的不同,可将 PGT 分为三类。第一类是针对单基因遗传病的植入前遗传学检测,称为 PGT-M（PGT for monogenic disease）。第二类,针对染色体结构重排的检测称为 PGT-SR（PGT for chromosome structural rearrangement）。第三类,针对染色体数目异常的检测称为 PGT-A（PGT for aneuploidy）。

经过近 20 年的发展,PGT 的技术体系不断优化,样本取材方法安全性提高,致病性遗传变异的检测精度显著提升,在遗传病诊断和筛查中发挥着越来越重要的作用。但受技术条件制约,其诊断准确性还有待提高;活检取材对胚胎发育潜能和子代远期安全的影响有待研究;PGT 在迟发性疾病如肿瘤易感基因检测等的扩大应用趋势,可能带来临床处置的伦理困境。

（陈新霞）

思 考 题

---

1. 医学遗传学、分子生物学、基因与蛋白组学、深度测序技术等的发展,揭示了人类健康与疾病的遗传学基础,为遗传咨询和产前诊断提供了重要依据。通过本章的学习,你对遗传病有了哪些新认识？试分析遗传因素对妇幼健康的影响。

2. 为减少有害基因的垂直传递、提高人群遗传素质,你认为妇幼保健与护理工作可以发挥哪些作用？

Note:

第五章

胚胎和胎儿的保健与护理

05章　数字内容

学 习 目 标

- 知识目标：

  1. 掌握胎儿宫内监护的方法,胚胎及胎儿常见疾病的保健与护理要点。

  2. 熟悉胚胎及胎儿的保健与护理要点。

  3. 了解胚胎及胎儿的生长发育特点,以及影响生长发育的高危因素。

- 能力目标：

  1. 能够通过孕母开展胚胎及胎儿健康指导,帮助选择健康的生活方式。

  2. 能够提出胚胎及胎儿常见疾病的保健和护理干预措施。

- 素质目标：

  树立尊重生命、护佑生命的理念,提高实施母胎保健和护理的自觉意识。

胚胎及胎儿期是人类生命的早期,是个体生理和心理发育过程的奠基阶段,此阶段将决定生命是否延续,并影响个体婴幼儿期、甚至成年期的健康。为保证胚胎及胎儿的正常生长发育,需加强不同成长阶段的宫内健康状况监测,通过孕母开展保健和护理,避免环境中各种有害因素的影响,积极防治各类疾病,促进母胎的健康。

第一节　胚胎和胎儿的生长发育

生长是胚胎及胎儿各器官、系统的细胞增殖、分化导致形态或重量改变,可反映器官成熟状况;发育是器官功能成熟的过程,包括神经心理和行为发育等。胚胎及胎儿的生长和发育同时发生,是一个连续渐进的动态过程,并表现出一定的规律性。

一、胚胎的生长发育

个体的生长发育从受精卵形成开始,受精的第1~8周为胚胎期,是胚胎各器官原基发生和器官形成的关键时期。胚胎期又可分为:①胚早期(受精第1~2周),包括受精、卵裂、胚泡形成、着床以及胚层形成等阶段;②胚期(受精第3~8周),是胚胎各重要脏器、躯干、四肢等迅速分化形成的阶段,许多畸形在此期形成。

1. **受精卵形成**　精子经子宫颈管、子宫腔进入输卵管腔,同时完成精子获能,此过程需7小时左右。卵子从卵巢排出,经输卵管伞部进入输卵管,2~3分钟后到达输卵管壶腹部,并在此停留,等待与已获能的精子相遇。精子接触到卵子后释放出顶体酶,溶解并穿过卵子外围的放射冠和透明带。当精子头部与卵子表面接触后,其外膜与卵子胞膜融合,精子进入卵子内,卵原核与精原核融合,核膜消失,染色体相互混合,形成二倍体的受精卵,完成受精过程。

2. **受精卵着床**　受精后30小时,受精卵借助输卵管蠕动和输卵管上皮纤毛推动向宫腔方向移动,同时开始有丝分裂,即卵裂,形成多个子细胞,称为卵裂球。卵裂时,随着细胞的分裂同时出现细胞分化。受精卵第一次卵裂后产生大小不同的两个细胞,大细胞分裂增生形成内细胞团,未来发育为胚体和部分胎膜;小细胞演化形成绒毛膜和胎盘的一部分。受精后50小时为胚胎8细胞阶段;受精后72小时分裂为16个细胞的实心胚,称为桑椹胚。桑椹胚的中间为内细胞团,外层为扁平细胞。随着细胞继续分裂,在细胞间隙积聚来自宫腔的液体形成早期囊胚。受精后第4日早期囊胚进入宫腔,受精后第5~6日早期囊胚透明带消失,总体积迅速增大,继续分裂发育,形成晚期囊胚。至受精6~7日,晚期囊胚逐渐埋入子宫内膜,完成受精卵的着床。

3. **二胚层形成**　胚胎发育的第2周,囊胚植入后,各类细胞继续增殖、分化,内细胞团形成上胚层和下胚层,中间隔以基膜,共同构成圆盘状的胚盘,这是人体发生的原基。

4. **三胚层形成**　胚胎发育的第3周初,在二胚层胚盘正中线上,上胚层的部分细胞迅速增生,并增殖成一条细胞索,称为原条。原条的膨大一侧为原结,是胚体头部;相反的一侧为胚盘的尾端,会发展为胚体的尾部。原条的细胞继续增殖,一部分进入并逐渐取代下胚层形成内胚层,另一部分在上、下胚层间,形成一层新的细胞,简称为中胚层,内、中胚层形成后,上胚层改称为外胚层。

5. **胚体形成与胚层分化**　从胚胎发育的第4周开始,扁平胚盘逐渐卷折变为圆筒形的胚体,三胚层继续分化形成许多器官系统的雏形。外胚层分化为中枢神经系统及周围神经系统,耳、鼻及眼的感觉上皮,皮肤的表皮及其附属结构牙釉质,腺垂体和乳腺等;中胚层分化为结缔组织、肌肉组织、循环系统、淋巴器官、泌尿生殖器官;内胚层分化为消化管上皮、腺上皮、呼吸系统上皮、甲状腺和胸腺的上皮、阴道和膀胱上皮等。胚胎各部形态发育遵循先躯干后四肢,先下肢后上肢,先肢体近端后远端的程序,这种生长程序性受到基因控制,是人类在长期的进化中形成的。受精后8周内人类胚胎发育的外形特征和系统发育见表5-1。

表5-1　受精后8周内人类胚胎发育的外形特征和系统发育

受精龄/周	外形特征	长度/mm
1	受精、卵裂、胚泡形成,开始植入	
2	圆形二胚层胚盘,植入完成,绒毛膜形成	0.1~0.4
3	梨形三胚层胚盘,开始形成中枢神经系统	0.5~1.5
4	胚体渐形成,神经管形成,眼、鼻、耳始基出现,脐带与胎盘形成,出现心脏和消化系统	1.5~5.0
5	胚体屈向腹侧,肢芽出现,手板明显	4~8
6	肢芽分为两节,足板明显,视网膜出现色素,耳郭突出现	7~12
7	手足板相继出现指、趾初形,颜面形成,乳腺嵴出现	10~21
8	初具人形,头大,约占总身长的1/2。能分辨出眼、耳、鼻、口、手指及足趾,指、趾出现分节,心脏已形成,眼睑开放,外阴可见,性别不分,脐疝明显	19~35

二、胎儿的生长发育

受精第9周开始,胚胎发育进入胎儿期,胎体迅速生长,胎儿各器官进一步发育渐趋成熟。

妊娠12周末　胎儿身长约9cm,顶臀长6~7cm,体重约14g;外生殖器已发育,部分可分辨性别;胎儿四肢可活动;指/趾甲开始形成。

妊娠16周末　胎儿身长约16cm,顶臀长12cm,体重约110g;从外生殖器可确认胎儿性别;头皮已长出毛发;皮肤菲薄呈深红色,无皮下脂肪;胎儿开始出现呼吸运动;X线检查可见到脊柱阴影。

妊娠20周末　胎儿身长约25cm,顶臀长16cm,体重约320g;皮肤暗红,出现胎脂,全身覆盖毳毛,可见少许头发;开始出现吞咽、排尿功能;自该妊娠周数起胎儿体重呈线性增长。

妊娠24周末　胎儿身长约30cm,顶臀长21cm,体重约630g;皮下脂肪开始沉积,因量少,皮肤呈皱缩状,出现眉毛和睫毛;细小支气管和肺泡已经发育,出生后可有呼吸,但生存力极差。

妊娠28周末　胎儿身长约35cm,顶臀长25cm,体重约1 000g;皮下脂肪不多,皮肤粉红,表面覆盖胎脂;瞳孔膜消失,眼睛半张开;四肢活动好,有呼吸运动;出生后可存活,但易患特发性呼吸窘迫综合征。

妊娠32周末　胎儿身长约40cm,顶臀长28cm,体重约1 700g;皮肤深红色仍呈皱缩状,面部毳毛已脱;生存能力尚可。

妊娠36周末　胎儿身长约45cm,顶臀长32cm,体重约2 500g;皮下脂肪较多,身体圆润,面部皱褶消失;指/趾甲已达指/趾端;出生后能啼哭及吸吮,生存力良好,存活率很高。

妊娠40周末　胎儿身长约50cm,顶臀长36cm,体重约3 400g;胎儿发育成熟,体形外观丰满,皮肤粉红色,皮下脂肪多,足底皮肤有纹理;男性睾丸已降至阴囊内,女性大小阴唇发育良好;出生后哭声响亮,吸吮能力强,能很好存活。

三、胎儿的神经心理发育与行为发展

神经系统发育是人心理发育和行为发展的基础。胎儿神经系统的主要生理功能是处理信息和组织行为,随着发育不断完善,胎儿感觉、行为逐渐变得复杂。

（一）胎儿神经心理发育的基础

1. 神经系统结构和功能的发育　在胚胎及胎儿发育过程中,神经系统由单层未分化细胞发展为复杂的多层细胞结构。胚胎3周时外胚层分化为神经外胚层;3月龄时大脑解剖结构成形后,脑细胞

Note:

继续发育,经历神经胚形成、前脑发育、神经元增殖、神经元移行、神经元组织、髓鞘形成 6 个时期,逐渐形成了由大脑、脑干、小脑、脊髓为主要组成的神经系统。至胎儿足月时,大脑外形和结构与成人相似,脑重约为成人的 25%,脑表面的沟回已经形成,神经元数目与成人相同,但各部分功能尚不完善,还需在婴幼儿期、儿童期受遗传和环境因素影响继续发展。

2. 神经反射功能的发育　神经反射是最基本的神经活动,分为非条件反射和条件反射两种。非条件反射是对外部生活条件特有的稳定的反应方式,不受大脑高级中枢控制,是最基本的生存能力,从胚胎 8 周相应解剖结构发育后逐步出现并多样化,如瞬目、抓握、吸吮、吞咽反射等。条件反射以非条件反射为基础,目前认为人类胎儿需经过出生后反复刺激和训练习得。

（二）胎儿心理功能的发育

1. 感觉发育　感觉是人脑对直接作用于感官的客观刺激的个别属性的反映,是以生理作用为基础的简单心理活动,是一切高级和复杂心理活动的基础。

（1）听觉:胚胎第 4 周始,内耳开始发育,妊娠 3 个月形成膜迷路,5 个月形成骨迷路,胎儿的听觉器官耳蜗自妊娠 26 周开始有功能,妊娠 29 周时发育成熟。此时胎儿接受声波刺激后大脑皮质可产生电信号,胎盘血流声音、母亲器官声音和母亲的声音是其听力刺激的主要来源,胎儿对于外界声音刺激会有喜欢或讨厌的反应及面部表情。

（2）嗅觉:感受器位于鼻腔顶部嗅黏膜的嗅细胞,受到挥发性有味物质的刺激产生的神经冲动沿嗅神经传入大脑皮质而引起嗅觉。胚胎 8 周时形成初级嗅觉受体,妊娠 24 周已具有嗅觉功能。胎儿生活环境中的羊水在母亲患某些疾病或进食某些食物时会有气味,但胎儿是否对气味刺激有反应尚不清楚。

（3）味觉:味觉是食物刺激位于舌、腭、咽、会厌和食管的味觉受体产生的信号发送给大脑产生的感觉。胚胎 7~8 周时形成味觉细胞,妊娠 13~15 周味觉受体成熟,17 周后具有功能,6 月龄时胎儿可对不同味道的物质刺激产生反应,8 月龄时能辨别苦和甜。羊水作为胎儿第一个味觉体验,对胎儿的味觉有引导作用,可帮助胎儿熟悉母乳的味道,甚至影响未来的味觉偏好。

（4）视觉:视觉是眼接受外界环境中光刺激（电磁波）,经视神经传入大脑视觉中枢,编码加工和分析后获得的主观感觉。眼外形发育始于胚胎期 22 天,胚胎 8 周视神经出现,4 月龄时胎儿可对光线作出反应。但完整的视觉发育包括视觉功能（如双眼视觉的同时视和立体视等）、视力两方面,是复杂的逐渐成熟的过程,一般持续至生后 6 岁,胎儿期因为宫内刺激少,双眼视觉功能在出生时尚无,视力也仅达 0.05。

（5）触压觉:触觉是微弱的机械刺激兴奋皮肤浅层的触觉感受器所引起的感觉,压觉是较强机械刺激导致深部组织变形时引起的感觉,两者在性质上类似。胚胎 8 周时已有皮肤感觉,可对嘴唇和脸颊附近的刺激作出反应,妊娠 14 周时胎儿全身都有触压觉,开始用手脚去碰触脸、脐带和子宫壁,通过触觉感受自己身体和外界的分界,妊娠 26 周时疼痛的神经通路完全发育。妊娠最后几周,因胎儿皮肤紧挨子宫壁,当孕母抚摸腹部触及胎头时,胎儿会摇动头部。

2. 思维和记忆形成　胎儿用大脑接受了大量信息,判断其是否重要,决定对哪一类信息作出反应,还要将某些信息储存起来,这就是思维和记忆。胎儿 5 月龄时,脑的记忆功能开始工作,能够记住母亲的声音并产生安全感。妊娠 32 周时,胎儿大脑已如新生儿。胎儿的学习主要包括 3 种方式:习惯化、暴露学习和经典条件反射。胎儿从 22~24 周开始对声振刺激产生的行为和心率反应逐渐减少,产生了习惯化,说明胎儿可以根据结果不断修正自己的行为;新生儿对于在妊娠 30 周之后听过的音乐有特别的偏好,这是暴露学习的结果;人类经典条件反射在小鼠和黑猩猩胎儿身上得到了证实,通过训练它们不仅能产生条件反射,还能形成记忆并保持到出生后的一段时间,但人类胎儿能否进行关联性学习还没有得到一致的结论。

（三）胎儿的行为发展

1. 胎儿睡眠　睡眠是大脑的一种功能,是周期性出现的大脑皮质的逐步抑制过程,表现为对环

Note:

境刺激敏感性降低,但各中枢仍有正常节奏性生理活动现象。睡眠发育成熟的表现是睡眠呈现周期性,即由非快速眼动睡眠和快速眼动睡眠两种类型交替出现并有规律地循环。妊娠24周时胎儿睡眠发育逐渐成熟,28~32周的胎儿睡眠和觉醒模式为不规则的活动期(快速眼球运动、肢体运动、不规则的呼吸模式等)以及相对静止期(无肢体运动的安静状态)交替出现的规律模式,34周出现与睡眠有关的呼吸系统表现。胎儿的生理睡眠状态可由声音刺激唤醒。

2. **胎儿呼吸** 妊娠11周可见胎儿的胸壁运动;16周时出现呼吸运动,频次为30~70次/min,时快时慢,当发生胎儿窘迫时,正常呼吸运动可暂停或出现大喘息样呼吸。

3. **胎儿活动** 妊娠2个月胎儿在羊水中进行类似游泳般的运动;3个月起能做出反屈、前屈、侧屈和翻转动作,并会吸吮嘴能碰到的东西,如手臂、脐带等;5个月时已具有呼吸、吞咽、排尿等能力,并以此维持生活环境中羊水的平衡。妊娠18~20周,孕母可开始自觉胎动;其后胎动次数增加,至28~32周达高峰;妊娠32~36周始,胎儿活动会随着孕母生物和生活节律变化,并受到其情绪、饮食的影响。

第二节 胚胎和胎儿的健康监测、保健与护理

人类在胚胎及胎儿期不能独立生存,正常的生长发育受到多方面因素影响,此期应对胚胎及胎儿进行健康状况监测,并通过孕母来实施各项保健和护理措施。保健与护理的效果不仅关系母胎的健康与安全,还影响着评价人群健康的两项重要指标,即孕产妇死亡率及婴儿死亡率,对个人和社会的影响意义重大。

案例与思考

某女,30岁,已婚,G_0P_0,既往月经规律,周期为27~28天,持续时间为4~5天,停经35天时自测尿妊娠试验阳性,现停经42天,出现食欲缺乏,晨起有恶心、欲吐等症状而到妇产科门诊就诊。

思考:应如何对其进行保健与护理评估?还需要收集哪方面的信息?若明确为妊娠,该如何指导其目前的保健和护理措施?

一、胚胎和胎儿健康的影响因素

胚胎及胎儿的生长发育与遗传、子宫内外环境以及遗传-环境的相互作用有着密切的关系。胚胎及胎儿对环境中的致畸因子非常敏感,遭受危险环境暴露可能会导致长期的效应,使正常的生长发育过程受到干扰进而导致出生缺陷或死亡。胚胎及胎儿发育的宫内环境由母体因素决定,如孕母的健康及疾病状态、生活方式、心理状态、药物应用以及母亲的遗传特征等。

(一)环境因素

环境因素是否对胚胎及胎儿的生长发育产生不良影响,与致畸因子的种类、剂量、暴露时胎儿的发育阶段、药(毒)物代谢动力学、孕母代谢和疾病、胎盘转运和遗传易感性以及受损伤时胚胎自我修复功能等有关。不同时期胚胎及胎儿对致畸因素的反应不同:受精后2周内胚层形成,此期易受致畸因子影响,但很少发生畸形,少数胚胎细胞受害死亡后,其他未受影响的细胞可予以补偿,胚胎仍可正常发育,严重受损的胚胎会死亡而发生流产;受精后第3周起,尤其是第4~8周是胚胎形态和器官发育形成的关键时期,细胞增生分化和迁移活跃,易发先天畸形;胎儿期是宫内生长最长的阶段,此期致畸因子很少引起严重结构畸形,但会影响器官功能的完善,出现生长发育迟缓等(图5-1)。

(二)孕母的状态

1. **感染** 由于妊娠期母体内分泌及免疫状态的改变,易发生病毒、细菌、寄生虫等各种病原体感

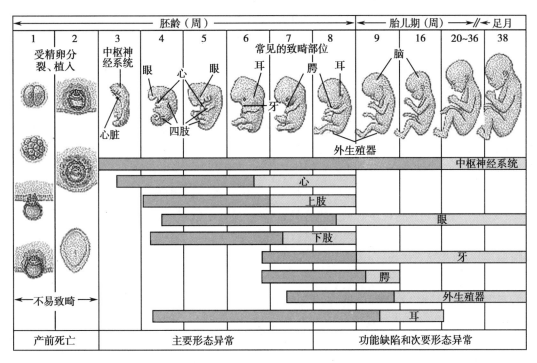

图 5-1　胚胎及胎儿发育时期和畸形发生的关系

染。母体感染后,经血液、胎盘等传播途径直接影响胎儿,早期的感染可引起胎儿结构畸形,随妊娠进展,中晚期会发生死胎;胎盘感染会导致滋养层细胞损伤,影响胎盘的大小、结构和功能,间接影响胎儿生长;感染后继发炎症反应,如羊膜炎、脐带炎等,进而诱发早产、胎儿生长受限、死胎以及新生儿死亡。TORCH 具有致畸作用,目前被认为是对胎儿危害最大的一组病原微生物,其中,T 指弓形虫(toxoplasma,TOX),O 指其他微生物(others,如梅毒螺旋体、微小病毒 B19 等),R 指风疹病毒(rubella virus,RV),C 指巨细胞病毒(cytomegalovirus,CMV),H 是指单纯疱疹病毒(herpes simplex virus,HSV),其他可能影响胚胎及胎儿生长发育的病原微生物还包括人类免疫缺陷病毒(human immunodeficiency virus,HIV)、肝炎病毒(尤其是乙型肝炎病毒)和淋球菌等。

2. **疾病**　母体的非感染性疾病也可通过干扰胎儿的生存环境影响胎儿生长发育。凡使母体缺氧造成胎儿供氧不足的疾病,如贫血、心脏病、慢性肾小球肾炎等均可造成胎儿生长受限,严重者可致流产甚至死亡。影响胎儿生长最常见的疾病是母体心血管疾病,通过干扰子宫-胎盘血液循环,进而影响胎盘的物质交换,致使胎儿生长缓慢。

3. **营养**　营养对母胎的近、远期健康都会产生至关重要的影响。母体营养不良不仅与流产、早产、死胎、胎儿畸形、低出生体重、巨大儿、妊娠期贫血、子痫前期、妊娠期糖尿病、产后出血等相关,也会对子代出生后的成长和代谢产生不利影响。胚胎期母体内分泌系统发生变化,在多种激素的影响下出现适应性改变,此期不需要增加更多营养,如果发生严重的妊娠剧吐可引起母体血压下降、尿量减少,体内动员大量脂肪,脂肪代谢产物聚积引起酮症酸中毒、电解质紊乱等,影响胚胎及胎儿的发育。

4. **心理**　孕母的情绪变化可以通过血液和内分泌调节的改变对胎儿产生影响。若母亲经常焦虑、恐惧、紧张或悲伤等,会使胎儿脑血管收缩,脑部供血量减少,从而影响胎儿脑部发育;过度的紧张、恐惧甚至可以造成胎儿脑发育畸形。妊娠晚期胎儿脑发育到了一定程度,若此时母体受到重大不良事件的长时间刺激,会持续产生较多的儿茶酚胺,通过胎盘直接作用于胎儿下丘脑的情绪中枢,胎儿不仅能感受到母亲的情绪状态,某些情况下自身也产生相同的情绪状态,这种影响具有持久性和稳定性,可对成年后的心理健康和人格特质起作用。

5. 其他 母亲年龄<18 岁或≥35 岁,有异常孕产史,或胎儿附属物发育异常等都会对胚胎及胎儿的健康产生不良影响。

二、胚胎和胎儿健康监测

(一)胚胎健康监测

1. 妊娠试验 妊娠与否可采用检测血尿 hCG 水平来判断:受精后 7~10 天可检测到血液中 hCG 水平升高;家庭常用的方法是使用早早孕试纸检测尿液是否呈阳性,月经周期规律的女性可在月经延迟后进行,不规律的女性可在性交 14 天后进行。

2. 超声检查 胚胎期超声检查的目的:①排除异位妊娠、滋养细胞疾病、盆腔肿块等;②确定胎数,若为多胎,可通过胚囊数目和形态判断绒毛膜性;③估计胎龄,胚胎 3 周时,宫腔内可见到圆形或椭圆形妊娠囊;胚胎 4 周时,可见到胚芽和原始心管搏动。胚胎 7~11^{+6} 周超声检查可以排除严重的胎儿畸形,如无脑儿等。

(二)胎儿健康监测

1. 超声检查 妊娠 11~13^{+6} 周超声测量胎儿头臀长度,能较准确地估计胎儿周龄,从而校正预产期。妊娠 20~24 周可以开展系统的超声检查,以筛查胎儿有无先天性心脏畸形以及肢体内脏畸形等。

2. 胎心音听诊 妊娠 12 周可使用超声波听诊仪听到胎心音,20 周时用普通听诊器就可以听到。听诊胎心音时要注意与子宫杂音、腹主动脉音、胎动音及脐带杂音相鉴别。

3. 胎动监测 初产妇通常在妊娠 20 周,经产妇在妊娠 18 周左右感觉到胎动。由于孕母腹壁脂肪厚度及自我感觉的差异,首次感到胎动的时间因人而异,每个人对胎动的描述也不一样。胎动在夜间和下午较为活跃,常在胎儿睡眠周期消失,持续 20~40 分钟。妊娠满 28 周后要每天定时监测胎动,正常胎动次数≥10 次/2h,若<10 次/2h 或减少 50%者提示有胎儿缺氧可能。

4. 电子胎心监护

(1)无应激试验(non-stress test,NST):通过胎动时胎心率的变化,了解胎儿的储备能力。正常的 NST 图形表现为:①胎心率基线:110~160 次/min。②基线变异:6~25 次/min(中度变异);≤5 次/min(变异缺失及微小变异),持续<40 分钟。③减速:无减速或偶发持续<30 秒的变异减速。④加速:妊娠≥32 周者 40 分钟内 2 次或 2 次以上加速超过 15 次/min,持续 15 秒;<32 周者 40 分钟内 2 次或 2 次以上加速超过 10 次/min,持续 10 秒。

(2)宫缩应激试验(contraction stress test,CST):通过 CST 可观察胎心率对宫缩的反应。有效宫缩为至少 3 次/10min,每次持续至少 40 秒,若产妇自发宫缩满足要求,无需诱导,否则可通过刺激乳头或静脉滴注缩宫素诱导宫缩。CST 图形的判读主要基于是否出现晚期减速和变异减速。①阴性:无晚期减速或重度变异减速。②可疑(有下述任一种表现):间断出现晚期减速或重度的变异减速;宫缩过频(>5 次/10min);宫缩伴胎心减速,时间>90 秒;出现无法解释的监护图形。③阳性:≥50%的宫缩后出现晚期减速。

(3)胎儿生物物理评分(biophysical profile,BPP):是综合电子胎心监护及超声检查,以判断胎儿有无急、慢性缺氧的一种产前监护方法。常用的为 Manning 5 项评分法,以胎儿 NST 结合超声成像观察胎儿呼吸样运动(FBM)、胎动(FM)、胎儿肌张力(FT)、羊水量(AFV)所构成,并进行综合评分(表 5-2),每项 2 分,满分 10 分。结果≥8 分为健康胎儿;5~7 分为胎儿窘迫,应于 24 小时内复测或进一步评估,若仍<6 分,则终止妊娠;若≤4 分,应及时终止妊娠。

5. 胎儿血流动力学监测 彩色多普勒超声监测胎儿脐动脉和大脑中动脉血流,可以对有高危因素的胎儿状况作出判断。常用的指标包括收缩期峰值流速/舒张末期流速(S/D)、阻力指数(RI)、搏动指数(PI)、脐静脉和静脉导管的血流波形等。不同孕周的 S/D、RI、PI 正常值不同。

表 5-2　Manning 评分法

指标	2 分（正常）	0 分（异常）
NST（20min）	≥2 次胎动,胎心率加速,加速≥15 次/min,持续≥15s	<2 次胎动,胎心率加速,加速<15 次/min,持续<15s
FBM（30min）	≥1 次,持续≥30s	无 FBM,或持续<30s
FM（30min）	≥3 次躯干和肢体活动（连续出现均计为 1 次）	≤2 次躯干和肢体活动
FT（30min）	≥1 次躯干或肢体伸展后恢复到屈曲位,或手张开及合拢	无活动,躯干或肢体缓慢伸展但不能完全恢复到屈曲位
AFV	最大羊水池垂直直径≥2cm	无或羊水池垂直直径<2cm

三、胚胎和胎儿的保健与护理

胚胎及胎儿期保健与护理的目的是通过指导孕母定期产前检查,监测胚胎及胎儿健康状况,及时发现生长发育的异常,从生理、心理及社会适应等方面向孕母提供支持,促使其避免有害环境因素影响,实施健康行为,提升母胎健康水平,为分娩做好准备。

（一）产科情况评估

1. **基本内容**　①个人健康史采集:包括年龄、职业、有害环境接触史、目前健康状况、既往健康史、孕产史、家族史和配偶健康状况;②身体情况评估:全身检查和产科检查;③心理社会情况评估:对妊娠的态度、情绪反应和家庭支持力度;④高危因素评估:有无影响胚胎及胎儿生长发育的高危因素;⑤实验室检查:血、尿常规,血型,肝、肾功能,常见病原体抗原和抗体筛查,血糖筛查等;⑥超声检查:观察胎儿生长发育情况,筛查有无严重畸形等。

2. **产检时间和频次**　妊娠期常规产前检查一般为 10 次左右,分别在妊娠 6 ~ 13^{+6} 周、14 ~ 19^{+6} 周、20 ~ 24 周、25 ~ 28 周、29 ~ 32 周、33 ~ 36 周、37 ~ 41 周（每周 1 次）,有高危因素者,可酌情增加次数。

3. **产前筛查和产前诊断**　参见第 4 章。

（二）健康教育

1. **营养**　妊娠期营养低下可导致胎儿生长受限,但孕母体重增长过度、营养过剩,也容易并发妊娠期高血压疾病、糖尿病和巨大儿等。

（1）增加热量摄入:在原有的基础上每日增加热量约 840kJ（200kcal）,如摄入不足,蛋白质将作为能量进行代谢,不能在胎儿生长发育中起重要作用。每日所需热量 50% ~ 60% 由碳水化合物提供,即需摄入主食 200 ~ 450g,以富含复合糖或淀粉的谷类、豆类、马铃薯以及种子类最有益。

（2）增加优质蛋白摄入:适当增加鱼、禽、蛋、瘦肉、海产品等优质蛋白质的摄入。妊娠 4 ~ 6 个月时每天增加蛋白摄入 15g,7 ~ 9 个月时每天增加 20g。每周至少进食 1 次海产品,以满足碘的需要。

（3）增加奶类摄入:奶是蛋白质和钙的良好来源。从妊娠中期开始,每日至少摄入 250ml 的牛奶或相当量的奶制品及补充 600mg 的钙。

（4）保证脂肪供给:脂肪占总能量的 25% ~ 30%,深海鱼类、坚果中富含长链不饱和脂肪酸,有利于胎儿神经系统的发育,过多摄入会导致孕母超重,易引起妊娠并发症。

（5）增加铁剂摄入:妊娠中期开始基于孕母循环血量增加和胎儿铁储备的需要,要增加铁的摄入量,建议常摄入含铁丰富的食物,如动物血、肝脏、黑木耳等;同时补充维生素 C 以促进铁的吸收和利用。

（6）增加维生素及微量元素的摄入:维生素是胎儿生长发育所必需的营养物质,妊娠早期供给不足或过量可增加胎儿畸形的风险;无机盐中的钙、镁,微量元素中的铁、锌、碘等缺乏易导致胎儿发育不良,早期缺乏还易发生胎儿畸形。整个妊娠期都要注意增加维生素及微量元素的摄入,具体量可参考《中国居民膳食营养素参考摄入量表》。

（7）保证充足液体摄入:一般每天摄入约 2 000ml 的水,除保证母体血容量以及胎儿羊水供应外,还可以减少便秘和泌尿系统感染的发生。

（8）控制孕母体重合理增长：以正常妊娠体重增长的规律合理调整膳食（妊娠前正常体重者,妊娠期体重增长应控制在 11.5~16kg,妊娠中期开始体重增长速度控制在 350~500g/周）。

2. **休息和活动**　生活起居规律,保证充分睡眠,避免过度劳累。妊娠期运动原则为适量,每日进行不少于 30 分钟中等强度的身体活动。活动注意事项包括：①一般采用低冲击力的体育锻炼方式,如散步、游泳、骑车;妊娠中期比较安全时可以适当增加活动量。②运动时要连续呼吸,不要屏气,避免猛力转身和用力过猛。③运动过程多喝水,防止脱水;运动期间心率超过 130 次/min 时,应注意降低运动强度。④尽可能在做运动时有人陪同;疼痛、恶心或有其他不舒适感觉时,要停止或减轻运动强度;腹痛或出血者不宜运动。⑤多胎妊娠晚期、胎儿生长受限或伴有妊娠并发症的孕母应多休息。⑥妊娠前 3 个月及末 3 个月,避免性生活。

3. **心理调试**　妊娠作为特殊生活事件构成强烈的心理应激源,孕母在孕期心理变化复杂多样。胚胎期孕母易出现焦虑、抑郁、恐惧和内省心理,表现为情绪不稳定,依赖性增强,过分担心环境和职业等有害因素;随着妊娠进展,情绪趋于稳定,表现出对新生命的期待;妊娠晚期担心分娩安全,对照护新生儿缺乏信心,恐惧和紧张心理再次加剧。保健和护理人员应在妊娠期持续关注孕母的心理健康,告知孕母及亲属保持良好的心理健康状态对胚胎及胎儿生长发育的重要意义,指导其识别异常情绪,掌握应对妊娠压力、负性情绪的方法,选择健康的生活方式,教导积极赋能面对分娩、新生儿照护问题,同时鼓励家庭成员在心理和生活上对孕母给予充分的理解和支持。

4. **远离有害环境和物质**　孕母生活环境中常见的致畸因子可包括：①生物性因子,如病毒、细菌、寄生虫等多种病原微生物;②药物性因子,如沙利度胺、己烯雌酚等;③化学性因子,如烟酒、各种化学工业污染、食品添加剂、防腐剂,以及甲基汞、铅、镉等重金属离子等;④物理性因子,如电离辐射（包括 X 线、α、β 射线等）、噪声、超声、震动以及机械性压迫等。虽然单纯环境因素引起的出生缺陷为 5%~10%,但由于外界环境暴露具有可预防性,因此,应指导孕母有效辨别危害来源,并主动远离。

5. **自我胎儿监护**　胎动计数和胎心音计数是孕母自我评价胎儿宫内状况的简便、有效方法。教会孕母及亲属计数胎动、听诊胎心音,不仅可了解胎儿宫内情况,还有助于亲情和谐。

（三）合理用药

大多数药物可通过胎盘直接或间接地影响胎儿,同一种药物的不同剂量、用药途径以及用药时的胎龄对胚胎及胎儿的生长发育影响不同。因妊娠的不确定性,多数的药物暴露都是非计划的;部分孕母存在慢性疾病,需长期服药,母体妊娠期生理性改变也对药代动力学产生影响,所以用药时要进行风险-利益评估和相应的剂量调整。

妊娠期用药原则一般为：①用药需有明确指征,避免不必要的用药;②选择对胎儿相对安全的药物种类;③严格掌握药物剂量和使用时间;④若病情允许可推迟至胎儿期再用药。

第三节　胚胎和胎儿常见疾病的保健与护理

胚胎及胎儿期疾病整体上可分为致死性和非致死性两类。致死性疾病指胚胎及胎儿发育过程中随着某些组织或器官凋亡而导致生命自然消亡,即使采取医疗手段也无法改变,也就是临床上说的自然丢失,约占 10%;非致死性疾病多指某些器官或组织生长发育异常,经过或不经过医疗干预虽能成活,但部分可遗留并发症或长期的发育不良,甚至增加出生后死亡风险,约占 90%。为提高胚胎及胎儿的健康水平,应密切监测其生长发育情况,及时发现并治疗各类疾病,并提供相应的保健与护理措施。

一、胚胎及胎儿丢失

胚胎及胎儿丢失（embryo loss and fetal demise）是指胚胎及胎儿生长发育过程中因遗传、环境、母体及自身等原因,导致其终止发育、死亡等。胚胎及胎儿丢失可包括自然流产、死胎和严重的先天畸形等。其中自然流产(spontaneous abortion)是指妊娠在 28 周前自行终止,胎儿体重<1 000g 者,胚胎或胎儿尚未具有生存能力;死胎(fetal death)是指妊娠 20 周后胎儿在子宫内死亡;死产(stillbirth)是胎儿在分娩过程中死亡,属死胎的一种;产前发现的胎儿严重畸形或致死性畸形,需通过手术或者药物方法终止妊娠也属于胎儿丢失。

 ———————————— 案例与思考 ————————————

孕妇,30 岁,G_1P_0,孕 38^{+4} 周,自觉胎动消失 2 天入院。孕期产检规律,无明显异常,无糖尿病、高血压病史,目前无阴道出血、有轻微不规律腹痛。

产科检查:妊娠腹型,宫高 32cm,腹围 96cm,胎心音未闻及。

超声检查:宫内死胎。

思考:造成该孕妇宫内死胎的原因可能是什么? 该孕妇入院后要进行哪些保健与护理评估?

【保健与护理评估】

1. 症状与体征

(1) 自然流产:主要表现为阴道流血和腹痛。发生在妊娠 12 周前者为早期流产,发生在妊娠 12~27+6 周者为晚期流产。早期流产者妊娠物排出前胚胎多已死亡,绒毛与蜕膜剥离,血窦开放,剥离的胚胎和血液刺激子宫收缩,排出胚胎及其他妊娠物,产生阵发性下腹部疼痛,孕母阴道流血量往往较多。晚期流产者因胎盘已形成,流产过程类似早产,胎盘继胎儿分娩后排出,一般出血量不多。

(2) 死胎:妊娠 20 周后,孕母自觉胎动停止,子宫停止增长,检查时听不到胎心,子宫大小与停经周数不符。死胎在宫内停留过久,退行性变的胎盘组织释放凝血活酶进入母体血液循环,可引起母体凝血功能障碍。

2. 心理社会状况　流产和死胎孕母的心理状况常以焦虑、恐惧和悲哀为特征。早期时,孕母面对阴道流血或胎动消失往往会不知所措;继而因担心胎儿是否健康、妊娠能否延续而表现为郁闷、烦躁不安等;当明确胚胎或胎儿丢失后孕母常表现悲痛,甚至出现严重的负疚感。

3. 相关危险因素

(1) 与自然流产相关的危险因素:①胚胎因素:染色体异常是最常见的原因,50% ~ 60% 的早期自然流产存在染色体异常。②母体因素:母体全身性疾病如严重感染、严重贫血、心衰、内分泌功能失调、身体或精神的创伤以及 TORCH 综合征等;母体免疫因素,包括自身免疫功能异常(抗磷脂抗体、抗 β₂ 糖蛋白抗体或患有风湿免疫性疾病)和同种免疫功能异常(母胎免疫不耐受);孕母生殖器官异常,如子宫畸形、子宫肌瘤、宫颈功能不全等。③父亲因素:精子的染色体异常。④环境因素:孕母过多接触有害环境和物质可直接或间接对胚胎或胎儿造成损害,引起流产。

(2) 与死胎相关的危险因素:①胎盘与脐带因素:胎盘大量出血或脐带异常,导致胎儿缺氧,如前置胎盘、胎盘早剥、急性绒毛膜羊膜炎、脐带打结、脐带脱垂等。②胎儿因素:如胎儿严重畸形、胎儿生长受限、双胎输血综合征、胎儿感染、严重遗传性疾病、母儿血型不合等。③母体因素:严重的妊娠合并症或并发症、子宫局部张力过大、收缩力过强甚至子宫破裂等致子宫缺血而影响胎盘、胎儿。

4. 辅助检查

(1) 自然流产:①超声检查:可明确妊娠囊的位置、形态及有无胎心搏动,确定胚胎是否存活,可辅助诊断不全流产及稽留流产。妊娠 8 周前经阴道超声检查更准确。②血 hCG 测定:正常胚胎发育 4~6 周时,hCG 值每日应以 66% 的速度增长,若 48 小时增长速度<66%,提示预后不良,可辅助诊断胚胎丢失。

(2) 死胎:通过超声检查既可了解胎儿存活情况,也可查找死胎原因,为引产做准备。

【保健与护理问题】

1. **焦虑** 与孕母担心胎儿健康等因素有关。
2. **有孕母感染的危险** 与阴道流血时间过长、宫腔内有残留组织等因素有关。

【保健与护理干预】

1. **目的** 孕母及亲属能配合胚胎或胎儿丢失后的诊疗措施,减少并发症发生;能积极应对胚胎或胎儿丢失,为避免再次妊娠不良结局而主动寻求医疗帮助。

2. **原则** 尽早清除宫内妊娠残留物或引产,避免出现严重出血及感染,针对胚胎及胎儿丢失做好孕母及亲属的心理支持和产后咨询。

3. **保健与护理措施**

(1) 健康教育:告知孕母及亲属尽早清除宫内妊娠残留物或引产的重要性,对行清宫术或引产术的孕母做好手术配合和术后康复的指导;指导孕母产后预防感染,保持会阴部清洁;指导孕母在生殖系统尚未恢复期间采取适宜的避孕措施;向孕母及亲属讲解胚胎及胎儿丢失的相关风险知识,帮助其为再次妊娠做好准备。

(2) 行为指导:指导孕母调节情绪,适当倾诉,减轻负疚感;鼓励亲属给予心理支持,树立继续妊娠的信心。指导患者尤其是复发性流产史者积极查找病因:①染色体异常夫妇应进行遗传咨询,确定是否可以妊娠;②子宫异常者如患有子宫肌瘤、纵隔子宫等应寻求妇科诊疗,甚至手术去除病因;③宫颈功能不全患者应在再次妊娠后加强产前检查,行预防性宫颈环扎术等治疗;④抗磷脂抗体阳性者可在确定再次妊娠后使用低分子肝素皮下注射,或小剂量阿司匹林口服等药物治疗;⑤甲状腺功能低下者应在再次妊娠前及整个妊娠期补充甲状腺素;⑥黄体功能不全者再次妊娠后应在早期开始接受激素治疗;⑦原因不明的复发性流产者,尤其是怀疑同种免疫性流产者,可行淋巴细胞主动免疫或静脉免疫球蛋白治疗。

(3) 症状保健与护理:观察腹痛和阴道流血情况,监测生命体征,正确评估出血量。手术清理子宫内妊娠组织、引产或死胎接产过程要规范操作,观察产后子宫复旧和康复情况,预防产后出血、感染和羊水栓塞等并发症发生。胎儿娩出后,仔细检查胎儿体表有无畸形或异常,查看脐带有无扭转、打结,脐血管、胎盘和胎膜有无异常等。如果肉眼无法识别,可说服产妇及亲属做尸检或染色体检查以查明原因,同时可将完整胎盘及脐带送病理科进一步检查。对已泌乳的患者给予回乳药物,指导避免刺激泌乳,减轻产妇乳房胀痛,避免乳腺炎的发生。

(4) 心理社会保健与护理:由于失去胚胎或胎儿,孕母及亲属往往会出现伤心、悲哀等情绪反应。护士应给予同情和理解,帮助她们接受现实,顺利度过悲伤期。此外,医务人员还应与孕母及亲属共同讨论分析此次胚胎或胎儿丢失的原因,帮助其树立再次妊娠的信心。

二、胎儿生长受限

胎儿生长受限(fetal growth restriction,FGR)是指受母体、胎儿、胎盘等病理因素影响,胎儿生长未达到其应有的遗传潜能,多表现为胎儿超声估测体重或腹围低于相应胎龄第 10 百分位数。FGR 会增加胎死宫内、新生儿患病及死亡的风险,出生后个体的体能和智力发育也可能受到限制,甚至会增加成年后肥胖、2 型糖尿病、冠心病等的发生风险。

 案例与思考

孕妇,35 岁,G₁P₀,孕 33 周,发现血压升高 1 个月,未予治疗,1 周前产检发现子宫大小与孕周不符,3 天前出现头晕,无视物模糊而收入院。既往无糖尿病、高血压病史。目前,孕妇心率 92 次/min,BP 165/100mmHg,诉轻微头痛。

Note:

产科检查:妊娠腹型,宫高 24cm,腹围 84cm。

超声检查:宫内妊娠,单活胎,相当于孕 29 周。

思考:该孕妇胎儿偏小的原因是什么?需要进行哪些保健和护理评估?

【保健与护理评估】

1. **症状与体征**　一般没有明显症状,部分孕母可能感觉腹部增大缓慢,多在产检时发现,甚至在新生儿出生后发现。测量子宫底高度是最简易的筛查方式,但要基于准确的孕周计算,妊娠早期产检时要核实月经史、辅助生育技术信息以核实孕周。每次产检都要与之前检查结果进行对照,如发现子宫底高度连续 3 周的测量值均在第 10 百分位数以下,或在妊娠 26 周后发现其低于相应孕周标准 3cm 以上,或与之前相比无增加,需进一步行辅助检查,以估测胎儿体重及其他指标。均称型 FGR 的胎儿在估测体重、头围和腹围三方面的生长发育均受限,危害因素一般在胚胎期发生作用,此类胎儿畸形发生率和围产儿死亡率高,新生儿可伴有脑神经发育障碍和智力障碍。不均称型 FGR 的胎儿头围正常,腹围和估测体重小于相应胎龄,多为危害因素在妊娠晚期发生作用,此类胎儿在分娩期对缺氧的耐受力下降,易导致新生儿脑神经受损,出生后新生儿躯干发育正常,易发生低血糖。外因性均称型 FGR 为上述两型的混合型,是高危因素作用于整个妊娠期,主要由营养不良引起,较少出现胎儿窘迫,但存在代谢不良,部分新生儿有生长发育及智力障碍。

2. **心理社会状况**　FGR 没有明显症状,发生原因不明,孕母常因担心胎儿健康而产生消极情绪,表现为焦虑、紧张和恐惧的心理状态,甚至会因自身患有疾病影响胎儿而出现负疚感,表现出严重情绪低落甚至沮丧,影响正常的休息和活动。

3. **相关危险因素**　危险因素可来自孕母、胎儿和胎盘等。母体因素有低龄或高龄、营养不良、不良生活习惯(如吸烟、酗酒、吸毒);患有糖尿病、心脏病、慢性肾病、甲状腺疾病等合并症,或患有妊娠期高血压疾病、妊娠期肝内胆汁淤积等并发症可导致胎盘循环障碍,胎盘灌注量降低,引起胎儿生长受限;胎儿因素有胎儿基因或染色体异常、结构异常,胎儿宫内感染等;胎盘和脐带因素包括结构和功能异常,可导致子宫胎盘灌注量降低,胎儿血供不足。

4. **辅助检查**　通过评估孕母体重及子宫底高度变化,初步筛查 FGR,并经超声检查明确诊断。对有高危因素的孕母,需动态监测胎儿生长发育的相关指标以明确临床诊断。

(1) 超声监测胎儿生长:①测量胎儿头围、腹围、双顶径和股骨长度。根据本地区个性化的胎儿生长曲线估测胎儿体重,估计胎儿体重或腹围低于对应孕周胎儿的第 10 百分位数以下,需考虑 FGR,至少间隔 2 周复查 1 次,减少 FGR 诊断的假阳性;②腹围/头围比值(AC/HC)。比值小于正常同孕周平均值的第 10 百分位数,有助于诊断不均称型 FGR;③羊水量与胎盘成熟度。羊水量是 FGR 胎儿重要的诊断和评估预后指标,同时还需注意胎盘形态、脐带插入点等。

(2) 彩色多普勒超声检查脐动脉血流:已确诊 FGR 者需进行脐动脉多普勒血流检测来指导临床处理。

(3) 实验室检查:如 TORCH、抗心磷脂抗体、甲状腺功能等检测,目的是寻找致病原因,严重 FGR 要行胎儿染色体检查及遗传代谢性疾病的筛查。

【保健与护理问题】

1. **有胎儿受伤的危险**　与胎儿生长受限不能得到纠正有关。

2. **焦虑**　与孕母担心胎儿预后有关。

【保健与护理干预】

1. **目的**　通过保健与护理,改善胎儿生长发育状况;维持妊娠至足月或接近足月时终止;减少不良妊娠结局的发生,降低婴幼儿及儿童期相关疾病的发生风险。

2. 原则 积极寻找并尽快解除导致 FGR 的可能病因,对症治疗,改善胎盘循环,加强胎儿监测,适时终止妊娠。

3. 保健与护理措施

(1)健康教育:引导孕母及亲属重视妊娠期保健,定期测量子宫底高度、腹围、体重,遵医嘱进行超声动态检测,遵守就医指导。帮助分析可能存在的不良健康行为,指导孕母饮食和生活习惯的改善,调整不良情绪。积极预防和治疗妊娠期并发症和合并症,促进 FGR 病因或诱因的消除。FGR 的最佳分娩时机取决于生长受限的潜在病因、孕周以及胎儿的监测指标等,告知终止妊娠的方式要综合评估胎儿宫内状况、宫颈成熟度和产程进展情况来确定。

(2)行为指导:FGR 孕母要每天进行胎动自我监测,及时发现异常。目前缺乏充分的证据支持卧床休息和常规吸氧可改善 FGR,但孕母要注意保证良好的睡眠,劳逸结合,妊娠晚期休息时保持体位舒适,取左侧卧位。孕母饮食遵循高热量、高蛋白、高维生素的妊娠期饮食原则,及时补充所需的各种营养物质,对食欲差、进食少的孕母应适当给予多酶片、维生素 B_1、维生素 B_2 等增进食欲,促进消化吸收。

(3)用药保健与护理:目前尚未证实补充孕激素、静脉补充营养和注射低分子肝素对治疗 FGR 有效。对既往有胎盘血流灌注不良病史(如 FGR、子痫前期)的孕母,推荐从妊娠 12~16 周开始服用小剂量阿司匹林至 36 周。静脉营养不推荐常规使用,仅用于孕母营养不良或摄入不足者。

(4)心理社会保健与护理:关爱 FGR 孕母,为其提供心理支持,以积极态度面对问题,鼓励继续妊娠者进行自我监护,让孕母了解 FGR 的发生并非自身过错,也要避免为减轻其负疚感而给予过于乐观的保证。由于终止妊娠的时机不确定,要指导孕母及亲属做好分娩的精神和物质准备。分娩时给予鼓励,以减轻心理压力,解除恐惧、紧张情绪,树立顺利分娩的信心。

三、胎儿窘迫

胎儿窘迫(fetal distress)是指胎儿在子宫内因急性或慢性缺氧危及其健康和生命的综合症状,分为急性胎儿窘迫和慢性胎儿窘迫,与胎儿宫内死亡、死产、新生儿窒息、新生儿神经系统损伤和死亡有关。

--- 案例与思考 ---

孕妇,26 岁,G_1P_0,孕 39 周,因见红 2 天,不规律腹痛 5 小时入院。既往无高血压、糖尿病史,平素月经规律,妊娠过程平稳,无明显异常。入院后 2 小时宫缩渐规律。

产科检查:宫高 34cm,腹围 102cm,LOA,胎心 165 次/min,宫缩持续 30~40 秒,间歇 5~6 分钟,强度(+),阴道检查示宫口开指尖,S^{-3},胎膜未破。

超声检查:宫内妊娠,单活胎,胎盘位于前壁,Ⅱ级,S/D:2.32,胎儿生物物理评分 6 分。胎心监护提示晚期减速。

思考:胎儿存在什么问题? 要做哪些准备?

【保健与护理评估】

1. 症状与体征

(1)急性胎儿窘迫:主要发生在分娩期或出现妊娠急性并发症(如胎盘早剥、失血性休克)时。表现为:①产时胎心率异常。产时胎心率变化是急性胎儿窘迫的重要征象。当出现Ⅲ类电子胎心监护图形时,提示胎儿缺氧严重。②羊水胎粪污染。宫内缺氧可促发胎儿排出胎粪,羊水胎粪污染分 3度:Ⅰ度浅绿色;Ⅱ度黄绿色、浑浊;Ⅲ度稠厚、呈棕黄色。出现羊水胎粪污染可结合连续电子胎心监护结果进行进一步判断。③胎动异常。缺氧初期胎动频繁,继而次数减少,胎动减弱至消失。

（2）慢性胎儿窘迫:主要发生在妊娠晚期,与胎盘功能慢性不全有关,可表现为胎儿生长受限,胎儿缺氧症状常延续至临产并加重,严重者可出现胎儿宫内死亡。表现为:①胎动减少或消失。胎动减少为胎儿缺氧的重要表现,临床常见胎动消失24小时后胎心消失。②产前电子胎心监护异常。无应激试验(NST)异常提示有胎儿缺氧可能。

2. 心理社会状况　出现胎儿窘迫后孕母及其亲属因为胎儿的生命遭遇危险而产生焦虑,对需要手术结束分娩产生犹豫、无助感。临产后的胎儿窘迫,常会加剧产妇焦虑和恐惧的心理,表现为不能理解医护人员的解释、不配合相关的分娩动作,这些负性情绪不仅会阻碍产程进展,同时也促使产妇神经内分泌发生变化,导致心率和血压升高、呼吸急促、肺内气体交换不足,加重胎儿窘迫。

3. 相关危险因素

（1）急性缺氧:因母胎间血氧运输及交换障碍或脐带血液循环障碍所致。常见危险因素有:胎盘和脐带原因,如前置胎盘、胎盘早剥,脐带绕颈、脐带脱垂等;母体各种原因导致休克所致胎盘灌注急剧减少;宫缩过强和不协调宫缩;使用过多麻醉药及镇静剂等。

（2）慢性缺氧:因母体心脏、肺等疾患引发的血液含氧量低等;因妊娠期高血压疾病、糖尿病、过期妊娠等引发的胎盘功能异常等;因胎儿心血管和呼吸系统疾病、宫内感染、胎儿贫血、母儿血型不合等。

4. 辅助检查　通过胎儿生物物理评分和多普勒超声胎儿血流测定可了解胎儿状况,也可通过胎儿头皮血气分析来了解胎儿是否存在酸碱平衡紊乱,若 $pH<7.20$ (正常值 $7.25\sim7.35$), $PO_2<10mmHg$ (正常值 $15\sim30mmHg$), $PCO_2>60mmHg$ (正常值 $35\sim55mmHg$),可诊断为胎儿酸中毒。

【保健与护理问题】

1. 胎儿气体交换障碍　与子宫胎盘血流改变/中断、血流速度减慢有关。
2. 有胎儿受伤或死亡的危险　与胎儿窘迫未纠正有关。

【保健与护理干预】

1. 目的　通过保健与护理,使胎儿缺氧状况得到改善,胎心率恢复正常;妊娠维持至足月或接近足月时终止;减少胎死宫内、围产死亡等不良妊娠结局的发生。

2. 原则　对急性胎儿窘迫采取果断措施,改善胎儿缺氧症状,做好急救准备;对慢性胎儿窘迫应针对病因及其严重程度,根据孕周、胎儿成熟度及胎儿缺氧程度综合判断,拟定处理方案。

3. 保健与护理措施

（1）健康教育

1）急性胎儿窘迫:指导产妇配合助产人员快速采取改变体位等措施消除病因,改善胎儿缺氧状况。当缺氧缓解无效时告知产妇及亲属快速结束分娩的必要性以及适宜的分娩方式,取得其配合。

2）慢性胎儿窘迫:督促孕母及亲属针对胎儿窘迫病因积极配合治疗,纠正妊娠期并发症及合并症;加强孕期保健,开展自我监测;增加营养,劳逸结合,避免不良的生活习惯;发现胎动增多或减少等异常情况及时就诊;对于孕周小的产妇,介绍延长孕周和促胎肺成熟治疗的必要性,同时告知其做好终止妊娠的心理和物质准备。

（2）行为指导:急性胎儿窘迫时指导孕母改变体位,取侧卧位,间断吸氧,调整情绪,保持心境平和。慢性胎儿窘迫的行为指导参见第五章第三节中“胎儿生长受限”相关内容。

（3）症状保健与护理:对可疑急性胎儿窘迫者采取改变体位、吸氧、抑制宫缩、纠正孕母低血压等宫内复苏措施,并连续电子胎心监护。若母亲有缺氧的情况可持续吸氧(流量 10L/min),以提高母血含氧量及胎儿血氧分压。经宫内复苏仍无法纠正窘迫者,估计短时间内无法阴道分娩,应立即做好剖宫产术前准备。当胎儿窘迫发生在分娩过程时,须立即进行阴道检查,排除脐带脱垂、脐带受压,了解宫口扩张情况、胎方位及头盆关系,评估胎儿能否在短时间内经阴道分娩,必要时尽快阴道助产甚至剖宫产终止妊娠,做好新生儿抢救和复苏的准备。对慢性胎儿窘迫要进行胎儿宫内状况评估,根据妊娠周数、胎儿成熟度及胎儿缺氧程度综合判断,拟定处理方案。

(4)用药保健与护理:胎儿窘迫无针对性治疗药物。如应用缩宫素以及前列腺素时出现胎心率异常,可疑存在胎儿窘迫,应立即停用,直至正常。为预防缩宫素所致的子宫过度刺激的发生,在引产或促进宫缩时,给予生理剂量的缩宫素,从 1mU/min 起,每 30~40 分钟增加 1~2mU/min。

(5)心理社会保健与护理:急性胎儿窘迫时,分娩方式取决于产程进展情况,若急需阴道助产或剖宫产结束分娩,会给产妇及亲属带来恐惧心理,要及时做好心理疏导,使其能积极配合,产后康复期做好母婴照护和心理安慰。

四、胎儿附属物异常

胎儿附属物对维持胎儿宫内生长发育起着重要作用,胎盘、胎膜、脐带和羊水任一发生异常,都会对胎儿生长发育造成严重危害,甚至威胁胚胎及胎儿生命。

（一）前置胎盘

前置胎盘(placenta previa)是指妊娠 28 周以后,胎盘位置低于胎先露部,附着在子宫下段,下缘达到或覆盖宫颈内口。前置胎盘为妊娠晚期阴道流血最常见的原因,也是妊娠期严重并发症之一。按胎盘下缘与宫颈内口的关系,前置胎盘可分为四类:完全性前置胎盘、部分性前置胎盘、边缘性前置胎盘、低置胎盘。

案例与思考

孕妇,26 岁,G_3P_0,孕 30 周,阴道流血 2 小时入院。自诉阴道流血前正常工作,无特殊情况发生,未感觉有腹痛和阴道流水。

产科检查:FHR 140~150 次/min,腹部宫缩未触及,胎膜未破。

超声检查:宫内妊娠,单活胎,头位,胎盘附着于子宫前壁,胎盘边缘距子宫颈内口约 10mm。

思考:如何对该孕妇进行保健与护理评估?

【保健与护理评估】

1. **症状与体征** 典型症状为妊娠晚期或临产后发生无诱因、无痛性反复阴道流血。初次出血量较少,血液凝固出血可停止;但不排除有初次即发生致命性大出血而导致休克的可能性。随着妊娠进展,子宫下段不断伸展,前置胎盘出血常频繁出现,出血量也增多。

阴道流血发生时间、出血量多少以及反复发生次数与前置胎盘类型有关。完全性前置胎盘是指胎盘组织完全覆盖宫颈内口,初次出血时间早,多在妊娠 28 周左右;边缘性前置胎盘是指胎盘下缘延伸至宫颈内口边缘,出血多发生在妊娠晚期或临产后;部分性前置胎盘是指宫颈内口部分为胎盘所覆盖,初次出血时间、出血量及反复出血次数介于前两者之间;低置胎盘是指胎盘附着于子宫下段,边缘距宫颈内口<2cm。

孕母的体征与出血量、出血速度密切相关,大量出血呈现面色苍白、脉搏细弱、四肢湿冷、血压下降等休克表现。反复出血表现为贫血貌。腹部检查可发现子宫软,无压痛,因胎盘占据子宫下段,影响胎先露部衔接入盆,故胎先露高浮,1/3 合并有胎位异常。反复出血或一次出血量过多可使胎儿宫内缺氧,胎心有异常甚至消失,严重者胎死宫内。

2. **心理社会状况** 孕母及亲属可因突然阴道流血而感到恐惧与焦虑,既担心孕母的健康,也担心胎儿的安危,表现出恐慌、紧张和手足无措等。

3. 相关危险因素　包括多次流产史、宫腔操作史、产褥感染史、高龄、剖宫产史、多孕产次、孕母不良生活习惯(吸烟或吸毒)、双胎妊娠、辅助生殖技术受孕、子宫形态异常、妊娠 28 周前超声检查提示胎盘前置状态等。

4. 辅助检查　超声检查可明确子宫壁、胎盘、胎先露部及宫颈的位置,有助于诊断前置胎盘,经阴道的超声检查比腹部检查能更准确地确定胎盘边缘和宫颈内口的关系。对怀疑合并胎盘植入者,可选择磁共振检查,以了解胎盘植入子宫肌层的深度,是否侵及膀胱等。

【保健与护理问题】

1. 有胎儿受伤的危险　与胎盘附着处突然大量出血有关。
2. 有孕母感染的危险　与反复阴道流血,胎盘剥离面接近宫颈,易发生生殖道上行性感染有关。

【保健与护理干预】

1. 目的　出血得到控制,避免发生危及母胎安全的情况;分娩前后,不发生母体和胎儿宫内感染;协助孕母适当活动,提高生活自理能力。

2. 原则　抑制宫缩、纠正贫血、预防感染和适时终止妊娠。

3. 保健与护理措施

(1) 健康教育:帮助孕母及亲属了解胎盘异常附着的危害性,采取期待疗法的目的和意义,配合加强产前检查,重视阴道流血的观察及胎动的自我监测。指导期待疗法期间减少活动,避免诱发子宫收缩。告知出现阴道出血及时就医,做好随时终止妊娠的心理和物质准备。

(2) 行为指导:孕母在阴道流血期间减少活动,注意休息,以侧卧位为佳。注意保持会阴清洁,预防感染。多摄入高蛋白、高热量、高维生素、富含铁的食物,以纠正贫血,增加母体储备。多食粗纤维食物,保证大便通畅,避免用力排便诱发出血;注意饮食卫生,预防腹泻诱发宫缩。禁止性生活。

(3) 症状保健与护理:密切观察并记录孕母生命体征、阴道流血、胎心率及胎动等情况。禁止肛门检查和不必要的阴道检查,减少腹部检查。根据母胎情况适时终止妊娠,做好急诊手术和新生儿急救准备。无临床症状的前置胎盘根据类型决定分娩时机:①合并胎盘植入者可于妊娠 36 周及以上择期终止妊娠;②完全性前置胎盘可于妊娠 37 周及以上择期终止妊娠;③边缘性前置胎盘可于 38 周及以上择期终止妊娠;④部分性前置胎盘应根据胎盘遮盖宫颈内口情况适时终止。孕母出血量大时,可引起急性胎儿窘迫,应及时终止妊娠。

(4) 用药保健与护理

1) 宫缩抑制剂:对孕周小的孕母为保证胎儿成熟要尽可能抑制宫缩,延长孕周,常用药物为利托君、硝苯地平等。利托君使用时可使孕母心率加快、血钾下降、血糖增高,出现恶心、呕吐、出汗、头痛等症状,应密切观察用药反应,必要时使用心电监护。

2) 糖皮质激素:为促进胎肺成熟,可对妊娠<35 周的孕母给予地塞米松或倍他米松肌内注射,用法为地塞米松 6mg/次,间隔 12h 给药 1 次,共 4 次;或倍他米松 12mg/次,24 小时后再重复给药 1 次。如用药结束超过 2 周,且孕母妊娠<34 周可重复一个疗程。

3) 铁剂、维生素 C 及叶酸:为纠正反复出血引发的贫血,可给予补充铁剂,首选口服制剂,需同时服维生素 C 以促进铁的吸收。铁剂对胃黏膜有刺激作用,引起恶心、呕吐、胃部不适等症状,应饭后或餐中服用;服用铁剂后,由于铁与肠内硫化氢作用可形成黑色便。对于重度贫血或口服铁剂胃肠道反应较重者,可采用深部肌内注射法补充铁剂,常见制剂有右旋糖酐铁及山梨醇铁。贫血的纠正目标为血红蛋白≥110g/L,血细胞比容>0.30。

(5) 心理社会保健与护理:加强与孕母及亲属的沟通,给予精神安慰,鼓励亲属帮助孕母调整情绪。讲解前置胎盘的疾病发展规律,针对疑虑解答问题,使孕母及亲属获得所需要的知识和信息,积极主动地配合治疗和护理。

（二）胎膜早破

胎膜早破（premature rupture of membranes,PROM）是指胎膜在临产前自然破裂。妊娠达到及超过37周发生者称足月胎膜早破；未达到37周发生者称未足月胎膜早破。胎膜早破可引起早产、胎盘早剥、羊水过少和脐带脱垂,胎儿感染率和围产儿病死率显著升高。

 ───── 案例与思考 ─────

孕妇,26岁,G_1P_0,因妊娠 34^{+6} 周,阴道流水5小时余,于2小时前入院。T:37.2℃,P:92次/min,R:23次/min,BP:123/87mmHg。

产科检查:子宫底高度30cm,腹围90cm,LOA,胎头未入骨盆腔,腹部未触及宫缩,阴道检查可见羊水自子宫颈口流出,色清,子宫颈口未开,FHR:150次/min。

超声检查:耻骨联合上见胎头,双顶径84mm,胎心率145次/min,胎盘位于后壁,羊水指数15cm。

思考:目前孕妇的主要保健与护理问题是什么? 还需收集哪些方面的信息?

【保健与护理评估】

1. **症状与体征**　孕母突感有液体从阴道流出,无腹痛等其他分娩的先兆。排液量可多可少,可混有胎脂及胎粪,排液多为持续性,持续时间不等,少数为间歇性排液,腹压增加时排液增加。阴道排液通常与胎膜破裂位置、孕母体位变动、活动有关。

2. **心理社会状况**　因产前教育的开展,足月孕母及亲属对PROM基本有了解,绝大多数表现为对分娩的期待,多有轻度焦虑、紧张心理。未足月PROM往往发生突然,孕母及亲属没有思想准备,不知如何应对,且担心胎儿安危,故恐惧和焦虑心理较严重,孕周越小,表现越突出。

3. **相关危险因素**　生殖道感染是PROM的主要原因,常见病原体为厌氧菌、衣原体、B族链球菌等。病原体上行侵袭宫颈内口局部胎膜,使胎膜局部张力下降而导致PROM。双胎妊娠、羊水过多引起的羊膜腔压力升高,或胎位异常、头盆不称使胎儿先露部不能与骨盆入口衔接,前羊膜囊所受压力不均也易发生PROM。另外妊娠晚期性生活刺激、腹部受撞击等均有可能引起PROM。孕母自身因铜、锌及维生素等缺乏,使胎膜抗张能力下降也是PROM的危险因素。

4. **辅助检查**

（1）超声检查:检查羊水量是否较破膜前减少。

（2）阴道液检查:阴道液 pH≥6.5 时支持PROM的诊断,但采样时易因血液、尿液、宫颈黏液、精液及细菌污染出现假阳性;阴道后穹窿积液涂片检查发现羊齿植物状结晶可诊断PROM;宫颈阴道液体胰岛素样生长因子结合蛋白-1、可溶性细胞间黏附分子-1或胎盘 α 微球蛋白-1检测的敏感性及特异性较高,对PROM诊断价值高。

【保健与护理问题】

1. **有母胎感染的危险**　与胎膜破裂后屏障作用丧失,病原菌上行性感染有关。

2. **有早产的危险**　与宫内感染、未足月胎膜早破后脐带脱垂、胎盘早剥,需尽快终止妊娠有关。

【保健与护理干预】

1. **目的**　未发生因护理不当而引发的生殖系统感染;适时终止妊娠,降低围产儿不良结局的风险。

2. **原则**　应根据孕周、有无感染、胎儿宫内情况等制订合理的处理方案。对于未足月PROM孕母的期待治疗包括预防感染、促胎肺成熟等。

Note:

3. 保健与护理措施

（1）健康教育：告知孕母及亲属 PROM 的危害,适时终止妊娠的必要性和处理原则,做好终止妊娠的心理和物质准备。告知保守治疗期间抑制宫缩,促胎肺成熟的意义,教会孕母进行胎儿宫内监测的方法。指导期待治疗期间的合理生活,预防生殖道感染和避免增加腹压的方法。

（2）行为指导：孕母要卧床休息,胎先露未衔接者臀部略抬高,避免脐带脱垂。关注阴道流液和宫缩情况,进行胎动计数以监测胎儿宫内情况。注意保持会阴清洁,大小便后及时处理。卧床期间进行适当活动,但要避免腹压增加的动作,降低血栓形成和肌肉萎缩等风险。

（3）症状保健与护理：进行母胎监测,观察孕母生命体征、胎心率、胎动及羊水量,观察阴道排液量、性状等,定期进行孕母血液白细胞计数及 C 反应蛋白等检测,以了解是否存在感染。护理时动作轻柔,减少对腹部的刺激。协助孕母卧床期间床上排泄及生活自理。指导预防卧床时间过久导致的并发症如血栓形成、肌肉萎缩等。

（4）用药保健与护理：足月 PROM 者如宫颈成熟,首选缩宫素引产;宫颈不成熟者无阴道分娩禁忌证,可给予前列腺素制剂促宫颈成熟。期待治疗期间需抑制宫缩、促胎肺成熟,应给予抑制宫缩药物和糖皮质激素(具体见前置胎盘)。足月 PROM 超过 12 小时者应预防性应用抗生素;对未足月 PROM 预防性应用抗生素通常 5~7 日为 1 个疗程,可根据阴道分泌物细菌学检查结果,选用对胎儿安全的药物。妊娠<32 周前有早产风险者,可给予硫酸镁静脉滴注进行胎儿神经系统保护,预防早产儿脑瘫的发生,用法为硫酸镁 4~5g 静脉注射或快速滴注,随后 1~2g/h 缓慢滴注 12 小时,用药一般不超过 48 小时。

（5）心理社会保健与护理：加强与孕母及亲属的沟通,给予精神安慰。讲解 PROM 的疾病发展规律,使孕母及亲属获得所需要的知识和信息,尤其是未足月 PROM 期待治疗和终止妊娠的原则,帮助孕母消除顾虑,积极主动地配合治疗和护理,鼓励亲属给予孕母情感支持。

（尹雪梅）

思 考 题

1. 根据胎儿的神经心理发育特点,应如何指导孕母开展胎教?
2. 为促进胚胎及胎儿健康,对于妊娠早期合并呼吸道感染的孕母,如何开展保健与护理干预?
3. 如何确定妊娠晚期急性胎儿窘迫患者的保健与护理问题?

URSING

新生儿的保健与护理

06章　数字内容

学 习 目 标

● 知识目标：

1. 掌握新生儿复苏的要点。

2. 掌握新生儿常见疾病的保健与护理要点。

3. 熟悉新生儿体格生长发育、神经心理发育与行为的特点。

● 能力目标：

1. 能够初步实施新生儿生理和心理社会的保健与护理干预。

2. 能够提出新生儿常见疾病的保健与护理问题。

3. 能够初步实施新生儿常见疾病的保健与护理干预。

● 素质目标：

具备良好的专业价值观和人文观，促进新生儿获益。

新生儿是指从脐带结扎到出生后 28 日内的婴儿。出生后 7 日内的新生儿又称早期新生儿,是胎儿的延续,是人类发育的基础阶段。新生儿娩出后,从宫内转到外界生活,需要适应外界环境。但由于新生儿身体的各个器官的功能发育尚不完善,生理调节和适应能力还不够成熟,新生儿期发病率和死亡率为儿童期最高。因此,做好新生儿期的保健和护理工作,对于促进新生儿健康非常重要。

第一节　新生儿的生理保健与护理

新生儿的生长发育包括体格生长和心理发育。生长是机体量的变化,即各器官、系统以及身体形态、大小的变化,可以通过测量身体生长指标表达。发育是机体质的变化,是细胞、组织、器官分化与功能,包括情感心理的发育成熟过程。生长过程伴有发育成熟,两者密不可分,共同体现机体的动态变化。生长发育受到遗传的调控和环境的影响。每个新生儿生长发育模式不尽相同,但遵循共同的规律:生长发育的连续性、各器官发育的不平衡性及生长个体的差异性。

一、体格生长发育

通常选择具有人群代表性、易于测量的指标来评价,包括体重、身长/身高、顶臀长/坐高、头围及胸围。

(一)体重

新生儿出生体重(birth weight)是衡量胎儿宫内发育状况的重要指标,与胎龄、性别及母亲妊娠期营养状况有关。男婴平均出生体重为(3.33±0.39)kg,女婴平均出生体重为(3.24±0.39)kg。新生儿出生体重将影响远期预后,尤其是低出生体重儿,因生长发育落后而影响远期智力和精神发育。如新生儿体重下降超过 10% 或至第 2 周仍未恢复到出生体重,应考虑喂养不足或病理原因所致。

(二)身长

新生儿身长(body length)指头顶至足底的垂直距离包括头、脊柱、下肢长度的总和。身长/身高受遗传、内分泌的影响较明显,短期的营养波动和疾病对其基本无影响。新生儿应采用仰卧位测量,出生时身长平均为 50cm。

(三)头围

头围(head circumference)指从眉弓至枕骨结节绕头一周的最大围径。临床上,头围测量是发现头颅异常生长的重要筛查步骤。在发育迟缓性疾病或可疑脑积水时尤其重要。新生儿出生时头围较大,平均 34cm。头围过小常提示脑发育不良,头围增长过速多见于脑积水。

(四)胸围

胸围(chest circumference)为平乳头下缘经肩胛骨下角绕胸一周的长度。出生时胸围较头围略小 1~2cm,平均 32~33cm。胸围反映胸廓、胸背肌肉、皮下脂肪及肺的发育程度。

二、生理保健与护理

新生儿出生后需要适应从宫内到外界的生活。他们的特点是:出现自主呼吸;开始肠内摄取营养;适应比宫内温度低的环境;机体本身的变化。

(一)新生儿生理特点

1. 外观　正常新生儿皮肤红润、胎毛少、全身皮肤覆盖着胎脂,头发可多可少,耳郭发育良好。乳晕清楚,可摸到乳房结节,四肢呈屈曲位,指/趾甲长到或超过指/趾尖,足跖纹理遍及整个足底,男婴睾丸已降入阴囊,女婴大阴唇完全覆盖小阴唇。

2. 体温调节　婴儿出生后体温明显下降,在 1 小时内体温可降低 2.5℃,以后逐渐回升,在 36~

37℃之间波动。新生儿体温调节中枢功能不完善,皮下脂肪较薄,体表面积相对大,容易散热,易受外界环境影响。护理工作要保持适宜的环境温度,既要注意保暖防止体温过低,又要避免环境温度过高或包裹过严导致脱水热。

3. **呼吸系统**　新生儿出生后立即开始呼吸,其肋间肌较弱,膈肌的作用更重要,故以腹式呼吸为主。新生儿呼吸表浅,常有节律不均,频率快,每分钟呼吸为 40~60 次。新生儿鼻腔小,气道狭窄,黏膜富于血管,在炎症肿胀时极易堵塞,注意经常清除鼻道分泌物,保持呼吸道通畅。

4. **循环系统**　胎儿娩出后,血液循环和血流动力学发生重大变化:胎盘循环终止;肺血管阻力降低;卵圆孔功能性关闭;动脉导管功能性关闭。新生儿血流分布多集中在躯干、内脏,而四肢少,故四肢易发冷,末梢易出现青紫。心脏每分钟搏出量为 180~240ml/kg,比成人多 2~3 倍;心率较快,为100~160 次/min;少数新生儿生后 1~2 日在心前区可听到心脏杂音,几天后消失,这与动脉导管暂时未闭有关。新生儿血压平均 9.3/6.7kPa(70/50mmHg)。

5. **血液系统**　新生儿出生时脐血平均血红蛋白值为 170g/L,生后数小时由于不显性失水及排出小便、体内液体分布移动、血浆减少等,血红蛋白值上升,2~3 日后又降至出生时水平,第 1 周后逐渐下降,早产儿下降幅度大而迅速。足月儿血容量平均为 85ml/kg(50~100ml/kg),早产儿血容量范围为 89~105ml/kg。

6. **消化系统**　新生儿消化道面积相对较大,肌层薄,口腔小,颊肌与唇肌发育好,可适应吸吮与吞咽,故娩出后即可哺乳。但新生儿胃容量小,且胃呈水平位,贲门括约肌发育不够完善,易发生反流引起溢乳。

新生儿肠道已具有各种消化酶,但消化能力不同。新生儿期蛋白酶活性较好,消化吸收单糖、双糖的酶发育较成熟,可较好地消化吸收母乳中的蛋白质、乳糖和脂肪,满足出生后迅速生长发育的需要。

新生儿出生时肠道无菌。经口吞入、肛门进入定植的细菌首先是大量需氧菌(大肠埃希菌、肠球菌、葡萄球菌、假单孢菌属),繁殖时消耗氧气产生各种酸性产物;生后 2 日出现双歧杆菌,7 日达高峰,为新生儿的优势菌。

7. **泌尿系统**　新生儿肾功能不完善,人工喂养儿血磷易偏高而导致钙磷平衡失调,造成低血钙。肾脏浓缩功能也相对较差,若食入奶液较浓,其血中尿素氮浓度也会增高。新生儿肾排出过剩钠的能力低,含钠溶液进入体内稍多可导致水肿。新生儿多在生后 24 小时内排尿,如 48 小时仍不排尿,须查找原因。

8. **神经系统**　新生儿的脑组织相对大,脑重量为 350~400g,是成人脑重的 1/4。但新生儿脑沟回未完全形成,大脑皮质兴奋性低,对外界刺激反应易疲劳,每日睡眠时间长,需 20 小时以上。

新生儿出生时已具有各种原始反射,如觅食、吸吮、吞咽、握持、拥抱等反射。这些反射是判定新生儿成熟及神经系统正常的指标。若有神经系统损伤或颅内出血,这些反射可能消失。新生儿在觉醒状态下,会注视色彩鲜艳的球,并能随之移动眼和头。

新生儿触觉及温度觉较痛觉灵敏。在护理新生儿时要注意动作轻柔,环境温度冷暖适宜,使新生儿形成积极的触觉条件反射,产生愉快情绪。

9. **免疫系统**　新生儿免疫功能发育不完善,皮肤、黏膜屏障功能差,胃酸分泌少,杀菌力低,白细胞吞噬能力低,血清中补体成分少,故其杀菌、溶菌及灭活病毒等作用较差,使新生儿感染发病率增高。新生儿通过胎盘从母体获得部分 IgG,对麻疹、白喉等急性传染病具有免疫力。

10. **皮肤、黏膜及脐带**　新生儿皮肤薄嫩、血管丰富,易擦伤而引起感染,尤其在皮肤皱褶处容易发生糜烂。口腔黏膜柔嫩,唾液腺发育不良,较干燥。两颊部有脂肪垫,对吸吮有利,为生理现象。脐带经无菌操作结扎后,逐渐干燥,一般在 7~10 日内脱落,脐带残端须保持清洁干燥,避免发生脐炎。

（二）新生儿常见特殊生理状态

1. **生理性体重下降（physiological weight loss）** 出生后 2~4 日体重可下降 6%~9%，10 日左右恢复。其主要原因是出生后最初几天喂奶和喂水较少，而呼吸、皮肤蒸发水分及排出大小便致使体重下降。尽早哺喂可防止或减少生理性体重下降。如下降过多或恢复过晚应考虑有病理因素或喂养不当。

2. **假月经（pseudomenstruation）** 女婴出生后第 5~7 日，有时可见阴道少量出血，1~2 日后自止。因母亲妊娠后期雌激素进入胎儿体内，出生后突然中断，从而形成类似月经的出血，不需处理可自止。

3. **乳腺肿大（breast swelling）** 男女婴儿皆可发生，多在生后 3~5 日出现。乳腺肿大如蚕豆或鸽蛋大小，也是因母亲雌激素对胎儿影响中断，体内生乳素作用所致。生后 2~4 周自然消退。切勿强行挤压，以免造成继发感染。

4. **生理性黄疸（physiologic icterus）** 由于新生儿胆红素代谢特点，有 50%~75% 正常新生儿在生后第 2~3 日可出现黄疸，第 4~5 日达到高峰，第 10~14 日自然消退。

（三）保健与护理干预

新生儿早期的保健与护理干预措施，如生后即刻母婴皮肤接触、延迟脐结扎、新生儿复苏、袋鼠式护理等，可以显著改善新生儿的健康水平，降低约 22% 的新生儿死亡率，降低新生儿低体温、新生儿窒息、新生儿感染、颅内出血等的发生率。

1. **出生时保健与护理** 尽量不用器械助产，防止新生儿视网膜出血及视觉系统的损伤。

（1）即刻护理：产房室温保持在 26~28℃。新生儿娩出后，立即置于母亲腹部铺好的干毛巾上，在 5 秒内开始彻底擦干新生儿，20~30 秒内完成擦干动作；擦干顺序为眼睛、面部、头、躯干、背部及四肢。

快速评估新生儿的呼吸状况。迅速清理新生儿口腔内黏液，予以刺激，若新生儿有呼吸或哭声洪亮，状况良好，将其擦干后置于母亲腹部，保持新生儿与母亲皮肤接触。

（2）脐带结扎：足月儿娩出后 1~3 分钟待脐带搏动停止后结扎。用 2 把无菌止血钳分别在距脐带根部 2cm 和 5cm 处夹住脐带，并用无菌剪刀在距脐带根部 2cm 处一次断脐。

（3）紧急处理：若新生儿出现喘息或不能呼吸需紧急处理，应立即寻求其他人员帮助，用无菌止血钳夹住并剪断脐带，将新生儿迅速移至预热的抢救复苏区开始复苏，务必在 1 分钟内建立有效通气。生后 1 分钟内不建议常规进行口鼻吸引，除非有胎粪污染且新生儿无活力时才进行气管内插管吸引胎粪。

2. **出生后的保健与护理**

（1）一般护理：新生儿应着宽松、易穿脱、干燥清洁的棉布衣服，选用柔软且吸水性好的纸尿裤，做到勤换、勤洗，以防臀红。包裹不宜过紧，更不宜用带子捆绑，最好使两腿自由伸屈。新生儿不要长时间仰卧，应经常变换体位。俯卧位对呼吸功能有益，但俯卧位时要用平板床，去枕，头偏向一侧，两臂及两腿平放，同时密切观察，防止窒息。

（2）保暖：环境温度对新生儿体温影响很大，在新生儿娩出后的第 1 分钟，由于蒸发失热，体表温度会下降 3~4℃。在生后最初几小时内，体温仍有下降趋势。若体温（肛门温度）降至 32℃ 以下，新生儿则可能发生寒冷损伤综合征。出生后应给新生儿提供适宜温度，使新生儿产热和散热保持平衡，肛温保持在 36.5℃ 左右，手足温暖，体重增长正常，无寒冷损伤发生。

应将新生儿安排在阳光充足、空气流通的室内环境。室温保持在 22~24℃（早产儿 24~26℃），相对湿度为 55%~65%。应因地制宜采取不同的保暖措施，使新生儿处于保暖环境中。保暖方法有母体胸前怀抱、戴帽、用热水袋、暖箱等。让婴儿睡在母亲胸前贴身的布袋中，利用母亲的体温为新生儿保暖，又称"袋鼠保暖法"，这种方法更适合对早产儿的保暖。

（3）母婴早接触：新生儿出生后，若状况良好，应立即将新生儿置于俯卧位（腹部向下，头偏向一

Note:

侧)与母亲开始皮肤接触,并让新生儿与母亲保持不间断的持续皮肤接触至少90分钟。严密观察新生儿的生命体征及觅乳征象,当出现流口水、张大嘴、舔舌/嘴唇、寻找/爬行动作、咬手指动作时,指导母亲开始母乳喂养,促进早吸吮和早开奶。

(4)合理喂养:母乳营养成分好、酶和免疫物质含量多,对新生儿有益。提倡早开奶,新生儿断脐后即刻吮吸母亲双侧乳头,刺激母乳分泌;提倡产后母婴同室保证母乳喂养顺利实施,指导母亲正确的哺乳方法以维持良好的乳汁分泌,提高母乳喂养率。

母乳喂养遵循按需原则,只要母乳充足,不需要添加其他食物及饮料。若乳汁不足,需增加新生儿吸吮次数,以增加母乳分泌量;乳母应保持心情舒畅,充足的营养和睡眠。母乳确实不足或无法进行母乳喂养的婴儿,指导母亲选用配方奶粉喂养。

(5)预防感染:新生儿居室保持空气新鲜,避免交叉感染,成人护理新生儿前洗手,避免过多探视和亲吻;家人患呼吸道疾病接触新生儿时应戴口罩。新生儿的用具每日煮沸消毒,对于非消毒接生的新生儿,如母亲在孕期内未曾接种破伤风类毒素2次者,应给新生儿实施破伤风人工被动免疫,肌内注射破伤风抗毒素,预防新生儿破伤风的发生。

(6)脐带的护理:在医院内分娩严格执行无菌操作的条件下,不必在脐带断端及周围使用任何消毒剂(除非有感染迹象),不包扎脐带,保持脐带断端暴露、清洁和干燥,利于脐带脱落。脐带残端一般于生后3~7天脱落,如果残端出血,需重新结扎脐带;若脐带残端被粪便或尿液污染,可用清洁的水清洗后擦干保持干燥;若脐带红肿,每日用75%的乙醇护理感染部位3次,用干净的棉签擦干;若有肉芽组织,可用硝酸银烧灼局部;如有化脓感染,局部用过氧化氢溶液或碘伏消毒,同时酌情应用适当抗生素。

(7)慎用药物:新生儿肝功能不成熟,某些药物体内代谢率低,易在体内蓄积,发生不良反应。哺乳期母亲用药应严格遵医嘱,考虑药物是否会进入乳汁中,对新生儿产生作用。

(8)新生儿疾病筛查:某些先天性疾病,新生儿出生时无典型的临床症状,不易被发现。因此,需要在新生儿期进行筛查,及早诊治,减少发育中的后遗症。①听力筛查:尽可能早地发现有听力障碍的新生儿,使其在语言发育的关键年龄之前,就能得到适当干预,避免语言发育受损害。②遗传代谢、内分泌疾病筛查:新生儿遗传代谢、内分泌疾病主要是苯丙酮尿症和先天性甲状腺功能低下症。新生儿哺乳48~72小时后,足跟针刺收集滴血于滤纸,形成血斑,送检。选择促甲状腺素和血苯丙氨酸作为先天性甲状腺功能低下症和苯丙酮尿症的筛查指标。

第二节 新生儿的心理社会保健与护理

新生儿期的心理社会保健与护理,包括促进新生儿在运动、语言、社会、认知等方面的发展,与新生儿的生长发育关系重大,对婴幼儿期、儿童期等的心理社会发展有着重大的影响,被认为是成年人心理健康的起点。

一、神经心理发育与行为发展

心理是人脑对客观物质世界的主观反映。行为泛指人的一切外在活动,是各年龄阶段相应神经心理功能发展的综合表现。神经心理功能发育的基础是神经系统的发育,尤其是脑的发育。除先天遗传因素外,神经心理的发育与环境和教养密切相关。新生儿心理行为发展主要表现在动作(大动作和精细动作)、语言、认知、社会情感和心理等方面。

(一)脑的发育

心理行为发展的生理基础是神经系统的生长发育,尤其是脑的发育,同时受到遗传、教育和环境等因素的影响,存在个体差异。新生儿的行为表现分为以下6种状态:①安静睡眠,即深睡;②活动睡眠,即浅睡;③瞌睡;④安静觉醒;⑤活动觉醒;⑥哭。每个状态都有各自不同的行为表现。

新生儿时期睡眠-觉醒的周期性与以后的神经发育,尤其是智力发育密切相关。很多研究发现,新生儿期安静睡眠的电生理和行为模式成熟得越早,学龄前期和学龄期的认知测试表现就越好。

（二）感知觉的发育

1. **视感知的发育** 新生儿出生时已具备视觉感应功能,对光反射敏感,但出生时视力为远视。视网膜的锥体细胞未发育,仅有周围视觉。安静状态下,新生儿可短暂注视物体,15～20cm 距离视物最清楚;能辨大小、形状和颜色。出生后 1 个月婴儿出现头眼协调,视线和头可随物水平移动 90°。视觉集中时间在出生后 3～5 周时仅 5 秒。新生儿特别喜欢看脸的外形,据研究,2 周内新生儿已能区别出妈妈与爸爸的脸外形。

2. **听感知的发育** 新生儿出生时鼓室无空气,听力差;3～7 日后听觉已经比较敏感,能辨别母亲声音与他人的声音。当新生儿哭闹时,母亲发声呼唤时孩子即能安静,换了父亲的呼唤声没有同样的效果,因为在宫内早已听惯母亲平时讲话的声音。新生儿还能区分声音高低、音响种类和声音持续时间,对高音调的声音比较敏感,对声音的熟悉也是新生儿中枢神经系统发育成熟的标志。

3. **嗅觉和味觉的发育** 出生时嗅觉中枢及末梢早已发育成熟。生后 6 日,母乳喂养的新生儿更喜欢母亲乳垫的气味,但是刚出生 2 日的新生儿则不具备这种偏好。出生后新生儿的味觉已发育很完善。新生儿对不同味觉产生不同的反应。出生仅 2 小时的婴儿已能分辨出以下味觉:对微甜的糖水表示愉快,对柠檬汁表示痛苦。

4. **皮肤感觉的发育** 皮肤感觉包括痛觉、触觉、温度觉等。新生儿虽然中枢神经系统发育不成熟,但出生时痛觉传导在解剖学和功能方面均已完备,新生儿期痛觉已经存在,因外界刺激引起的神经冲动传入大脑速度慢,易泛化,不易在皮质形成明显的兴奋灶。在经历致痛性操作时,可观察到的新生儿行为变化包括哭声改变、面部表情(如蹙眉、挤眼、鼻唇沟加深、张口等)、呻吟、肢体活动和一般状态改变(如睡眠和食欲)等,这些特征是临床评估新生儿疼痛程度的主要指标。

新生儿已具备高度敏感的触觉,尤其在眼、前额、口周、手掌、足底等部位;而大腿、前臂、躯干处相对比较迟钝。当他哭吵时,用手放在他的腹部或握着他的手能使他平静下来,就是新生儿利用触觉得到安慰的表现。

新生儿温度觉发育相对成熟,对外界温度的感觉已经比较敏感,如能区别出牛奶温度太高或太低,感受所接触物品的冷、热并作出反应。冷刺激比热刺激更能引起婴幼儿明显的反应。

（三）运动发育

新生儿原始反射的检查,对评定神经系统的发育是否正常具有一定的价值。新生儿出生时具备多种原始反射,如觅食、吸吮、吞咽、握持、拥抱和眨眼反射等。原始反射应该在出生后一定年限内逐渐消失,反之将妨碍动作的发育。

运动发育可分为大运动(包括平衡)和精细运动两大类。大动作发育与脊柱颈、胸、腰 S 弯曲的逐渐形成以及相关肌肉的发育密切相关。抬头颈后肌的发育先于颈前肌,新生儿最先出现的大动作是俯卧位抬头,俯卧位时能抬头 1～2 秒;直立时,两下肢稍能负重,出现踏步反射及立足反射。精细动作是手及手指等部位小肌肉或肌肉群的运动,新生儿的精细动作表现为两手紧握拳。

（四）语言的发育

新生儿的语言发育处于反射性发声阶段,哭声是新生儿与成人交往的一种形式,哭声未分化,即由各种原因引起的哭声都是相同的音调,成人无法从中区别。

（五）心理社会活动的发展

心理社会活动的发展包括情绪、记忆和注意等。新生儿因生后不易适应宫外环境,较多处于消极情绪中,表现不安、啼哭,而哺乳、抱摇、抚摸等则可使其情绪愉快。新生儿最初的情绪状态主要取决于需要被满足的情况和健康状况,一般吃饱、睡足就有愉快和肯定的情绪;相反,当饥饿、瞌睡和身体不适时就会哭闹。记忆从新生儿期就已开始,条件反射的出现即标志着记忆的开始,新生儿出生后第2周对哺乳姿势的条件反射就是最早的记忆。新生儿已有无意注意,看见人的面部时活动减少,大人对他讲话时或被抱着时表现安静。

（六）新生儿行为评定

1. **意义**　新生儿神经心理发育的水平表现在运动、语言、社会、认知等各种能力及性格方面。新生儿行为评定是一种简便实用、行之有效的早期评估新生儿行为和心理发育的良好方法,能较全面地反映大脑的功能状态。

2. **方法**　目前新生儿行为评定采用观察性量表进行,我国最为常用的是新生儿行为神经测定量表(neonatal behavioral neurological assessment,NBNA)。

新生儿行为神经测定量表共 20 项,包括新生儿行为能力、被动肌张力、主动肌张力、原始反射和一般评估 5 个部分。其中行为能力包括对光刺激习惯化、对"咯咯"声刺激习惯化、非生物听定向反应、非生物视定向反应、生物性视听定向反应及安慰 6 项;被动肌张力包括围巾征、前臂弹回、下肢弹回及腘窝角 4 项;主动肌张力包括头竖立反应、手握持、牵拉反应及支持反应 4 项;原始反射包括自动踏步和放置反应、拥抱反射、吸吮反射 3 项;一般评估包括觉醒度、哭声、活动度 3 项。

行为评定测量适用于足月新生儿,每项评分有 3 个分度,即 0 分、1 分和 2 分,满分为 40 分。测查应在新生儿两次哺乳中间进行,一般在哺乳后 1 小时睡眠状态时开始。检查环境宜安静、半暗室,温度为 22~27℃。

二、心理社会保健与护理

新生儿心理社会发育与体格发育相互影响、相互促进,新生儿的心理社会保健包括新生儿感知觉的刺激和新生儿体格锻炼。科学研究表明,新生儿自出生起即已具备了接受刺激的神经基础,良好的环境刺激给新生儿提供各种感知觉的经验,是大脑发育不可缺少的条件,将有利于神经元的功能分化和成熟,树突、突触连接、神经环路的形成,从而塑造最优的皮质细胞结构。

（一）新生儿感知觉刺激

新生儿通过自身能力所接受的外界刺激是非常有限的,应对新生儿提供丰富的感官刺激,父母多与新生儿说话,抚摸、摇、抱新生儿,既培养了亲子感情,又可建立和发展父子、母子间的信任感。通过反复的视觉和听觉训练,给予新生儿的眼、耳、鼻、舌、皮肤等感觉器官适宜的信息刺激,如在新生儿上方的天花板上悬挂颜色鲜艳的玩具,或者小床周围布置色彩鲜艳的图片,播放优美的音乐。

（二）体格锻炼

体格锻炼应坚持不懈、因地制宜、循序渐进,使机体逐渐在不断变化的条件下,习惯不同强度的刺激。

1. **户外活动**　新生儿出生后应尽早户外活动,到空气新鲜、人少的地方;户外活动时间每日 1~2 次,每次 10~15 分钟,逐渐延长到 1~2 小时。

2. **新生儿皮肤按摩**　又称抚触,出生 1 周后的新生儿可进行皮肤按摩。按摩时可用少量婴儿润肤霜使之润滑,每日早晚进行,每次 10~15 分钟,在婴儿面部、胸部、腹部、背部及四肢有规律地按摩,或轻柔地捏握,可刺激皮肤,有益于循环、呼吸、消化、肢体活动、肌肉放松、改善睡眠、促进神经系统发育。皮肤按摩不仅给婴儿以愉快的刺激,也是父母与婴儿之间最好的交流方式之一。

3. **温水浴**　利用水的温度和水的机械刺激作用,以达到锻炼的目的。温水浴不仅可保持皮肤清洁,还可促进新陈代谢,增加食欲,有利于睡眠和生长发育。冬季应注意室温、水温,做好温水浴前的准备工作,减少体表热能散发。新生儿脐带脱落后即可温水浴。

4. **新生儿抬头训练**　2~3 周后的新生儿可每日俯卧 1~2 次,训练抬头发育。

新生儿早期刺激和早期干预

为新生儿提供早期良好的环境刺激,并为暴露于影响生长发育危险因素的儿童提供早期干预,是促进儿童早期发展的重要措施之一。对围产期有脑损伤危险因素或已有脑损伤的新生儿,可充分利用发育期大脑可塑性强、代偿性好的特点,利用不同大脑功能的发育关键期,提供良好的环境刺激和早期干预,使脑功能得到良好的代偿,促进大脑发育和脑功能的康复,从而减少伤残率、减轻伤残程度。因此,应提倡早期良好的环境刺激和早期干预,根据新生儿神经运动和心理行为发育规律,提供与其发育水平相适应的玩具及丰富的感知觉、语言、运动、认知和交流刺激。设立新生儿早期发展中心或机构,开展针对性的、个体化的、以新生儿为主导的促进新生儿能力发展的活动,充分发挥新生儿自身潜能。

第三节 新生儿常见疾病的保健与护理

新生儿期是一个特殊时期,各个系统器官的发育需要进一步完善,易患各种疾病。因此,做好新生儿期疾病的预防和治疗,对降低新生儿的发病率和死亡率具有重要意义,也可为其一生的健康奠定基础。

一、新生儿窒息

新生儿窒息(neonatal asphyxia)是指胎儿因缺氧发生胎儿窘迫及娩出过程中引起的呼吸循环障碍,以致新生儿于出生时出现呼吸抑制的临床表现。是围产期新生儿主要死亡和致残原因之一。

案例与思考

患儿系足月儿(胎龄 38 周),其母为 40 岁高龄产妇,瘢痕子宫,前次剖宫产史,妊娠期糖尿病,检查发现胎儿过大,因先兆临产,胎儿窘迫,急诊剖宫产出生,生时 1 分钟 Apgar 评分 2 分(呼吸 0 分,反射 0 分,肌张力 0 分,心律 1 分,皮肤颜色 1 分)。

思考:该患儿发生了什么?应对该患儿进行什么抢救措施?

【保健与护理评估】

1. **症状与体征** 新生儿表现为进行性低氧血症、高碳酸血症和严重的代谢性酸中毒。新生儿娩出时,因窒息程度不同表现不一。轻度窒息者表现为皮肤青紫、呼吸浅表或不规则,心音尚有力但较慢,肌张力增强或正常。重度窒息者表现为皮肤苍白、呼吸微弱或无呼吸、心音低钝而逐渐消失、肌张力松弛、肢体松软。窒息患儿均伴有呼吸性酸中毒或/和代谢性酸中毒。

目前评价新生儿窒息的最简捷、实用的方法是阿普加(Apgar)评分,内容包括皮肤颜色、心率、对刺激的反应、肌张力和呼吸 5 项指标;每项 0~2 分,总共 10 分(表 6-1)。1 分钟评分反映窒息严重程度,是复苏的依据;5 分钟评分反映了复苏的效果,并有助于判断预后。

2. **心理社会状况** 新生儿父母因新生儿窒息,病情危急,容易产生焦虑、悲观、紧张和恐惧的心理状态。

3. **相关危险因素** 影响胎儿、新生儿气体交换的因素均可引起窒息,可发生于妊娠期,但大多数发生于产程开始后。高危因素的评估包括:①评估孕母因素,如孕母是否合并慢性或严重内科疾病、

表 6-1　新生儿窒息 Apgar 评分

体征	出生后 1min 内			5min	10min
	0 分	1 分	2 分		
心率/(次·min⁻¹)	0	<100	>100		
呼吸	无	呼吸浅表哭声弱	呼吸佳哭声响		
肌张力	松弛	四肢屈曲	四肢活动好		
吸清咽部黏液后弹足底或导管插鼻反应	无反应	有些动作	反应好		
皮肤颜色	紫或白	躯干红四肢紫	全身红润		
总分				分	分

是否有妊娠并发症、妊娠期高血压疾病等;②评估胎盘因素,如是否存在前置胎盘、胎盘早剥和胎盘老化等;③评估脐带因素,如是否存在脐带脱垂、绕颈、打结、过短或牵拉等;④评估胎儿因素,如早产儿或巨大儿、宫内感染等;⑤评估分娩因素,如是否存在头盆不称、宫缩乏力、臀位、是否使用器械助产等。

4. **辅助检查**　对于宫内缺氧胎儿,可通过羊膜镜了解羊水胎粪污染程度或胎头露出宫口时取头皮血行血气分析,以评估宫内缺氧程度;生后应检测动脉血气、血糖、电解质、血尿素氮和肌酐等生化指标。

【保健与护理问题】

1. **自主呼吸障碍**　与羊水、气道分泌物吸入导致低氧血症和高碳酸血症有关。
2. **潜在并发症**:气胸、纵隔气肿。
3. **体温过低**　与缺氧以及抢救时暴露过分有关。
4. **有感染的危险**　与免疫力低下有关。
5. **恐惧**　与家长担心新生儿病情危重及预后不良有关。

【保健与护理干预】

1. **目的**　通过保健与护理,改善和纠正新生儿低氧血症及其临床症状,改善各脏器功能及预后。
2. **原则**　保健与护理中注重预防与治疗相结合,加强围产期保健,及时处理高危妊娠。加强胎儿监护,避免胎儿宫内缺氧。早期干预缓解血氧的继续降低,防止新生儿低体温发生。
3. **保健与护理措施**

(1) 新生儿复苏培训:急救人员和团队需要进行复苏相关知识、技能和行为方面培训。每个产妇分娩都应有掌握复苏技术的人员在场。各级医院产房内需配备复苏设备,检查复苏气囊、面罩和吸引装置等复苏设备是否功能良好。

(2) 新生儿复苏及评估:出生后立即进行复苏及评估,由助产士与产科、儿科及麻醉医生协作完成,不必延迟至 1 分钟 Apgar 评分后。复苏方案采用国际公认的 ABCDE 复苏方案,按 A、B、C、D、E 步骤进行。A(airway):清理呼吸道;B(breathing):建立呼吸;C(circulation):维持正常循环;D(drugs):药物治疗;E(evaluation):评价。前三项最重要,其中 A 是根本,B 是关键。评估应贯穿于复苏全过程。呼吸、心率和血氧饱和度是窒息复苏评估的三大指标,并遵循"评估—决策—措施"(图 6-1),如此循环往复,直到完成复苏。

应在出生后数秒内完成快速评估:是足月吗? 羊水清吗? 有哭声或呼吸吗? 肌张力好吗? 以上任何一项为"否",则进行以下初步复苏:

Note:

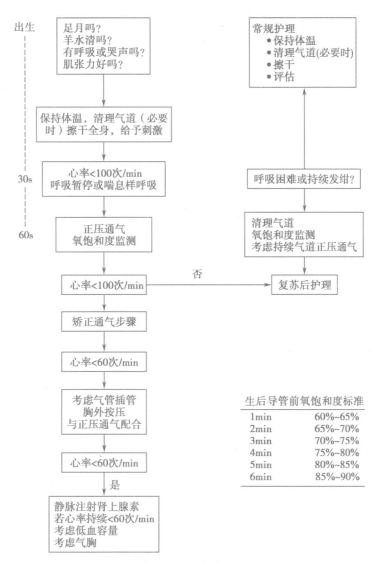

图 6-1　新生儿窒息复苏步骤和程序

1）保暖：对于出生后无需进行复苏的健康新生儿，安排母婴皮肤接触可有效改善母乳喂养、体温控制和血糖稳定性。对于需要即刻复苏的新生儿应立即置于预热的辐射保暖台上，或因地制宜采取保暖措施，如用预热的毯子裹住新生儿以减少热量散失等。摆好体位：于肩部置一个布卷垫高 2~2.5cm，新生儿头轻微仰伸位（图 6-2）。

2）清理呼吸道：新生儿娩出后，立即用吸耳球或吸管清理口咽、鼻腔分泌物。如羊水清或羊水污染、但新生儿有活力则可以不进行气管内吸引。对于胎粪污染羊水情况下娩出的无活力新生儿（伴有呼吸暂停或低效性呼吸），不建议进行带或不带气管吸引的常规喉镜检查。除非有证据表明其在正压通气期间发生气道梗阻。用温热干毛巾快速擦干全身。用手拍打或手指轻弹患儿的足底或摩擦背部 2 次，以诱发自主呼吸。以上步骤应在 30 秒内完成。

3）正压通气：如新生儿有呼吸暂停或喘息样呼吸，心率<100 次/min，应立即正压通气（图 6-3）。无论足月儿或早产儿，正压通气均要在氧饱和度仪的监测下进行。

4）胸外心脏按压：如有效正压通气 30 秒后心率持续<60 次/min，应同时进行胸外心脏按压，胸外按压和气管插管气囊正压通气 45~60 秒后再进行评估。采用拇指法（图 6-4）：用双拇指按压胸骨下 1/3 处，频率为 90 次/min（每按压 3 次，正压通气 1 次），按压深度为胸廓前后径的 1/3。持续正压通气>2 分钟时可产生胃充盈，应常规插入 8F 胃管，用注射器抽气和通过在空气中敞开端口缓解。

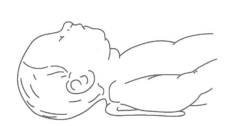

图 6-2　新生儿复苏体位

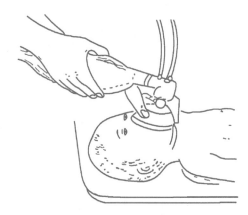

图 6-3　面罩正压通气

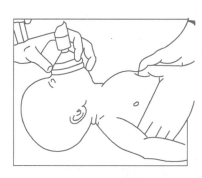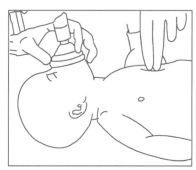

图 6-4　复苏气囊面罩正压通气，胸外心脏按压示意图

5）药物治疗：①肾上腺素。经气管插管气囊正压通气、同时胸外按压 45～60 秒后，心率仍<60次/min，应立即给予 1∶10 000 肾上腺素，脐静脉给药 0.1～0.3ml/kg，气管导管内给药为 0.5～1.0ml/kg，5 分钟后可重复 1 次。②扩容剂。给药 30 秒后，如心率<100 次/min，并有血容量不足的表现时，给予生理盐水，剂量为每次 10ml/kg，于 10 分钟以上静脉缓慢输注。

6）复苏终止：对于接受复苏的新生儿，如果无心率且已执行所有复苏步骤，应与医疗团队及患儿家属讨论是否停止复苏。治疗目标的合理时间范围为出生后约 20 分钟。

（3）复苏成功后的观察和护理：复苏成功后仍需监测体温、呼吸、心率、血压、尿量、氧饱和度及窒息引起的多器官损伤。应持续给氧直至呼吸平稳、血气分析正常。密切观察神经系统症状，若有脑水肿、颅内压增高等现象时，可酌情应用甘露醇等治疗，并对症止惊。注意保暖，保持安静，监测心率、血压和呼吸。注意排尿时间、尿量。有腹胀、呕吐、大便潜血阳性者应延迟喂奶，以免发生坏死性小肠炎。

（4）心理社会保健与护理：应及时进行心理疏导，积极分析新生儿父母产生焦虑、恐惧的主要原因，安抚并稳定新生儿父母的情绪，予充分的信息支持。

二、新生儿肺透明膜病

新生儿肺透明膜病又称新生儿呼吸窘迫综合征。多发生于早产儿，主要与缺少肺表面活性物质（pulmonary surfactant，PS）有关。临床上以出生后不久出现进行性呼吸困难、发绀、呼吸衰竭为特征。病理改变以肺泡壁及细支气管上附有嗜伊红透明膜和肺不张为特征。

 案例与思考

患儿系早产儿，双胎之一（胎龄 34^{+2} 周），其母为 41 岁高龄产妇，双胎，因胎膜早破羊水清于急诊剖宫产出生，生时 1 分钟，5 分钟，10 分钟 Apgar 评分均为 10 分（产科评分）。生后立即置于辐射台，

Note：

予清理呼吸道,球囊通气正压通气转入 NICU,新生儿出生体重 2 330g,入室后查体新生儿为早产儿面貌,血氧饱和度为 85%,呻吟、吐沫、三凹征明显。

思考:该患儿发生了什么? 应对该患儿实施什么护理措施?

【保健与护理评估】

1. **症状与体征**　新生儿出生时呼吸、心率可正常,哭声好,但亦有在出生不久(6 小时内)出现呼吸急促(>60 次/min)、呼气呻吟、青紫、鼻翼扇动及吸气性三凹征的症状,严重时表现为呼吸浅表、呼吸节律不整、呼吸暂停及四肢松弛,体格检查可见胸廓扁平,听诊两肺呼吸音减低,肺泡有渗出时可闻及细湿啰音。肺透明膜病患儿通常于生后 24~48 小时病情最重,病死率较高,能存活 3 日以上者,肺成熟度增加,病情逐渐恢复。

2. **心理社会状况**　新生儿期痛觉已经存在,对新生儿施行各项操作时,早产儿和足月儿均能感受到伤害性刺激带来的疼痛并产生应激反应,除近期生理指标及血流动力学波动、行为改变、激素水平变化,还能导致远期的痛觉敏感性改变、神经系统重塑、内分泌系统改变、免疫应答失衡、情感认知及行为障碍。

新生儿患肺透明膜病的母亲往往会有忧郁和罪恶感,容易产生消极情绪,表现为焦虑、悲观、紧张和恐惧的心理状态。由于多为早产儿,往往需要较长时间的住院观察,这使父母无法确切了解孩子的生活,自觉在照顾患儿方面无法胜任。

3. **相关危险因素评估**　评估疾病相关危险因素,识别高危人群,有助于及早精准防控。新生儿肺透明膜病的高危因素包括新生儿是否为早产儿,胎龄愈小,发病率愈高;母亲患有糖尿病的新生儿亦易发病。其他如围产期窒息,低体温,前置胎盘、胎盘早剥和母亲低血压等所致的胎儿血容量减少,均可诱发新生儿肺透明膜病。

4. **辅助检查**　X 线检查显示患儿肺部早期表现两侧肺野透明度降低,内有小颗粒或网状阴影;逐渐出现支气管充气征,类似秃叶分叉的树枝;随着病情进展双肺野均呈白色,肺肝界及肺心界均消失,即呈"白肺"改变。血气分析结果显示患儿 pH 值降低,PaO_2 降低,$PaCO_2$ 升高,BE 负值增加。

【保健与护理问题】

1. **气体交换受损**　与缺乏 PS 物质有关。
2. **清理呼吸道无效**　与气道分泌物增多、无力排出有关。
3. **有感染的危险**　与早产、机械通气有关。
4. **潜在并发症**:气胸、纵隔气肿、呼吸暂停。
5. **营养失调:低于机体需要量**　与摄入不足有关。
6. **有体温改变的危险**　与体温调节中枢发育不成熟、缺氧和蒸发散热增加有关。

【保健与护理干预】

1. **目的**　通过保健与护理改善和纠正肺表面活性物质的缺失,缓解呼吸困难引起的临床症状,保证通换气功能正常,改善新生儿预后。

2. **原则**　保健与护理中注重预防与治疗相结合,早期干预缓解呼吸困难,防止患者发生低体温以减少气胸的发生。

3. **保健与护理措施**

(1)症状保健与护理

1)一般护理:维持适中温度,保持患儿皮肤温度在 36~37℃,相对湿度应大于 50%。密切观察病情,观察自主呼吸,有无青紫、呼气性呻吟、三凹征等,用监护仪监测呼吸、心率、血压等并随时监测血气变化。保证液体和营养供应,第 1 天液体量为 70~80ml/kg,以后逐渐增加,液体量不宜过多,否则易导致动脉导管开放,甚至发生肺水肿。

2)保持呼吸道通畅:将患儿头稍后仰,使气道伸直。及时清除呼吸道分泌物,分泌物黏稠时给予雾化吸入后吸痰。吸痰前需要进行患儿的评估,包括听诊肺部有无痰鸣音、血氧饱和度有无下降、患儿是否烦躁等。预先确定吸痰管应插入的深度,不宜过深,避免吸痰管超过气管插管末端时,损伤气管隆嵴。对于早产儿,吸痰时血氧、血压、心率容易波动的患儿尽可能采用密闭式吸痰法。

3)氧气治疗和辅助呼吸:持续监测血氧饱和度,根据病情及血气分析结果选择用氧方法及调节用氧量。①轻症可用持续正压气道通气(continuous positive airway pressure,CPAP);CPAP 放置鼻塞时,先清除呼吸道及口腔分泌物,清洁鼻腔。鼻部采用"工"形人工皮保护鼻部皮肤和鼻中隔。在 CPAP 氧疗期间,经常检查装置各连接处是否严密、有无漏气。吸痰时取下鼻塞,检查鼻部有无压迫引起皮肤坏死或鼻中隔破损等。②CPAP 不能纠正缺氧或伴 PaO_2 升高、自主呼吸弱或呼吸暂停者可予气管插管进行机械通气。妥善固定气管插管以避免脱管,每班测量并记录置管长度,检查接头有无松脱漏气、管道有无扭转受压。吸入气体要注意加温湿化,密切巡视,预防气管插管非计划性拔管。

4)预防感染:做好口腔护理,对气管插管患儿可采用 1% 碳酸氢钠漱口水进行擦拭,每 4 小时 1 次。因为新生儿肺透明膜疾病患儿多为早产儿,住院时间较长,抵抗力较差,极易发生院内感染,做好各项消毒隔离工作至关重要。在败血症被排除前,建议常规使用抗生素。

(2)用药保健与护理:配合医生将人工合成或自然提取的 PS,通过插管从 4 个不同体位(仰卧、右侧卧、左侧卧、再仰卧)各用 1/4 量,滴入患儿气道,每个体位滴入后应用气囊加压呼吸 1~2 分钟以使 PS 能较均匀分布,以减轻症状,提高治愈率。

(3)心理社会保健与护理:用襁褓包裹新生儿、进行袋鼠式护理(手臂弯曲使新生儿紧贴护理者胸口)、非营养性吸吮和抚触等,都能不同程度减轻新生儿操作性疼痛和压力。感觉刺激为一种温和的、同时刺激触觉、味觉、听觉以及视觉系统的方法,即在进行疼痛性操作前,注视新生儿并与其温柔交谈,抚摸或按摩新生儿脸部或背部,并在操作前经口喂给蔗糖或葡萄糖液。上述感觉刺激能有效减轻一些轻微操作引起的疼痛。给予新生儿发展性照顾,改善 NICU 环境,降低光线强度、减少噪声、减少医护人员活动和对患儿的操作。早产儿应模拟子宫环境,利用支撑物保持良好的体位,维持身体的稳态并增加舒适性。

新生儿肺透明膜病患儿的父母接受需要特殊照顾的观念常需一段时间。在提供隔离措施的前提下,鼓励父母进入 NICU 病房,探视和参与照顾患儿的活动:如抱抚、亲自喂奶等。指导父母冲调奶粉、沐浴、预防接种、门诊随访等相关事项,以使他们得到良好的信息支持并树立照顾新生儿的信心,另外也充分调动家庭及社会支持力量,为新生儿父母提供心理社会支持。

三、新生儿颅内出血

新生儿颅内出血(neonatal intracranial hemorrhage)主要由缺氧或产伤引起,早产儿发病率较高,是新生儿早期的重要疾病与死亡原因,预后较差。

———————————————————— 案例与思考 ————————————————————

患儿系足月儿,胎头吸引助产(胎龄 38^{+2} 周),其母 41 岁,妊娠合并糖尿病。新生儿出生 1 分钟,5 分钟,10 分钟 Apgar 评分均为 10 分(产科评分),体重 4 100g。生后第二天突然抽搐、烦躁不安、尖叫、拒食。查体新生儿前囟饱满、肌张力高、尖叫,双眼凝视,肢体抖动,唇微绀,心率 140 次/min,血氧饱和度 85%。

思考:该患儿发生了什么?应对该患儿实施什么护理措施?

【保健与护理评估】

1. **症状与体征**　主要与出血部位和出血量有关,轻者可无症状,大量出血者可在短期内病情恶化而死亡。患儿出现神志改变包括激惹、嗜睡或昏迷;呼吸改变包括呼吸增快或减慢,不规则或暂停;颅内压力增高的表现包括前囟隆起、血压增高、抽搐、角弓反张、脑性尖叫;眼征包括凝视、斜视、眼球震颤等;瞳孔改变包括瞳孔不等大或对光反射消失;肌张力改变包括肌张力增高、减弱或消失;出现不明原因的苍白、贫血和黄疸。

2. **心理社会状况**　新生儿颅内出血导致新生儿出现神经运动行为等方面后遗症,引起新生儿智力、语言或者运动行为上的发育障碍,需要长期进行康复训练。新生儿父母容易产生长期的消极情绪,表现为焦虑、悲观、紧张和恐惧的心理状态,与新生儿颅内出血的严重程度和后遗症有关。新生儿的预后不良等都可加重新生儿父母焦虑抑郁状态。

3. **相关危险因素**

(1) 产伤:如胎位不正、胎儿过大、急产、产程延长,或使用高位产钳术、胎头吸引器、臀牵引等机械性损伤等,均可使小脑幕、大脑镰撕裂和大脑表浅静脉破裂而导致硬膜下或颅内出血。

(2) 机械因素:频繁操作或机械通气时呼吸机参数设置不当等导致脑血流动力学突然改变或自主调节受损,引起毛细血管破裂而出血。

(3) 补液不当:不适当地输注高渗液体,如葡萄糖酸钙、甘露醇、碳酸氢钠等导致毛细血管破裂。

(4) 自身因素:如新生儿肝功能不成熟,凝血因子不足或出血性疾病造成的新生儿颅内出血。

4. **辅助检查**　头颅 B 超对颅脑中心部位病变分辨率高,且可床边进行,是新生儿颅内出血的特异性诊断手段。胎龄<30 周的早产儿出生时应常规行头颅 B 超检查直至 7~14 日;如有可能,矫正胎龄 36~40 周复查。蛛网膜下腔、后颅窝和硬膜外等部位出血 B 超不易发现,需行 CT、MRI 检查;其中MRI 是确诊各种颅内出血、评估预后的最敏感检测手段。少数病例需与其他中枢神经系统疾病鉴别时,可行脑脊液检查。

【保健与护理问题】

1. **潜在并发症**:颅内压升高。
2. **低效性呼吸型态**　与呼吸中枢受损有关。
3. **有窒息的危险**　与惊厥、昏迷有关。
4. **恐惧**　与新生儿父母担忧新生儿颅内出血的后遗症及预后有关。

【保健与护理干预】

1. **目的**　改善和纠正颅内出血,降低颅内压,缓解颅内压升高引起的临床症状,改善脑功能。
2. **原则**　注重预防与治疗相结合,早期干预降低颅内压,减少脑组织损伤,防止新生儿惊厥的发生。

3. **保健与护理措施**

(1) 症状保健与护理

1) 严密观察病情:密切观察新生儿呼吸型态,及时清除呼吸道分泌物。观察新生儿的脉搏、呼吸节律、瞳孔及对光发射等。密切观察有无惊厥,备好抢救物品、药品,一旦发生抽搐惊厥,立即通知医生并将患儿头部转向侧卧位,及时清除口腔分泌物或奶液,保持呼吸道通畅,不要对患儿加以约束或强行按压,以防骨折。保持绝对静卧,抬高头肩部 15°~30°,减少噪声,头偏向一侧,整个身躯也应取同向侧位,以保持头部呈正中位,以免颈动脉受压,同时避免呕吐时发生窒息。一切必要的治疗和护理操作要轻、稳、准,尽量减少对患儿移动和刺激、减少反复穿刺,防止加重颅内出血。

2) 合理用氧:根据缺氧程度用氧,注意用氧的方式和浓度,足月儿血氧饱和度维持在 85%~

98%,早产儿维持在88%~93%,防止氧浓度过高或用氧时间过长导致的氧中毒。呼吸衰竭或严重的呼吸暂停时需气管插管、机械通气并做好相关护理。

3)维持体温稳定:体温过高时应予物理降温,体温过低时用暖箱或热水袋保暖。

4)喂养及营养支持:出血早期禁止直接哺乳,防止因吸奶用力或呕吐而加重出血。可用奶瓶喂养,当患儿出现恶心、呕吐则提示颅内压增高。注意观察患儿的吃奶情况。若患儿出现呕吐及拒食,甚至吸吮反射、吞咽反射消失,提示患儿热量及液体摄入不足;脱水治疗时应密切观察患儿精神状态、囟门、皮肤弹性、尿量及颜色变化,以防脱水过度导致水、电解质平衡失调。

(2)用药保健与护理:可选择使用维生素 K_1、血凝酶等止血药,酌情使用新鲜冰冻血浆。有颅内压力增高症状者用呋塞米,每次0.5~1mg/kg,每日2~3次静脉注射。中枢性呼吸衰竭者如有瞳孔不等大、呼吸节律不整、叹息样呼吸或双吸气等可用小剂量甘露醇,每次0.25~0.5g/kg,每6~8小时1次,静脉注射。乙酰唑胺可减少脑脊液的产生,每日10~30mg/kg,分2~3次口服,疗程不超过2周。梗阻性脑积水、侧脑室进行性增大者,可于病情稳定后(生后2周左右)行侧脑室穿刺引流或脑室-腹腔分流术,以缓解脑室内压力。控制惊厥有助于降低脑细胞代谢。首选苯巴比妥,负荷量为20mg/kg,于15~30分钟静脉滴入,若不能控制惊厥,1小时后可加10mg/kg,12~24小时后给维持量,3~5mg/kg。肝功能不良者改用苯妥英钠,剂量同苯巴比妥。

(3)心理社会保健与护理:早期干预具有提高脑的可塑性水平和神经修复作用,干预越早效果越好。待新生儿病情稳定后行新生儿功能评估,及早发现轻微脑损伤,实施早期干预,康复训练,有利于促进脑功能恢复,减少后遗症。对疑有功能障碍者,将其肢体固定于功能位,早期予以新生儿动作训练和感知刺激的干预措施,促进脑功能的恢复。新生儿病情稳定后即可进行视觉、听觉、触觉、温度觉、本体觉和平衡觉刺激等丰富适宜的多感官和/或环境变更刺激,每次15~30分钟,每天2次。

积极分析新生儿父母产生负性情绪的主要原因,观察新生儿父母焦虑、抑郁等心理社会方面的具体情况,及时进行心理疏导。帮助父母了解新生儿每项治疗操作及新生儿颅内出血的治疗效果等,与其建立相互信任的关系,说明新生儿可能的预后,缓解紧张、焦虑心理,让新生儿父母对即将面对的情况有所了解和准备。鼓励新生儿父母保持积极的心态和正念思维,让家长看到治愈的希望,尊重和理解新生儿父母的负向心理,调动家庭及社会力量,提供心理社会支持。给新生儿父母提供相关康复训练机构的信息及如何在家中进行康复训练的指导。

四、新生儿高胆红素血症

新生儿高胆红素血症(neonatal hyperbilirubinemia),也称为新生儿黄疸,是因胆红素在体内积聚引起的皮肤或其他器官黄染,是新生儿期最常见的临床问题,超过80%的正常新生儿在生后早期可出现皮肤黄染;新生儿血清胆红素超过5~7mg/dl可出现肉眼可见的黄疸。未结合胆红素增高是新生儿黄疸最常见的表现形式,重者可引起胆红素脑病(核黄疸),造成神经系统的永久性损害,甚至死亡。

——————————————————— 案例与思考 ———————————————————

患儿系足月儿(胎龄 39^{+6} 周),其母31岁,孕期平顺,因胎儿窘迫急诊剖宫产出生,生时1分钟,5分钟,10分钟Apgar评分均为10分。出生体重3490g。生后第三天出现黄疸,渐加重,生后约81小时的血胆红素为285.6μmol/L,母血型A型Rh(+)。新生儿出生后混合喂养,母乳为主,二便正常。查体患者皮肤、颜面及躯干黄染,患儿四肢肌力正常,无手足徐动等表现。

思考:该患儿发生了什么?应对该患儿实施什么护理措施?

【保健与护理评估】

1. 症状与体征

（1）生理性黄疸：足月新生儿常在生后 2~3 日出现生理性黄疸，第 4~5 日达高峰，10~14 日逐渐消退，血清总胆红素应小于 205μmol/L。早产儿的生理性黄疸程度较重（<255μmol/L），消退较晚（3~4 周）。一般无其他临床症状。

（2）病理性黄疸：出现下列任一项情况应该考虑有病理性黄疸：生后 24 小时内出现黄疸；胆红素每日上升超过 85μmol/L 或每小时>44.25μmol/L，黄疸持续时间长，足月儿>2 周，早产儿>4 周；黄疸退而复现；血清结合胆红素>34μmol/L。

临床表现为反应差或嗜睡、拒乳，可出现尖叫、凝视、角弓反张甚至抽搐，并可发生呼吸衰竭、肺出血。死亡率较高，存活者后遗症主要表现为智力低下、手足徐动、听觉和眼球运动障碍、流涎、抽搐等。

（3）新生儿溶血病：指母、子血型不合引起的同族免疫性溶血。以 ABO 血型不合最常见，Rh 血型不合较少见。ABO 溶血除引起黄疸外，其他改变不明显，Rh 溶血造成胎儿重度贫血，甚至心力衰竭，重度贫血、低蛋白血症和心力衰竭可导致全身水肿（胎儿水肿）。

（4）母乳性黄疸：常指母乳喂养的新生儿在生后 1~3 个月内仍有黄疸，表现为非溶血性高未结合胆红素血症，母乳性黄疸一般不需任何治疗，停喂母乳 24~48 小时，黄疸可明显减轻，但一般可以不停母乳，但当胆红素水平达到光疗标准时应给以干预。

2. 心理社会状况　　新生儿父母因新生儿转儿科行蓝光治疗需要离开父母，容易产生消极情绪，表现为担心、无助、焦虑、悲观、紧张和恐惧的心理状态，与新生儿黄疸的严重程度及并发症有关，新生儿出现核黄疸等可加重新生儿父母焦虑、抑郁状态。

3. 相关危险因素　　评估疾病相关危险因素，识别高危人群，有助于及早精准防控。高危因素有：新生儿是否存在脐带结扎延迟、胎儿生长受限（慢性缺氧），是否存在较大的头颅血肿、皮下血肿、颅内出血、肺出血，新生儿是否存在与母体血型不合，是否存在感染，新生儿是否存在先天性肠道闭锁、先天性幽门肥厚等，新生儿是否存在红细胞酶缺陷、母乳喂养相关的黄疸。

4. 辅助检查　　检查母子 ABO 和 Rh 血型，证实有无血型不合存在。进行胆红素检测，经皮胆红素测定无创、简单，可动态监测；血清胆红素测定为有创操作，是临床诊断的金标准。

【保健与护理问题】

1. 潜在并发症：核黄疸。
2. 焦虑　　与新生儿父母担忧新生儿黄疸预后有关。

【保健与护理干预】

1. 目的　　通过保健与护理改善和降低血清胆红素水平，缓解血清胆红素升高引起的临床症状，促进新生儿早日康复。

2. 原则　　保健与护理中注重预防与治疗相结合，早期干预降低血清胆红素，防止感染及核黄疸的发生。

3. 保健与护理措施

（1）症状保健与护理：密切观察病情，注意皮肤黏膜、巩膜的色泽，根据患儿皮肤黄染的部位和范围，估计血清胆红素的近似值，评价进展情况。

1）注意神经系统的表现：如患儿出现拒食嗜睡、肌张力减退等胆红素脑病的早期表现，立即通知医生，做好抢救准备。观察大小便次数、量及性质，如存在胎粪延迟排出，应予灌肠处理，促进粪便及胆红素排出。黄疸期间常表现为吸吮无力、食欲缺乏，应耐心喂养，按需调整喂养方式如少量多次、间歇喂养等，保证奶量摄入。

2）合理安排新生儿补液计划：根据不同补液内容调节相应的速度，切忌快速输入高渗性药物，以免血脑屏障暂时开放，使已与白蛋白联结的胆红素进入脑组织。

3）蓝光治疗护理常规：患儿接受光照疗法治疗时，应特别注意尽量暴露患儿皮肤，除患儿眼部和会阴部外，应尽可能多地暴露患儿皮肤；注意保护患儿的双眼和会阴部，进入蓝光治疗前，应用蓝光专用眼罩和尿布遮挡患儿双眼和会阴部，防止受到伤害。多给患儿喂水，必要时输液。

4）体温监测：常规每 6 小时测量体温 1 次，如体温高于 37℃，应每 1 小时监测 1 次。

（2）喂养行为指导：若为母乳性黄疸，可继续母乳喂养，如仍出现黄疸，可改为隔次母乳喂养，逐步过渡到正常母乳喂养。若黄疸严重，患儿一般情况差，可考虑暂停母乳喂养，黄疸消退后再恢复母乳喂养。若为红细胞葡萄糖-6-磷酸脱氢酶（G6PD）缺陷者，需忌食蚕豆及其制品，患儿衣物保管时勿放樟脑丸，并注意药物的选用，以免诱发溶血。发生胆红素脑病者，如有后遗症出现，应给予早期康复训练。

（3）用药保健与护理：遵医嘱对母亲及新生儿予以干预治疗。①Rh 阴性妇女在孕 28 周和分娩 Rh 阳性胎儿后 72 小时内分别肌内注射抗 D 免疫球蛋白；②当血清胆红素接近需换血的水平，且血白蛋白水平<25g/L，可输血浆或白蛋白以增加其与未结合胆红素的联结；③使用肝酶诱导剂诱导尿苷二磷酸葡萄糖醛酸转移酶（UDPGT 酶）活性、增加肝脏结合和分泌胆红素的能力，5% 碳酸氢钠纠正代谢性酸中毒；④有急性胆红素脑病的临床表现或严重溶血，出生时脐血胆红素>76μmol/L，血红蛋白<110g/L，伴有水肿、肝脾大和心力衰竭应立即行换血治疗。

（4）心理社会保健与护理：应积极分析新生儿父母产生负性情绪的主要原因，观察新生儿父母焦虑、抑郁等心理社会方面的具体情况，及时进行心理疏导。帮助新生儿父母了解新生儿每项治疗操作及新生儿黄疸进展等，与其建立相互信任的关系，缓解其紧张、焦虑心理。把新生儿当天的喂养和大小便情况提供给父母，对新生儿可能发生的预后进行说明，使其感到宽慰和有信心，予以关怀和鼓励可以增强新生儿父母的信任感、消除疑虑。

（秦　瑛）

思　考　题

1. 如何开展新生儿生理保健和护理？
2. 如何开展新生儿复苏？
3. 如何开展新生儿肺透明膜病患儿的症状保健和护理？

URSING

第七章

婴幼儿的保健与护理

07章 数字内容

学 习 目 标

知识目标：

1. 掌握婴幼儿常见疾病保健与护理评估要点。

2. 熟悉婴幼儿日常护理和保健措施及早期教育。

3. 了解婴幼儿生理发育及心理社会发育特点。

能力目标：

1. 能够对婴幼儿期常见疾病患儿提出保健与护理问题。

2. 能够对婴幼儿期常见疾病患儿初步实施保健和护理干预。

素质目标：

树立预防保健专业价值观，全心全意为婴幼儿健康提供保健与护理服务。

　　婴儿期指出生至未满1周岁的时期,是出生后体格发育最快的一年,其消化和吸收功能尚未发育完善,自身免疫功能尚未成熟,故应加强能量和营养素的供给及感染性疾病和传染病的预防。幼儿期是指1~3岁的小儿,其体格生长速度较婴儿期缓慢,但语言和动作能力快速发展。由于活动范围扩大而识别危险能力不足,意外伤害发生率增加;又因其免疫功能仍不健全,故感染性和传染性疾病发病率仍较高。

第一节　婴幼儿的生理保健与护理

　　评价婴幼儿体格生长状况是儿童保健工作的一项重要内容。通过体格生长评价了解婴幼儿体格发育水平及健康状况,判断个体营养状况及在生长发育过程中的偏离,探索病因并采取干预措施,对婴幼儿生长发育有重要意义。

一、生理发育特点

　　评价婴幼儿体格生长的常用指标是体重、身长、头围、胸围,可通过人体测量学方法准确测量。还可通过牙齿的萌出、坐立行的发展、语言的出现等反映婴幼儿发育。

　　(一)婴幼儿体格生长指标

　　1. **体重**　婴幼儿出生后体重增长速度,为非等速增长。同龄小儿体重的个体差异较大,其波动范围可在±10%。正常情况下,出生体重平均3.0kg,婴儿期前3个月体重增长速度最快,生后第1个月体重增加1~1.7kg,3~4个月体重约为出生时的2倍,与后9个月的增加值几乎相等,1岁末已增至出生时的3倍(10kg),为生后第一个生长高峰。第二年增加2.5~3.5kg,2岁时体重约为出生时的4倍。2岁后至青春期开始前体重增长速度为每年2kg。可以通过绘制体重生长曲线图来查看婴幼儿体重所在的区域,并通过体重增长曲线纵向记录,科学评价其体重增长情况。如果不能获得具体体重,可参照以下公式进行推算:

$$1\sim6\text{个月体重}(kg)=\text{出生体重}(kg)+\text{月龄}\times0.7(kg)$$

$$7\sim12\text{个月体重}(kg)=\text{出生体重}(kg)+6\times0.7(kg)+(\text{月龄}-6)\times0.3(kg)$$

$$1\sim12\text{岁体重}(kg)=\text{年龄}(\text{岁})\times2(kg)+8(kg)$$

　　2. **身长(高)**　生后第一年内身长(高)增长最快,约增加25cm,其中前半年平均每月增长2.5cm,后半年平均每月增长1.5cm,1岁时平均身长为75cm,为生后的第一个生长高峰。第二年约增长10cm,2岁末身长约为85cm。2岁后到青春期开始前身长每年增长速度为5~7.5cm。2岁后小儿身长(高)估计公式:

$$2\sim12\text{岁身长}(\text{高})(cm)=\text{年龄}(\text{岁})\times7+77(cm)$$

　　身长为身体的全长,包括头部、脊柱和下肢的长度,但这三部分的增长速度并不相同,一般头部发育较早,下肢发育较晚。出生后身长的增长主要是下肢的生长。临床上有时需要测量婴幼儿上下部量,以检查其比例,从而帮助某些疾病的诊断,如侏儒症。

　　上部量和下部量:从头顶至耻骨联合的上缘为上部量,从耻骨联合上缘至足底为下部量。上部量主要反映脊柱的增长情况,下部量主要反映下肢的增长情况。出生时上部量占60%,下部量占40%,身体中点在脐以上。出生后下部量下肢生长速度快于上部量,中点位置不断下移,1岁时中点在脐以下,到12岁时上下部量相等,中点在耻骨联合上缘。因上下部量测量有难度,无法精确,临床常用坐高代替上部量,身高减去坐高就是下部量。坐高(顶臀长)是头顶到坐骨结节的长度,坐高反映了头部与脊柱的生长发育情况。

　　3. **头围**　头部的发育最快为出生后6个月,可以增加9cm,6~12个月增加3cm,至1周岁时头围平均为46cm;之后头围增长减慢,第二年约增加2cm,2岁时头围约48cm。头围过大或头围过小都可能是某些疾病的信号。头围小于同年龄、同性别的均值减3个标准差(头围<X-3SD),称为头小畸形,应警惕是否存在大脑发育不良;头围过大伴随过快的增长提示脑积水。明确诊断要结合临床症状,考虑是否有遗传、早产等因素,不能单凭头围数据的大小下定论。

4. **胸围**　胸廓在婴儿期呈圆筒形,前后径与左右径相等,出生时胸围平均为32cm,比头围小1~2cm;随着年龄增长,至1岁前后胸围约等于头围,大约为46cm;1岁以后胸围平均每年增加1cm,1岁至青春前期胸围大于头围,其差数约等于儿童的岁数。

（二）骨骼和牙齿的发育

1. **颅骨发育**　在颅骨发育过程中,除头围的变化外,还需根据前、后囟门大小及骨缝闭合时间来衡量颅骨的发育。

前囟是额骨和顶骨形成的菱形间隙,大小为对边的中点连线,出生时平均为1.5~2.0cm,随着颅骨的发育前囟稍为增大,6个月以后逐渐骨化而变小,一般在1~1.5岁闭合(图7-1)。前囟检查在儿科临床很重要。前囟早闭(小于4个月)或过小,见于头小畸形;前囟迟闭或过大,见于佝偻病、脑积水或甲状腺功能减退;前囟饱满,见于颅内压升高、脑积水、颅内感染、肿瘤;前囟凹陷,见于脱水或极度消瘦。

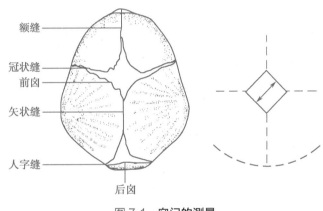

图7-1　囟门的测量

后囟是两块顶骨和枕骨形成的三角形间隙,出生时已近闭合或残留很小,一般在生后6~8周完全闭合。颅骨间的缝隙称为骨缝,出生时稍分开,至3~4个月时完全闭合。

2. **脊柱发育**　生后第一年脊柱的生长快于四肢,以后四肢的增长快于脊柱。新生儿期脊柱近于平直,以后随小儿动作的发育而出现生理弯曲。3个月左右会抬头,脊柱出现第一个生理弯曲,即颈部脊柱前凸;6个月时开始学坐,脊柱出现第二个生理弯曲,即胸部脊柱后凸;1岁左右能站立和行走时,脊柱出现第三个生理弯曲,即腰部脊柱前凸;1岁后出现尾骶部脊柱后凸,从侧面看呈现一个"S"形。这样的生理弯曲一方面辅助形成胸廓、腹腔、盆腔,容纳各种脏器;另一方面,增加了脊柱的弹性,能缓冲震荡,减少运动和日常动作对脑和脊髓的冲击,是人类进化的结果。当坐、立、走姿势不正确时,可影响脊柱的正常形态,发生脊柱侧弯。

3. **长骨发育**　人体长高主要取决于长骨的生长发育。长骨的生长主要由于骺端软骨和骨骺逐步骨化而成,长骨生长结束的标志是干骺端骨骼融合。通过X线检查长骨骨骺端骨化中心出现的时间、数目及干骺端融合的情况,可判断骨骼发育年龄,即骨龄。骨龄是一个独立的生长指标,不依赖年龄和生长速度的变化,反映小儿发育成熟度较实足年龄更为准确,同时与体格及性发育一致,可作为判断性成熟的重要指标。

左手腕部是骨龄检查常用的部位。正常小儿长骨干骺端的软骨骨化中心随年龄增长而有规律地出现,腕部骨化中心10岁出齐,共10个,6~8岁前腕部骨化中心数约等于年龄加1。骨的发育与生长激素、甲状腺素、性激素等密切相关。定期骨龄监测可准确了解婴幼儿的生物学年龄,如偏离可尽早干预,以达到最终理想身高。

4. 乳牙萌出 生后4~10个月乳牙开始萌出。最先长出的是下切牙,然后是上切牙,1岁左右长出6~8个切牙。第一乳磨牙12个月、第二乳磨牙24个月开始萌出。1.5岁有12个牙,2岁时有16个牙,2.5岁到3岁时20颗乳牙完全萌出。2岁以内乳牙的数目为月龄减4~6。出牙时间个体差异较大,13个月以后出牙者为出牙延迟。

出牙为生理现象,个别小儿可伴有低热、流涎、烦躁及睡眠不安等症状。牙齿的生长与蛋白质、钙、磷、氟、维生素C和维生素D等营养素及甲状腺激素有关,较严重的营养不良、佝偻病、甲状腺功能减退症、21三体综合征等患儿可出现出牙延迟、牙釉质发育差等。

二、生理保健与护理

婴幼儿是儿童保健与护理的重点对象。婴儿期以均衡膳食合理喂养、定期健康检查与发育筛查、预防接种与常见病多发病预防等为重点。幼儿期在上述基础上,更关注儿童运动、语言、认知、情绪和社会能力的开发及预防意外伤害与传染病。

(一)合理喂养

1. 婴儿喂养 世界卫生组织与联合国儿童基金会共同发布的《婴幼儿喂养全球策略》建议,婴儿生后6个月内完全接受母乳喂养以实现其最佳成长、发育和健康。90%以上的健康婴儿可在生后数周建立进食规律,即每2~3小时1次,3个月后夜间睡眠延长,夜间睡眠时可省去1次,每天喂乳6次左右。哺喂间隔和喂乳时间的长短,应视婴儿体质强弱和吸吮能力而定。为满足其不断发展的营养需求,婴儿应当在接受母乳喂养的同时,4~6个月开始摄入营养充足、安全的补充食物,直到2岁或以上。

部分母乳喂养或人工喂养则应正确选择配方奶和全牛奶。婴儿体重、推荐摄入量以及奶制品规格是估算婴儿奶量的考量因素。按照规定调配配方奶满足婴儿每日营养素、能量及液体总量需要。全牛乳一日奶量摄入估算:可按每日每千克所需的热卡计算,婴儿所需热量为420~462kJ(100~110kcal)/(kg·d),所需水分为150ml/(kg·d),每100ml牛乳加糖5~8g,8%糖牛乳每100ml产热420kJ(100kcal)。人工喂养需注意以下问题:①奶的质量;②奶头、奶瓶等用具每日清洗消毒;③人工奶头孔径以奶瓶反倒乳汁一滴一滴流出为宜;④观察婴儿大便是否正常以调整奶的调配,如奶中脂肪过多,可出现大便增加及不消化的奶瓣;蛋白质过多、糖量过少,大便容易干燥;糖过多,大便会发酵、稀薄、有泡沫和气体。

4~6个月婴儿随生长发育的逐渐成熟,纯乳类喂养不能满足其需要,应逐渐过渡到半固体、固体食物的混合膳食。添加辅助食品时应遵循:①由少到多,如蛋黄从1/4渐增至1个;②由稀到稠,先加半流质食物,逐渐过渡到半固体、固体食物;③由细到粗,如菜泥到碎菜;④由一种到多种,根据婴幼儿的消化情况逐渐增加,当习惯了一种食物再加另一种。

婴儿食物以高能量、高蛋白的乳类为主,即使在婴儿期末(10~12个月)每日乳类供能仍不应低于总能量的1/2(188~209kJ/kg),且注意补充维生素D。

2. 幼儿膳食 幼儿在2~2.5岁以前,乳牙尚未出齐,咀嚼和胃肠消化力较弱,因而食物宜细、软、烂。

幼儿膳食一般每日进餐4次,全日热能在4餐中合理分配。每日热能分配约为早餐25%、午餐35%、午点10%、晚餐30%。进食时间为早餐8点、午餐11点、午点15点、晚餐18点。注意培养良好的饮食习惯,鼓励自己进食,防止强迫进食,避免过多液体或零食的摄入而影响进食。注意补充维生素D,包括坚持每日户外活动1小时,进行空气浴、日光浴。

幼儿膳食应注意平衡,制备平衡膳食时必须达到下列要求:①膳食中有营养价值较高的各类食品;②能满足机体生长发育需要量的足够进食量和达到供给量标准80%以上的营养素摄入量;③各种营养素之间的比例适当、合理,三种产能营养素之间的正确比例,蛋白质供给热能占总热能的12%～15%,脂肪占20%～30%,碳水化合物占50%～69%。

3. 母乳喂养护理　树立乳母母乳喂养的信心,保证合理营养、充足睡眠、身心愉悦。产后2周是建立母乳喂养的关键时期,尽早开奶、按需喂乳,可增加奶量及预防新生儿低血糖发生。哺乳前乳母先为婴儿换好尿布,清洗双手,用温开水拭净乳头,取坐位哺乳最为适宜;哺乳时将乳头和大部分乳晕送入婴儿口中,观察婴儿吸吮、吞咽情况,防止乳房阻塞婴儿口鼻发生窒息;哺乳完毕后将婴儿竖抱,用手轻拍背部,将哺乳时吸入的空气排出。哺乳过程中听到婴儿吞咽声,或婴儿哺喂后安静入睡、每天10余次小便、体重增加速度正常,说明乳量充足。

4. 辅食添加指导　婴儿开始逐步添加辅助食物后,提醒家长注意观察小儿的粪便,帮助家长及时判断婴幼儿某种辅助食物添加是否过量,胃肠道对该种食物是否适应。同时,还应指导家长避免或减少婴幼儿食物过敏的发生。食物过敏常表现为皮肤、消化道和呼吸系统症状,其中以皮肤改变为主,如湿疹和荨麻疹,有时食物过敏的反应,仅表现为一种保护性拒食行为。常见的致敏食物有牛奶、鸡蛋,其次为花生、大豆、鱼和橘子。牛奶、鸡蛋、花生是最常见的致敏食物,其中花生过敏最严重,持续时间最长,因此,在家庭自制的婴儿食物中过早加入花生、大豆等食物是不适宜的。有过敏性疾病家族史的婴幼儿谨慎添加辅助食物。

（二）日常护理

1. 清洁卫生　养成每天早晚洗脸、脚和清洗外阴部的习惯。婴幼儿要有专用的盆和毛巾。女童由于阴道口离尿道口及肛门都较近,容易受到大小便污染,更要注意外阴的日常清洁。男童应关注有无包皮过长或包茎的问题,婴幼儿期的先天性包茎如无并发症可不必治疗,如出现排尿困难,可予手法扩张包皮,后天性包茎需做手术。

婴儿前囟处易形成鳞状污垢或痂皮,可涂植物油,待软化后用温水洗净,不可强行剥落。耳部及外耳道可见部分,每日用细软毛巾揩净。鼻孔分泌物用棉签蘸水清除,切勿将棉签插入鼻腔。喂乳或进食后可喂少量温开水清洁口腔,不可用纱布等擦抹,以免损伤口腔黏膜和牙龈。条件允许者婴幼儿每日沐浴。

2. 衣着　婴儿衣着应简单、宽松、少接缝,便于活动。衣服上不宜用扣子,以免误食误吸,上衣可用和尚领或圆领。最好穿连衣裤或背带裤,以利胸廓发育。最好不要穿开裆裤,尤其是女婴,以防感染。幼儿3岁左右应学习穿脱衣服、整理自己的用物。

3. 睡眠　充足的睡眠是保证婴儿健康的先决条件之一。婴儿所需的睡眠时间个体差异较大,随年龄增长睡眠时间逐渐减少。一般1～2个月婴儿尚未建立昼夜生活节律,胃容量小,可夜间哺乳1～2次,3～4个月逐渐停止夜间哺乳,任其熟睡。幼儿一般每晚可睡10～12小时,白天小睡1～2次。婴儿应有固定的睡眠场所和睡眠时间,可利用固定的乐曲催眠,不拍、不摇、不抱,习惯养成后,不要轻易破坏。幼儿睡前常需有人陪伴,讲故事帮助其入睡。

4. 牙齿　指导家长用软布清洁婴儿萌出的乳牙,较大婴儿提供较硬的食物如饼干咀嚼,使其舒适。婴儿不宜含着奶嘴入睡,以免发生"奶瓶龋齿"。不良吸吮习惯可对口腔产生异常压力,导致反𬌗、错𬌗等畸形,注意吸吮姿势正确。幼儿不能自理时,家长可用软布或软毛牙刷清洁其牙齿;2～3岁幼儿在父母指导下自己刷牙,早晚各1次,饭后漱口。家长定期带幼儿进行口腔检查。

5. 大小便训练　小儿控制排便的能力与神经系统的成熟度有关,存在个体差异,且受遗传因素的影响。婴儿大便次数逐渐减少至每日1～2次时,即可开始训练定时大便,婴儿会坐时练习大便坐盆,每次3～5分钟。1～2岁幼儿开始能够控制肛门和尿道括约肌,并且认知的发展使他们能够表示便意。在此期间,幼儿应穿易脱的裤子,以利排便习惯的培养。大便训练常较小便训练先完成,2～3岁幼儿多已能控制膀胱排尿,如5岁后仍不能随意控制排尿则应就诊。

6. 卫生习惯　培养幼儿良好的卫生习惯,如定时洗澡、勤换衣裤、勤剪指甲、饭前便后洗手、不喝生水、不吃未洗净的瓜果、不食掉在地上的食物、不随地吐痰和大小便、不乱扔果壳和纸屑等。

（三）体格锻炼

小儿体格锻炼是指利用阳光、空气、水等自然条件,结合日常护理进行锻炼,以增强小儿体质,促进小儿生长发育,最终促进小儿健康的一系列措施。

1. 空气浴 适用于任何年龄段的婴幼儿。根据小儿不同年龄和身体状况确定时间,从5分钟开始逐渐增加,最长可达2小时。最好从夏季开始,从热到温再到冷,逐渐地适应气温。先从室内开始锻炼,适应后再到室外锻炼,寒冷季节可在室内进行,先从开门、开窗通风换气做起。锻炼时室温应逐渐下降,一般每3~4天下降1℃,最低12~14℃,体弱者不可低于15℃,气温30℃以上也不适宜。空气浴可与各种活动如主动或被动操、游戏、体操、走路结合进行。

空气浴的注意事项:①根据季节、天气变化和小儿的身体情况安排锻炼。气温要求因年龄、体质而异,3岁以下婴幼儿、体弱小儿以不低于15℃为宜。②观察婴幼儿的反应,如有皮肤发绀、面色苍白、发凉等情况时立即停止。③对于身体特别虚弱、急性呼吸道疾病、各种急性传染病、急慢性肾炎、化脓性皮肤病感染和炎症,以及代偿不全性心瓣膜病的婴幼儿应禁止锻炼。

2. 日光浴 在日光浴开始前,应先进行5~7天的空气浴。满月后可以到户外晒太阳,时间长短依据年龄大小和耐受情况而定,一般从5分钟开始逐渐延长到30分钟。夏季宜在上午8~9时,下午3~5时进行,冬季在中午进行。气温最高限为30℃,最低限为24℃。选择清洁、空气流通但又避开强风的地方,尽量露出婴幼儿皮肤,如头、手、脚、臀部等部位。

日光浴的注意事项:①不宜空腹时或饭后1小时内进行。②气温超过30℃时不宜做日光直射下的日光浴,选择在树荫下进行,保护眼睛不受阳光直射。③注意观察小儿的反应,如脉搏、呼吸、皮肤和出汗情况,以判断婴幼儿可接受日光照射的时间和强度。若出现虚弱感、大汗淋漓、神经兴奋、睡眠障碍、心跳加速等情况,应限制日光照射量或停止日光浴。④日光浴后最好沐浴,并及时补充水分。⑤不要隔着玻璃晒太阳,尽量让阳光直接接触皮肤。⑥发热、心脏病、重症贫血、消化系统功能紊乱及身体特别虚弱者不宜进行日光浴。

3. 水浴 水浴是利用体表与水之间的温差来锻炼身体的方式。对健康小儿来说,水温低于20℃感觉为冷,20~32℃感觉为凉,32~40℃感觉为温,40℃以上感觉为热或烫。具体实施方法:

（1）浸浴:适用于婴儿。用较大水盆盛入可浸没半卧位婴儿锁骨以下身体部位的水量,室温20~21℃时,把水温设置在35℃,每次浸泡不超过5分钟。浸浴后再以低1~2℃的水冲洗婴儿身体,每天如此锻炼1次。稍大婴儿浸浴的最初水温可设置为33~34℃,之后逐渐降至28~30℃。

（2）擦浴:适用于6个月以上任何体质的小儿。取软硬度适中、吸水性强的毛巾,在温度适当的水中浸湿后稍稍挤干,分别从手或脚开始,沿向心方向摩擦小儿上肢和下肢的皮肤,擦毕随即再用干毛巾摩擦至皮肤微红。要求室温不低于16~18℃,开始水温为35℃,以后每隔2~3天下降1℃,婴儿擦浴时水温最终降至26℃,幼儿降至24℃。

（3）淋浴:此方法对机体的锻炼作用较强,适用于2岁以上小儿,可使小儿全身绝大部分皮肤受到水的机械刺激。先冲淋小儿背部,再依次冲淋两肋、胸部和腹部,不冲淋头部。冲淋喷头高过小儿头顶的距离不超过40cm,冲淋时间为20~40秒。冲淋后立即用干毛巾将全身擦干,摩擦皮肤至微红为止。要求室温保持在18~20℃,开始时水温设置为35~36℃,每隔2~3天下降1℃,年幼儿水温不低于26~28℃,年长儿不低于22~24℃。

（4）婴儿游泳:指出生12月内婴儿在专用安全保护措施下,由经过专门培训的人员操作和看护,在出生当天即可进行的一项特定的、阶段性的人类水中早期保健活动,分为被动游泳操和自主游泳两部分。游泳着重在以水为介质进行皮肤接触,进行大关节、大动作的自主活动和被动游泳操锻炼,同时温柔而自然地刺激婴儿视、温、嗅、触觉,尤其是平衡觉。

4. 婴幼儿体操 体操可促进基本动作的发展,增强骨骼、肌肉的发育,增强心肺功能,促进新陈代谢,促进语言、意志、情绪和注意力的发展。

婴儿在出生2个月后就可开始做体操,分为被动操和主动操。被动操适用于2~6个月婴儿,主要

Note:

运动胸部、上肢、肘关节、肩关节、下肢、膝关节、髋关节和腿部;主动操适用于7~12个月婴儿,主要有牵双臂坐起、牵单臂坐起、脊椎后屈、顿足运动、扶腰部站立及跳跃等运动。

12~18个月尚走路不稳的幼儿,在成人的扶持下进行有节奏的活动,主要锻炼走、前进、后退、平衡、扶物过障碍物等动作,如竹竿操。内容由简到繁,每天1~2次。18个月~3岁的幼儿,可配合儿歌或音乐进行有节奏的运动。

5. 户外活动　让小儿接受阳光和空气的刺激,可增强身体对环境的适应力和机体的新陈代谢,促进生长发育,预防佝偻病的发生,帮助小儿更早地认识外界环境。

户外活动要根据小儿的月龄、身体健康状况及当地气候条件而定。一般每天2次,小于6个月的小儿每次10~15分钟,逐渐增加到2小时,6个月以上可户外活动3小时。

(四)免疫程序

1. 一般原则

(1)接种年龄:免疫程序表所列各疫苗剂次的接种时间,是指可以接种该剂次疫苗的最小年龄。儿童年龄达到相应剂次疫苗的接种年龄时,应尽早接种,建议在推荐的年龄之前完成国家免疫规划疫苗相应剂次的接种。

如果儿童未按照推荐的年龄及时完成接种,应根据补种通用原则和每种疫苗的具体补种要求尽早进行补种。

(2)接种部位:疫苗接种途径通常为口服、肌内注射、皮下注射和皮内注射。注射部位通常为上臂外侧三角肌处和大腿前外侧中部。当多种疫苗同时注射接种(包括肌内、皮下和皮内注射)时,可在左右上臂、左右大腿分别接种,卡介苗选择上臂。

(3)同时接种原则:①不同疫苗同时接种,两种及以上注射类疫苗应在不同部位接种。严禁将两种或多种疫苗混合吸入同一支注射器内接种。②现阶段的国家免疫规划疫苗均可按照免疫程序或补种原则同时接种。③不同疫苗接种间隔,两种及以上注射类减毒活疫苗如果未同时接种,应间隔不小于28天进行接种。国家免疫规划使用的灭活疫苗和口服类减毒活疫苗,如果与其他灭活疫苗、注射或口服类减毒活疫苗未同时接种,对接种间隔不做限制。

(4)补种通用原则:未按照推荐年龄完成国家免疫规划规定剂次接种的小于18周岁人群,在补种时掌握以下原则:①应尽早进行补种,尽快完成全程接种,优先保证国家免疫规划疫苗的全程接种;②只需补种未完成的剂次,无需重新开始全程接种;③当无法使用同一厂家同种疫苗完成接种程序时,可使用不同厂家的同种疫苗完成后续接种。

2. 儿童免疫程序　国家免疫规划使用的疫苗都可以按照免疫程序和预防接种方案的要求,全年(包括流行季节)开展常规接种,或根据需要开展补充免疫和应急接种。

(1)乙肝疫苗:乙肝疫苗属于基因工程疫苗。接种禁忌对象:①乙肝病毒携带者、对疫苗中任何成分过敏者、神经系统疾病者、重度营养不良者、先天性免疫功能缺陷者及应用免疫抑制剂治疗者;②现正在发热、患有急性或慢性严重疾病者(如活动性肝炎)及其痊愈不足2周者,建议推迟接种。乙肝疫苗很少引起不良反应。

(2)卡介苗:系减毒活疫苗。接种禁忌对象:患有结核病、急性传染病、肾病、心脏病、湿疹、免疫缺陷症或其他皮肤疾病者。卡介苗接种后2周左右可出现局部红肿,如出现化脓、小溃疡及腋下淋巴结肿大,可局部处理以防感染扩散。

(3)脊髓灰质炎疫苗:属于减毒疫苗。接种禁忌对象:①患有免疫缺陷性疾病或正在接受免疫抑制剂治疗者;②对牛奶及其他乳制品过敏者;③凡有发热、腹泻及急性传染病者暂缓接种。脊髓灰质炎疫苗接种后,极少数婴儿可出现低热、腹泻,但能自愈。

(4)无细胞百白破疫苗及白破疫苗:无细胞百白破疫苗由无细胞百日咳疫苗(系灭活疫苗)、精制白喉类毒素和精制破伤风类毒素组成。接种禁忌对象:①患有神经系统疾病或癫痫有抽搐史者;②有明确过敏史者;③急性传染病(包括恢复期)、发热者暂缓接种。接种百白破疫苗后,局部出现红肿、疼痛,伴有或不伴有低热、倦怠等,偶见过敏性皮疹、血管性水肿。若全身反应严重者,应及时就诊。白破疫苗禁忌证及不良反应参见百白破疫苗。

(5)麻腮风疫苗:为减毒活疫苗。接种禁忌对象:①先天性免疫功能缺陷或免疫功能低下者;②有过敏史者,尤其鸡蛋过敏者慎用;③患有严重疾病、发热、传染病(包括恢复期)者应暂缓接种。

(6)乙脑疫苗:有减毒活疫苗和灭活疫苗两种剂型。接种禁忌对象:发热及中耳炎、急性传染病、严重慢性疾病、脑及神经系统疾病、免疫系统功能缺陷或正在使用免疫抑制剂治疗、过敏性疾病者。疫苗接种后,一般无不良反应。

(7)流脑疫苗:有A群脑膜炎球菌多糖疫苗和A群C群脑膜炎球菌多糖疫苗。接种禁忌对象:①神经系统疾病及精神疾病患者;②有过敏史者;③有严重疾病者;④急性传染病及发热者。疫苗接种后,一般无严重的局部反应和全身反应。

(8)甲肝疫苗:有减毒活疫苗和灭活疫苗两种剂型。接种禁忌对象:发热、急性传染病、严重慢性疾病、免疫系统功能缺陷或正在使用免疫抑制剂治疗、过敏性疾病者。接种疫苗后,大多数小儿没有不良反应,少数小儿可能出现局部疼痛、红肿、头痛、疲劳、发热、恶心和食欲缺乏,偶见皮疹。一般可自行缓解,必要时可对症处理。

传染病流行季节,在重点地区对重点人群进行出血热疫苗接种,对重点人群进行炭疽疫苗和钩端体疫苗应急接种。目前,通过接种疫苗可以预防乙型肝炎、结核病、脊髓灰质炎、百日咳、白喉、破伤风、麻疹、甲型肝炎、流行性脑脊髓膜炎、流行性乙型脑炎、风疹、流行性腮腺炎、流行性出血热、炭疽和钩端螺旋体病15种传染病。

(五)生长发育监测及疾病筛查

系统、连续、动态地对小儿身高、体重等生长指标进行监测和评定,早期发现生长偏离,及时分析原因,采取相应的干预措施,是儿童保健服务的基础。

3岁以内体格检查时间为:1岁以内婴儿出生后3个月体检1次,1~3岁幼儿每半年体检1次。健康检查内容包括:问诊、体格测量、全身检查及必要的实验室检查。检查小儿体格、心理发育和神经精神发育状况;每年做1~2次有关缺铁性贫血及佝偻病的健康检查,进行1次视力筛查,做1次尿、大便常规检查;另外,检查2岁后的男童外生殖器发育有无包茎、小阴茎等。

从初生到7周岁连续的、系统的保健服务,具体包括:认真开展小儿保健系统管理;加强对早产和低出生体重儿的管理;对高危儿进行智力监测;采取综合措施防治常见病和传染病;及时为适龄婴幼儿进行各种疫(菌)苗的预防接种;对家长进行必要的健康教育。

第二节 婴幼儿的心理社会保健与护理

婴幼儿心理发育是指在生理发育的基础上,尤其脑发育条件下,心理由低级到高级、从简单到复杂的变化过程。婴幼儿心理发育的基本内容包括动作、语言、认知、情感和社会性等方面的发展。

一、心理社会发育特点

婴幼儿心理社会发育以神经系统的发育和成熟为基础,与体格生长发育一样,心理社会发育也有一定的规律和特点。

(一)脑的特点

脑发育的关键时期是婴幼儿阶段,尤其在3岁前,脑的生长发育是最重要的。脑迅速发展是小儿智力、情感、运动、社会交往等各方面能力发展的基础。

1. **脑的发育** 新生儿出生时脑重约为390g,9个月时脑重约660g,2岁时脑重达900~1 000g,3岁时脑重1 100g,接近成人脑重的80%。

婴儿出生时大脑已经有100亿~180亿个脑细胞,其数目接近成人。生后3个月时神经纤维髓鞘逐渐形成,但神经活动不稳定,皮质下中枢兴奋性较高,对外界刺激的反应较慢且易于泛化,表现为肌肉张力较高,常出现无意识的手足徐动。婴幼儿时期遇到强刺激时易发生昏睡或惊厥。

2岁时主要的运动神经已经髓鞘化,3岁时细胞分化基本完成。神经细胞突触数量增多,长度增加,向皮质各层深入。2岁前神经纤维的延伸呈水平方向,2岁以后则有斜行和垂直纤维向皮质深入,3岁时已完成80%。

2. 脑的可塑性　指外部环境条件改变神经系统的内在联系,脑功能发生改变,从而适应新的环境。脑的可塑性终身都存在,更容易发生在婴幼儿期,可塑的程度受到年龄、大脑功能区域和受损程度等因素影响。

脑的可塑性与学习记忆有关。由于新的学习,神经细胞表面的突触会增加,神经递质也增加,借以加强细胞之间的信息传递联系。脑的可塑性还体现在脑发育的可变性和可代偿性,如大脑能以新生的细胞重建神经系统受损害部分或替代已经死亡的细胞,使脑在损伤的部位实行改组或重组,脑功能得到良好的代偿;但脑组织一旦发育成熟,就不可能实行重组,这对婴幼儿早期干预和康复训练具有重要意义。

（二）动作的发育

运动的发育与大脑的发育、肌肉的功能有密切的关系,并遵循一定的规律。1个月的婴儿俯卧时稍能抬头;3个月时可以控制头部和抬胸;4个月时能够翻身,并能抓住玩具;5个月时能从仰卧翻成俯卧,6个月时能从俯卧翻到仰卧,此时能独自玩弄小玩具,并可从一只手换到另一只手;7个月转向侧卧位时,用一只手可以支撑身体的重量;8个月时可以坐得很稳,开始用上肢向前爬;9个月时可以灵活地使用拇指和示指捡拿物品或撕纸;10个月可拉着双手向前走;12个月时可以独自站立行走。此时的婴儿在开始抓握物体之前可以对物体进行准确的定位。

幼儿脑功能发育已较成熟,四肢活动更加灵活,能双脚交替上下楼梯、奔跑、双脚跳,能不扶东西迈过矮的障碍物。会用勺子吃饭,并做简单的游戏。3岁时,能独立玩耍,自己会洗脸,在大人帮助下脱穿简单的衣服等。

（三）语言的发展

婴儿期是语言的准备期,主要是通过哭、表情变化和身体与大人接触交流。婴儿在1个月以内哭是与人交流的主要手段;5个月左右开始出现咿呀学语,9个月时达到了高峰;8~9个月已能听懂大人的一些语言,并作出反应;9~12个月能够辨别母语中的各种音素,经常模仿成人的语音;11个月才真正理解词的意义;大多数12个月的小儿开始会说第一个与特定对象相联系的词。

2~3岁是口头语言发育的快速期,从简单发声到会讲完整语句,语言能力得到迅速发展。1~5岁时,能听懂成人告诉的生活中的一些事情。2岁时能说出自己的姓名和年龄,能用简单的语言来表达自己的意思。3岁时已能说出较长的句子,会唱歌、会跳舞。

（四）感知觉和认知发育

视觉在婴儿6个月前发展非常迅速,是视力发育的敏感期。4~12周的婴儿两眼能追随物体移动180°,3个月能主动搜寻视觉刺激物,3~4个月对明亮鲜艳的色彩,尤其是红色感兴趣。10~12个月的婴儿可以根据成人的表情作出不同的行为反应,12个月时视觉调节能力基本完成。1.5岁的幼儿能注视3m远的小玩具。2~3岁能分辨物体的大小、方向、距离和位置,能辨别各种物体的属性(如冷、热、硬等),能认识日常生活中的物品,识别几种基本颜色,分辨男女。

1岁左右的幼儿出现随意注意的萌芽,但不稳定且易被分散或转移,对感兴趣的事情注意力能集中较长时间。1岁左右随意注意不超过15分钟,2~3岁能集中注意10~20分钟;幼儿期的记忆多为自然记忆,不持久,容易遗忘。1岁以内小儿只有再认而无再现,1岁再认潜伏期是几天,2岁可达几个星期,3岁可保持几个月。而2岁时再现潜伏期只有几天,3岁时可延至几个星期;1岁以后小儿才出现具有一定形象性的思维活动,2~3岁时的思维具有直观性;1~2岁时仅有想象的萌芽,3岁后想象进一步发展,有意想象已初步形成,如喜欢做象征性游戏。

（五）情绪和情感发展

情绪与情感是人对客观事物与人的需要之间关系的反映。婴幼儿从出现"喜怒哀惧"等基本及最初的情绪反应，到具备害羞、内疚、嫉妒等社会情绪，每一种情绪的发展都是婴幼儿成长的里程碑。新生儿就有最初的情绪反应，多与生理需求是否得到满足有关；3～4个月时就会出现有选择的社会性微笑；6个月后开始认识陌生人，出现基本的情绪，如愤怒、惊讶等；7～12个月出现"社会参照"，即学会"看脸色"；2岁开始小儿的情感表现日渐丰富、复杂，如喜、怒，初步的爱与憎等，还会出现一些不良的情绪。

婴幼儿情感的发展呈现社会化、内容的丰富和深刻化以及自我调节能力逐步增强的特点。情绪社会化是指情绪中社会性交往的成分不断增加，引起情绪反应的社会性动因不断增加，比如由生理需求转变为社会性需求。情绪表达的社会化，如理解面部表情的能力增强，区别面部表情的能力是社会性认知的重要标志。情绪的自我调节也由被动调节和服从，转变为越来越受自我意识的支配，情绪的稳定性与掩饰增加。

（六）社会性发展

婴幼儿社会性发展是渐进的，以个体语言、认知、情绪、动作等各个领域的发展为基础，并始终贯穿在所有领域发展过程中。社会性发展包括亲子关系和同伴关系，以及自我意识、个性和性别认同，并体现出与之相对应的社会活动。0～3岁婴幼儿社会性发展有两个重要内容：亲子依恋和自我意识。

依恋是个体与另一个体之间产生了持久的、特殊的情感联结。母亲是孩子第一个也是最重要的依恋对象。依恋的发展经历为从出生到3个月的无差别依恋阶段，3～12个月的建立阶段，12～24个月的依恋关系确立阶段。2岁以后婴幼儿能较好地理解父母或者看护人的情感、意愿等，也能够控制自己的行为。

自我意识是个体的倾向性心理特征，是个体对于自己以及自己与他人关系的认识。自我意识的建立到成熟是一个长期过程，始于婴幼儿期，贯穿成年。5个月前，婴幼儿自我意识尚未形成，不能区分自己与他人或者其他客体；5～8个月开始出现镜像感知，即对镜子里的影像产生兴趣，但是不能认出自己；9～12个月开始意识到自己的动作和主观感觉以及动作结果的关系；1岁以后婴幼儿逐渐能在镜子中辨认出自己，是自我意识逐渐形成的标志；1岁半前后开始使用代词"我"；2岁以后婴幼儿开始将自我与他人区分开来，独立性增强。

二、心理社会保健与护理

婴幼儿的心理社会保健与护理，是以感知觉和动作训练为主，尽早进行语言训练，通过生活技能训练提高其认知能力，培养良好的社会关系，预防可能出现的心理行为问题，促进婴幼儿心理社会的健康发展。

（一）培养生活习惯和技能

1～3岁是小儿各种习惯形成的重要时期，在成人的训练和影响下，通过日常生活逐渐养成，如每天洗脸、洗手、饭后漱口或刷牙、不随地吐痰的卫生习惯，不挑食、不偏食的饮食习惯，睡眠、排泄习惯的培养等。

鼓励小儿做力所能及的事，训练穿脱衣服鞋袜，解纽扣和系鞋带，学会自我进食等。15～18个月是学习进食的关键期，父母耐心训练幼儿自己吃饭；此期也是训练大小便的关键时期，通常大便训练在1岁至1岁半、小便训练在2岁左右进行。鼓励小儿树立克服困难的信心，当遇到困难时，养育者不要马上伸手相助，应鼓励其尝试，尝试的经历对小儿将来智能发展和意志力的培养有积极的促进作用。

（二）训练视听能力

1. 出生～3个月　主要是通过看和听从外界向大脑输入信号发展婴儿心理。此期可在小儿床上方悬挂颜色鲜艳的物品或能发声的鲜艳玩具，训练小儿两眼视物的习惯，刺激脑部功能。父母要经常面对面与小儿亲切交谈、唱歌或念儿歌，每天定时放悦耳的音乐等。

2. 出生后4～6个月　悬挂玩具至婴儿伸手就能碰到的地方，开始可能是偶然碰一下，以后就会有意识地去玩。选择体积稍大、色泽鲜艳、不同形状、带声响的吹塑玩具和可以摇响的玩具,逗引小儿看、摸和倾听,训练视听觉能力。也可以选择手摇铃或能捏响的小玩具,放在婴儿能拿到的地方,以训练手的抓握能力。

3. **出生后 7～12 个月**　小儿仍为无意注意,要引导他们观察周围事物,培养注意力,并逐渐认识周围的事物。随着听觉及运动能力加强,开始学爬行,可选择塑料、绒毛、皮球及能敲打的玩具。10～12 个月时婴儿手的动作逐渐加强,并开始学走路,可选择小推车、滚动玩具及手拉玩具等,以训练小儿行走及手的活动能力。12 个月后要注意培养小儿爱护玩具和爱好整洁的习惯。

（三）促进动作发育

动作的发育与神经系统日臻成熟有着密切关系,婴幼儿期是动作发育的重要阶段,重点发展粗大动作和手及手指的精细动作。

1. **粗大动作**　小儿满月后开始训练抬头,在喂奶前训练俯卧,促使小儿主动抬头;2 个月训练翻身,帮助小儿由仰卧转为侧卧再到俯卧,完成翻身动作;4 个月训练拉坐,每次时间不要太长;5 个月训练爬行;8 个月训练扶站;10 个月练习牵走,并逐步过渡到独立行走。

1～2 岁小儿主要应加强独立行走、稳定性、运动协调性和躯体平衡能力的训练,克服怕跌跤的恐惧心理。1 岁半后在走稳的基础上,训练小儿跑、跳跃和攀登的能力。

2～3 岁小儿通过活动性游戏、体育活动、自由活动,在发展基本动作的基础上,训练随意跑、跳的能力。鼓励小儿独自上、下楼梯,练习两脚交替独站、双足离地蹦跳、从台阶跳下或跳远,教小儿骑三轮童车。

2. **精细动作**　3 个月时用颜色鲜艳、有响声、带柄的玩具吸引小儿伸手,或放在孩子的手里,训练用手抓物;6～10 个月可训练用手指捏取小的物体。18～24 个月鼓励用匙自己吃饭,也可通过学搭积木、用塑料绳穿有孔玩具等,训练小儿手部精细动作的灵活性和准确性;2～3 岁还可通过游戏、做手工等促进手的稳定性和协调性发育,也可发展幼儿的想象力、创造力、思维能力。

（四）促进语言发展

小儿的语言能力是其智力水平的主要标志。促进小儿语言发育最简便方法是成人多与小儿说话、唱歌、讲故事,对婴儿自发的"baba""mama"之类语言,及时给予应答或微笑;在日常生活中把语言与人物、事物、动作等联系起来,为语言发展打好基础。

2～3 岁是口头语言形成的关键时期。1～2 岁主要培养和加深其对语言的理解和简单的表达能力,多让小儿观看图片、实物,教小儿认识周围的人和物;成人多与孩子做游戏、多进行语言交流;鼓励孩子多说话,及时纠正错误发声,切忌讥笑小儿,否则会造成其心理紧张,易引起口吃。2～3 岁的小儿生活内容逐渐丰富,与外界交流的机会也日益增多,可教小儿念儿歌,复述简单的故事等,不断丰富小儿的词汇量等。

（五）培养认知能力

在发展感知觉的基础上,逐步培养小儿注意、记忆、观察、思维等能力。1～2 岁时主动引导小儿观察动物、植物及周围的一切事物,通过实物进行记忆练习和强化训练。2～3 岁时继续培养观察能力,培养小儿注意的持久性和集中性;让小儿复述成人讲的小故事、说过的话,来强化其机械记忆能力;根据故事或童话的情节和内容,让小儿模仿表演,发展想象力和创造能力;通过绘画提高小儿手眼动作的协调性,通过听歌和唱歌训练听觉和欣赏音乐的能力,并激发幼儿的想象力。

（六）促进社会性发展

亲子交往对小儿与同伴交往有很大影响,甚至影响成年后人际交往的能力。家长应通过生活上细心的照顾、亲切的语言交流、愉快的共同玩耍和游戏与小儿建立良好的依恋感情,帮助他们逐渐认识周围世界。对 1～2 岁小儿来说,亲子交往非常重要,父母向小儿传授道德准则、行为规范和社会交往的技能,为小儿提供练习有关社交行为和技能的场所。2～3 岁时可让小儿与其他伙伴一起做游戏,教育他们懂得遵守一定规则,并通过游戏建立与同龄伙伴的关系,培养小儿良好的道德品质和情感。

（七）预防心理卫生问题

婴幼儿期易出现分离焦虑，表现为小儿在父母或养育者不在身边时出现恐惧、悲伤等情绪反应，原因是 6 个月小儿已与父母建立了良好的依恋关系，养育不良往往会使小儿出现反应性依恋障碍或脱抑制性依恋障碍。3 岁小儿就会出现反抗，是小儿自主性和独立性的表现，父母既要让小儿有自主和独立选择做事或做决定的机会，又要给予适当的限制，防止从小养成霸道行为。

第三节　婴幼儿常见疾病的保健与护理

婴幼儿常见病的预防是小儿保健与护理工作的重要内容。从群体上预防和控制小儿常见疾病，应采取初级预防（病因预防）、二级预防（早发现、早诊断、早治疗）和三级预防（加强康复，减少残障）的策略。目前，小儿肺炎、腹泻、缺铁性贫血和维生素 D 缺乏性佝偻病仍然是我国重点防治的婴幼儿疾病，简称"四病"。

一、肺炎

肺炎（pneumonia）系不同病原体或其他因素（如吸入羊水或变态反应）等引起的肺部炎症，是儿童期尤其婴幼儿常见的感染性疾病。以发热、咳嗽、气促、呼吸困难和肺部固定中、细湿啰音为共同特征。重症肺炎可累及循环、神经及消化系统，出现心力衰竭、中毒性脑病、中毒性肠麻痹等。支气管肺炎（bronchopneumonia）是小儿时期最常见的肺炎，以 2 岁以下小儿多见。一年四季均可发生，冬春多发。

---------- 案例与思考 ----------

患儿，男，6 个月，因"发热、咳嗽 4 天，伴气促 1 天"入院。患儿 6 天前无明显诱因出现发热，体温波动在 38.6~39.1℃，伴微咳，近 1 天来，咳嗽频繁伴气促。患儿精神差，食欲缺乏。查体：体温 39.5℃，脉搏 155 次/min，呼吸 55 次/min，口唇发绀，鼻翼扇动，咽部充血。两肺有细湿啰音，心率 155 次/min，律齐。腹胀，肝右肋下 2.5cm，脾未触及，余正常。

思考：如何对该患儿进行保健与护理评估？该疾病预防措施有哪些？

【保健与护理评估】

1. **症状与体征**　2 岁以下婴幼儿多见，起病多数较急，发病前数日多数患儿有上呼吸道感染。主要临床表现为发热、咳嗽、气促、肺部固定中等或细湿啰音。

（1）症状

1）发热：热型不一，多为不规则热，亦可为弛张热或稽留热。早产儿和重度营养不良儿可不发热，甚至体温不升。

2）咳嗽：是几乎每个肺炎患儿都有的早期症状。较频繁，初为刺激性干咳，以后咳嗽有痰，新生儿、早产儿可仅表现为口吐白沫。

3）气促：多在发热、咳嗽之后出现。

4）全身症状：精神不振、烦躁不安、食欲缺乏、轻度腹泻或呕吐。

（2）体征

1）呼吸加快：40~80 次/min，可有鼻翼扇动、三凹征。

2）发绀：口周、鼻唇沟和指（趾）端发绀，轻症者可无发绀。

3）肺部啰音：早期不明显，仅有呼吸音粗糙、减低，以后可逐渐出现较固定的中、细湿啰音，以背

Note:

部两侧下方及脊柱两旁较易听到,深吸气末或啼哭时更为明显。

（3）重症肺炎的表现:重症肺炎由于严重缺氧及毒血症,除有呼吸衰竭外,可发生循环、神经、消化等系统的功能障碍,出现相应的临床表现。

1）循环系统:可发生心肌炎、心包炎等,有先天性心脏病者易发生心力衰竭。心肌炎主要表现为面色苍白、心音低钝、心动过速、心律不齐,心电图显示 ST 段下移、T 波低平或倒置。心力衰竭主要表现为:①安静状态下呼吸突然加快,>60 次/min;②安静状态下心率突然增快,>180 次/min;③骤发极度烦躁不安,明显发绀,面色苍白或发灰,指（趾）甲微血管再充盈时间延长;④心音低钝,奔马律;⑤肝脏迅速增大;⑥尿少或无尿,颜面或下肢水肿等。重症革兰氏阴性杆菌肺炎还可以发生微循环障碍,出现面色苍白、四肢发凉、脉搏细弱等。

2）神经系统:严重缺氧并发脑水肿时,观察患儿意识、瞳孔、囟门及肌张力的变化,若出现烦躁不安、嗜睡、惊厥、昏迷、呼吸不规则、肌张力增高等为颅内高压的表现。

3）消化系统:重者可发生中毒性肠麻痹及消化道出血,表现为频繁呕吐、严重腹胀,呼吸困难加重,听诊肠鸣音消失。重症患儿还可呕吐咖啡渣样物,大便潜血试验阳性或柏油样便。

4）弥散性血管内凝血:可表现为血压下降,四肢凉,脉速而弱,皮肤、黏膜及胃肠道出血。

若延误诊断或病原体致病力强者,可引起脓胸、脓气胸、肺大疱等并发症。表现为患儿病情突然加重,出现剧烈咳嗽、呼吸困难、烦躁不安、面色青紫、胸痛及一侧呼吸运动受限等。

2. 心理社会状况　了解患儿既往是否有住院的经历,家庭经济情况如何,父母的文化程度、对本病的认识程度等。评估患儿是否有因发热、缺氧等不适及环境陌生产生焦虑和恐惧,是否有哭闹、易激惹等表现。评估家长的心理状态,患儿家长是否有因患儿住院时间长、知识缺乏等产生的焦虑不安、抱怨的情绪。

3. 相关危险因素　详细询问发病情况,了解有无反复呼吸道感染史,发病前是否有麻疹、百日咳等呼吸道传染病;询问既往健康情况,有无基础疾病史;生后是否按时接种疫苗,患儿生长发育是否正常,家庭成员是否有呼吸道疾病病史。

4. 辅助检查　主要包括外周血检查、病原学检查及胸部 X 线检查等。

（1）外周血检查:病毒性肺炎白细胞总数大多正常或偏低;细菌性肺炎白细胞总数及中性粒细胞增高,并有核左移。

（2）病原学检查:留取痰液、气管吸出物、胸腔穿刺液、血液等做细菌培养,以明确病原体;留取鼻咽拭子或气管吸出物标本做病毒分离;免疫学方法进行病原特异性抗原检测;血清冷凝集试验、病原特异性抗体测定、聚合酶联反应或特异性的基因探针检测病原 DNA。

（3）胸部 X 线检查:早期肺纹理增粗,以后出现大小不等的斑片阴影,可融合成片,以双下肺中内带及心膈区居多。可伴有肺不张、肺气肿。支气管肺炎患儿有时可见肺门阴影增浓、较突出。

【保健与护理问题】

1. **清理呼吸道无效**　与呼吸道分泌物较多、黏稠,患儿体弱、无力排痰有关。
2. **体温过高**　与肺部炎症有关。
3. **营养失调:低于机体需要量**　与摄入不足、消耗增加有关。
4. **潜在并发症:心力衰竭、中毒性脑病、中毒性肠麻痹。**
5. **知识缺乏:家长缺乏相应预防和护理知识。**

【保健与护理干预】

1. **目的**　通过保健与护理,患儿气促、发绀、呼吸困难逐渐改善,呼吸道通畅,有效排出痰液,体温恢复正常,得到充足营养,未发生并发症或发生时得到及时发现和处理。

2. **原则** 注重护理与治疗相结合,防止患儿发生并发症或发生时得到有效干预。

3. **保健与护理措施**

(1) 健康教育:指导家长加强患儿的营养,培养良好的饮食和卫生习惯。加强体格锻炼,增强体质,改善呼吸功能。婴幼儿应少去人多的公共场所,尽可能避免接触呼吸道感染患者。有营养不良、佝偻病、贫血及先天性心脏病患儿应积极治疗原发病。教会家长处理呼吸道感染的方法,使患儿在疾病早期能得到及时控制。定期健康检查,按时预防接种。

(2) 呼吸道保健与护理:保持室内空气清新,室温控制在 18~20℃、湿度 60%。嘱患儿卧床休息,减少活动。及时清除患儿口鼻分泌物,经常变换体位,以减少肺部淤血,促进炎症吸收。指导患儿进行有效的咳嗽,必要时,可进行雾化吸入使痰液变稀薄利于咳出。遵医嘱给予抗生素治疗,促进气体交换。

出现烦躁、口唇发绀等缺氧表现的患儿应及早给氧,以改善低氧血症。一般采用鼻前庭导管给氧,氧流量为 0.5~1L/min,氧浓度不超过 40%;缺氧明显者用面罩或头罩给氧,氧流量为 2~4L/min,氧浓度不超过 50%~60%;出现呼吸衰竭时,应使用人工呼吸器。吸氧过程中应经常检查导管是否通畅,患儿缺氧症状是否改善,发现异常及时处理。

(3) 发热预防与护理:查明发热病因,及时采取降温措施。对持续发热的患儿,除了提供易消化食物补充营养外,可酌情给予支持治疗,如输血、部分静脉高营养等。也可选择中药治疗。

(4) 营养支持与护理:给予足量的维生素和蛋白质,少量多餐。婴儿哺喂时应耐心,每次喂食须将头部抬高或抱起,以免呛入气管发生窒息。进食确有困难者,可按医嘱静脉补充营养。鼓励患儿多饮水使呼吸道黏膜湿润,以利于痰液的咳出,并助于黏膜病变的修复,同时防止发热导致的脱水。对重症患儿应准确记录 24 小时出入量。要严格控制静脉补液速度,最好使用输液泵,保持液体均匀输入,以免发生心力衰竭。

(5) 病情观察与护理

1) 肺炎合并心力衰竭,应及时报告医生,并减慢输液速度,准备强心剂、利尿剂,配合医生抢救。若患儿突然口吐粉红色泡沫痰,应考虑并发肺水肿,可立即给予经 20%~30% 乙醇湿化的氧气,间歇吸入,每次吸入时间不超过 20 分钟。

2) 考虑并发脑水肿、中毒性脑病的可能时,需立即报告医生并配合抢救。

3) 发现中毒性肠麻痹及消化道出血,需报告医生采取中、西医治疗。

4) 考虑脓胸或脓气胸的可能时,需及时报告医生并配合医生进行胸穿或胸腔闭式引流。

二、婴幼儿腹泻

婴幼儿腹泻(infantile diarrhea)或称腹泻病,是指由多种病原、多种因素引起的以大便次数增多和大便性状改变为特点的消化道综合征,严重者可引起水、电解质和酸碱平衡紊乱,是造成小儿营养不良、生长发育障碍和死亡的主要原因之一。发病年龄以 6 个月~2 岁多见,其中 1 岁以内约占半数。一年四季均可发病,但夏秋季发病率最高。

案例与思考

患儿,男,10 个月,体重 9.5kg。因"腹泻、呕吐 3 天,加重 1 天"入院。患儿入院前 3 天开始腹泻,呈黄色稀水样便,每日 5~6 次,量中等。时有呕吐,为胃内容物,呈非喷射状,量少。伴轻咳、流涕。1 天前大便次数增多,每日 10 余次。发病后患儿食欲缺乏,精神萎靡,尿量稍少。患儿系足月顺产,部分母乳喂养,6 个月始添加换乳期食物。

思考:如何对该患儿进行保健与护理评估? 如何做好患儿的臀部护理?

Note:

【保健与护理评估】

1. **症状与体征**　根据临床症状分为轻型腹泻和重型腹泻,轻型腹泻多由饮食因素或肠道外感染引起,主要以胃肠道症状为主。重型腹泻多由肠道内感染引起,除有较重的胃肠道症状外,还有明显的脱水、电解质紊乱及全身中毒症状。

不同病因引起的腹泻常具有不同的临床过程。病程在 2 周以内的腹泻为急性腹泻;病程在 2 周~2 个月的腹泻为迁延性腹泻;病程超过 2 个月的腹泻为慢性腹泻。

（1）急性腹泻

1）腹泻的共同临床表现:①胃肠道症状。腹泻频繁,每日大便从十余次到数十次;除腹泻外,常伴有呕吐(严重者咖啡样物)、腹胀、腹痛、食欲缺乏等。大便呈黄绿色水样或蛋花汤样、量多、含水分多,可有少量黏液,少数患儿也可有少量血便。②水、电解质和酸碱平衡紊乱症状。有脱水、代谢性酸中毒、低钾及低钙、低镁血症等。③全身中毒症状。如发热,体温可达40℃,烦躁不安或萎靡、嗜睡,进而意识模糊,甚至昏迷、休克等。

2）几种常见类型肠炎的临床特点

轮状病毒肠炎:好发于秋、冬季,以秋季流行为主,故又称秋季腹泻。经粪-口传播,也可通过气溶胶形式经呼吸道感染而致病。多见于 6 个月至 2 岁的婴幼儿,潜伏期1~3 天。起病急,常伴有发热和上呼吸道感染症状,多无明显中毒症状。病初即出现呕吐,大便次数多、量多,呈黄色或淡黄色,水样或蛋花汤样,无腥臭味,大便镜检偶有少量白细胞。常并发脱水、酸中毒及电解质紊乱。轮状病毒感染也可侵犯多个脏器,如中枢神经系统、心肌等。本病为自限性疾病,自然病程为 3~8 天。

产毒性细菌引起的肠炎:多发生在夏季。潜伏期1~2 天,起病较急。轻症仅大便次数稍增,性状轻微改变。重症腹泻频繁、量多,呈水样或蛋花汤样,混有黏液,镜检无白细胞。常伴呕吐,严重者可伴发热、脱水、电解质和酸碱平衡紊乱。本病为自限性疾病,自然病程 3~7 天或较长。

侵袭性细菌引起的肠炎:全年均可发病,潜伏期长短不等。常引起志贺菌性痢疾样病变。起病急,高热甚至可以发生热惊厥。腹泻频繁,大便呈黏液状,带脓血,有腥臭味。常伴恶心、呕吐、腹痛和里急后重,可出现严重全身中毒症状甚至休克。大便镜检有大量白细胞及数量不等的红细胞。粪便细菌培养可找到相应的致病菌。其中空肠弯曲菌肠炎多发生在夏季,常侵犯空肠和回肠,有脓血便、腹痛剧烈;耶尔森菌小肠结肠炎多发生在冬、春季节,可引起淋巴结肿大,亦可产生肠系膜淋巴结炎。以上两者均需与阑尾炎鉴别。鼠伤寒沙门菌小肠结肠炎有胃肠炎型和败血症型,夏季发病率高,新生儿和 1 岁以内的婴儿尤易感染,新生儿多为败血症型,常引起暴发流行,可排深绿色黏液脓便或白色胶冻样便,有特殊臭味。

出血性大肠埃希菌肠炎:大便开始呈黄色水样便,后转为血水便,有特殊臭味,常伴腹痛,大便镜检有大量红细胞,一般无白细胞。

抗生素相关性腹泻:①金黄色葡萄球菌肠炎,多继发于使用大量抗生素后,与菌群失调有关。表现为发热、呕吐、腹泻,不同程度中毒症状、脱水和电解质紊乱,甚至发生休克。大便暗绿色,量多带黏液,少数为血便。大便镜检有大量脓细胞和成簇的革兰氏阳性球菌,培养有葡萄球菌生长。②假膜性小肠结肠炎,由难辨梭状芽孢杆菌引起。除万古霉素和胃肠道外用的氨基糖苷类抗生素外,几乎各种抗生素均可诱发本病。主要症状为腹泻,轻者每日数次,停用抗生素后很快痊愈;重者腹泻频繁,呈黄绿色水样便,可有毒素致肠黏膜坏死所形成的假膜排出,大便厌氧菌培养、组织培养法检测细胞毒素可协助诊断。③真菌性肠炎,多为白念珠菌感染所致,常并发于其他感染或菌群失调时。病程迁延,常伴鹅口疮,大便次数增多,黄色稀便,泡沫较多、带黏液,有时可见豆腐渣样细块(菌落)。大便镜检有真菌孢子和菌丝。

（2）迁延性腹泻和慢性腹泻:迁延性腹泻和慢性腹泻多与营养不良和急性期治疗不彻底有关,以人工喂养儿、营养不良儿多见。表现为腹泻迁延不愈,病情反复,大便次数和性质不稳定,严重时可出现水、电解质紊乱。由于营养不良儿腹泻时易迁延不愈,持续腹泻又加重了营养不良,两者可互为因果,形成恶性循环,最终引起免疫功能低下,继发感染,导致多脏器功能异常。

（3）生理性腹泻:生理性腹泻多见于6个月以下的婴儿,其外观虚胖,常有湿疹,表现为出生后不久即腹泻,但除大便次数增多外,无其他症状,食欲好,无呕吐,生长发育不受影响。添加换乳期食物后,大便即逐渐转为正常。

2. **心理社会状况** 评估家长对疾病的心理反应及认识程度、文化程度、喂养及护理知识等;评估患儿家庭的居住环境、经济状况、卫生习惯等。

3. **相关危险因素** 评估喂养史,如喂养方式、喂何种乳品、冲调浓度、喂哺次数及每次量、添加换乳期食物及断奶情况;注意有无不洁饮食史、食物过敏、腹部受凉或过热致饮水过多;询问患儿粪便长期的性状变化情况,腹泻开始时间、次数、颜色、性状、量、气味,有无呕吐、腹胀、腹痛、里急后重等不适;了解是否有上呼吸道感染、肺炎等肠道外感染病史;既往有无腹泻史,有无其他疾病及长期使用抗生素病史。

4. **辅助检查** 主要包括血常规、大便常规、病原学检查及血液生化检查等。

（1）血常规:细菌感染时白细胞总数及中性粒细胞增多;寄生虫感染和过敏性腹泻时嗜酸性粒细胞增多。

（2）大便常规:肉眼检查大便的性状如外观、颜色、是否有黏液脓血等;大便镜检有无脂肪球、白细胞、红细胞等。

（3）病原学检查:细菌性肠炎大便培养可检出致病菌;真菌性肠炎大便镜检可见真菌孢子和菌丝;病毒性肠炎可做病毒分离检查等。

（4）血液生化检查:血钠测定可了解脱水性质;血钾测定可了解有无低钾血症;碳酸氢盐测定可了解体内酸碱平衡失调的性质和程度。

【保健与护理问题】

1. **腹泻** 与感染、喂养不当、肠道功能紊乱等有关。
2. **体液不足** 与腹泻、呕吐致体液丢失过多和摄入不足有关。
3. **营养失调:低于机体需要量** 与腹泻、呕吐丢失过多和摄入不足有关。
4. **体温过高** 与肠道感染有关。
5. **有皮肤完整性受损的危险** 与大便刺激臀部皮肤有关。
6. **潜在并发症**:水、电解质和酸碱平衡紊乱。

【保健与护理干预】

1. **目的** 通过保健与护理,患儿腹泻、呕吐次数逐渐减少至停止,大便性状正常,脱水和电解质紊乱得以纠正。家长能对小儿进行合理喂养,体重恢复正常,体温逐渐恢复正常。

2. **原则** 注重预防与治疗相结合,调整饮食,预防和纠正脱水;合理用药,控制感染,预防并发症的发生。

3. **保健与护理措施**

（1）健康教育

1）护理指导:向家长解释腹泻的病因、潜在并发症以及相关的治疗措施;指导家长正确洗手并做好污染尿布及衣物的处理、出入量的监测以及脱水表现的观察;说明调整饮食的重要性;指导家长配制和使用口服补液盐(oral rehydration salts, ORS),强调应少量多次饮用,呕吐不是禁忌证。

2）预防指导:指导合理喂养,提倡母乳喂养,避免在夏季断奶,按时逐步添加换乳期食物,防止过食、偏食及饮食结构突然变动;注意饮食卫生,食物要新鲜,食具要定时消毒;教育小儿饭前便后洗手,勤剪指甲,培养良好的卫生习惯;加强体格锻炼,适当户外活动;注意气候变化,防止受凉或过热;避免长期滥用广谱抗生素。

（2）饮食保健与护理：限制饮食过严或禁食过久常造成营养不良，并发酸中毒，造成病情迁延不愈而影响生长发育，故应继续进食，以满足生理需要，促进机体恢复。母乳喂养者可继续哺乳，减少哺乳次数，缩短每次哺乳时间，暂停换乳期食物添加。人工喂养者可喂米汤、酸奶、脱脂奶等，待腹泻次数减少后给予流质或半流质饮食，如粥、面条，少量多餐，随着病情稳定好转，逐步过渡到正常饮食。呕吐严重者，可暂时禁食4~6小时（不禁水），待好转后继续喂食。病毒性肠炎多有双糖酶缺乏，不宜用蔗糖，并暂停乳类喂养，改用酸奶、豆浆等。腹泻停止后逐渐恢复营养丰富的饮食，由少到多，由稀到稠，并每日加餐1次，共2周。对少数严重病例口服营养物质不能耐受者，应加强支持疗法，必要时全静脉营养。

（3）补液疗法与护理

1）口服补液：ORS用于腹泻时预防脱水及纠正轻、中度脱水。轻度脱水需50~80ml/kg，中度脱水需80~100ml/kg，于8~12小时内将累积损失量补足；脱水纠正后，可将ORS用等量水稀释按病情需要随时口服。有明显腹胀、休克、心功能不全或其他严重并发症者及新生儿不宜口服补液。

2）静脉补液：用于中、重度脱水或吐泻严重或腹胀的患儿。根据不同的脱水程度和性质，结合患儿年龄、营养状况、自身调节功能，决定补充溶液的总量、种类和输液速度。第一天补液输液总量包括累积损失量、继续损失量和生理需要量。对于营养不良以及心、肺、肾功能不全的患儿应根据具体病情分别进行精确计算；根据脱水性质而定补液性质，若临床判断脱水性质有困难时，可先按等渗性脱水处理；输液速度主要取决于累积损失量（脱水程度）和继续损失量，遵循"先快后慢"的原则，若呕吐、腹泻缓解，可酌情减少补液量或改为口服补液。第二天若脱水和电解质紊乱已基本纠正，一般只补继续损失量和生理需要量，于12~24小时内均匀输入，能口服者应尽量口服。

（4）感染预防与护理：按医嘱选用针对病原菌的抗生素以控制感染。严格执行消毒隔离制度，感染性腹泻与非感染性腹泻患儿应分室居住，护理患儿前后认真洗手，腹泻患儿用过的尿布、便盆应分类消毒，以防交叉感染。发热的患儿，根据情况给予物理降温或药物降温。

（5）病情观察与护理：监测神志、体温、脉搏、呼吸、血压等生命体征，如体温过高时应给患儿多饮水，及时擦干汗液，更换汗湿的衣服，并予头部冰敷等物理降温。观察并记录大便次数、颜色、气味、性状、量，做好动态比较，为输液方案和治疗提供可靠依据。观察精神萎靡、嗜睡、烦躁等全身中毒症状，及时报告医生对症处理。观察脱水情况及其程度、代谢性酸中毒表现、低钾血症表现等，若异常及时报告医生给予液体治疗纠正。

（6）尿布皮炎预防与护理：选用吸水性强、柔软布质或纸质尿布，勤更换；每次便后用温水清洗臀部并擦干，以保持皮肤清洁、干燥；局部皮肤发红处涂以5%鞣酸软膏或40%氧化锌油并按摩片刻，促进局部血液循环；局部皮肤糜烂或溃疡者，可采用暴露法，臀下仅垫尿布，不加包扎，使臀部皮肤暴露于空气中或阳光下；也可用灯管照射，每次照射20~30分钟，每日1~2次，使局部皮肤干燥，照射时护士必须坚守患儿，避免烫伤，照射后局部涂以油膏。女婴尿道口接近肛门，应注意会阴部的清洁，预防上行性尿路感染。

三、营养性缺铁性贫血

缺铁性贫血（iron deficiency anemia，IDA）是由于体内铁缺乏引起血红蛋白合成减少的一种小细胞低色素性贫血。是临床上最常见的一种贫血，以6个月~2岁发病率最高。

案例与思考

患儿，男，11个月。因脸色渐苍白4个月入院。患儿4个月前开始脸色渐苍白，不活泼，无发热及出血现象，未予以特殊处理。患儿系G_1P_1，35周早产，单纯母乳喂养至今。

思考：如何对该患儿进行保健与护理评估？应采取哪些保健和护理措施？

Note:

【保健与护理评估】

1. 症状与体征

（1）一般贫血：表现为皮肤黏膜逐渐苍白，以唇、口腔黏膜和甲床较明显。易疲乏、不爱活动或烦躁，体重不增或增加缓慢。年长儿常诉头晕、眼花及耳鸣等。

（2）髓外造血表现：由于髓外造血反应，出现肝、脾轻度增大；年龄越小，贫血越重，病程越长，肝、脾大越明显。

（3）非造血系统的表现

1）神经系统症状：常有精神萎靡、烦躁不安或容易激惹。年长儿常出现注意力不集中、记忆力减退、理解力降低、学习成绩下降，智能多较同龄儿低。影响小儿语言、思维活动和心理的正常发育。

2）消化系统症状：常有食欲缺乏，少数有异食癖（如喜吃煤渣、泥土、墙皮等），可有呕吐、腹泻。还可出现口腔炎、舌炎和舌乳头萎缩，重者出现萎缩性胃炎或吸收不良综合征。

3）心血管系统症状：贫血明显时心率增快，重者可发生心脏扩大、心力衰竭。

4）其他：因细胞免疫功能低下，常合并感染；皮肤干燥、毛发枯黄，上皮组织异常而出现指甲薄脆、不光滑甚至反甲。

2. 心理社会状况　评估患儿及家长的心理状态，对本病病因及防护知识的了解程度，对健康的需求及家庭背景等。一些病情较重、病程较长的年长儿，由于体格、智能发育受到影响，不能与同龄小儿一样尽情玩耍、游戏，学习时注意力不集中，记忆力、理解力较差，这些都会造成患儿情绪改变，产生焦虑、抑郁、自卑等心理。对有异食癖的患儿，家长和社会往往不能正确对待，过多责备甚至歧视，会对患儿心理产生不良的影响。

3. 相关危险因素　了解母亲的孕产史，如母亲孕期有无严重贫血，是否有早产、双胎、多胎及胎儿出血等，评估患儿是否有先天性储铁不足；了解患儿的喂养方法和饮食习惯，有无按时添加含铁辅食，食物搭配是否合理，是否摄入动物性食品过少；年长儿是否挑食、偏食、厌食等；有无生长发育过快；有无慢性疾病如消化道畸形、慢性腹泻、肠道寄生虫、吸收不良综合征、反复感染等。

4. 辅助检查　主要包括血常规、骨髓检查及铁代谢检查等。

（1）血常规：血红蛋白量降低较红细胞计数减少明显，呈小细胞低色素性贫血。血涂片可见红细胞大小不等，以小细胞为多，中央淡染区扩大。网织红细胞正常或轻度减少。红细胞寿命缩短，白细胞、血小板一般无特殊变化。

（2）骨髓检查：显示增生活跃，以中、晚幼红细胞增生为主。各期红细胞均较小，胞质含量少，染色偏蓝，胞质成熟落后于胞核。粒细胞系和巨核细胞系多无明显异常。骨髓铁染色检查细胞外铁减少或消失（0～+），铁粒幼细胞数<15%。

（3）铁代谢的检查：①血清铁、总铁结合力和转铁蛋白饱和度，当血清铁（SI）<10.7μmol/L，总铁结合力（TIBC）>62.7μmol/L，转铁蛋白饱和度（TS）<15%，即可诊断缺铁性贫血。②血清铁蛋白（SF），是体内贮铁的敏感指标，铁缺少期已降低，在红细胞生成缺铁期和缺铁性贫血期降低更明显。SF<16μg/L时提示缺铁。③红细胞内游离原卟啉（FEP），红细胞内缺铁时FEP升高，当FEP>0.9μmol/L时提示红细胞内缺铁。

【保健与护理问题】

1. **活动无耐力**　与贫血致组织器官缺氧有关。
2. **营养失调：低于机体的需要量**　与铁的供应不足、吸收不良、丢失过多或消耗增加有关。
3. **有感染的危险**　与缺铁导致机体免疫功能低下有关。
4. **知识缺乏**：家长及年长患儿缺乏营养知识和本病的防护知识。

【保健与护理干预】

1. 目的　通过保健与护理,患儿倦怠、乏力有所减轻,活动耐力逐渐增强;家长能正确选择含铁较多的食物,能遵医嘱协助患儿正确服用铁剂,保证铁的摄入。

2. 原则　注重预防与治疗相结合,早期干预增加体内储铁,防止患儿发生感染和心衰。

3. 保健与护理措施

(1) 健康教育:适当增加户外活动,增强体质。勿与感染性疾病患儿接触,按时接种各种疫苗。向家长及年长患儿讲解疾病的有关知识和护理要点。指导合理喂养,提倡母乳喂养,及时添加含铁丰富且吸收率高的食物;坚持正确用药。强调贫血纠正后,仍要坚持合理安排小儿饮食,培养良好的饮食习惯,这是防止复发及保证正常生长发育的关键。因缺铁性贫血致智力减低、智能下降者,应与其父母沟通,使父母了解疾病导致患儿出现目前状况,与父母等共同制订生活计划,减轻患儿自卑心理。

(2) 活动保健与护理:轻、中度缺铁性贫血症患儿,不必严格限制日常活动,但应避免剧烈运动,活动间歇充分休息,保证足够睡眠。对重度贫血的患儿,因血红蛋白明显减少造成组织缺氧,可有心悸、气短或活动后症状明显加重,所以应注意休息,特别是活动后出现心悸、气短的患儿应吸氧、卧床休息,减少氧耗。协助患儿日常生活,根据其活动耐力下降情况制订活动类型、强度、持续时间,有计划地将各项治疗、护理操作集中进行。

(3) 饮食保健与护理

1) 提供含铁丰富的饮食:婴儿提倡母乳喂养。对于人工喂养的患儿,应选用铁强化配方奶粉。婴儿6个月后应逐渐减少每日奶类摄入量,按时添加含铁丰富的辅食或补充铁强化食品如铁强化米粉。动物肝脏、动物血、瘦肉、牡蛎、贝类、大豆及其制品等含铁量多,可根据患儿年龄进行相应补充。

2) 指导合理搭配患儿的饮食:维生素C、稀盐酸、氨基酸、果糖可促进铁的吸收,可与铁剂或含铁食品同时进食;茶、咖啡、牛奶、蛋类、麦麸、植物纤维、草酸和抗酸药物可抑制铁的吸收,应避免与含铁食品同食。鲜牛奶必须加热处理后喂养婴儿,以减少因过敏而致肠出血。

3) 增加食欲:贫血患儿多有食欲缺乏,婴幼儿更甚。应采取增加食欲的措施,如良好的进食环境,鼓励年长儿主动进食,经常更换饮食品种,注意色、香、味的调配,增加口感等。根据医嘱给患儿服用助消化药,如胃蛋白酶、多酶片等,促进消化、增强食欲。

4) 早产或低出生体重儿喂养时,应注意从出生后4周开始对母乳喂养儿补充元素铁2mg/(kg·d),对配方奶喂养的婴儿补充元素铁1mg/(kg·d),直至校正年龄1岁。

(4) 用药保健与护理

1) 口服铁剂:告知家长服用铁剂的正确剂量和疗程,常用口服铁剂有硫酸亚铁、葡萄核酸亚铁、琥珀酸亚铁、多糖铁复合物等,剂量一般为2~6mg/(kg·d)。药物应放在患儿不能触及的地方且不能存放过多,以免误服过量中毒。口服铁剂可致胃肠道反应,如恶心、呕吐、腹泻或便秘、厌食、胃部不适及疼痛等,宜从小剂量开始,在两餐之间服用,以减少对胃肠道的刺激,并有利于铁的吸收。铁剂可与维生素C、果汁等同服,以利吸收;忌与抑制铁吸收的食物同服。铁剂可使牙齿染黑,可用吸管或滴管服之。服用铁剂后,大便变黑或呈柏油样,停药后恢复,应向家长及年长儿说明,消除紧张心理。

2) 注射铁剂:注射铁剂可致局部疼痛、静脉痉挛、静脉炎等,应深部肌内注射,每次更换注射部位,减少局部刺激;也可引起荨麻疹、发热、头痛、关节痛,甚至过敏性休克,应注意观察。

3) 观察疗效:服用铁剂后12~24小时临床症状好转,烦躁减轻,食欲增加;36~48小时开始出现红系增生现象;2~3天后网织红细胞开始升高,5~7天达高峰,以后逐渐下降,2~3周降至正常;1~2周后血红蛋白开始上升,一般3~4周后达正常。如服药3~4周仍无效,应查找原因,是否有剂量不足、制剂不良、导致铁不足的因素继续存在等。

4) 疗程:服铁剂一般用至血红蛋白达正常水平后2个月左右再停药,以补足铁的贮存量。

四、营养性维生素 D 缺乏性佝偻病

维生素 D 缺乏性佝偻病(rickets of vitamin D deficiency)简称佝偻病,是由于维生素 D 缺乏,导致钙、磷代谢失常,进而引起以骨骼发育障碍为主的慢性营养障碍性疾病。影响小儿生长发育,重者造成骨骼畸形,并使其机体抵抗力下降,易合并多种感染,多见于 2 岁以下小儿。我国北方比南方发病率高。

案例与思考

患儿,女,10 个月,因"哭闹、多汗 1 个月,至今不能扶站"入院。入院前家长发现患儿经常无诱因的出现哭闹,夜间尤为明显,难以安抚,枕秃,未出牙,肋缘外翻。至今不能扶站。

思考:如何对该患儿进行保健与护理评估? 应采取哪些保健护理措施?

【保健与护理评估】

1. **症状与体征**　根据小儿发病年龄、病情轻重及有无骨骼改变,临床上将维生素 D 缺乏性佝偻病分为初期、激期、恢复期、后遗症期 4 期。

(1) 初期(早期):多见于 3~6 个月以内的婴儿。主要是非特异性神经精神症状:如多汗、易激惹、夜啼、睡眠不安,常伴枕秃,无骨骼病变。但这些并非佝偻病的特异性症状。

(2) 激期(活动期):除仍保持有初期症状外,主要表现为骨骼改变和运动功能发育迟缓。

1) 骨骼改变:

a. 头部:3~6 个月内的婴儿可出现颅骨软化,用双手固定婴儿头部,指尖稍用力压枕骨中央部或顶骨后部,可有压乒乓球的感觉,故称"乒乓颅";7~9 个月婴儿可出现方颅,因额骨和顶骨两侧骨样组织增生呈对称性隆起,使头颅似方形。另外,还可出现前囟过大、闭合延迟、出牙延迟。

b. 胸部:胸廓畸形多见于 1 岁左右婴儿。肋骨与肋软骨交界处因骨样组织堆积而膨大呈钝圆形隆起,上下排列如半球状,以第 7~10 肋最明显,称为佝偻病串珠(图 7-2A);膈肌附着处的肋骨长期受膈肌牵拉内陷,形成一条沿肋骨走向的横沟,称为肋膈沟或郝氏沟;第 7、8、9 肋骨与胸骨相连处软化内陷,致胸骨柄前突,形成鸡胸;如胸骨剑突部向内凹陷,可形成漏斗胸。

c. 四肢:6 个月以上患儿腕、踝部肥厚的骨骺形成圆形环状钝隆起,称佝偻病手、足镯(图 7-2B);能站立或会行走的 1 岁左右患儿,由于骨质软化与肌肉关节松弛,双下肢因负重可出现下肢弯曲,形成严重的膝内翻(O 形腿)、膝外翻(X 形腿)畸形(图 7-2C)。

d. 脊柱:婴幼儿会坐或站立后,因韧带松弛可致脊柱后凸或侧弯畸形。

e. 骨盆:严重者可致骨盆畸形,形成扁平骨盆。

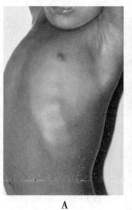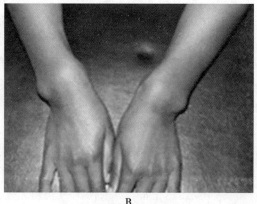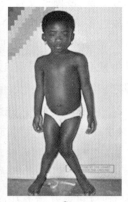

A	B	C

图 7-2　佝偻病骨骼畸形
A. 肋骨串珠;B. 手镯征;C. X 形腿。

2）运动功能发育：肌张力减低，肌肉和关节松弛、无力，运动发育延迟，腹部膨隆如蛙腹；发育迟缓，条件反射形成缓慢，动作及语言发育落后；免疫功能低下，常伴发感染。

（3）恢复期：经药物治疗及日光照射后，婴儿神经精神症状消失，体征逐渐减轻。血钙、磷逐渐恢复正常。

（4）后遗症期：多见于2岁以上小儿，无临床症状，仅留有骨骼畸形，血液生化检查正常，X线检查骨骼干骺端病变基本消失，不需治疗。

2. **心理社会状况**　患病后家长担心患儿出现的症状，且忧虑疾病预后，因此要重点了解患儿居住生活地区；了解患儿家长对佝偻病病因、预防措施及预后的认识程度；了解家长对于患儿骨骼改变的情绪反应。年长患儿可因骨骼改变导致自身形象变化而产生自卑等不良心理。

3. **相关危险因素**

（1）围产期维生素D不足：母亲妊娠期尤其妊娠后期维生素D营养不足可使婴儿体内维生素D储存不足。

（2）日照不足：紫外线不能通过普通玻璃窗，婴幼儿缺乏户外活动，大城市高大建筑阻挡日光照射，大气污染如烟雾、尘埃可吸收部分紫外线，均可使内源性维生素D生成不足。此外，气候的影响如冬季日照短、紫外线较弱亦可影响内源性维生素D生成。

（3）摄入不足：天然食物及母乳中维生素D含量少，不能满足小儿生长发育的需要，如未添加鱼肝油易患佝偻病。

（4）需求增加：骨骼生长速度与维生素D和钙的需要量成正比。早产、双胎、多胎婴儿体内维生素D贮存不足，出生后生长发育快，如不及时补充易发生佝偻病。婴儿早期生长速度较快，维生素D需要量增加，也易发生佝偻病。

（5）疾病影响：胃肠道或肝胆疾病影响维生素D和钙磷的吸收、利用，如婴儿肝炎综合征、脂肪泻、慢性腹泻等。肝、肾严重损害可致维生素D羟化障碍，$1,25\text{-}(OH)_2D_3$生成不足而引起佝偻病。长期服用抗惊厥药物可使体内维生素D不足，如苯巴比妥、苯妥英钠可刺激肝细胞微粒体的氧化酶系统活性增加，使维生素D加速分解为无活性的代谢产物。糖皮质激素可对抗维生素D对钙的转运。

4. **辅助检查**

（1）血生化：初期血钙可正常或稍低，血磷降低，钙磷乘积稍低，碱性磷酸酶正常或增高。活动期血钙可稍低，血磷和钙磷乘积明显降低，碱性磷酸酶增高。恢复期及后遗症期生化指标趋于好转至正常。

（2）骨骼X线：初期常无骨骼表现，X线检查可正常或钙化带稍模糊。激期X线长骨片显示钙化带消失，干骺端呈毛刷样、杯口样改变，骨骺软骨带增宽（>2mm），骨密度减低，骨皮质变薄；可有骨干弯曲畸形或青枝骨折，骨折可无临床症状。治疗2~3周后骨骼X线改变有所改善，出现不规则的钙化线，以后钙化带致密增厚，骨骺软骨盘<2mm，骨质密度逐渐恢复正常。后遗症期X线检查骨骼干骺端病变消失。

【保健与护理问题】

1. **营养失调：低于机体需要量**　与户外活动过少和维生素D摄入不足有关。
2. **有受伤的危险**　与骨质疏松、肌肉松弛有关。
3. **知识缺乏**：患儿家长缺乏佝偻病的预防及护理知识。
4. **潜在并发症**：维生素D中毒。

【保健与护理干预】

1. **目的**　通过保健与护理，改善和纠正维生素D缺乏，及时补充维生素D制剂，防止骨骼畸形，避免并发症以及后遗症的出现。

2. 原则 保健与护理中注重预防与治疗相结合,早期干预补充维生素 D,指导患儿运动。

3. 保健与护理措施

(1) 健康教育

1) 围产期预防:鼓励孕母多进行户外活动,食用富含钙、磷、维生素 D 的食物。妊娠期适量补充维生素 D(800U/d),有益于胎儿贮存维生素 D,以满足出生后的需要。

2) 婴幼儿期预防:预防的关键在于日光照射和适当补充维生素 D。婴儿出生 1 个月后可逐渐进行户外活动,保证每日 1~2 小时。早产儿、低出生体重儿、双胎儿生后 1 周开始补充维生素 D 800U/d,3 个月后改预防量(400U/d),足月儿生后 2 周开始补充维生素 D 400U/d,均补充至 2 岁。夏季阳光充足,户外活动多,可暂停或减量服用维生素 D。一般可不加服钙剂,但乳类摄入不足和营养欠佳时可适量补充微量营养素和钙剂。

(2) 日常保健与护理:鼓励母乳喂养,及时添加辅食。给予富含维生素 D 及钙磷的食物,如牛奶、蛋黄、肝、肉类等。让小儿循序渐进接受日光照射,活动时间每次可从 10 分钟开始,渐延长至 1 小时以上,保证每日 1~2 小时户外活动时间。夏季阳光充足,可在上午和傍晚户外活动,注意避免太阳直射以防皮肤灼伤或中暑。冬季如在室内活动应开窗,使紫外线能够直接射入室内。

遵医嘱严格掌握维生素 D 补充剂量,观察维生素 D 中毒表现,如出现厌食、恶心、倦怠、呕吐、顽固性便秘、体重下降等表现,应立即停用维生素 D 和钙剂,可口服泼尼松或氢氧化铝减少肠道钙的吸收。

(3) 骨骼畸形预防与护理:衣着柔软、宽松。避免早坐、久坐,以防脊柱畸形。避免早站、久站、早行走,以防下肢负重形成 O 形或 X 形腿。护理操作时动作轻柔,不可用力过大或过猛,以防发生骨折。对已有骨骼畸形患儿,可采取主动和被动运动的方法矫正。胸廓畸形可做俯卧位抬头展胸运动,下肢畸形可施行肌肉按摩,O 形腿按摩外侧肌,X 形腿按摩内侧肌,以增加肌张力,矫正畸形。严重骨骼畸形可考虑外科手术矫治。

(刘安诺)

思 考 题

1. 婴幼儿健康对终身健康具有重要意义,你认为哪些日常护理与保健措施是维护婴幼儿健康的重要举措?

2. 为了保证和促进婴幼儿身心健康发展,对患病婴幼儿如何实施疾病防治与护理的综合健康管理?

学龄前期儿童的保健与护理

08章 数字内容

── 学 习 目 标 ──

知识目标：

1. 掌握学龄前期儿童常见健康问题的保健与护理评估要点。

2. 熟悉学龄前期儿童生理保健的主要内容。

3. 熟悉学龄前期儿童心理保健的主要内容。

4. 了解学龄前期儿童常见疾病的相关概念。

能力目标：

1. 能够提出学龄前期儿童的保健与护理问题。

2. 能够初步实施学龄前期儿童的保健和护理干预。

素质目标：

1. 具备预防为主、防治结合的保健观念,促进学龄前期儿童健康。

2. 形成整体的健康价值观,为学龄前期儿童提供保健与护理。

儿童自满 3 周岁到 6~7 周岁入小学前的时期称为学龄前期(preschool age)。此期儿童体格发育速度相对减慢,但仍保持稳步增长,而智能发育更趋完善,语言和思维能力进一步发展,表现为好奇、多问和好模仿。与此同时,儿童的自理能力和初步社交能力也在该阶段开始得到锻炼。因学龄前期儿童具有较大的可塑性,应加强早期教育,培养其良好的道德品质和生活自理能力,为入学做好准备。学龄前期儿童虽然防病能力有所增强,但因接触外部环境的机会增多,仍会发生诸多传染病和各种伤害。学龄前期儿童大部分进入托幼机构开始集体生活,其心理问题、传染病、食物中毒、伤害等发生率较散居儿童高,儿童保健护理工作应配合托幼机构保健人员共同完成。

 —————— 案例与思考 ——————

　　女孩,3 岁,一直在老家由祖父母养育,近期父母将其接回,并送入幼儿园小班开始学习。已完成入园体格检查,体重 12kg,身高 100cm。入园以来不爱说话,怕生,不愿意参加集体游戏。

　　思考:入读幼儿园期间,孩子主要的生理保健内容有哪些?目前孩子出现了什么问题?如何帮助孩子尽快适应幼儿园集体生活?

第一节　学龄前期儿童的生理保健与护理

　　学龄前期儿童的体格生长发育主要从身高、体重、胸围、上臂围等指标进行评估,同时应重视骨骼及牙齿的发育情况。结合以上特点,学龄前期儿童的生理保健与护理的重点是预防疾病,增强体质,培养良好的生活习惯和自理能力,加强安全教育,促进儿童生长发育。

一、生理发育特点

　　学龄前期儿童生理发育的速度较前降低,但仍然稳步增长。体格生长发育主要体现在体重、身高的增长,其他生理指标还包括胸围、上臂围等。另外,此期也是骨骼及牙齿发育的关键时期。

　　1. **体重**　是反映营养状况的敏感指标,应通过提供充足营养,保证各器官、组织的生长发育,促进体重增长。学龄前期儿童体重年增长值为 2kg。根据 2006 年世界卫生组织儿童生长标准:3~4 岁男孩体重应达到 12.7~21.2kg,女孩体重应达到 12.3~21.5kg;4~5 岁男孩体重应达到 14.1~24.2kg,女孩体重应达到 13.7~24.9kg;5~6 岁男孩体重应达到 15.9~27.1kg,女孩体重应达到 15.3~27.8kg。

　　2. **身高**　学龄前期儿童可立位测量身高。身高每年增长 5~7cm,主要是依赖于下肢骨和脊柱的不断加长。适当的体育锻炼和户外活动可促进骨骼、肌肉系统的生长发育,保证身高的稳步增长。根据 2006 年世界卫生组织儿童生长标准:3~4 岁男孩身高应达到 94.9~111.7cm,女孩身高应达到 94.1~111.3cm;4~5 岁男孩身高应达到 100.7~119.2cm,女孩身高应达到 99.9~118.9cm;5~6 岁男孩身高应达到 106.1~125.8cm,女孩身高应达到 104.9~125.4cm。

　　3. **坐高**　3 岁以后采用坐高计坐位测量。

　　4. **头围**　3 岁以后脑发育速度减慢,头围增长缓慢,测量意义不大,故常规在学龄前期不用测量。

　　5. **胸围**　可反映肺和胸廓的发育,胸围超过头围的厘米数约等于年龄(岁)减 1。随着年龄的增加,膈肌位置下移,呼吸肌逐渐发达,学龄前期儿童逐渐转为胸腹式呼吸,肺和胸廓的发育得到加强。若缺乏维生素 D 和钙,或者患有慢性呼吸系统疾病、坐姿不正确等,都容易造成胸骨或胸廓的畸形。经常参加户外体育锻炼,可以加强呼吸肌的肌力,促进学龄前期儿童肺和胸廓的正常发育。

　　6. **上臂围**　在测量体重、身高不方便的情况下,可测量左上臂围以普查 5 岁以下儿童的营养状况。评估标准为:>13.5cm 为营养良好;12.5~13.5cm 为营养中等;<12.5cm 为营养不良。

　　7. **骨骼发育**　学龄前期儿童骨骼变得较为坚硬,但骨化过程尚未完成,因此走、坐的姿势要端正,且坐、立、行的时间不宜过长。脊柱的 3 个生理弯曲:颈椎前凸、胸椎后凸、腰椎前凸至 6~7 岁时才

Note:

随韧带的发育而固定。生理弯曲的形成与直立姿势有关,是人类的特征,有加强脊柱弹性的作用,有利于身体平衡。因此学龄前期儿童的坐、立、行姿势不正及骨骼病变可引起脊柱发育异常或造成脊柱畸形。3~4 岁时儿童在提醒下可以自然坐直、站直;4~5 岁时在提醒下能够保持正确的站、坐和行走姿势;5~6 岁时可以经常保持正确的站、坐和行走姿势。

8. 牙齿　儿童自 2~2.5 岁时乳牙出齐,6 岁左右开始出恒牙即第一磨牙,7~8 岁开始乳牙按萌出顺序逐个脱落,换之以恒牙。因此学龄前期儿童拥有 20 颗完整乳牙,此期乳牙的保健对恒牙的发育至关重要。

二、生理保健与护理

学龄前期儿童的生理保健与护理工作主要由托幼机构、妇幼保健机构、社区、家庭共同承担。

1. 健康检查　学龄前期儿童应按要求的时间进行定期或不定期的体格检查,系统地了解其生长发育和健康状况,早期发现异常,以便及早采取相应措施。我国卫健委规定:3 岁以上儿童每年体检 1 次,每半年测身高、体重 1 次,测量要准确并做好记录,同时进行儿童健康分析评价和疾病统计。如果发现异常,应随时增加检查次数。对于新入园的儿童,都必须进行入园前健康检查,要求在规定时间和指定的儿童保健机构进行,每名入园儿童均应建立健康卡片或档案。

健康检查的内容包括体格测量、全身体检和实验室检查。全身体检包括头部、五官、胸腹部、外生殖器、脊柱和四肢、全身浅表淋巴结等。基础的实验室检查项目包括血红蛋白、钙、磷等常量元素,铁、铜、锌、碘等微量元素的检测。根据体格测量与全身体检结果,再进一步确定相应的实验室检查项目。

儿童入园以后,医务保健人员和保教人员应该对其进行每日健康检查和观察,发现疾病及早进行隔离和治疗,防止疾病的加重或在园内传播。每日健康检查和观察主要包括入园时的晨检和全日的观察。

2. 营养与膳食　学龄前期儿童饮食接近成人,食品种类应多样化,能够提供种类齐全、比例恰当的营养素,以满足学龄前期儿童生长发育所必需,同时避免营养过剩引起肥胖。除了满足学龄前期儿童对能量的需要,还要注意增加优质蛋白质和必需脂肪酸等的摄入,以及钙、铁和维生素 A 等营养素的供应。膳食中食物的品种、数量和烹调方法等,都应适合学龄前期儿童胃肠道的消化和吸收特点,尽量少食煎炸、烧烤、腌制类食物,增加食物的色香味以促进学龄前期儿童的食欲。同时应注意营造愉快轻松的进餐气氛;使用儿童喜欢的餐具和舒适的桌椅;培养儿童健康饮食习惯和良好的就餐礼仪,如:合理安排餐点,做到定点、定时、定量进餐,不偏食不挑食,细嚼慢咽,不边吃边玩等。还应帮助儿童了解食物的营养价值,适时进行营养知识、食品卫生和防烫伤等健康教育。

3. 预防接种　学龄前期需完成的计划免疫包括脊髓灰质炎疫苗、乙脑疫苗、流脑疫苗、白破疫苗的接种。该阶段儿童还可根据流行地区和季节的差异性以及家长的个人意愿,进行流感疫苗、水痘疫苗等的接种。此项工作由儿童居住地承担预防接种工作的接种单位进行管理。入园的儿童由保健医生与当地的疾病预防控制机构联系,具体安排接种时间并执行。

儿童入园、入学时,托幼机构、学校应当查验预防接种证,发现未依照国家计划免疫程序接种的儿童,应向所在地的疾病预防控制机构或儿童居住地承担预防接种工作的接种单位报告,并配合疾病预防控制机构或接种单位督促其监护人在儿童入园、入学后及时补种。预防接种证查验相关资料应纳入学生健康档案和学校卫生资料管理。

4. 体格锻炼　学龄前期儿童对各种活动及游戏均具有浓厚的兴趣。因此,托幼机构和家长应开展安全、健康、积极的活动,从而增强儿童体质,促进儿童智力的发育。应保证儿童的户外活动时间,一般每天不少于 2 小时,其中体育活动时间不少于 1 小时,季节交替时也要坚持。在活动中,应有针对性的训练儿童的身体功能。例如:经常与儿童玩拉手转圈、秋千、转椅等游戏活动,让儿童适应轻微的摆动、颠簸、旋转,促进其平衡功能的发展;通过走平衡木、玩跳房子、踢毽子、蒙眼走路等游戏活动增强儿童的身体平衡和协调能力;鼓励儿童进行跑跳、钻爬、攀登、投掷、拍球等活动,以提高儿童动作的协调性和灵活性;此外还应开展提高儿童力量和耐力的相关训练。

Note：

5. **生活习惯与生活能力的培养** 学龄期儿童应保持有规律的生活,养成良好的作息习惯。如:早睡早起、按时进餐等。保证儿童每天睡眠 11~12 小时,其中午睡一般应达到 2 小时左右。午睡时间可根据儿童的年龄、季节的变化和个体差异适当调整。帮助儿童养成良好的个人卫生习惯,如:早晚刷牙、饭后漱口,勤洗澡、换衣、剪指甲等。提醒儿童保护五官,如:不乱挖耳朵、鼻孔,看电视时保持 3 米左右的距离等。学龄前期儿童应具有基本的生活自理能力,应鼓励儿童做力所能及的事情,对儿童的尝试与努力给予肯定,不因做不好或做得慢而包办代替。指导儿童学习和掌握生活自理的基本方法,如穿脱衣服和鞋袜、洗手洗脸、擦鼻涕、擦屁股的正确方法。同时也要为儿童创造有利于生活自理的条件,如:提供一些纸箱、盒子,供儿童收拾和存放自己的玩具、图书或生活用品等;儿童的衣服、鞋子等要简单实用,便于自己穿脱。

6. **安全教育** 学龄前期儿童接触外界的机会增多,因此发生伤害的概率也随之增加。学龄前期儿童的运动系统具有发育不完善、身体协调能力差、反应较慢的特点,因此儿童的自我保护能力相对较差,且缺乏对危险因素的认识。但是该阶段的儿童对周围事物易产生好奇心,且活泼好动,若家长和保教人员的安全意识不强,未察觉到生活和活动环境中存在的危险因素,或未及时采取相关安全措施,则十分容易导致伤害的发生。常见伤害主要包括:食物中毒、交通意外、社会安全事故,还可能发生火灾、触电等。

因此,家长和保教人员应努力创设安全的生活环境,为学龄前期儿童提供必要的保护措施,如:把热水瓶、药品、火柴、刀具等危险物品放到儿童够不到的地方;阳台或窗台均应设有安全保护措施;使用安全的电源插座等。在公共场所要注意照看好儿童;儿童乘车、乘电梯时要有成人陪伴;不把儿童单独留在家里或汽车里等。在日常生活和活动中应结合实际对儿童进行安全教育,注重在活动中培养儿童的自我保护能力,如:外出时,提醒儿童要紧跟成人,不远离成人的视线,不跟陌生人走,不吃陌生人给的东西;不在河边和马路边玩耍;要遵守交通规则等。帮助儿童了解周围环境中不安全的事物,不做危险的事,如:不碰热水瓶,不玩火柴或打火机,不摸电源插座,不攀爬窗户或阳台等。帮助儿童认识常见的安全标识,如:小心触电、小心有毒、禁止下河游泳、紧急出口等。告诉儿童不允许别人触摸自己的隐私部位。

另外,要教给儿童简单的自救和求救的方法。如:记住自己家庭的住址、电话号码、家长的姓名和单位,一旦走失要知道向成人求助,并能提供必要信息。遇到火灾或其他紧急情况时,要知道拨打"110""120""119"等求救电话。可利用图书、音像等对儿童进行逃生和求救方面的教育,运用游戏模拟练习,并定期进行火灾、地震等自然灾害的逃生演习。

第二节 学龄前期儿童的心理社会保健与护理

学龄前期儿童智能发展快,是性格形成的关键时期,其心理保健与护理的重点在于培养良好的学习习惯、想象与思维能力,使之具有良好的心理素质,促进心理健康。

一、心理社会发育与行为发展

学龄前期儿童神经系统发育较快,智能发育进一步增强,包括认知、语言的发育以及情绪和情感、社会性的发展。

(一)认知发育

1. **想象** 3~4 岁时想象能力开始迅速发展,但这时的想象基本是自由联想,内容贫乏、数量少。幻想或假想是这一时期儿童想象的主要形式。儿童常常沉湎于想象的情景,把自己当成游戏中的角色,而且喜欢夸张,表现为夸大和混淆假想与真实的区别,因而常被成人误认为在说谎。5~6 岁儿童有意想象和创造性想象的内容进一步丰富,开始有情节,新颖程度也在增加,并且更符合客观逻辑。

2. **观察力** 儿童在 3 岁时开始具有初步的观察力,但观察的时间较短,且只注意事物表面的、明显

Note:

的和面积较大的部分。随着年龄的增长,观察时间逐渐延长并细致化,开始能够发现事物内部的联系。

3. **求知欲** 学龄前期儿童的求知欲不断增强,表现为好奇、好问。部分儿童的好奇心还表现为"破坏"行为,如喜欢拆卸玩具、用剪刀剪东西、反复开关电视和电灯等。

4. **注意** 学龄前期儿童的注意以无意注意占优势,具有注意时间短、范围小、容易分散并且带有情绪色彩的特点。随着年龄增长,有意注意逐渐发展。5 岁左右开始能独立控制自己的注意,5~7 岁集中注意的平均时间约为 15 分钟。

5. **记忆** 3 岁儿童可再现几周前的事情,4 岁儿童可再现几个月前的事情。3 岁以前的记忆通常带有很大的无意性,凡是儿童感兴趣的、印象深刻的事情都容易记忆。3~4 岁开始出现有意记忆并逐渐发展,5 岁以后能运用简单的记忆方法如重复、联想来帮助记忆。

6. **学习** 学龄前期儿童乐于参与共同学习活动,通过模仿、寻求社会支持和他人引导来获得学习技能。家长和保教人员在给其分配新的或复杂的任务时,可将任务分解为细小的、容易完成的片段,并且要给予充分的鼓励和表扬,从而帮助他们更好地提高学习能力。这些策略是帮助儿童学习处理问题的基本模式,儿童可将这类模式应用到将来类似的情景中。

（二）语言发育

学龄前期儿童语言能力迅速发展。儿童词汇量由 3 岁时的 1 000 个到 6 岁时达 3 000 个。该阶段儿童开始运用复杂的语言形式,如:介词("上面""下面")、代词("你""我""他")、条件句("如果……,那么……")、连接词("因为……,所以……")等,还会问"为什么""怎么样"等。一般 4 岁时儿童已经基本掌握了母语,获得基本语音的正确发音,言语发音日渐成熟。此阶段的儿童更能熟练而清晰地表达自己的意图,能讲故事,能描述事情,也会讲述梦中和幻想中的事情。在学龄前儿童语言发育过程中,由于发育尚未完全成熟,言语中常出现口齿不清、发音含糊和口吃等。这些现象可间断出现或持续几个月,一般不需要矫治,但应适当关注、避免指责、耐心引导,绝大多数会逐渐转为正常。

（三）情绪和情感的发展

学龄前期儿童的情绪控制能力迅速发展。3~4 岁能用语言、动作等方式控制自己的情绪,如电视内容情节紧张时蒙住眼睛,但仍易冲动和发脾气。5 岁儿童自我情绪的控制能力较前增强,会有意识地抑制不合理的愿望和行动,在不愿服从成人的要求时会以更复杂的语言与成人协商。自我控制能力是一个较稳定的属性,与今后的社会适应和行为有很大关系。缺乏控制力的儿童上学后容易适应不良,出现冲动、攻击、反社会等问题。家长的行为影响着儿童的自我控制,对儿童控制太多会影响他们的探索性,控制太少则会使儿童缺乏约束,不能获得交往所需的社会技能。

儿童的情感包括一系列基本的情绪体验,如快乐、痛苦、愤怒、惧怕、害羞、悲伤等。学龄前期儿童对同一种情感体验能根据不同的对象表现出程度的深浅,说明这一阶段的儿童情感体验层次有所增加。例如儿童对行动可能有不同的体验,对自己的行动成就可能表现出骄傲,而对别人的行动成就可能表现出羡慕。此期儿童不但对自己活动的过程产生情绪体验,而且开始对活动结果也产生情绪体验。随着儿童认知能力和语言能力的加强,情感涉及的范围逐渐扩大,内容不断丰富。学龄前期儿童与周围人们的社会交往增加,情感更多地在社会交往中表现出来,表达情感在社会交往过程中所起的作用也越来越大。

（四）社会性发展

儿童社会行为是各年龄阶段心理行为发展的综合表现,其发展受外界环境的影响,也与家庭、学校、社会对儿童的教育有密切关系,并受神经系统发育程度的制约。人际交往和社会适应是儿童社会学习的主要内容,也是其社会性发展的基本途径。儿童在与成人和同伴交往的过程中,不仅学习如何与人友好相处,也在学习如何看待自己、对待他人,不断发展适应社会生活的能力。良好的社会性发展对儿童身心健康和其他各方面的发展都具有重要影响。

1. **人际交往** 随着认知能力和语言能力的加强,学龄前儿童与他人的交往能力较之前有了明显的提高,表现为愿意与人交往,并能与同伴友好相处。3 岁时能和小朋友一起玩简单的游戏,如模仿

Note:

做家务等;逐步建立自己的生活规律,开始懂得区分安全和危险。4岁时能和年龄较大的小朋友一起玩富有想象力的游戏,开始意识到自己的责任,愿意帮助别人,并勇于承认错误。5岁时喜欢和小朋友交往,能有效地建立相互的游戏主题,在一个精心策划的游戏中,创造并玩扮演很多角色的游戏,同时对故事线索也有了准确的理解,也喜欢玩有比赛性质的游戏。学龄前期儿童开始懂礼貌,帮助成人做简单的家务,能在游戏和日常任务中表现出自尊、自信、自主的特点,并且关心尊重他人。

2. **社会适应**　随着接触面的不断扩大,学龄前期儿童对周围人和环境的适应能力更趋完善。从开始感兴趣,到喜欢并适应群体生活。学龄前期儿童开始意识到规则的存在,3岁时逐渐学习遵守游戏规则,4岁基本能在游戏和日常生活中遵守行为规范,5岁能理解规则的意义,并对行为责任作出一定的道德判断,意识到自己的责任。通过家庭教育和参加集体活动,学龄前期儿童对家庭、集体、国家具有了初步的归属感。

二、心理社会保健与护理

(一)促进认知发展

1. **在游戏中发展儿童的认知能力**　处于3~4岁的儿童多用形象、动作来进行思考,在游戏中通过操作物体来感知事物。因此在游戏的过程中,可引导儿童认真观察,丰富感性认识,培养他们的专注力和观察力。同时学龄前期儿童通过回忆过往的经历,并把自己的经验应用到新的游戏中,可以锻炼记忆能力,进一步激发想象力。

2. **鼓励和保护儿童的好奇心**　应尊重并保护儿童的好奇心。学龄前期儿童看似"破坏行为"的探究和操作正是他们在学习其中的知识。当儿童提问时,成人要认真倾听、积极回应,给予积极的鼓励和肯定,同时根据具体情况进行引导。

3. **鼓励儿童通过多种感官和动作进行探究**　支持、鼓励学龄前期儿童通过多种感官和动作探究周围的事物。当儿童认识新事物时,成人应该创设条件,让儿童通过看、听、闻、触摸等方式来认识事物。较大儿童可以通过比较的方式来探索事物的异同。

4. **设置问题情境培养儿童的思维能力**　成人可以主动提出一些问题与儿童进行讨论,也可以鼓励儿童提出问题,先不直接告知答案,而是与他一起讨论、帮助儿童寻找解答的方法,培养儿童独立思考的习惯。另外,在儿童的生活、学习中,经常出现各种各样的问题需要解决,成人应引导儿童共同讨论、设计解决问题的方案,并付诸实践。

(二)促进语言发展

1. **创设语言环境,为儿童提供说话机会**　创设一种儿童想说、敢说、喜欢说的语言环境,在各种游戏如"过家家"中,鼓励儿童相互交流。当成人带儿童外出时,要多与他讨论所看到的、听到的人和事,为儿童提供足够的交谈和倾听机会。

2. **扩大儿童眼界,增加词汇储备**　成人应带学龄前期儿童走出家庭和幼儿园,走向社会,扩大儿童的生活范围,开阔儿童的眼界。成人一方面可以引导儿童观察外面的环境,另一方面可以让儿童将所观察到的事物用自己的语言表达出来。

3. **学会正确发音,促进儿童语言表达能力**　对于3~4岁的儿童而言,其语言器官尚未完善,常会发音不准、吐字不清。因此,教会儿童正确发音是此阶段的一项基本训练。学龄前期应注重培养儿童听音、辨音和准确发音的能力,引导儿童用完善的话语说出自己的请求和需要等。成人可以运用一些简单易懂、儿童感兴趣的图画,通过看图说话的方式,鼓励儿童把自己对图画的认识用完整的语言表达出来。在此过程中成人应有意识地引导儿童模仿他人规范的语言,并纠正其语言中存在的错误。

4. **注重早期阅读的指导**　在成人的帮助下,引导学龄前期儿童看图画书,理解画面内容。在与儿童共读的过程中,成人可以通过设置问题的形式帮助儿童理解故事,鼓励儿童用语言表述想象的故事,逐渐扩展儿童的思维能力、想象能力。其次,保证儿童每天的自由阅读时间,这将有利于儿童形成良好的阅读习惯,并激发儿童的阅读兴趣。

（三）促进情绪情感发展

1. 理解和接纳儿童的情绪 儿童情绪控制能力较弱,家长和教师应该保持冷静,耐心倾听,理解和接纳儿童的负面情绪。

2. 帮助儿童认识情绪 应了解情绪产生的原因,根据不同的原因进行相应的处理。与儿童共同设立一些规范,让儿童学会评价自己的行为。面对儿童的各种需要,成人要进行客观分析,满足其合理需要,拒绝不合理要求,逐步培养他们遵守规范和控制情绪的能力。

3. 注重不良情绪的疏导 指导儿童恰当控制自己的情绪,注重不良情绪的疏导。如教会儿童在要发怒时默数"1,2,3,4……"或深呼吸并默念"我不发火,我能管住自己"。

4. 有意识地培养儿童共情能力 共情能力影响着个体社会关系和社会交往行为。在日常生活中应引导儿童正确地识别他人的情绪,用语言唤起儿童对过去生活经历的情绪体验,使儿童产生共鸣。可以尝试角色换位,去体验不同的情绪反应。

（四）促进社会性发展

1. 增强自尊心和自信心 提供机会让儿童参加各种活动,关注儿童的活动和表现,发现其优点,并允许儿童犯错误,多说肯定性、鼓励性的语言,避免负面、消极的语言;鼓励儿童做力所能及的事情,培养儿童的自理能力。

2. 正确认识和评价自我 通过教会儿童认识身体,知道性别、名字等,帮助儿童发展自我认同;多给予儿童展示自我、独立选择的机会,并积极鼓励,给予具体的正向反馈;通过成人对他们的评价,初步教会他们进行自我评价,形成积极正面的自我概念。

3. 培养社会交往能力 可与儿童一起设立明确的规则,培养他们的自我控制能力。引导儿童参加各种集体活动,体验与教师、同伴等共同生活的乐趣,遵守相应的规则,培养初步的人际交往能力。在提高交往能力的同时,也应积极发展儿童的亲社会行为,如:分享和恰当表达自己的愿望,见到他人痛苦和不高兴时表示同情或安慰、主动帮助别人等。

（五）常见心理行为问题的保健与护理

1. 吮指与咬指甲 3~4个月后的婴儿生理上有吸吮要求,常自吮手指尤其是拇指以安定自己。这种行为多在安静、寂寞、饥饿、身体疲乏时和睡前出现,随年龄增长而消失。但有时儿童因心理需要得不到满足而精神紧张、恐惧、焦虑,或未获得家长充分的爱而又缺少玩具等视听觉刺激,便吮指或咬指甲自娱,渐成习惯,直到年长尚不能戒除独自读书、玩耍时吮指或咬指甲的行为。长期吮手指可影响牙齿、牙龈及下颌发育,导致下颌前突、牙列不齐,妨碍咀嚼功能。对这类儿童要多给予关心和爱护,消除其抑郁孤独心理。当其吮指或咬指甲时应分散其注意力,要鼓励儿童建立改正不良习惯的信心,切勿打骂讽刺或在手指上涂抹苦药等。大多数儿童入学后受同学的影响会自然放弃此不良习惯。

2. 遗尿症 2~3岁儿童多已能控制膀胱排尿,如5岁后仍发生不随意排尿即为遗尿症(enuresis),大多发生在夜间熟睡时,称夜间遗尿症。遗尿症可分为原发性和继发性两类。原发性遗尿症多因控制排尿的能力迟滞所致而无器质性病变,多有家族史,男多于女(2:1~3:1),多发生在夜间,频率不一,自每周1~2次至每夜1次、甚至一夜数次不等。健康欠佳、劳累、过度兴奋、紧张、情绪波动等可使症状加重,有时症状自动减轻或消失,但亦可复发。约50%儿童可于3~4年内发作次数逐渐减少而自愈,也有部分儿童持续遗尿直至青春期或成人,往往造成严重心理负担,影响正常生活和学习。继发性遗尿症大多因全身性或泌尿系统疾病如尿崩症、糖尿病等引起。其他如智力低下、神经精神创伤、尿路畸形或感染,尤其是膀胱炎、尿道炎、会阴部炎症等可引起继发性遗尿现象。处理原发疾病后症状即可消失。

对遗尿症儿童必须首先排除全身或局部疾病,应详细询问健康史,了解儿童家庭、学校、周围环境等情况,以及训练儿童排尿的过程;帮助儿童建立信心,进行激励性行为矫正、正强化的行为干预,避免责骂、讽刺、处罚等;指导家长合理安排生活和坚持排尿训练,帮助儿童建立条件反射:晚餐后适当控制饮水量并避免兴奋活动,睡前排尿,睡熟后家长可在其经常遗尿时间之前唤醒儿童,使其习惯于觉醒时主动排尿,或采用警报器协助训练;训练儿童膀胱功能,逐渐延长排尿间隔时间;必要时给予药物治疗。此外,亦可考虑针灸推拿、中药秘方治疗。

3. **攻击性行为**　有些儿童在游戏时会表现出攻击性行为,屡次无缘无故地咬、抓或打伤别人。出现攻击性行为的原因较复杂,可受成人行为的影响,如生长在不和睦家庭的儿童会学习家长争吵和打架的行为;或儿童遭受挫折,如受到家长的惩罚、讥讽等;好嫉妒的儿童也可能通过伤害兄弟姊妹或其他小朋友以获得家长或老师的关注;家长过度溺爱、娇纵时儿童也可出现攻击性行为。对有攻击性行为的儿童不应采用体罚的方式,可在制止其行为后带他到安静的地方,让其自己反省,学会控制自己;应理解并尊重儿童,帮助儿童使用适当的社会能接受的方式发泄情绪;培养他们的同情心和助人为乐的精神,并帮助他们获得团体的认同。

4. **破坏性行为**　儿童可因好奇、取乐、想显示自己的能力或精力旺盛无处宣泄而无意中破坏东西,或由于无法控制自己的愤怒、嫉妒或无助的情绪而有意采取破坏行动。对此应仔细分析原因,给予正确引导并采取行为治疗的方法,避免斥责和体罚。

5. **退缩行为**　退缩行为是指交往频次降低的独处行为,是一种常见于5~7岁儿童的心理障碍。具有退缩行为的儿童常表现出孤僻、胆小及退缩,不愿与他人交往,更不愿到陌生的环境中去,通过把自己封闭起来以获得安全感,故称为儿童社会性退缩行为。家长和教师应区分儿童的正常发展过程和退缩行为,尽量做到早发现、早干预。应关心和满足有退缩行为儿童的心理需要,帮助其克服畏惧和焦虑的情绪,给予爱心和信任。对刚入园的儿童应帮助他们适应新环境,注意满足其安全感和自尊心等需要。对性格内向的儿童,要耐心帮助,慎用批评,使他们感到幼儿园如同家里一样自在愉快。同时,还要努力创设一个健康的心理环境,利用各种有利条件,有针对性地帮助有退缩行为的儿童建立自信心,培养其独立性,如:鼓励他们自己的事情自己做,无论做好做坏都不责备,而是予以鼓励。鼓励儿童与同伴交往,并提供与同伴交往的机会,让其多参加社会活动,从而教会儿童必要的社会适应和社会交往的技能与技巧。

6. **睡眠障碍**　常见的睡眠障碍有夜惊、梦游、梦魇等。夜惊是指儿童在入睡一段时间后,在意识朦胧状态突然哭喊、惊叫,两眼瞪大直视或紧闭,手足乱动,有时从床上坐起来或跳到地上,有时还有自言自语的行为,常见于2~5岁儿童。梦游是指儿童在睡眠中突然爬起来进行活动,无意识地走或做出其他无意识的行为,而后又睡下,醒后对睡眠期间的活动无所知。梦游时儿童的神志不完全清醒。梦魇又称为噩梦发作,是指儿童在睡眠过程中被噩梦突然惊醒,能清晰回忆起恐怖、生动的梦境。这些梦境使做梦的儿童处于极度惊恐和焦虑之中,不易清醒。儿童醒后有短暂的情绪紧张、焦虑,身体不能转动,呼吸和心跳加快,面色苍白或出冷汗,全身肌肉松弛等。梦魇在儿童中很常见,多见于3~7岁儿童。

当儿童出现夜惊时,成人不要过度干预,只需轻拍安慰并避免其发生危险即可。在儿童出现梦游的症状时,不要尝试叫醒梦游者,应避免危险,安静地将其带回床上。当儿童梦魇发作时,可以将其轻轻唤醒,及时对儿童恐惧的事物给予解释,并对儿童进行安慰和疏导。应帮助儿童养成良好的睡眠习惯,在规定的时间按时睡觉,避免白天过度兴奋、大哭、紧张、焦虑等;避免睡前吃不消化的食物;合理安排日常生活,消除其压力和思想负担。其次,为儿童创设舒适温馨的睡眠环境,让其自然入睡,避免睡前恐吓儿童。应留意儿童出现的睡眠不安的反常现象,注意观察,如症状严重则尽快就医检查。

第三节　学龄前期儿童常见疾病的保健与护理

学龄前期儿童的免疫功能虽然已逐渐成熟,但此期仍容易发生感染性疾病及免疫性疾病。大部分学龄前期儿童进入托幼机构管理,传染性疾病发生的可能性也大大增加。另外,由于学龄前期儿童乳牙已全部萌出,6岁左右开始出现恒牙,龋齿的发生在此期也非常常见。

一、儿童哮喘

支气管哮喘(bronchial asthma)简称哮喘,是儿童期最常见的慢性呼吸道疾病,是多种细胞和细胞组织共同参与的气道慢性炎症性疾病。这种慢性炎症导致气道反应性的增加,出现广泛多变的可逆性气流受限,并引起反复发作的喘息、咳嗽、气促、胸闷等症状,常在夜间和/或清晨发作或加剧,多数患儿可经治疗缓解或自行缓解。儿童哮喘如诊治不及时,随病程的延长可产生气道不可逆性狭窄和气道重塑,因此早期防治至关重要。世界卫生组织与美国国立卫生研究院心肺血液研究所制订的全球哮喘防治创议方案,已成为防治哮喘的重要指南,每年均有更新。中华医学会儿科学分会呼吸学组在此基础上制订了《儿童支气管哮喘诊断与防治指南》,并于2017年制订了中国儿童哮喘行动计划(asthma action plan,AAP)以提高我国儿童哮喘的自我管理水平。

【保健与护理评估】

1. **症状与体征**　咳嗽和喘息呈阵发性发作,以夜间和清晨为重。发作前可有流涕、打喷嚏和胸闷等先兆症状,发作时呼吸困难,呼气相延长伴有喘鸣声。严重病例呈端坐呼吸,恐惧不安,大汗淋漓,面色青灰。体格检查可见桶状胸、三凹征,肺部满布呼气相哮鸣音,严重者气道广泛堵塞,哮鸣音反可消失,称"闭锁肺"(silent lung),是哮喘最危险的体征。

哮喘急性发作经合理使用支气管舒张剂和糖皮质激素等哮喘缓解药物治疗后,仍有严重或进行性呼吸困难者,称为哮喘持续状态;如此状态未及时得到缓解,可迅速发展为呼吸衰竭,直接威胁生命,即危及生命的哮喘发作。哮喘发作间歇期可无任何症状和体征。体格检查还应注意有无变应性鼻炎、鼻窦炎和湿疹等。

2. **心理社会状况**　哮喘的急性发作以及反复发作,容易导致患儿及家长的紧张焦虑情绪,而情绪变化同时也是哮喘发作的危险因素。因此,应评估患儿及家长的心理精神因素,如有无恐惧、焦虑等;评估他们对疾病知识的了解程度、对治疗及护理的配合程度和家庭经济状况等。哮喘患儿需要长期的管理和监测,需评估其自我管理情况、治疗依从情况等。长期的治疗控制期间除评估患儿的营养状况、饮食情况、睡眠情况等之外,还应评估慢性疾病对患儿心理适应、社会适应的影响。

3. **相关危险因素**　哮喘的发作机制极为复杂,尚未完全清楚。目前认为哮喘的发病机制与免疫因素,神经、精神和内分泌因素,遗传学背景和神经信号通路密切相关。常见危险因素包括:吸入变应原(如室内的尘螨、动物毛屑及排泄物、蟑螂、真菌等;室外的花粉、真菌等)、食入变应原(牛奶、鱼、虾、螃蟹、鸡蛋和花生等)、呼吸道感染(尤其是病毒及支原体感染)、强烈的情绪变化、运动和过度通气、冷空气、药物(如阿司匹林等)、职业粉尘及气体等。有些因素只引起支气管痉挛,如运动及冷空气;有些可以突然引起哮喘的致死性发作,如药物及职业性化学物质。

4. **辅助检查**

(1) 肺通气功能检测:肺通气功能检测是哮喘诊断评估的常规辅助检查,主要用于5岁以上患儿。对于第一秒用力呼气量(FEV_1)≥正常预计值70%的疑似哮喘患儿,可选择支气管激发试验测定气道反应性;对于FEV_1<正常预计值70%的疑似哮喘患儿,选择支气管舒张试验评估气流受限的可逆性,支气管激发试验阳性、支气管舒张试验阳性均有助于确诊哮喘。呼气峰流速(PEF)的日间变异率是诊断哮喘和反映哮喘严重程度的重要指标。如PEF日间变异率≥13%有助于确诊为哮喘。

(2) 变应原检测:用多种吸入变应原或食物变应原提取液所做的变应原皮肤试验是诊断变态反应性疾病的首要工具,该试验可提示患儿对该变应原过敏与否。目前常用方法为变应原皮肤点刺试验。血清特异性IgE测定也有助于了解患儿过敏状态,协助哮喘诊断,但只能反映是否存在特异质。

(3) 胸部X线检查:急性期胸部X线正常或呈间质性改变,可有肺气肿或肺不张。胸部X线检查还可排除或协助排除肺部其他疾病,如肺炎、肺结核、气管或气管异物和先天性呼吸系统畸形等。

(4) 支气管镜检查:反复喘息或咳嗽的儿童,经规范哮喘治疗无效,怀疑其他疾病,或哮喘合并其他疾病,如气道异物、气道内膜结核、先天性呼吸系统畸形等,应考虑予以支气管镜检查以进一步明确诊断。

（5）其他:呼出气一氧化氮（FeNO）浓度测定和诱导痰技术在儿童哮喘诊断和病情监测中发挥着一定的作用。

【保健与护理问题】

1. **低效性呼吸型态**　与支气管痉挛、气道阻力增加有关。
2. **清理呼吸道无效**　与呼吸道分泌物黏稠、体弱无力排痰有关。
3. **焦虑**　与哮喘反复发作有关。
4. **知识缺乏**:缺乏有关哮喘的保健与护理知识。

【保健与护理干预】

1. **目的**　①有效控制急性发作症状,并维持最轻的症状,直至无症状;②防止症状加重或反复;③尽可能将肺功能维持在正常或接近正常水平;④防止发生不可逆的气流受限;⑤保持正常活动（包括运动）能力;⑥避免药物不良反应;⑦防止因哮喘而死亡。

2. **原则**　尽早开始长期、持续、规范和个体化的治疗和控制。急性发作期的重点是抗炎、平喘,以便快速缓解症状;慢性持续期应坚持长期抗炎,降低气道反应性,防止气道重塑,避免危险因素和加强自我管理。

3. **保健与护理措施**

（1）健康教育:哮喘患儿的教育与管理是提高疗效、减少复发、提高患儿生活质量的重要措施。应通过门诊教育、集中教育（交流会和哮喘之家等活动）、媒体宣传（广播、电视、报纸、科普杂志和书籍等）和定点教育（与学校、社区卫生机构合作）等多种形式,利用网络等各种平台,向哮喘患儿及其家长进行哮喘保健与护理知识的教育。

1）增强机体抵抗力:指导家长为患儿增加营养,多进行户外活动,多晒太阳,增强体质,预防呼吸系统感染。

2）指导呼吸运动:在进行呼吸运动前,应先清除患儿呼吸道的分泌物。①腹部呼吸运动:平躺,双手平放在身体两侧,膝弯曲,脚平放;用鼻连续吸气并放松上腹部,但胸廓不扩张;缩紧双唇,慢慢吐气直到吐完;重复以上动作10次。②向前弯曲运动:坐在椅上,背伸直,头向前向下低至膝部,使腹肌收缩;慢慢上升躯干并由鼻吸气,扩张上腹部;胸部保持直立不动,由口将气慢慢吹出;重复以上动作10次。③胸部扩张运动:坐在椅上,将手掌放在左右两侧的最下肋骨上;吸气,扩张下肋骨,然后由口吐气,收缩上胸部和下肋骨;用手掌下压肋骨,可将肺底部的空气排出;重复以上动作10次。

3）避免危险因素:找出每次哮喘发作诱因及规律,避免接触变应原,积极治疗和清除感染灶,去除各种诱发因素。教会患儿和家长辨认哮喘发作的早期征象、症状及适当的处理方法,如患儿发生哮喘发作、喘憋应及时就医。教会患儿及其家长正确使用哮喘控制测试（asthma control test,ACT）、AAP等儿童哮喘自我管理工具。

（2）自我管理和监测:哮喘的防治强调长期的自我管理,要求医务人员与患儿及家长建立伙伴关系,做好哮喘自我管理和监测。管理监测工具包括哮喘日记、峰流速仪、ACT和AAP。

1）哮喘日记记录:通常哮喘日记的内容应该包括日间咳嗽喘息症状、日间活动受限情况、夜间因喘息影响睡眠情况、应急使用缓解症状类药物的类型和次数、每日控制药物使用的执行情况以及每日清晨和夜间峰流速值。通过客观地记录哮喘日记,可以为科学而准确地评估哮喘控制水平分级提供有效依据。

2）峰流速仪监测:峰流速仪是一种简单而实用的监测患儿呼吸道气流阻力情况的小型仪器。峰流速的全称为用力呼气高峰流速（peak expiratory flow,PEF）。当哮喘患儿处于哮喘急性发作期或病情控制不稳定(或称为慢性持续期)时,峰流速值出现不同程度的降低,或者昼夜波动的幅度加大。

3) ACT定期评估:是一种简易有效地评价在过去4周儿童哮喘控制状况的方法。ACT在实际应用中分为两个年龄段:4~12岁儿童使用儿童版问卷(C-ACT),若总分≤19分,提示哮喘未控制;20~22分提示哮喘部分控制;≥23分提示哮喘控制。12岁以上儿童和成人所用的ACT问卷相同,若总分≤19分,提示哮喘未控制;20~24分提示哮喘良好控制;25分提示哮喘完全控制。

4) AAP:是以症状和/或PEF为依据,对哮喘控制水平和发作情况进行判断和救治的哮喘患儿自我管理工具。为患儿制订个性化的AAP,能够提醒患儿按计划接受治疗,进行自我监测,识别哮喘发作的征兆;有助于判断发作的严重程度并采取相应的治疗措施,减轻和防止哮喘进一步加重,减少不必要的急诊和住院治疗;亦能够使患儿在危重情况下及时就医,减少因哮喘导致的死亡等。不同的国家和地区,不同的医疗机构制订的AAP的具体内容和形式可以有所不同,通常应包括以下内容:①患儿每日使用的控制药物以及运动前需要使用的药物,这些药物需要以书面的形式清楚告知患儿。②列出需要避免的危险因素。③通过症状和/或PEF监测,评估哮喘控制水平,识别哮喘加重或发作的表现。④何时增加治疗,如何增加以及病情改善的判断。⑤什么情况下需要紧急就医。形式上通常采取交通信号灯绿、黄、红3种颜色,分别代表患儿目前的疾病状况、已应用的药物、需要采取的干预措施。"绿区"是指哮喘获得并维持良好控制,病情稳定,每日使用所需药物;"黄区"是指患儿出现哮喘发作或加重表现,需要及时识别并采取措施,控制症状;"红区"是指患儿哮喘发作严重,应立即进行自我救治和就医。

(3) 症状保健与护理

1) 环境与休息:为患儿提供安静、舒适的环境,以利于患儿休息。避免患儿情绪激动及紧张的活动。

2) 维持气道通畅,缓解呼吸困难:取舒适坐位或半坐位,以利于患儿呼吸。遵医嘱给予患儿氧气吸入,浓度以40%为宜,根据情况给予鼻导管或面罩吸氧。定时进行血气分析,及时调整氧流量,使PaO_2保持在70~90mmHg(9.3~12.0kPa)。给予雾化吸入,以促进分泌物的排出,采用体位引流以协助患儿排痰,对痰多无力咳出者,及时吸痰。监测患儿生命体征,注意患儿有无呼吸困难及呼吸衰竭的表现,并做好气管插管的准备。遵医嘱给予支气管扩张剂和肾上腺糖皮质激素,并注意观察疗效和不良反应。保证患儿摄入足够的水分,以降低分泌物的黏稠度。

3) 密切观察病情:当患儿出现烦躁不安、发绀、大汗淋漓、气喘加剧、心率加快、血压下降、呼吸音减弱、肝脏在短时间内急剧增大等情况,立即报告医生并积极配合抢救。警惕患儿发生持续哮喘,若发生应立即给患儿吸氧并给予半坐卧位,配合医生共同抢救。

(4) 用药保健与护理:治疗哮喘的药物包括缓解药物和控制药物。缓解药物能快速缓解支气管收缩及其他伴随的急性症状,用于哮喘急性发作期,包括:①吸入型速效 β_2 受体激动剂(short-acting beta2 agonist,SABA);②全身型糖皮质激素;③抗胆碱能药物;④口服短效 β_2 受体激动剂等。控制药物是抑制气道炎症需长期使用的药物,用于哮喘慢性持续期,包括:①吸入型糖皮质激素(inhaled corticosteroids,ICS);②白三烯调节剂;③缓释茶碱;④长效 β_2 受体激动剂;⑤肥大细胞膜稳定剂;⑥全身型糖皮质激素;⑦抗IgE抗体。

吸入治疗是目前缓解期哮喘治疗的重要方法。根据病情、年龄指导患儿正确使用定量吸入器,使其掌握正确的吸入技术,以保证药物的使用疗效。使用吸入药物治疗时应嘱患儿在按压喷药于咽部的同时深吸气,然后闭口屏气10秒,吸药后清水漱口可减轻局部不良反应。长期使用或过度依赖SABA缓解症状,可能掩盖症状的严重程度、造成耐药和快速减敏现象、产生严重药物不良反应,从而增加哮喘严重发作和哮喘死亡的风险;长期使用ICS时要注意可能产生的生长抑制。

(5) 心理社会保健与护理:哮喘发作时应守护并安抚患儿,缓解其恐惧心理,满足其合理要求,促使患儿放松。儿童哮喘的预后较成人好,但由于儿童哮喘病情反复发作和慢性持续的特点,需要长期的治疗和管理。应指导家长以积极的态度对待患儿,充分发挥患儿的主观能动性,使其学会自我管

Note:

理、预防复发,鼓励其树立战胜疾病的信心。建立好伙伴式的良好医患关系对于患儿及其家长保持良好的依从性至关重要。医护人员和健康教育者需通过反复的教育、解释、监测和调整治疗,检查患儿用药方法是否正确并纠正不良用药行为,消除患儿及其家长对疾病本身的担心和对长期药物治疗不良反应的畏惧,共同做好儿童哮喘的保健护理工作。

二、尿路感染

尿路感染(urinary tract infection,UTI)指病原体直接侵入尿路,在尿液中生长繁殖,并侵犯尿路黏膜或组织而引起的损伤。由于儿童时期感染局限在尿路某一部位者较少,且临床上难以准确定位,故常不加区别感染部位,统称为尿路感染。可根据有无临床症状,分为症状性尿路感染和无症状性菌尿。女童尿路感染的发病率普遍高于男童,但新生儿或婴幼儿早期,男性发病率却高于女性。

【保健与护理评估】

1. 症状与体征

(1)急性尿路感染:临床症状因患儿年龄组的不同存在着较大差异。①新生儿:临床症状极不典型,多以全身症状为主,如发热或体温不升、苍白、吃奶差、呕吐、腹泻等。常伴有败血症,但其局部排尿刺激症状多不明显。②婴幼儿:临床症状也不典型,常以发热最突出,拒食、呕吐、腹泻等全身症状也较明显。局部排尿刺激症状可不明显,但细心观察可发现有排尿时哭闹、不安,尿有臭味和顽固性尿布疹等。③年长儿:发热、寒战、腹痛等全身症状突出,常伴有腰痛和肾区叩击痛、肋脊角压痛等。同时尿路刺激症状明显,患儿可出现尿频、尿急、尿痛、尿液浑浊,偶见肉眼血尿。

(2)慢性尿路感染:病程迁延或反复发作,伴有贫血、消瘦、生长迟缓、高血压或肾功能不全。

(3)无症状性菌尿:在常规的尿路感染过筛检查中,可以发现健康儿童中存在无症状性菌尿,可见于各年龄组,以学龄女孩最为常见。常同时伴有尿路畸形和既往有症状的尿路感染史。

2. 心理社会状况
评估患儿及家长有无焦虑、紧张情绪;对疾病的了解程度;对药物治疗、影像学检查的认识程度;对疾病预防与复发的重视程度;以及家庭经济情况和医疗负担情况等。

3. 相关危险因素
尿路感染是宿主内在因素与细菌致病性相互作用的结果。

(1)感染途径:上行性感染是尿路感染最主要的感染途径,膀胱输尿管反流(vesicoureteral reflux,VUR)常是细菌上行性感染的直接通道。经血源途径侵袭尿路的致病菌主要是金黄色葡萄球菌;结肠内和盆腔的细菌可通过淋巴管感染肾脏,肾脏周围邻近器官和组织的感染也可直接蔓延。

(2)宿主内在因素:①尿道周围菌种的改变及尿液性状的变化,为致病菌入侵和繁殖创造了条件;②细菌黏附于尿路上皮细胞(定植)是其在尿路增殖引起尿路感染的先决条件;③尿路感染患儿分泌型 IgA 的产生存在缺陷,使尿中分泌型 IgA 浓度减低,导致发生尿路感染的机会增加;④先天性或获得性尿路畸形,增加尿路感染的危险性;⑤新生儿和小婴儿抗感染能力差,尿布、尿道口常受细菌污染,且局部防御能力差,易致上行感染;⑥糖尿病、高钙血症、高血压、慢性肾脏疾病、镰状细胞贫血及长期使用糖皮质激素或免疫抑制剂的患儿,其尿路感染的发病率可增高。

(3)细菌毒力:任何致病菌均可引起尿路感染,但绝大多数为革兰氏阴性杆菌,大肠埃希菌是尿路感染中最常见的致病菌。在宿主无特殊易感染的内在因素情况下,微生物的毒力是决定细菌能否引起上行性感染的主要因素。

4. 辅助检查

(1)尿常规检查:如清洁中段尿离心沉渣中白细胞≥5 个/HPF,即可怀疑为尿路感染,血尿也很常见。

(2)1 小时尿白细胞排泄率测定:白细胞数>$30×10^4$/h 为阳性,可怀疑尿路感染;<$20×10^4$/h 为阴性,可排除尿路感染。

(3)尿培养细菌学检查:尿细菌培养及菌落计数是诊断尿路感染的主要依据。通常认为中段尿培养菌落数>10^5/ml 可确诊。通过耻骨上膀胱穿刺获取的尿培养,只要发现有细菌生长,即有诊断意义。

（4）尿液直接涂片法找细菌:油镜下如每个视野都能找到 1 个细菌,表明尿内细菌数>10^5/ml。

（5）亚硝酸盐试纸条试验（Griess 试验）:大肠埃希菌、副大肠埃希菌和克雷伯菌呈阳性;产气荚膜梭菌、变形杆菌、铜绿假单胞菌和葡萄球菌呈弱阳性;粪链球菌、结核分枝杆菌呈阴性。如采用晨尿,可提高其阳性率。

（6）其他:如尿沉渣找闪光细胞（甲紫沙黄染色）每小时 2 万~4 万个可确诊。新生儿上尿路感染血培养可阳性。

（7）影像学检查:目的在于检查泌尿系有无发育畸形;了解慢性肾损害或肾瘢痕发生和进展情况;辅助上尿路感染的诊断。常用的影像学检查有泌尿系超声检查、排泄性膀胱尿路造影、肾皮质显像等。

【保健与护理问题】

1. **体温过高**　与细菌感染有关。
2. **排尿异常**　与膀胱尿道炎症有关。
3. **知识缺乏**：家长及患儿缺乏尿路感染的保健与护理知识。

【保健与护理干预】

1. **目的**　控制症状,根除病原体,去除诱发因素,防止复发,预防肾瘢痕的形成及进展,减少肾脏功能损害。
2. **原则**　积极控制感染,去除诱因。
3. **保健与护理措施**

（1）健康教育:尿路感染具有反复发作的特点,因此预防复发是健康教育的重点。尿路感染的预防包括:①注意个人卫生;②及时发现和处理男孩包茎、女孩处女膜伞、蛲虫感染等;③及时矫治尿路畸形,防止尿路梗阻和肾瘢痕形成。向家长讲解所用药物的用法用量、不良反应及注意事项,指导按时服药,定期复查,防止复发与再感染。一般急性感染于疗程结束后每月随访 1 次,除尿常规外,还应做中段尿培养,连续 3 个月,如无复发可认为治愈。反复发作者每 3~6 个月复查 1 次,连续 2 年或更长时间。

（2）健康行为指导

1）养成良好的卫生习惯:保持外阴清洁,勤换内裤,婴幼儿勤换尿布,尿布用开水烫洗晒干,或煮沸、高压消毒。便后冲洗外阴,单独使用洁具。女孩清洗外阴时从前向后擦洗,男孩注意清洗包皮。不穿紧身内裤,儿童不穿开裆裤。

2）指导家长观察患儿排尿行为:有无排尿时哭闹,尿频、尿急、尿痛等膀胱刺激症状;观察尿液颜色、性质及气味,有无血尿、泡沫蛋白尿、尿液异味;观察有无腰痛等;反复发作的患儿观察有无进行性贫血、夜尿增多等慢性肾衰竭表现。

3）饮食行为指导:增强机体的抵抗力可防止感染反复发作。小婴儿应注意观察面色、吃奶、大便情况等;鼓励患儿进食,供给足够的热能、丰富的蛋白质和富含维生素的食物。鼓励患儿多饮水、勤排尿,减少细菌在尿道的停留时间,促进细菌及炎性分泌物排出。高热时宜给予清淡、易消化、高热量、富含蛋白质和维生素的半流质饮食。

（3）症状保健与护理

1）休息与活动:急性期需卧床休息,病情缓解后可逐渐增加活动。

2）发热的护理:严密监测体温变化,观察热型,同时注意呼吸、心率及血压变化。高热时及时降温,予温水浴、冷敷等物理降温,必要时给予药物降温,口服布洛芬混悬剂或使用双氯芬酸钠栓纳肛,处理后 30 分钟复测体温直至降至正常。降温过程中鼓励患儿多饮水,避免因体温骤降引起虚脱,出汗后及时更换衣物。

3)减轻排尿异常:鼓励患儿大量饮水,通过增加尿量起到冲洗尿道的作用;多饮水还可降低肾髓质及乳头部组织的渗透压,阻碍细菌生长繁殖。对尿路刺激症状明显者,可用阿托品、山莨菪碱等抗胆碱药物治疗,或口服碳酸氢钠碱化尿液,以减轻尿路刺激症状。

4)其他:头痛、腰痛的患儿应给予解热镇痛剂缓解症状。

(4)用药保健与护理

1)尿路感染的治疗:主要采用抗菌药物治疗。

选用抗生素的原则:①感染部位:对肾盂肾炎应选择血浓度高的药物,对膀胱炎应选择尿浓度高的药物;②感染途径:上行性感染首选磺胺类药物治疗,如发热等全身症状明显或属血源性感染,多选用青霉素类或头孢菌素类治疗;③根据尿培养及药物敏感试验结果,同时结合临床疗效选用抗生素;④选用对肾功能损害小的药物。

根据以上原则,对于下尿路感染,在进行尿细菌培养后,经验用药初治可选阿莫西林/克拉维酸钾,20~40mg/(kg·d),分 3 次;或复方磺胺甲噁唑,30~60mg/(kg·d),分 2 次,连用 7~10 天。对上尿路感染或有尿路畸形的患儿,在进行尿细菌培养后,经验用药一般选用广谱或两种抗菌药物,如头孢曲松,75mg/(kg·d),每日 1 次;头孢噻肟,150mg/(kg·d),分次静脉滴注,疗程 10~14 日。治疗开始后应随访尿液检查,必要时随访尿细菌培养以指导和调整用药。对婴幼儿要注意及时行超声检查,必要时行排泄性膀胱尿路造影和肾皮质核素显像,排除尿路畸形后方可停止用药。如出现复发和再感染,应在进行尿细菌培养后选用 2 种抗菌药物,疗程以 10~14 日为宜,然后予以小剂量药物维持,以防再发。

2)无症状性菌尿的治疗:单纯无症状性菌尿一般无须治疗。但若合并尿路梗阻、膀胱输尿管反流或存在其他尿路畸形,或既往感染使肾脏留有陈旧性瘢痕者,则应积极选用上述抗菌药物治疗。疗程 7~14 日,继之给予小剂量抗菌药物预防,直至尿路畸形被矫治为止。

3)注意药物不良反应:口服抗菌药物时易出现恶心、呕吐、食欲缺乏等胃肠道反应,宜在饭后服用;磺胺类药物易在尿中形成结晶,应多饮水,并注意有无血尿、尿少、尿闭、药物疹等。

4)其他:定期复查尿常规和进行尿培养,以了解病情的变化和治疗效果。

(5)心理社会保健与护理:患儿如果膀胱刺激症状明显,可因害怕排尿而拒绝饮水。应向患儿及家长解释多饮水、勤排尿有助于疾病的康复,安抚患儿,诱导排尿。近 50% 的尿路感染患儿有复发或再感染的可能,如频繁复发或形成慢性感染,最终可发展为肾功能不全,因此需向患儿及家长说明治疗的重要性。另外,是否存在尿路畸形(如膀胱输尿管反流)是影响儿童尿路感染预后的重要因素。因此,需及时进行影像学检查,应与患儿及家长妥善沟通检查目的、治疗措施及预后。

三、细菌性痢疾

细菌性痢疾(bacillary dysentery,shigellosis)简称菌痢,是由志贺菌属引起的急性肠道传染病。临床上以发热、腹痛、腹泻及黏液脓血便为主要表现。可分为急性菌痢、慢性菌痢及中毒型痢疾(简称毒痢)。本病全年均可发生,但多流行于夏秋季节。菌痢分布很广,遍布世界各地,主要在发展中国家广为流行。我国虽然目前发病率已显著下降,但占比仍居全国传染性疾病报告发病数的前 5 位。该病患者和带菌者是传染源,人对痢疾有普遍易感性;痢疾型别众多,可导致多次重复感染;各年龄组儿童均易感,尤其是 3 岁以上儿童;慢性菌痢患儿大多呈潜隐、非典型性,症状较轻,往往不易诊断而易被忽视。因此,菌痢容易在集体儿童中诱发流行,需引起足够重视。

【保健与护理评估】

1. 症状与体征

（1）急性细菌性痢疾：典型病例起病急，发热，体温为低热或高热。腹泻，大便每日 10~30 次，粪便带黏液及脓血，伴有恶心、呕吐，阵发性腹痛，腹部有轻压痛，肠鸣音亢进，便后有里急后重下坠感。患儿全身乏力，食欲缺乏。婴幼儿有时可有高热惊厥。非典型痢疾患儿不发热或只有微热，也无中毒症状，轻度腹泻，稀便，粪便内只有黏液而无脓血。只有粪便培养阳性才能确诊。

（2）慢性细菌性痢疾：病程超过 2 周称迁延性痢疾，超过 2 个月则称慢性痢疾。因病程久，患儿渐消瘦。粪便含大量黏液，不一定带脓血，或黏液便与脓血便交替出现。粪便仍可培养出痢疾杆菌，但阳性率显著低于急性痢疾。患儿如呕吐、腹泻严重时，可并发水和电解质紊乱（脱水、酸中毒、低钾、低钠、低钙等），少数出现肠套叠。慢性菌痢发生并发症较多，主要是机体营养不良和免疫功能低下所致。最常见的有营养不良及营养不良性水肿、多种维生素及微量元素缺乏。

（3）中毒型痢疾：潜伏期为数小时至 1~2 天。起病急，发展快，突然高热，体温达 39~40℃，甚至更高，精神萎靡、嗜睡、反复惊厥昏迷，甚至发生循环及呼吸功能衰竭等严重症状。

2. 心理社会状况

评估患儿及家长的心理状况、对该病了解程度、应对方式、护理知识掌握程度及需求。了解患儿家庭居住条件、托幼机构卫生情况、家庭卫生习惯及经济状况。

3. 相关危险因素

痢疾的传播主要是食物传播、水传播、生活传播、昆虫传播。病菌随患儿或带菌者粪便排出，易感者通过污染的手、日常接触、食物、水源或苍蝇等间接传播，经口感染。痢疾有明显的季节性，夏秋季多见。中毒型痢疾主要发生在两岁以上儿童，与儿童机体对毒素敏感反应性过高有关。因此，需评估本次发病前有无不洁饮食史、与腹泻病儿接触史、托幼机构卫生消毒隔离情况、发病情况等。病程迁延及发生并发症与儿童机体抵抗力及营养状况有关，因此需评估既往健康情况、饮食习惯、卫生习惯以及家居生活环境等。

4. 辅助检查

（1）外周血检查：白细胞总数和中性粒细胞大多增高。

（2）粪便镜检及粪便培养：国家卫生健康委员会标准为每一高倍镜视野（400 倍）白细胞或脓细胞≥15 个并见有红细胞，门诊即可诊断菌痢并填报传染病卡片。确定诊断要靠粪便培养，做培养时要采取新鲜脓血便，最好在床边即时接种培养。若不能立即做培养，可将标本放入缓冲甘油盐水液中保存，尽快送细菌室培养。在采用抗菌药物治疗前采集粪便标本，可提高培养阳性率。

（3）血清电解质及血气分析：血钠、血钾、血氯多偏低，血气分析可有代谢性酸中毒。

（4）免疫学检测：可采用荧光抗体染色法、PCR 快速诊断等。

【保健与护理问题】

1. **体温过高** 与毒血症有关。
2. **组织灌注量不足** 与微循环衰竭有关。
3. **潜在并发症**：脑水肿、呼吸衰竭等。
4. **有感染传播的危险** 与肠道排出致病菌有关。
5. **焦虑** 与病情危重有关。

【保健与护理措施】

1. **目标** 管理传染源，切断传播途径，保护易感人群，防止疾病流行。
2. **原则** 对于患儿要早发现、早诊断、早隔离、早治疗，这是控制痢疾流行的关键。尤其是不典型患儿、无症状带菌者（在儿童期少见）及慢性痢疾患儿是重要的传染源，要早发现、隔离治疗。控制感染，做好液体疗法及对症治疗。中毒型痢疾病程早期应及时开展抢救，以提高存活率。

3. 保健与护理措施

（1）健康教育：流行季节应开展广泛的健康教育，采取综合性预防措施。①向患儿及家长讲解疾病的防治知识，该病的主要临床表现、传播方式、如何预防及预后等；②向家长介绍患儿病情治疗进展，消除其紧张、焦虑情绪，取得患儿家长信任从而积极配合治疗和护理；③对饮食行业及托幼机构的工作人员应定期做大便培养，及早发现带菌者并积极治疗；④搞好环境卫生。

（2）健康行为指导

1）消化道隔离：患儿隔离至临床症状消失后 1 周或 3 次大便培养阴性，加强患儿粪便、便器、尿布等的消毒及工作人员手的消毒。

2）个人卫生指导：患儿餐具单独使用，用后煮沸消毒 15 分钟，粪便要用 1% 含氯消毒液处理，患儿尿布和内裤要煮过或用沸水浸泡后再洗。玩具及用物定期在阳光下曝晒，直到隔离期结束。指导家长注意饮食卫生，培养患儿良好的卫生习惯，如饭前便后洗手、不饮生水、不吃不洁的变质食物、生吃瓜果要洗净。此外，家长还应注意食物存放要加罩，以防止昆虫污染。

3）环境卫生管理：改善饮水卫生，防止水源受污染，加强粪便管理，灭蝇、灭蛆。

4）提高机体免疫力：疾病流行期间，易感儿可口服多价痢疾减毒活菌苗，该药物对易感儿童具有较好的保护作用。儿童平时也应多锻炼身体，以提高抵抗力。如患有佝偻病、营养不良及其他合并症应及时处理。

（3）症状保健与护理

1）高热的护理：监测体温变化，必要时遵医嘱药物降温或采用亚冬眠疗法，预防因高热惊厥导致脑缺氧及脑水肿加重。保持室内空气流通，温湿度适宜。

2）维持有效血液循环：密切监测生命体征、神志、面色、肢端温度、尿量等变化。适当保暖，迅速建立并维持静脉通道，保证输液通畅，注意输液速度。中毒型菌痢患儿应取平卧位或头高脚低位，遵医嘱进行抗休克治疗。

3）腹泻的护理：正确评估并记录排便次数、性状，及时采集大便标本送检。患儿应卧床休息，进行消化道消毒隔离并继续进食，给予营养丰富、易消化的流质或半流质饮食，多饮水，呕吐严重者可短时禁食给予静脉输液。做好臀部皮肤护理，防治脑水肿和呼吸衰竭。

4）其他：中毒型菌痢患儿应密切观察病情变化，保持室内安静，减少刺激；遵医嘱使用镇静剂、脱水剂、利尿剂等。抽搐患儿注意安全，防止外伤；保持呼吸道通畅，予以氧气吸入；做好人工呼吸、气管插管、气管切开的准备工作，必要时遵医嘱使用呼吸机治疗。

（4）用药保健与护理：喹诺酮类药物比较敏感，可列为首选。要在告知家长的前提下，严格掌握适应证，剂量不应超过每日 10~15mg/kg，疗程不超过 7 日。此类患儿多伴有肠道菌群紊乱与微生态失衡，优选双歧杆菌制剂有助于恢复肠道微生态平衡，重建肠道的天然屏障，促进疾病的康复。

（5）心理社会保健与护理：细菌性痢疾发病率高，传染性强，应引起患儿及家长的重视。患病期间需执行严格的消毒隔离措施，应与患儿及家长妥善沟通，强调隔离的重要意义以取得配合。中毒型菌痢病情严重、凶险，需做好家长的心理护理。

四、儿童龋齿

龋病（dental caries）是在以细菌为主的多种因素影响下，牙体硬组织发生慢性进行性破坏的一种疾病，是儿童期的常见病和多发病。乳牙龋齿与年轻恒牙龋齿的临床表现及治疗各有其特点。乳牙在萌出后不久即可患龋，1 岁后龋患率直线上升，7~8 岁时达到高峰。2017 年发布的第四次全国口腔健康流行病学调查显示，我国 12 岁儿童恒牙龋患率为 34.5%，比 10 年前上升了 7.8 个百分点；5 岁儿童乳牙龋患率为 70.9%，比 10 年前上升了 5.8 个百分点。儿童患龋情况已呈现上升态势。

【保健与护理评估】

1. 症状与体征　初期表现为褐色或黑褐色斑点或白垩状斑块，表面粗糙，继而表面破坏成为浅

Note:

龋,龋蚀破坏发生在釉质或牙骨质内时,没有自觉症状;龋蚀达到牙本质浅层时,患牙对冷水、冷空气、甜或酸食物等刺激会感到疼痛,但刺激去掉以后,症状立即消失;若龋蚀已达到牙本质深层,接近牙髓,或已影响牙髓,则患牙对冷、热、酸、甜都有痛感,刺激去掉以后,疼痛可能仍持续一定时间才逐渐消失。儿童乳牙龋齿较早发生在上前牙龋齿,逐渐波及乳磨牙和下乳尖牙,而下颌切牙常常不受影响。

2. **心理社会状况**　儿童龋齿的发生与家庭和教养人关系密切,需评估其喂养方式、口腔卫生习惯、饮食习惯等。其次需评估患儿生长发育状况、有无其他疾病、遗传病史及家族史。患儿通常对龋齿治疗有恐惧心理,应评估患儿和家长对治疗的了解程度和恐惧程度、治疗费用的经济承受能力以及对治疗效果的期望值。

3. **相关危险因素**　龋病是一种多因素相关的复杂疾病,主要包括细菌、饮食及宿主等,诸多因素相互关联,缺少某一方面均无法导致龋病的发生。细菌在龋齿发病和发展过程中起重要作用。致龋细菌种类很多,最主要的是变形链球菌和乳杆菌。食物中含有的碳水化合物,既可供给菌斑中细菌活动所需的能量,又可通过细菌代谢作用使糖酵解产生有机酸。有机酸长期滞留在牙齿表面和窝沟中,导致釉质脱矿破坏。如果食物中含有的矿物盐类、维生素和微量元素不足(如钙、磷、维生素 B_1、维生素 D 和氟等),牙齿的抗龋性就会降低。

牙齿的形态、结构和位置与龋齿发病有明显的关系。牙齿的窝沟是发育过程中留下的缺陷,深窝沟内容易滞留细菌和食物残屑,且不易清除;矿化不足的牙齿,釉质和牙本质的致密度不高,抗龋性低,容易患龋。乳牙和年轻恒牙的结构和矿化程度都还不够成熟,因此更容易发生龋齿。唾液是牙齿的外环境,起着缓冲、冲洗、抗菌或抑菌等作用,因此量少而稠的唾液容易滞留,助长菌斑的形成和黏附。

4. **辅助检查**　牙齿 X 线摄片检查,可以了解龋洞深度、与牙髓腔的关系、牙根的情况等。

【保健与护理问题】

1. **疼痛**　与牙体组织受损及牙髓神经受损有关。
2. **知识缺乏**:缺乏口腔保健知识。
3. **恐惧**　与不了解口腔治疗过程有关。
4. **潜在并发症**:牙髓炎、牙髓坏死。

【保健与护理干预】

1. **目的**　终止龋齿发展,保护牙髓正常活力,避免因龋齿引起的并发症;恢复牙齿的外形和咀嚼功能,维持牙列的完整性。

2. **原则**　预防龋齿要防治结合,既要控制新龋发生,又要早发现、早治疗。应针对发病因素,采取相应措施,做好儿童口腔保健工作。

3. **保健与护理措施**

(1) 健康教育:儿童龋齿的发生与喂养人、看护人对龋病的认识和态度密切相关。因此要对家长及患儿进行口腔健康教育,改善喂养方式,调整饮食结构,掌握正确的清洁口腔和牙齿的方法,培养儿童养成良好的口腔卫生习惯。健康教育的方式可多种多样,如利用多媒体播放相关知识的动画片、利用牙齿模型进行正确刷牙模拟指导、小讲课及分发口腔健康知识宣传册等。另外,健康教育应覆盖全社会,定期在托幼机构、学校等场所开展,减少不良广告,引起全社会对儿童口腔保健的重视。

(2) 健康行为指导

1) 喂养和饮食指导:不当的喂养方式会危害婴幼儿的口腔健康。乳牙萌出之后,婴幼儿不应长时间或频繁含着奶嘴吸吮甜奶或甜饮料,尤其不应含奶嘴入睡。1 岁后应尽量减少使用奶瓶,1.5～2岁可以用杯子喝水后不应继续用奶瓶喂养。随着儿童生长发育的需要,应相应调整儿童饮食成分,改善饮食结构。4~6 个月后的婴儿及时添加辅食；儿童应以蔬菜、水果、谷物、禽蛋肉类等天然食物为主，可为儿童生长发育尤其是牙齿的发育提供必要的微量元素和其他成分。

微量元素中的氟是唯一能够在牙齿萌出前对今后的龋病易感性产生影响的营养成分。另外，存在于许多水果和蔬菜纤维中的木糖醇可以通过刺激唾液分泌起到口腔自洁的效果。应多吃含纤维较多的食物，既可锻炼咀嚼功能，有利于口腔颌面骨骼肌肉的生长发育以及牙的萌出和排列，又可促进唾液分泌，提高口腔的自洁能力。其次，应减少儿童对糖的摄取，特别是控制奶制品、饮料和零食中的糖摄取。儿童应注意养成良好的饮食习惯，注重平衡膳食，不挑食不偏食，避免频繁进食零食。

2）口腔清洁指导：①婴儿可用蘸有温开水的棉花或纱布擦洗口腔；乳牙一旦萌出，哺乳或进食后，可用棉花或纱布蘸取温开水擦洗口腔和牙面。每天至少擦洗 1 次，最好在睡前进行。②当多颗乳牙萌出后，可用指套刷或软毛刷为儿童每天刷牙 2 次，并确保清洁上、下颌所有牙面，特别是接近牙龈缘的部位。③当儿童 2~3 岁时，乳牙全部萌出，可开始学习刷牙，但家长应帮助儿童，每日至少 2 次。④从 3~4 岁开始，儿童可开始自己用最简单的方法，如"画圈法"刷牙，其要领是将牙刷毛放置在牙面上，轻压使刷毛屈曲，并在牙面上画圈，每个部位反复画圈 5 次以上。前牙舌侧则将牙刷竖放，各个牙面均应刷到。家长仍应提供帮助保证刷牙的效果。儿童应选用适合其年龄的儿童牙刷。⑤随着儿童年龄的增长，儿童应养成早晚刷牙、饭后漱口和用牙线清洁牙缝的习惯。

（3）疾病管理：对龋齿易感儿童，可以根据具体情况选用含氟牙膏、含氟漱口水、含氟凝胶、含氟泡沫、氟保护漆等措施预防龋齿。但应注意在高氟地区不能使用，有氟斑牙患儿也不应使用。对于儿童的年轻恒牙和乳磨牙，通过窝沟封闭技术可以对其窄而深的窝沟进行早期封闭，预防窝沟龋齿的发生。封闭的最佳时机是牙齿完全萌出，龋齿尚未发生的时候。乳牙、第一恒磨牙、第二恒磨牙进行窝沟封闭的最佳年龄段分别为 3~4 岁、6~7 岁和 11~13 岁。氟化物药物治疗仅起到抑制龋齿进展的目的，治疗龋齿的主要方法是充填修复和预成冠修复。

（4）定期口腔检查：6~12 个月大的婴儿，或尚未患龋的儿童可进行第一次口腔检查。通过检查可了解儿童的喂养方式，评估牙齿的健康状况，同时进行首次口腔卫生指导。随后，每 3~6 个月进行定期口腔检查，并对龋病发病早、发病牙数多的儿童或易感人群进行重点监护。3~6 岁是儿童乳牙患龋的高峰期，此期儿童应每 6 个月接受 1 次口腔健康检查，以达到早发现、早治疗的目的。在对儿童进行口腔检查的同时，医生可提供有针对性的专业口腔健康指导，增强家长和儿童的口腔健康意识。

知 识 拓 展

龋病活跃性检测（caries activity test）

采用牙菌斑或唾液为标本，检测其中致龋菌的含量、产酸能力及唾液的缓冲能力等，了解被检者受检时的口腔卫生状态及是否存在明显的致龋因素，预测受检儿童龋病发生的活跃程度。

通过检测儿童机体对龋病发生的敏感度，获知儿童口腔龋病活跃性的强弱，再结合临床口腔检查、饮食习惯等综合分析，筛选出儿童中龋病的易感人群，从而比较准确地制订口腔卫生保健指导计划，确定定期检查间隔时间和要求。

（5）心理社会保健护理：患儿通常对牙齿治疗有严重的恐惧心理，因此医护人员要热情接待患儿与家长，以良好的态度、和蔼的表情与患儿及家长进行交流，耐心向患儿及家长解释病情，介绍治疗方法及其注意事项，与患儿及家长建立良好的信任关系，消除或减轻患儿对治疗的焦虑、恐惧心理，提高患儿治疗的依从性，使其能够配合医生完成治疗。另外，乳牙列易患龋的儿童，恒牙列也易患龋。但儿童龋齿是可以预防的，该类儿童的家长应提高对乳牙龋的重视。儿童的口腔健康需要全社会的共同参与，这将有助于促进儿童口腔保健工作的顺利开展。

（刘　可）

思 考 题

1. 针对学龄前期儿童的特点,其生理及心理保健的重点与其他年龄阶段儿童有何异同?
2. 如何对哮喘儿童开展保健与护理?
3. 如何对反复泌尿系感染的患儿家长开展健康教育?
4. 如何预防儿童细菌性痢疾的传播?
5. 设计一次幼儿园健康讲座活动,对学龄前期儿童进行牙齿保健与护理指导。

Note:

第九章

URSING

学龄期儿童的保健与护理

09章 数字内容

───────── 学 习 目 标 ─────────

知识目标:

1. 掌握学龄期儿童的生理、心理保健与护理要点。

2. 掌握学龄期儿童常见病的保健与护理评估要点。

3. 熟悉学龄期儿童的体格生长发育特征、心理发育特点。

4. 熟悉学龄期儿童常见病的相关危险因素。

5. 了解学龄期儿童常见病的相关概念。

能力目标:

1. 能够提出学龄期儿童的保健与护理问题。

2. 能够初步实施学龄期儿童的保健和护理干预。

素质目标:

具有良好的爱幼意识和全心全意为学龄期儿童健康服务的奉献精神。

自入小学始(6~7岁)至青春期前为学龄期(school-age period)。学龄期是儿童身心发育的快速阶段,大脑皮质功能发育更加成熟,对事物具有一定的分析、理解能力,认知和社会心理发展非常迅速。学龄期也是儿童健康行为、生活方式形成的关键时期,与其他低龄儿童相比较,与清洁卫生习惯、生活方式和学习生活条件密切相关的健康问题明显突出,视力不良、龋齿、儿童单纯性肥胖、性早熟等成为此期儿童的主要健康问题;注意缺陷多动障碍更是学龄期儿童常见的发育与行为问题。同时,学龄期是开展健康教育的最佳时期,通过预防保健及护理措施预防、控制常见健康问题和行为问题,对促进学龄期儿童身心健康具有十分重要的作用。

第一节　学龄期儿童的生理保健与护理

学龄期儿童的体格生长稳步增长,除生殖系统外,各系统器官外形均已接近成人。智能发育较前更成熟,理解、分析、综合能力逐步增强。学龄期儿童机体抵抗力较前增强,感染性疾病发病率较低,但仍需加强保健和护理干预,提供合理的营养,指导适当的体格锻炼,预防意外伤害的发生,促进学龄期儿童健康成长。

一、生理发育特点

学龄期儿童的体格发育进入稳步增长期,体重年增长约2kg,身高平均每年增加5~7cm。6~7岁皮下脂肪开始第二次增长直到青春期,女孩的脂肪组织略多于男孩。各器官、系统发育趋向成熟,淋巴系统发育速度加快,4~8岁是扁桃体发育的高峰期。免疫系统发育趋向成熟,机体抵抗力增强,感染性疾病发病率较低。

学龄期儿童骨骼系统发展迅速,6~7岁脊柱韧带发育完善,脊柱自然弯曲为韧带所固定,不正确的坐、立、行姿势及骨骼病变均可能引起脊柱发育异常或造成脊柱畸形。视觉发育基本完善,眼球睫状体7岁时发育完善。随着年龄的增长,眼球的大小也逐渐发生改变,10~12岁时,眼球前后径的轴长已基本接近成人,成为正视眼。牙齿的发育进入替牙期。在6岁左右,第一颗恒牙开始萌出,接着乳牙依次替换,可出现暂时性牙列不齐,到12岁左右,乳牙替换完毕。

二、生理保健与护理

学龄期儿童求知欲强,是获取知识的重要时期。应对此期儿童提供良好的学习环境与氛围,培养其良好的学习习惯;加强素质教育,引导积极的体育锻炼,合理安排生活,供给充足的营养,预防意外伤害,促进学龄期儿童健康成长。

（一）合理营养

学龄期儿童的膳食结构基本与成人相似。膳食中注意营养充分而均衡,食物应多样化,荤素及粗细的搭配、保证优质蛋白的摄入,多吃富含钙的食品以满足儿童体格生长、心理和智力发展、学习等需求。牛奶每日摄入量为400~500ml。要重视早餐和课间加餐,保证早餐的质和量,最好于上午课间补充营养食品,以保证体格发育。同时要重视补充强化铁食品,降低缺铁性贫血的发病率。学龄期儿童的饮食习惯和方式受大众传媒、同伴和家人的影响较大,学校应开设营养教育课程,进行营养卫生宣教,促进学龄期儿童养成定时定量的良好饮食卫生习惯,纠正挑食、偏食、吃零食、暴饮暴食等不良习惯。同时,需注意节制饮食,避免营养过剩,预防肥胖症。

（二）体格锻炼

学龄期儿童应积极参加体格锻炼,增强体质,增加机体防病抗病的能力。鼓励儿童每天进行60分钟以上的中高强度身体活动,如体操、跑步、球类活动、游泳等均能促进学龄期儿童体力、耐力的发展。锻炼内容及强度要适当,循序渐进,不能操之过急。

（三）良好行为习惯的培养

1. 生活习惯 指导儿童合理安排学习、睡眠、运动的时间，形成良好的生活习惯。学龄期儿童要保障充分的睡眠时间，每天睡眠时间应达到 10 小时，养成按时上床和起床的习惯，应尽量午休。减少接触电子屏幕的时间（每天限制在 1 小时之内）。促进儿童良好的个人卫生、饮食和口腔卫生习惯，禁止儿童吸烟、饮酒及随地吐痰等不良习惯。

2. 学习习惯 学习是学龄期儿童生活的重要组成部分，需为学龄期儿童创造良好的学习环境与氛围，培养其学习兴趣，帮助其养成热爱学习、快乐学习、独立学习的良好学习习惯。

学龄期是骨骼生长发育的重要阶段，骨骼的可塑性很大，如果儿童经常保持某些不良姿势，如听课、看书、写字时弯腰、歪头、扭身，站立和行走时歪肩、驼背等，可影响胸廓的正常发育，造成骨骼畸形，故需培养学龄期儿童养成正确的坐、立、行等姿势。

听课、阅读时，应抬头，两肩放平，躯干挺直，两臂自然下垂，大腿平放椅面上，腰部靠在椅背上，两小腿与地面垂直或稍向前伸，脚平放在地上，这样使身体舒适，不易疲劳。阅读时，书本应与桌面呈 $30° \sim 40°$，使书本与视线呈直角，可避免颈肌的疲劳。写字时，头稍向前倾，双臂等长放在桌上，前胸与桌缘保持 1 拳的距离，眼与书的距离应保持在 33cm 左右，不要过近。站立时，应使头、背、臀和脚在一条直线上，两肩在同一水平上，两臂自然下垂，抬头、挺胸、收腹，两脚稍稍分开（约一拳）。休息时两足交替伸出，不要固定一侧。走路时，抬头挺胸，两脚的脚尖应指向前方，勿向内或外撇。背书包时最好使用双肩包，并使书的重量分担在两肩上，既减少疲劳，又防止歪肩、脊柱弯曲异常。

（四）预防意外伤害

由于学龄期儿童与外界接触的范围不断扩大，且喜欢冒险、易冲动，常过高估计自己的能力，故易发生车祸、溺水及运动外伤（如活动时发生擦伤、割伤、挫伤、扭伤或骨折）等意外伤害。学校应开展安全教育，学龄期儿童必须学习交通规则和常见意外事故的防范知识，降低意外伤害的发生率。

第二节 学龄期儿童的心理社会保健与护理

进入学校教育的学龄期儿童，心理发展进入一个重要的转折时期，认知能力、个性等都在不断发展变化，呈现出协调性和过渡性的特点。该阶段受同伴、学校和社会环境的影响较大，应积极了解儿童的心理社会发展特点，加强保健与护理干预，促进其心理社会健康发展。

一、心理社会发育与行为发展

儿童神经心理发育的基础是神经系统的发育，尤其是脑的发育。神经系统发育的一个重要原则是大脑的突发生长，每一次突发生长都涉及主要的发育过程。学龄期有两次重要的突发生长，一是在 6~8 岁期间，大脑的突发生长和精细动作、眼手协调有关；二是在 10~12 岁期间，神经系统的突发生长中，大脑的前额叶发育较快，使得逻辑、计划和记忆功能在这一时期快速发展。

（一）神经系统的发育

学龄期儿童脑的重量继续增加，6~8 岁时儿童脑重约 1 200g，为成人脑重 90% 左右，12 岁儿童脑重约为 1 400g，接近成人的水平。学龄期儿童大脑皮质功能发育更加成熟，突出表现在额叶的增大，其在儿童高级神经活动上有着重大的意义。学龄期儿童的高级神经活动——兴奋和抑制的功能进一步增强，兴奋功能的增强表现为儿童觉醒时间更多，抑制功能进一步发育，表现在儿童对外界事物进行更细致的分析，并善于调控自己的行为。

学龄期儿童的兴奋性条件反射较前易形成，潜伏期短、不易泛化，保证了儿童能和外界事物建立更多的联系，能够学习更多的东西。由于神经细胞的增长和神经纤维的髓鞘化，学龄期儿童能很快形成各种抑制性的条件反射，能更好地对刺激物加以精确的分析，并能更好地支配自己的行为。学龄期儿童的抑制和兴奋虽有一定的发展，但相对于青春期还较差。

（二）感知觉的发育

1. **视感知发育**　6 岁时视深度已充分发育,视力变得更加敏锐,同时双眼的协调能力更强,能更好地聚焦。颜色视觉随年龄的增长不断发展,颜色视觉感受性获得显著的发展,眼睛的调节能力也不断发展。

2. **听感知发育**　与学龄前期儿童相比,学龄期儿童的听觉感受性有一定的增长,特别是言语听觉增长得比较快。

3. **运动觉的发育**　运动觉的发育,特别是手的关节肌肉感觉发育,在儿童学习上具有重大意义。6 岁儿童的粗大运动(跑、跳、攀爬、骑车等)发育得很好,但精细运动(握笔或精确地使用剪刀等)发育得还不好。随着年龄的增长,学龄期儿童手部的关节肌肉有显著的发育,动作的精确性和灵活性日益增加,但是还没有发育成熟,还不能立即胜任要求细微肌肉动作的活动,而且也不能胜任需要持久用力的工作。

4. **知觉发育**　知觉是人对事物各种属性的综合反映。学龄期知觉的发育与此期大脑半球功能的优势化有关,同时在教学的影响下,学龄期儿童知觉的有意性、目的性逐渐得到发展,并逐渐能知觉比较复杂的事物,知觉的选择性、持续性也逐步提高。6~8 岁儿童知觉中分析和综合统一的水平还很低,表现为笼统的、不精确的分析与综合的特点,随着年龄的增长以及学校的教育,学龄期儿童知觉中分析的精确性和综合的概括性得到不断发展。学龄期儿童的时间、空间知觉已有很好的发展,但比较抽象的空间概念需要逐步发展起来。8 岁时大脑半球出现高度优势化和胼胝体的生长,8 岁之后儿童的空间知觉技能比此前的儿童要好得多。在时间知觉上,学龄期儿童首先掌握的时间单位是跟他们的生活有关的,而一些与自己的生活无关、较长的时间单位需要逐步发展。

（三）语言的发育

学龄期儿童进入小学的学习之后,语言能力有了新的发展,无论从内容或形式上都发生了本质的变化。此期儿童的词汇量增长,词汇量显著增加发生在 3~5 年级。在 8~9 岁时,儿童能够理解同类词语之间的联系,其对于语言的理解达到了一个新的水平。学龄期儿童语言的发育包括口头语言、书面语言和内部语言的发育。

1. **口头语言的发育**　口头语言包括听和说两个方面。学龄期儿童入学以后,听讲的能力和良好的习惯得到了进一步的发展,其需要听懂教师的言语讲述和指示。说出的语言包括对话语言和独白语言。独白语言逐渐成为学龄期儿童口头语言的主要形式,例如复述课文、回答教师的问题、在班会上发言等。学龄期儿童常有一个时期暂时表现为其口语能力不如学龄前儿童,主要原因是学校的教学对儿童的口头语言提出了新的要求,儿童此时的注意力转向语言的发音和内容的组织方面,只要善于引导,这种暂时的现象就会很快过去,并且可促进儿童的口头语言更好地发展。在学龄期末,儿童能够学会如何去维持一个谈话,如何有礼貌地说话及如何说服别人。

2. **书面语言的发育**　书面语言一般是从学龄期才开始发育。书面语言出现比口头语言晚,并且有更高、更严格的要求,有着与口头语言不同的心理起源和结构。书面语言是在口头语言的基础上发展起来的,识字是儿童掌握书面语言的前提,同时通过阅读、写作和语法等的学习促进了书面语言的发育。学龄期儿童通过学习逐渐对语法进行完善,大约从四年级开始,书面语言的水平就逐步超过口头语言的水平。同时,书面语言可以丰富和改进口头语言的发育,两者相互促进,交互发展。

3. **内部语言的发育**　内部语言是和逻辑思维、独立思考、自觉行动有更多联系的一种高级的语言形态,其主要特点是以自己的思想活动作为思考对象,如儿童在回答问题时,必须先考虑怎样回答。学龄期儿童的内部语言是在学龄前期口头语言发育的基础上、在学校教学的条件下逐步发展起来的,与书面语言的发育密切相关、相互促进,亦与儿童的智力发展水平,特别是思维水平密切联系。学龄期儿童内部语言的发育分为 3 个阶段:出声思维阶段、过渡阶段及无声思维阶段。内部语言在学龄期未达到完善,在之后的各个时期乃至终生,都在不断地发育和完善。

Note:

（四）心理活动的发展

1. 注意的发展　注意是对事物的定向活动,是对于某些事物的指向和集中,是一切认知过程的基础,注意可分为无意注意和有意注意。有意注意在学龄期出现显著增加,很可能与前额叶和网状系统之前连接神经元的髓鞘形成有关。学龄期儿童注意的发展有以下特点:①有意注意正开始发展,而无意注意仍起着重要作用;②儿童对抽象材料的注意正逐步发展,而具体的、直观的事物在引起儿童的注意上仍然起着重大的作用;③注意经常带有情绪色彩,容易对一些新异刺激而感到激动和兴奋,出现注意力不集中的表现。

2. 记忆的发展　记忆是将所获的信息"贮存"和"读出"的神经活动过程,可分为感觉、短暂记忆和长久记忆 3 个阶段。长久记忆又分为再认和重现两种。相对于学龄前儿童而言,学龄期儿童的记忆能力发生了本质的变化。从记忆的目的性来说,有意识记和有意重现逐渐占有主导地位;从记忆的方法来说,意义的、理解的识记逐渐占有主导地位;从记忆的内容来说,词的抽象记忆也在迅速地发展。

3. 思维的发展　思维是客观事物在人脑中的概括和间接反映,是借助语言来实现的,是在感觉和知觉基础上产生的。学龄期儿童思维的基本特点是从以具体形象思维为主要形式,逐步过渡到以抽象逻辑思维为主要形式。但此阶段的抽象逻辑思维仍然是直接与感性经验相联系的,具有很大成分的具体形象性,故皮亚杰(Jean Piaget)认为 7~12 岁儿童的思维属于具体运算阶段。

4. 想象的发展　想象是在客观事物的影响下,在语言的调解下,人脑中已有的表象经过改造和结合而产生新表象的心理过程。想象在儿童的生活和学习中起着重要的作用。学龄期儿童在学校教育的影响下,想象有了进一步的发展,想象的有意性迅速增长,想象中的创造性成分日益增多,想象更富于现实性。但在整个学龄期,儿童想象的复杂性、概括性和逻辑性水平还是不高,且由于缺乏必要的知识经验,对于不熟悉的事物,想象总是简单和贫乏的。

（五）个性和社会性的发展

1. 自我意识的发展　学龄期儿童个性的发展主要表现在自我意识的发展。自我意识是指个体对自己身心活动的觉知,是个体社会化的结果。入小学后,儿童的自我意识在不断发展,到学龄期末提高到一个新的、较高的水平。自我意识形式上包括自我观察、自我觉知、自我概念、自我评价、自我体验和自我调控,其中,自我概念的发展是儿童社会性发展的核心构成部分,自我评价能力是自我意识发展的主要成分和主要标志。自我评价恰当与否会激发或压抑人的积极性。

（1）自我概念:学龄期儿童对自我的认识、外部事物和他人的认识逐渐趋向抽象化和概念化,他们对自我的描述从身体和外部特征为主逐渐转向稳定的内部特征,如性格、价值观、人生信仰等。例如,6 岁儿童会形容自己是"聪明的"或"笨的",10 岁儿童则倾向于形容自己"比大多数人都聪明"。学龄初期儿童虽然越来越多地描述自己的心理特征,但他们会认为这些特征是永远不变的,如 8~14 岁儿童会认为,自己如果是"友善的",就会对所有人一直如此。在学龄期末,儿童的自我概念开始变得更为复杂,更有比较性,更少和外部特征有关,更多关注观念和感受等。

（2）自我评价:学龄期儿童自我评价有其特点。①自我评价的独立性日益增强。学龄期儿童自我评价的独立性随年级的升高而增强,从顺从别人的评价发展到有一定独立见解的评价,逐步减轻对他人评价的依赖性。②自我评价的原则性逐步形成。小学低年级儿童对自己或对他人的评价总是比较具体,从中年级到高年级,儿童才逐步学会从道德原则上来评价人的行为。学龄期儿童对自我的描述开始从比较具体的外部特征描述向比较抽象的心理术语描述发展。③自我评价的批判性有一定程度的发展。自我评价的批判性是指在评价自己的或他人的行为时能够比较全面、深刻。学龄期儿童自我评价的能力一般落后于评价别人的能力,在评价别人的时候比较清楚,在评价自己的时候比较模糊,而且由于自我评价的原则尚未形成,他们的评价容易改变。在教育的影响下,学龄期儿童自我评价的批判性逐步发展,同时,儿童自我评价还常受家庭教育风格和儿童交往的影响。

2. 品德的发展　品德是社会道德现象在个体身上的反映,是个人依据一定的社会道德行为规范行动时表现出来的较稳定的心理特征,是被个体内化了的道德。品德具体表现为一定社会道德要求的个人道德意识和道德行为的总体特征。品德不是遗传决定的,对于学龄期儿童,品德主要是在教育的影响下,在儿童的实践活动中,通过道德意识和道德行为不断矛盾统一的过程而逐步发展起来的。

（1）道德意识的发展:道德意识是关于道德的认知,它在儿童道德品质的发展上起着重大的作用。进入小学之后,儿童自觉地运用道德意识来评价和调节道德行为的能力逐步开始形成。学龄期道德意识的发展有以下3个特点:①在道德知识的理解上,儿童从比较肤浅的、表面的理解逐步过渡到比较精确的、本质的理解;②在道德品质的评价上,儿童从只注意行为的效果逐步过渡到比较全面地考虑动机和效果的统一关系;③在道德原则的掌握上,儿童的道德判断从受外部情境的制约逐步过渡到受内心的道德原则、道德信念的制约。

（2）道德行为的发展:学龄期儿童道德行为的发展与道德意识的发展相关。此期儿童比学龄前期儿童更能运用道德知识来指导自己的行为,但是仍然出现言行不一致、脱节的现象,其原因主要是以下方面;模仿的倾向;无意;在不同的人面前有不同的行为表现;只会说,不会做。

3. 自觉纪律的形成和发展　自觉纪律是一种出自内心要求的纪律,是在儿童对于纪律的认识和自觉要求的基础上形成起来的遵守纪律的行为习惯。初入小学的儿童虽然有遵守纪律的良好愿望,但其有好模仿的倾向,以及易疲劳的特点,故常常容易产生违反纪律的行为。因此,从学龄期起应培养儿童具有良好的自觉纪律性,对儿童的学习活动或儿童的个性发展具有重要的作用。

4. 社会性的发展　学龄期儿童对家庭活动的兴趣开始下降,个体游戏也逐渐让位于群体活动。群体能帮助儿童完成社会化,能帮助儿童形成理性的意识,亦能帮助儿童学习正确的社会态度和个性独立,学会客观地评价自己,从而变成一个自我接受的人。

（1）集体关系的发展:学龄期儿童在学校教师的组织和指导下,其集体关系和集体意识逐步形成和发展,集体关系和集体生活是儿童个性和社会性发展最主要的条件。儿童团体的社会结构认知有一个逐渐发展变化的过程,学龄期儿童对团体内部权力等级的评定表现出较高的一致性,而且等级划分得更精确。通过学校的集体生活,学龄期儿童的自我意识、道德判断和道德行为得到了进一步的发展。

（2）同伴关系的发展:同伴关系是指年龄相同或相近的儿童在共同的活动中建立的人际关系,它在儿童心理发展中具有独特的作用。同伴关系可分为友谊和同伴群体关系。友谊可以帮助儿童提高社会技能和社会支持,对儿童的社会化具有重要意义。学龄期儿童的友谊在不同年级表现不同:在低年级时,只要住得近或者有共同喜好的玩具,大家就可以成为朋友;进入高年级,友谊的成因则转变为共同的价值观和准则,该阶段的儿童强调朋友之间应该有共同的兴趣、活动和所有物,互相了解、帮助、合作、支持,彼此友好,能互相透露小秘密。友谊还给儿童提供了学习如何解决冲突的机会。

二、心理社会保健与护理

根据学龄期儿童感知觉发育、语言发育、心理活动发展、个性和社会性发展的特点,提供相应的保健与护理,促进学龄期儿童心理及行为的良好发展。

（一）促进学龄期儿童感知觉的发育

1. 促进感觉的发育　各种感觉的感受性都是在一定的条件下,特别是在专门训练的条件下不断发展和完善起来的,以至可以达到高度的精确和灵活程度。同时通过各种活动及其内容促进儿童感觉的发展,如通过绘画、书写活动可以促进视觉和运动觉的发展;在音乐学习的过程中,复杂而完善的音乐听觉可以得到培养;通过朗读、复述等言语活动,可以促进言语听觉的发展。

2. 促进知觉的发育　在学校教学的影响下,学龄期儿童随着知识经验和智力的发展,逐渐可以长时间、有效地去知觉比较复杂的事物。指导学龄期儿童知觉事物的时候,可以要求他们精确地分析与综合,要求他们找出主要的东西,去寻找各个部分之间的关系,这样儿童知觉中分析的精确性和综合的概括性就不断发展起来,为其抽象逻辑思维的发展做好了直接的准备。观察是一种有意的、有计划的、比较持久的知觉,是知觉的高级形态。小学低年级儿童观察能力较差,故应通过多种方法有意识、有计划地发展其观察力,如在进行观察之前向其提出观察的目的、任务和方法,培养其观察的技能等。

（二）促进学龄期儿童语言的发育

1. 促进口头语言的发育

（1）训练儿童的发音:学龄期儿童已基本掌握正确的发音,但有部分儿童还掌握不好,或用方言的语音来代替普通话的语音,应及时给予纠正。如儿童有语音不清和口吃属于病理状态,应当特别加以注意,并给予必要的关怀、处理和治疗。

（2）促进儿童丰富口头词汇:初入小学的儿童已掌握一定数量的词汇,但大部分是具体的,抽象的词较少,很多词内容贫乏,甚至很多是消极词汇。为此,可通过学校的教育及日常的生活促使学龄期儿童的口头词汇不断扩大、精确、丰富和深刻,并逐渐把一些消极词汇转变成积极词汇。而在学龄期儿童口头词汇的发展上,书面词汇的掌握起着极为重要的作用。

（3）促进儿童口语表达的完善:通过训练及日常生活促进学龄期儿童发言的语句完整,合乎语法规则,前后连贯,分清主次,清晰流利。如儿童出现表达问题时应采取适宜的措施积极、耐心地纠正。

2. 促进书面语言的发育　书面语言是在口头语言的基础上形成的,需引导儿童逐步从口头语言过渡到书面语言。学龄期儿童需掌握读和写,掌握书面词汇即识字,是最基本的也是最初级的工作,在此基础上,儿童就可以进一步掌握别人的书面叙述即阅读。在阅读过程中,儿童必须学会从看到的词过渡到说出的词和听到的词。让儿童接触好的文学作品,并帮助他们养成喜欢阅读的习惯,对书面语言的理解起着至关重要的作用。因此,选择合适的教学法(如平衡教学法)教会儿童识字和阅读,儿童才能逐渐掌握表达自己思想的书面叙述,促进其写作能力的发展。儿童书面语言的发展有一定的过程,在这个过程中,需要根据儿童识字、阅读、写作的发展特点,创造条件去促进这个过程更有节奏、更快地向前发展。

3. 促进内部语言的发育　儿童内部语言的发育可促进其书面语言、口头语言和智力的发育。在教学的过程中,应注意促进学龄期儿童内部语言的发育,培养儿童独立思考的能力,给儿童思考的机会,有意识地指导儿童的思考。在出声思维阶段,可通过引导儿童出声的思考和回答问题来培养其内部语言能力;在过渡阶段,培养儿童在出声思维的同时学会短时间的无声思维,再逐渐过渡到比较长时间的思考,这样有利于顺利过渡到无声思维阶段。

（三）促进学龄期儿童注意的发展

可以通过以下措施促进学龄期儿童注意的发展:培养儿童对学习的自觉态度;培养儿童的组织性和纪律性;让儿童明确具体的学习目的和任务;培养和利用儿童的学习兴趣。此外,促进学龄期儿童注意发展的同时要防止儿童过分疲劳。

（四）促进学龄期儿童记忆的发展

根据学龄期儿童记忆发展的特点,选择合适的方法循序渐进促进他们记忆的发展。如从具体的实际材料出发,不断发展儿童对词的抽象记忆,从感性认识上升到理性认识;通过让儿童明确并独立地提出自己活动的目的和任务,学会独立检查自己的识记效果,有助于促进儿童有意识记的发展;通过对学习材料的理解、比较和分类等,促进儿童由机械识记向意义识记发展。此外,指导儿童学会提高记忆的方法,如有效识记的方法、有效检查记忆效果的方法、适当的复习、提高识记的动机、避免在不良的情绪状态下记忆等。

（五）促进学龄期儿童思维的发展

在学龄期,积极培养儿童的抽象思维能力具有重要的意义。儿童的思维水平是在掌握语言和经验的过程中实现的,故有计划地发展儿童的语言,丰富儿童的经验是重要的前提之一。儿童抽象思维能力的培养是一个复杂的、长期的过程,是在学校的教学活动中锻炼和发展起来的。以一定的感性基础为出发点,逐步引向抽象概括,使儿童更好地接受新知识、发展抽象逻辑思维。指导家长加强与学校教师的沟通,在学校和家庭生活中有意识地帮助儿童学会并逐步提高思维过程中的各种基本能力,可以更好地促进儿童抽象思维的发展。帮助儿童正确地掌握概念和对学习材料有充分的理解,培养儿童运用概念来恰当地进行判断、推理的能力,培养儿童善于把概括和具体化适当地统一起来,还应注意培养儿童思维的逻辑性,同时培养儿童思维的灵活性和批判性,多用具体的事例来说明原理,多提启发性的问题来引导儿童思考。

（六）促进学龄期儿童想象的发展

学龄期儿童的想象是在教学和生活的影响下发展起来的,因此学校的学习和生活中要积极培养和发展儿童的想象。想象的水平是以一个人所具有的表象的数量和质量为转移的,根据儿童心理水平,通过实物、图片或参观等,丰富儿童的想象。教师和家长的语言是启发儿童想象的重要因素,要善于运用此期儿童所能理解的、生动的、带有感情的语言,来描述其想要想象的事物的形象,故有计划地指导儿童阅读文艺作品可促进其想象的发展。此外,还要注意培养学龄期儿童正确的符合现实的想象。

（七）促进学龄期儿童个性和社会性发展

1. 促进学龄期儿童自我意识的发展 逐步培养学龄期儿童自我评价的能力,注意对其行为作出适当的评价,引导其独立地对自己或同学的行为作出适当的评价。应针对不同年龄、不同性别的儿童采取不同的方法并给予不同的指导,促进学龄期儿童自我意识的发展,如对低至中年级儿童,更多地采用具体范例加以提示,同时尽可能使其掌握一些初步的道德规则。

2. 促进学龄期儿童品德的发展 学校的教育和家庭的教养对学龄期儿童的道德意识和行为的发展起着重要的作用,因此,学校和家庭应加强沟通共同促进其发展。

（1）家庭促进儿童道德意识和行为发展的措施:通过家校沟通合作的方式让家长认识到道德行为培养的重要性,积极培养孩子良好的道德品质,日常生活中可适当地安排孩子参与家务和公益劳动,逐渐让孩子学会独立面对生活中的各种问题及如何正确处理问题。同时,家长通过学习,掌握科学的教育方式,了解此期儿童的发展特点,根据其发展变化来进行培养。如在小学低年级阶段,应该教儿童懂礼仪、讲礼貌,养成良好的学习习惯和生活习惯;当儿童处于小学中、高年级时,因此阶段儿童独立意识慢慢增强,故在教育上不能是专制型管教,而应主动与儿童进行有效沟通,并将对孩子的教育自然地融入生活中。此外,家长做好榜样示范作用,有利于儿童良好道德行为习惯的养成。

（2）学校促进儿童道德意识和行为发展的措施:重视并正确了解儿童的内心情况和内心体验,针对实际情况,采取有效的教育措施。如,激发儿童的道德行为动机,培养儿童的移情能力,创设条件,有计划地组织和安排儿童的生活,让儿童有反复练习的机会,使道德行为成为道德习惯;采取有效的道德教育手段,利用间接的方式对儿童提出要求,适当利用竞赛、奖惩和游戏等方式;范例或榜样作用也会起到较好的作用。儿童的道德行为不是一蹴而就的,需要循序渐进地、积极地、坚持不懈地引导,才能起到较好的效果。

3. 促进学龄期儿童自觉纪律的形成和发展 根据此期儿童的特点,采取适宜的方法培养儿童养成良好的自觉纪律,让学龄期儿童逐渐从幼儿园生活过渡到小学的学习生活。例如教师需提高教学质量,维持儿童的注意和纪律,可采用暗示或提醒的方法引导学生的注意,不要把儿童的注意引到与教学无关的方面;疲劳是低年级儿童常发生的问题,通过使用恰当的教学方法使课堂丰富生动,亦可通过课中静息、课中操的方法来调节,用竞赛性的符号来鼓励表现好的儿童等来解决该问题。

4. 促进学龄期儿童社会性的发展

（1）促进学龄期儿童的集体关系和集体意识:学龄期儿童从进入学校起,就成为集体的成员。教师的任务在于积极创造各种条件来发展儿童的集体关系和集体意识,可采取以下措施:①通过启发的方式,让儿童参与集体共同目的的任务的制订,使这些目的任务变成儿童的共同要求;②帮助儿童根据目的任务制订集体活动的具体计划,使儿童明确地看到集体追求的前景和达到这一前景的途径;

③培养积极分子,形成坚强的集体核心;④形成集体舆论,巩固优良传统。当集体正确地组织起来,每个参加的儿童都感到自己和集体同呼吸、共甘苦,这样会对儿童的个性产生有效的和深刻的影响。家长在生活中也应重视学龄期儿童集体意识发展,通过适当的方式方法促进儿童集体意识的形成。

（2）促进儿童同伴关系的发展:儿童同伴关系的发展受到家庭功能、父母教养方式、亲子依恋、攻击行为等因素的影响。积极的家庭教养方式可促使儿童更为自信,自信的儿童更受同伴的欢迎。因此,可以通过家校沟通等途径,对家长进行宣教与指导,促进儿童同伴关系的发展。

（八）学龄期儿童常见心理行为问题的保健与护理

1. 攻击性行为（aggressive behavior） 是学龄期儿童常见的心理行为问题之一,分为身体攻击和非身体攻击。身体攻击包括打、推、咬、踢或从别的孩子那儿抢夺物品等,非身体攻击主要表现为骂人。出现攻击性行为的原因较复杂,心理学家班杜拉认为其是后天学习模仿的结果,且受社会评价和社会指导影响;心理学家多拉德认为与儿童遭受挫折（如受到父母的惩罚、讥讽等）有关;好嫉妒的儿童也可能通过伤害兄弟姐妹或其他小朋友以获得父母或老师的关注。父母过度溺爱、骄纵时儿童也可出现攻击性行为。矫治有攻击性行为的学龄期儿童的方法一是减少环境的影响,父母要以身作则,不应该采用体罚的方式,并尽量减少学龄期儿童接触攻击性行为的机会,如暴力影视片、网络暴力游戏等;二是进行行为矫正,可在制止其攻击性行为后带他到安静的地方,让其自己反省,学会控制自己,当其安静后耐心与儿童交流,让其意识到自己的不良行为。理解并尊重孩子,帮助孩子使用适当的社会能接受的方式发泄情绪,培养他们的同情心和助人为乐的精神,并帮助他们获得团体的认同。

2. 说谎（lying） 是学龄期儿童常见的心理问题,有随年龄的增长、生活经验增多而增加的趋势。儿童说谎的原因包括:①模仿、学习成人说谎;②害怕成人批评、责罚,为了自我保护而说谎;③为了满足自己的愿望而说谎等。因此,为了矫正儿童说谎,家长要做好榜样的作用,不说谎,与儿童交流让其明白说谎是不正确的行为;如儿童说谎,要分析其说谎的原因,采取相应的对策。应尊重儿童,让其能自由表达自己的意愿,如儿童说谎,处罚要适当,帮助其逐步克服说谎的不良习惯。

3. 学习障碍（specific learning disorder，SLD） 是指在获得和运用听、说、读、写、计算、推理等特殊技能上有明显困难,并表现出相应的多种障碍综合征。常把由于各种原因如智力低下、多动、情绪和行为问题、特殊发育障碍所引起的学业失败统称学习困难。中枢神经系统的某些功能障碍也会导致学习技能上的困难。学龄期儿童发生学习障碍者较多,小学2~3年级为发病的高峰,男孩多于女孩。学习障碍可有学习能力的偏异（如操作或语言能力）;协调运动障碍,如眼手协调差、影响绘图等精细运动技能的获得;分不清近似音,影响听、说与理解;理解与语言表达缺乏平衡,听与阅读时易遗漏或替换,不能正确诵读,构音障碍,交流困难;知觉转换障碍,如听到"狗"时不能想到"狗",立即写出"狗"字;视觉-空间知觉障碍,辨别能力差,常分不清6与9,b与d等,影响阅读能力。学习障碍的儿童不一定智力低下,但由于其认知特性导致患儿不能适应学校学习和日常生活。

学习障碍的发生原因可能与中枢神经系统损伤、功能失调及结构异常有关,阅读困难具有家族倾向。因此预防要从母亲孕期做起,加强围产期保健,尽可能避免造成胎儿脑损伤的因素。从婴幼儿期开始应注意儿童心理活动的全面发展,发现某一方面不足时,应尽早进行咨询、接受专业指导,及早纠正偏差。加强营养,纠正偏食、厌食等不良进食习惯,补充铁、锌及大量维生素,防止铅中毒,避免食用含有添加剂、色素及防腐剂的食物。

在拒绝上学的儿童中有相当部分是学习障碍儿童,应仔细了解、分析造成他们学习障碍的原因,针对具体的表现进行重点矫治,加强教育训练,如感觉统合疗法,开发右脑功能,加速左、右脑信息的传递及整合功能,用形象性思维促进抽象性思维发展。还可采用行为疗法、游戏疗法及结构化教育训练。综合教育训练方法要个别化、有针对性、计划性。先易后难,结合多种奖励方式,加强正性强化作用。指导家长对患儿应有极大的耐心,并给予家长支持和鼓励。

Note:

第三节 学龄期儿童常见疾病的保健与护理

学龄期儿童较前期儿童机体抵抗力增强,感染性疾病发病率较低,但仍要加强学龄期儿童的预防与保健护理,培养学龄期儿童的健康意识和观念,引导其学习健康知识、逐步培养其形成良好的健康行为,预防视力不良、儿童单纯性肥胖、性早熟、注意缺陷多动障碍等健康问题。

一、视力不良

视力不良(poor vision)又称视力低下或视力低常,指在采用远视力表(对数视力表)站在 5m 远处检查时,裸眼视力低于 5.0。视力不良是损害儿童青少年视力的常见眼科疾病,也是眼科发病率最高的疾病之一。儿童的视力不良主要包括近视、远视、散光及其他眼病等,其中以近视最为多见。近视是指在调节放松状态时,平行光线经眼球屈光系统后聚焦在视网膜之前的屈光状态,除视力受影响外,还会产生注意力不集中、厌学、金鱼眼、眼盲等问题,影响儿童身心健康。近视的发病机制迄今尚未完全阐明,环境因素和遗传因素在近视的发病中起着重要的作用,且由于儿童的眼球正处于发育阶段,容易受到外界环境的影响而发生改变,视力容易发生异常。加强保健和护理干预,保障儿童眼睛的健康,减少视力不良对于儿童的危害。

———————————————————— 案例与思考 ————————————————————

患儿,男,12 岁,4 年前查出视力异常,目前左眼视力 0.2,右眼视力 0.25,因反复出现视力疲劳 2 个月,复发 3 天入院。入院前 2 天,患儿无明显诱因复发视力疲劳,用眼时疲劳加剧。目前患儿因临近小升初考试而情绪焦虑,能自行下床活动,生活可自理。

思考:如何对该患儿进行保健与护理评估? 还需要收集哪些方面的信息?

【保健与护理评估】

1. 症状与体征

(1)单纯性近视:表现为远距视物模糊,近距视力好,近视初期常有远距视力波动,注视远处物体时眯眼。由于视近时不用或少用调节(为看清近物而改变眼的屈光力的功能称为调节),眼的集合功能(产生调节的同时会引起双眼内转称为集合)相应减弱,所以容易引起外隐斜或外斜视。除视力受影响外,还可能发生视力疲劳、头痛、注意力不集中、厌学等。近视度数一般在 -6.00D 以内,大部分患儿的眼底无病理变化。

(2)病理性近视:患儿近视度数通常超过 -6.00D,除远视力差外,常伴有夜间视力差、飞蚊症、飘浮物、闪光感等症状,常由于眼轴延长,眼球后极部扩张,形成后巩膜葡萄肿。眼部组织会发生病理变化,如豹纹状眼底、漆裂纹、Fuchs 斑和视网膜周边格子样变性、视网膜下新生血管等。此外,还可发生玻璃体浑浊、视网膜脱离、白内障以及青光眼等并发症。

2. 心理社会状况 近视儿童由于长期佩戴眼镜会发生双眼呆滞、无神、金鱼眼等眼部外观改变,会导致儿童自卑心理;由于近视不可逆转,并且还会因为课业压力等因素导致度数逐年增加,容易产生消极情绪,表现为焦虑、悲观、紧张和恐惧的心理状态,这种心理状态与近视严重程度及并发症有关,一旦发生白内障、青光眼、视网膜剥离等并发症都可加重儿童的焦虑抑郁状态。

3. 相关危险因素 评估疾病相关危险因素,识别高危人群,有助于及早精准防控。目前认为近视眼与遗传因素和环境因素有关。父母亲都是近视的孩子发病率比父母一方是或者都不是近视的发生率高。环境因素主要与饮食、营养、睡眠、不良的用眼行为等有关。营养缺乏(蛋白质、维生素、必需氨基酸等摄入不足)以及摄入过多的肉类、甜食、油炸类食品是近视形成的危险因素;近距离用眼,如长时间近距离看书、写作业以及使用电子产品都将会导致睫状体持续收缩,增加近视的发生率以及近视的进展速度;户外运动时间不够、睡眠不足也都是导致近视的危险因素;此外,近视还可能与家庭经济条件、性别、种族、教育、职业、晶状体浑浊和眼睛尺寸等因素有关。

4. 辅助检查 屈光不正检查的主要内容是验光,包括客观验光法和主观验光法。静态检影属于客观验光法,用于常规验光,可以判断眼球的屈光状态,其结果作为主观验光的起始点。客观验光能够间接地反映出儿童的视力状况,检查结果不需要被检查者作出主观反映,适合儿童视力筛查。主观验光所需设备为标准的综合验光仪和投影视力表,可确定被检查者的眼屈光状况。使用裂隙灯显微镜对儿童进行眼前节检查,评价眼前段的健康状况;使用眼压测量仪进行眼压测量,以排除眼部病变引起的视力异常。

【保健与护理问题】

1. **知识缺乏**:家长及儿童缺乏视力相关保健和护理知识。
2. **视力疲劳** 与睫状肌持续收缩和高度紧张有关。
3. **潜在并发症**:视网膜剥离。
4. **焦虑** 与家长及儿童对近视并发症的担忧有关。

【保健与护理干预】

1. **目的** 通过保健与护理改善视力不良,提高患儿生活质量。
2. **原则** 保健与护理中注重预防与治疗相结合,早期干预延缓视力进展,防止患儿出现白内障、青光眼、视网膜剥离等并发症。
3. **保健与护理措施**

(1) 健康教育:积极开展视力不良相关知识宣教,增强个体及社区人群对视力不良危害性的认识,树立近视可防、可控的信念,增进儿童及其家长眼健康素养,为全生命周期视力健康奠定良好基础。

预防视力不良的发生和发展,需从环境因素下手,通过健康教育促使儿童正确用眼行为习惯的养成。此外,考虑到遗传因素方面,对于父母双方都有近视的儿童及家长要列为健康教育重点对象。儿童期是视觉发育关键阶段,近视出现越早、进展越快,发展成为病理性近视的可能性越大,而病理性近视的并发症是低视力和致盲的重要因素,故近视患儿应遵从医嘱进行随诊,以便及时调整采用适宜的预防和治疗措施。对于高度近视或病理性近视患儿,应充分告知疾病的危害,提醒其采取预防措施,避免并发症的发生或降低并发症的危害。

儿童应从 3 岁起注意检查视力屈光状态,建立屈光发育档案,及时发现屈光不正、弱视、斜视等影响视觉发育的眼病,做到早发现、早干预。指导家长提供健康合理的饮食,多准备有益视力发育类食物,如富含蛋白质的奶制品,胡萝卜、菠菜、西红柿、苹果等维生素含量高的果蔬。每日睡眠时间,小学生不少于 10 小时、初中生不少于 9 小时、高中生不少于 8 小时,避免晚睡晚起和作息不规律行为。

(2) 视力健康行为指导:增加儿童户外活动时间是预防近视最有效的办法。学龄期儿童每天户外活动时间不少于 2 小时。户外活动的侧重点在于日间户外暴露,不需强调活动的内容、方式与强度。学校可考虑每日增加户外活动课或提供更长的课间休息时间,鼓励儿童到户外活动,亦鼓励学校进行一部分"露天化"课程的尝试。社区可设置儿童青少年户外活动的场所,提供开展活动的相关设施。

应注意采光照明条件和培养良好的用眼卫生习惯。读写作业台灯应通过国家强制性产品认证,使用可调节色温的读写台灯,夜晚宜将色温调至 4 000K 以下。儿童青少年夜间读写,应同时使用房间顶灯和台灯,台灯宜放置在写字手对侧前方;桌椅高度要适宜,读写时保持"一尺、一拳和一寸"的正确看书写字姿势。

学龄期儿童近距离持续用眼 30~40 分钟之后,应休息 10 分钟(4010 法则);使用电子产品时,每次不超过 15 分钟、每天不超过 1 小时。休息可通过远眺、看绿色植物、做眼保健操等方式缓解眼疲劳。避免接触不必要的电子屏幕环境,观看电视的距离不小于屏幕对角线 4 倍;观看电脑、手机的距离分别不小于 50cm、33cm;此外,需注意如果写字时握笔太短,会造成读写距离过近,也是引起视力下降的主要原因之一。走路、躺着及在行进的交通工具上读写、看电视等,都会引起视力下降。

知 识 拓 展

体育活动与视力健康

　　0~6 岁是静态视力发育敏感期,学龄期为动态视力发育的敏感期,静态视力是动态视力发育的基础,而动态视力又对静态视力起着维护和发展的作用。动态视力和静态视力的清晰度均依靠睫状肌的调节功能,睫状肌调节功能降低是导致近视疾病发生的直接原因。动态视力是眼睛对前后移动物体细节的知觉能力,主要依靠睫状肌的运动进行调节,体育活动中视物主要以动态视力为主,通过动态视力提高静态视力是体育活动防控近视的机制之一。研究结果显示,以改善静态视力为最终目的而设计的强化动态视力的体育活动干预(如球类、田径类、体操类运动)可以解决睫状肌舒缩问题,起到很好的防近视效果,且具有普适性、娱乐性、多样性和益于身心发展的全面性等特点,适用于儿童近视防控。

　　(3) 症状保健与护理:对于筛检出可疑屈光异常者,应及时到专业医疗机构进行复查与确诊。遵从医嘱进行科学控制,采用科学措施延缓近视发展,避免成为病理性近视。根据屈光检查矫正处方,告知儿童及家长戴镜的注意事项,坚持良好的用眼卫生和习惯,并同时注意缓解用眼疲劳,保持儿童饮食均衡及保证足够的睡眠、户外活动时间。坚持复查,一般每半年 1 次。

　　(4) 心理社会保健与护理:向家长及儿童详细介绍近视的发病原理与发生机制,可供选择的矫正方式,根据孩子的需求选择框架眼镜或角膜塑形镜。着重介绍该年龄段近视加深主要是由于不佩戴眼镜及不良的用眼习惯所引起的,强调正确配戴眼镜和定期复查的重要性,消除儿童和家长的焦虑心理,让其正确认识近视,取得家长及儿童的配合,提高配戴眼镜的依从性。此外,应积极分析产生负性情绪的主要原因,观察儿童的焦虑、抑郁等心理社会方面的具体情况,及时进行心理疏导。

二、儿童单纯性肥胖

　　儿童单纯性肥胖(childhood simple obesity)是由于长期能量摄入超过人体的消耗,使体内脂肪过度积聚、体重超过参考值范围的一种营养障碍性疾病。近年来,儿童肥胖症的发病率呈逐渐上升趋势,在我国部分城市,学龄期儿童超重和肥胖已高达 10% 以上。肥胖不仅影响儿童的健康,且与成年期代谢综合征发生密切相关。儿童肥胖症作为一种以不良生活方式为主要原因的健康问题,可通过加强保健和护理干预的方式,降低其发生率,减少儿童肥胖症对健康的危害。

【保健与护理评估】

　　1. 症状与体征　患儿食欲旺盛且喜吃甜食和高脂肪食物。明显肥胖的患儿常有疲劳感,用力时出现气短或腿痛。严重者可因脂肪过度堆积而限制胸廓扩展及膈肌运动,导致肺通气不良,引起低氧血症、气急、红细胞增多,严重时心脏扩大、心力衰竭甚至死亡,称肥胖-换气不良综合征(Pickwickian syndrome)。体格检查可见患儿皮下脂肪丰满,但分布均匀,腹部膨隆下垂。严重肥胖者胸腹、臀部及大腿皮肤出现皮纹,走路时两下肢负荷过重可致膝外翻和扁平足。肥胖儿童性发育较早,故最终身高略低于正常儿童。

　　2. 心理社会状况　单纯性肥胖儿童存在较多的行为及社会适应能力问题,对儿童身心健康有着重要的影响。研究表明肥胖儿童产生消极情绪和回避社交活动的相关因素是自身形象,自身形象受损易受到同龄人嘲笑与排斥,使其自尊受损,产生自卑心理,导致回避社交活动,进而表现出胆怯、孤独。肥胖儿童还伴有其他心理和行为障碍,如厌恶、情绪易激、易分心、反应阈值低、自我意识受损、自我评价低、不合群、不快乐和不满足感、社会适应能力明显低于正常儿童。

3. **相关危险因素** 儿童单纯性肥胖的高危因素包括能量摄入过多、活动量过少、遗传因素、精神创伤以及心理异常等。高能量食物为主的膳食模式是导致儿童肥胖的重要因素。同时,父母的不良饮食行为及生活习惯会直接影响儿童的行为。久坐、活动过少和缺乏适当的体育锻炼是发生肥胖的重要因素。

与环境因素相比较,遗传因素对肥胖发生的影响作用更大,目前研究认为肥胖与多基因遗传有关,父母均肥胖,子女肥胖发生率高达 70% ~ 80% ;双亲之一肥胖,后代肥胖发生率为 40% ~ 50%。

进食过快或饱食中枢和饥饿中枢调节失衡,精神创伤以及心理异常皆可致儿童过量进食,亦是导致肥胖的危险因素。此外,相关研究认为生命早期的某些因素也是导致儿童肥胖的危险因素,如母亲孕期体重增重过多、高出生体重,而阴道分娩和母乳喂养可以增加婴幼儿肠道内双歧杆菌等优势菌群的定植,是儿童期肥胖的保护性因素。

4. **辅助检查** 肥胖儿童常规应检测糖耐量、血糖、甘油三酯、胆固醇、高密度脂蛋白、低密度脂蛋白等指标,根据肥胖的不同程度可能出现其中某些指标的异常。严重的肥胖患儿肝脏超声检查常有脂肪肝。

【保健与护理问题】

1. **肥胖** 与高能量食物摄入过多和/或活动量过少有关。
2. **体像紊乱** 与肥胖引起自身形体改变有关。
3. **社会交往障碍** 与肥胖造成心理障碍有关。
4. **潜在并发症**:高血压、高血脂、糖尿病。
5. **知识缺乏**:患儿及家长缺乏合理营养知识。

【保健与护理干预】

1. **目的** 通过保健与护理,调整肥胖儿童的饮食结构、增加活动量、改善不健康行为方式以及心理疏导,控制和改善其生理和心理方面的异常,促进健康行为习惯的养成。

2. **原则** 保健与护理中注重预防与治疗相结合,减少产热能较多的食物的摄入,增加机体对热能的消耗,使体脂减少并接近其理想状态,同时又不影响儿童身体健康及生长发育。

3. **保健与护理措施**

(1) 健康教育:儿童肥胖健康教育的目标人群不仅仅包括儿童个体,还应包括家长/看护人、学校教师、社区工作人员等。积极开展儿童肥胖相关知识宣教,增强目标人群对疾病危害性认识,预防和控制儿童肥胖的发生发展,提高儿童生活质量。向儿童及家长讲述肥胖相关知识及科学的营养知识,让儿童自觉地选择健康的生活方式,促进家长建立健康生活方式的态度及行为,培养儿童良好的饮食、生活习惯;学校、教师的积极参与与支持,掌握肥胖预防的知识技能,改变不良的生活方式;在社区开展多种形式的健康教育与健康促进活动,帮助家长和儿童认识影响肥胖的不健康因素,建立健康的生活方式。指导家长做好儿童的生长发育监测。

(2) 饮食保健与护理:患儿每日摄入的能量要低于机体消耗的总能量,但要保证其正常生长发育需要,因此,限制饮食开始不宜过急,避免使体重骤降。推荐低脂肪、低糖类、高蛋白质、高微量营养素、适量纤维素食谱。鼓励患儿进食体积大、饱腹感强而能量低的蔬菜类食品,如萝卜、胡萝卜、青菜、黄瓜、番茄、莴苣、苹果、柑橘、竹笋等。

养成良好的饮食习惯,如少食多餐,避免不吃早餐或晚餐过饱,不吃夜宵和零食,减慢进食速度、细嚼慢咽等。不要经常用食物对儿童进行奖励,整个家庭要认真研究、调整饮食结构,不只是让儿童自己控制饮食,父母要以身作则。父母、兄弟姐妹及同伴皆建立平衡膳食、健康的饮食习惯,多尝试新食物,同时,让儿童参与日常食物的选择、购买和制作。

（3）运动保健与护理:适当的运动能促使脂肪分解,减少胰岛素分泌,使脂肪合成减少,蛋白质合成增加,促进肌肉发育。选择既安全有效又易于坚持的运动如散步、做操、晨间跑步、爬楼梯、跳绳、各种游戏、踢球、游泳等,每日坚持运动至少 30 分钟。对于青少年肥胖者,运动时间可适当延长,每次时间不少于 1 小时,持续时间视减肥要求而定,活动量以运动后轻松愉快、不感到疲劳为度;尤其注意饭后不要立刻坐下来看电视,提倡饭后参加家务和散步,运动要循序渐进,不要操之过急。如果运动后疲惫不堪、心悸气促以及食欲大增均提示运动过度。运动时机也很重要,由于机体的生物节律周期性变化,参加同样运动,下午与晚上会比上午多消耗 20% 能量,所以晚餐前 2 小时进行体育运动可更有效的减少脂肪;理想的运动频率是每周 7 次,但在刚开始的时候可以适当减量,每周 2~3 次,以后可逐渐增加到每周 5 次或以上。

（4）行为保健与护理:行为干预在控制体重方面效果显著,其是通过矫正肥胖儿童行为偏差,建立健康生活方式,从而达到长期控制体重和预防肥胖的目的,家庭的参与至关重要。饮食行为干预主要内容包括减慢进食速度,减少非饥饿状态下进食,控制高能量零食,减少吃快餐及在外就餐次数;在烹调方式上也尽量采用蒸、煮、烤等方式,避免油炸等。日常行为干预包括减少静坐时间,增加室内或户外活动时间,每日睡眠时间≥8 小时等。家长可陪伴儿童一起运动,有利于儿童养成良好的运动习惯。指导儿童在家长的监督帮助下,每天按照饮食运动行为记录表进行记录,完成饮食运动行为日记,适时给予鼓励,有助于儿童健康行为习惯的养成。此外,对父母和老师进行儿童肥胖相关知识、态度、行为等方面的健康教育,亦有助于儿童健康行为的养成及保持。

（5）心理社会保健与护理:常鼓励儿童坚持控制饮食及加强运动锻炼,增强减肥的信心。心理行为障碍使肥胖儿童失去社交机会,两者的恶性循环使儿童社会适应能力降低。对肥胖儿童的自卑与紧张等负性情绪进行疏导,提高其对肥胖控制的信心以及消除肥胖带来的消极情绪;同时,应鼓励儿童多参加集体活动,改变其孤僻、自卑的心理,帮助患儿建立健康的生活方式及促进其心理健康。

三、性早熟

性早熟(sexual precocity,precocious puberty)是指女孩在 8 岁、男孩在 9 岁以前呈现第二性征。性早熟按下丘脑-垂体-性腺轴功能是否提前发动,分为中枢性和外周性两类。中枢性性早熟分为特发性性早熟和继发性性早熟,最常见的为中枢性特发性性早熟。不完全性性早熟(或部分性、变异型青春发育)为中枢性性早熟的变异,包括单纯性乳房早发育、单纯性阴毛早现和单纯性早初潮等。儿童性早熟发生率呈上升趋势,可严重影响儿童的生理及心理健康,故应采取有效的保健和护理措施,降低儿童性早熟的发生率,从而降低性早熟的危害性。

【保健与护理评估】

1. **症状与体征**　中枢性性早熟的临床特征是提前出现的性征发育与正常青春期发育顺序相似,女孩首先表现为乳房发育,男孩首先表现为睾丸容积增大(超过 3ml),但临床表现差异较大,症状发展快慢不一。有些可在性发育至一定程度后停顿一段时期再发育,亦有的症状消退后再出现。在性发育的过程中,男孩和女孩皆有身高和体重过快的增长和骨骼成熟加速,早期患儿身高较同龄儿童高,但由于骨骼的过快增长可使骨骺融合较早,成年后反而较矮小。

外周性性早熟的性发育过程与上述规律迥异。男孩性早熟应注意睾丸的大小。若睾丸容积增大提示中枢性性早熟;如果睾丸未见增大,但男性化进行性发展,则提示外周性性早熟,其雄性激素可能来自肾上腺。

颅内肿瘤所致的性早熟患儿在病程早期常仅有性早熟表现,后期始见颅压增高、视野缺损等定位征象,需加以警惕。

2. **心理社会状况**　性早熟儿童表现出对身体改变的困扰,出现焦虑、抑郁、自卑、自闭等心理问题,同时可发生不良行为问题:如睡眠困难、学习困难、暴力倾向、社会适应困难、早恋、过早的性行为等。

　　3. **相关危险因素**　研究表明儿童性早熟的发生与遗传因素、儿童肥胖、出生状况、不良的饮食习惯和生活习惯、家庭环境、社会经济因素、环境因素相关。经常食用肉制品、高热量油炸食品、保健滋补品,食用饮料等含糖、防腐剂及色素的食物、反季节蔬菜及水果等饮食习惯是性早熟危险因素。

　　对人类内分泌系统造成负面影响的化学物质、内分泌干扰物与性早熟的发生相关。如杀虫剂、除草剂、含双酚 A 和邻苯二甲酸二丁酯的塑料制品,使用含有激素添加剂的饲料饲养的禽类和水产品,化妆品等。

　　家庭因素(如父母关系的不和睦、家庭中发生变故,父母受教育水平低和家庭经济收入低)可对孩子造成较大的社会心理压力,使儿童体内的内分泌代谢系统发生紊乱,成为性早熟的危险因素。

　　夜间光照时间的增加(如长时间的玩手机、电脑,使用台灯光照时间过长,熬夜时间较长或者睡觉时开灯入睡等)与性早熟的发生相关。此外,经常看言情片和儿童性早熟的发生亦有关。

　　4. **辅助检查**

　　(1) 促性腺激素释放激素(gonadotropin-releasing hormone,GnRH)刺激试验:特发性性早熟患儿血浆促卵泡生成激素(follicle-stimulating Hormone,FSH)、促黄体生成激素(luteinising Hormone,LH)基础值可能正常,需借助于 GnRH 刺激试验,当 LH 峰值>12U/L(女),或>25U/L(男)(放免方法);LH 峰值>5IU/L(免疫化学发光法)或 LH/FSH 峰值>0.6,可以认为其性腺轴功能已经启动。对鉴别中枢性与外周性性早熟具有重要意义。

　　(2) 骨龄测定:根据手和腕部 X 线片评定骨龄,判断骨骼发育是否超前。性早熟患儿一般骨龄超过实际年龄。

　　(3) B 超检查:根据情况,选择盆腔 B 超检查女孩卵巢、子宫的发育情况,男孩注意睾丸、肾上腺皮质等部位。

　　(4) CT 或 MRI 检查:对怀疑颅内肿瘤或肾上腺疾病所致者,应进行头颅或腹部 CT 或 MRI 检查。

【保健与护理问题】

　　1. **知识缺乏**:患儿及家长缺乏预防性早熟的相关知识。

　　2. **生长发育改变**　与下丘脑-垂体-性腺轴功能失调有关。

　　3. **自我概念紊乱**　与性早熟有关。

【保健与护理干预】

　　1. **目的**　通过保健与护理预防儿童性早熟的发生,一旦发现儿童有性早熟迹象,尽早就医,做到早发现,早干预,促进儿童身心健康成长。

　　2. **原则**　保健与护理中注重预防与治疗相结合。治疗原则:抑制或减慢性发育,特别是阻止女孩月经来潮;抑制骨骼成熟,改善成人期最终身高;预防与性发育有关的心理行为问题。

　　3. **保健与护理措施**

　　(1) 健康教育:积极开展性早熟相关知识宣教,增强儿童及家长对疾病危害性的认识,在日常生活中尽量减少诱发性早熟发生的因素,降低儿童性早熟的发病率及其带来的危害。

　　1) 减少儿童接触相关危险因素:养成良好的饮食习惯,均衡饮食,减少反季节蔬菜和水果、人工养殖的禽类和海产品、油炸食品、饼干和膨化食品、含添加剂较高的食品、塑料包装的食品等,多食用绿色蔬菜和水果;告诫家长避免给儿童服用含有激素的保健滋补品、如花粉、蜂王浆、人参等。培养健康的生活方式,合理作息,减少电子产品使用,挑选适龄的电视节目,减少夜间光照时间,引导儿童适度锻炼,为儿童选择合适的运动方式和运动强度。家长提高责任意识,培养良好的亲子关系,为儿童提供宽松愉悦的成长环境。此外使用儿童专用洗漱用品,避免滥用成人化学用品,避免环境内分泌干扰物等。同时,按时进行儿童健康检查也是预防中枢性性早熟发生的有效手段之一。

Note:

2）对儿童进行性教育:随着性发育征象的出现,儿童的身心将有许多变化,因此,需根据儿童的年龄及所处的文化背景,进行适时、适度的性教育,包括生理特点和性卫生保健知识的宣教,使儿童能正确对待自身变化,减少不良心理行为问题的发生。

（2）用药保健与护理:促性腺激素释放激素类似物(GnRHa)治疗可延缓骨骺愈合,最终改善成人期身高,应尽早使用。目前应用的缓释剂主要有曲普瑞林(triptorelin)和亮丙瑞林,目前建议GnRHa应用至患者骨龄达11~12岁。使用时注意掌握药物剂量,药物注射前轻轻摇晃药瓶,抽吸时不要丢失药液以保证剂量,注射时宜选用较大针头并经常更换注射部位,现配现用。在治疗过程中,严密观察患儿用药反应,定期进行GnRH刺激试验,测定FSH、LH,以便根据个体变化及时调整用药剂量。同时,注意观察药物的不良反应,GnRHa治疗特发性性早熟常见的不良反应主要为注射部位局部反应如红斑、硬化、水疱、无菌性水肿以及首次应用可能出现阴道分泌物增多或阴道出血等。指导家长为患儿勤清洗外阴,勤换内裤,保持会阴部清洁,若外阴有炎症表现,用1:5 000高锰酸钾溶液坐浴及遵医嘱给予抗感染治疗。

（3）心理社会保健与护理:由于性早熟,患儿提前出现性征发育,使其心理压力过大,可造成患儿孤独、抑郁、自责、焦虑、抑郁、自卑等,甚至产生攻击性或破坏性行为,因此对患儿及家长做好心理保健和护理。注意倾听患儿及家长的感受,并在治疗过程中多给予鼓励,帮助其处理好心理上的矛盾,增强其信心,解除思想顾虑,以便积极配合治疗。

四、注意缺陷多动障碍

注意缺陷多动障碍(attention-deficit hyperactivity disorder,ADHD)俗称多动症,为学龄儿童中常见的行为障碍,主要表现为注意力不集中、多动、冲动行为,常伴有学习困难,但智能正常或接近正常。ADHD在学龄期儿童的发病率为3%~5%,男孩发病率明显高于女孩。

【保健与护理评估】

1. **症状与体征**　患儿注意力难以集中,干什么事情总是半途而废,即使是做游戏也不例外,环境中的任何视听刺激都可分散他们的注意。学龄期儿童在课堂上症状表现更为明显,坐在教室里总是心不在焉,集中注意听讲的时间很短。有些患儿从小就有活动过度的表现,学龄期患儿过度活动更为明显,表现为上课时他们小动作不断,甚至站起来在教室里擅自走动。患儿易冲动、情绪不稳,对自己欲望的克制力很薄弱,一兴奋就手舞足蹈,忘乎所以,稍受挫折就发脾气、哭闹,冲动有时会导致一些灾难性的行为后果。患儿部分表现为感知觉障碍,如视-运动障碍、空间位置知觉障碍、左右辨别不能,经常反穿鞋子,听觉综合困难及视-听转换困难等,还可以出现动作不协调,不能做系纽扣、系鞋带等精细动作。

2. **心理社会状况**　多动症患儿因长期情绪不稳,极易冲动,与同学关系不和睦,学习成绩不理想等,如未得到及时诊断和处理,可出现情绪失调,如表现为低挫折耐受性、易激惹、暴躁、易发脾气、易兴奋、情绪波动性大,重者可出现如焦虑、抑郁、恐惧、愤怒甚至双相障碍,情绪失调常出现对立违抗、攻击等破坏性行为。患儿可出现自我意识低下,社会适应行为受损,早期还常出现行为退化,进食、排泄和睡眠异常等。

3. **相关危险因素**　目前认为遗传因素、环境因素和营养因素是ADHD的主要危险因素。研究发现遗传基础在决定ADHD易患性上起重要作用,ADHD的发生多具有家族性。环境因素包括出生前环境、家庭生长环境、学校环境及外界生活环境。妊娠期和哺乳期接触毒物、严重感染、精神高度紧张以及分娩异常,剖宫产、胎儿窘迫及胎儿生长受限是儿童多动症发生的危险因素。研究发现ADHD与家庭环境因素有很大关系,家长教育方式不当、家庭环境不和谐、父母文化程度低是引起ADHD的危险因素,此外,与父母职业、抚养方式、低的社会阶层、家庭经济情况、住房拥挤等因素亦相关。在学校环境,儿童出现上课注意力不集中等不良行为时,如老师处理不当,同学的歧视、厌恶等对ADHD的发

Note:

生及加重是危险因素。化工污染区(高锰、高铅)ADHD 的发病率明显高于相对非污染区。严重的营养不良亦是导致 ADHD 的危险因素,研究显示 ADHD 儿童营养素蛋白质、钙、磷、钾、镁、铜等摄入较少。此外,过多食用人工色素、防腐剂、保鲜剂等食物添加剂和含铅含量高的食物可能增加儿童患该病的危险性。

4. 辅助检查　多采用美国精神病学会的《精神障碍诊断和统计手册》第四版的 ADHD 诊断标准,世界卫生组织制定的《国际疾病分类》第 10 版(ICD-10)也被广泛采用。

【保健与护理问题】

1. **情绪控制失调**　与注意缺陷多动障碍导致轻度脑损伤有关。
2. **冲动控制无效**　与注意缺陷多动障碍导致轻度脑损伤有关。
3. **焦虑、抑郁**　与患儿情绪失调不被关注有关。
4. **知识缺乏**：缺乏预防注意缺陷多动障碍知识。

【保健与护理干预】

1. **目的**　通过保健与护理,及时采用心理疏导来控制和改善儿童生理和心理方面的异常,促进儿童健康。
2. **原则**　保健与护理中注重预防与治疗相结合,减少注意缺陷多动障碍对儿童身体健康的影响。
3. **保健与护理措施**

(1) 健康教育:积极开展注意缺陷多动障碍相关知识宣教,增强个体及社区人群对疾病危害性认识。积极宣传导致注意缺陷多动障碍的危险因素,如,产前直至出生后,就应预防并降低有害应激的暴露,如母亲孕期严重不良情绪、早期不良家庭因素和创伤事件。促进保护性因素如构建和谐的家庭关系、积极的教养方式。指导家长给儿童提供营养均衡的饮食,预防营养不良避免和减少食用人工色素、防腐剂、保鲜剂等食物添加剂和含铅含量高的食物。与家长解释 ADHD 的治疗和管理原则包括药物治疗和心理与行为治疗,要取得良好的治疗效果,需要患儿、家长、教师、医生的相互配合。

(2) 用药保健与护理:目前指南均推荐优先进行非药物治疗,若无效再考虑药物治疗;对于学龄期儿童,推荐药物治疗结合非药物治疗的联合治疗方法。常用的药物包括短效的盐酸哌甲酯片和长效的盐酸哌甲酯控释片,目前盐酸哌甲酯控释片更为常用,可减轻多动、冲动,改善注意力,用于 6 岁以上患儿,服用时应整片用水送下,不能咀嚼、掰开或压碎。盐酸哌甲酯控释片为中枢神经兴奋剂,可能引起或者加重运动性抽动症和秽语性抽动症,因此在用药前应进行抽动症的临床评价,还应考虑患者的家族史;此外,可出现头痛、恶心、腹痛、腹泻、食欲缺乏等,需注意观察,不适及时就诊。长期使用兴奋剂可影响儿童生长发育,故应对需长期治疗的患儿进行生长发育监测。

(3) 心理社会保健与护理:消除家长和患儿对疾病的担心以及家长的焦虑情绪,多予以鼓励和肯定。在分析情绪问题的原因时,不应让患儿感到自己的问题很多、很糟糕。告知家长应重视患儿的情绪,但也需要避免令家长感到过于内疚。使家长和患儿明白为寻找解决问题的方法,需要建立针对问题的治疗联盟。注意持久培养患儿的自我控制能力,酌情教给家长简单、常用的技巧。一般轻度的情绪问题,经过心理教育,家长和患儿如能接受、采纳,就能得到缓解。如患儿出现严重的情绪失调,指导家长寻求专业的心理行为治疗,如强化、塑造、消退、惩罚等。

(万峰静)

思　考　题

1. 学龄期儿童的心理社会发育和行为发展有哪些特点?
2. 学龄期儿童肥胖防控的保健与护理措施有哪些?

URSING

第十章

青春期女性的保健与护理

10章 数字内容

学 习 目 标

知识目标：

1. 掌握青春期女性生理、心理社会保健与护理要点。

2. 熟悉青春期女性生理发育、心理社会及行为发展的特点。

3. 了解青春期及其常见疾病的概念。

能力目标：

1. 能够提出青春期女性常见疾病的保健与护理问题。

2. 能够初步实施青春期女性生理、心理社会及常见疾病的保健与护理干预。

素质目标：

1. 具有良好的专业价值观，促进青春期女性身心健康。

2. 具备良好的职业道德，践行"以保健对象为中心"的保健与护理理念。

青春期(puberty)是指由儿童期到生殖系统发育成熟的过渡期,是人体快速生长发育的关键时期,也是妇女保健的重要时期。青春期的年龄范围较难界定,存在比较大的个体和种族差异,世界卫生组织(WHO)将青春期年龄范围定为 10~19 岁,女性的青春期一般比男性早 1~2 年,且近年来女性青春期的起始年龄呈现出提前的趋势。受神经内分泌变化的影响,青春期女性的生理、心理和行为方面将发生很大的变化,最明显的表现是体格生长加速和第二性征发育。由于身心发展错综复杂,此阶段也容易出现各种健康问题。本章将围绕青春期女性的生理、心理社会特点和常见疾病,从卫生保健与护理的视角进行阐述。

第一节　青春期女性的生理保健与护理

青春期是个体生长发育的重要时期,其生理上的发展变化是多种多样的,主要表现为内分泌变化、体格和功能发育、性成熟等方面。根据青春期女性生理发育的特点,保证充足的营养,加强生理卫生教育,形成健康的生活方式,是此阶段生理保健与护理的重点。

一、生理发育特点

青春期可大致划分为早、中、晚三期。青春期早期是生长发育加速阶段,主要表现为身高生长加快,出现增速高峰,伴随性器官和第二性征开始发育,但尚未月经来潮;青春期中期性器官和第二性征迅速发育,多数女性出现月经来潮;青春期晚期体格生长发育缓慢,至骨骺完全融合逐渐停止生长。此时,性腺发育基本成熟,第二性征发育也近似成人,具备生殖能力。青春期发育的生物个体差异性较大,从生长加速、乳房发育到月经初潮平均约需要 4.5 年的时间,波动范围为 1.5~6 年。

(一)内分泌变化

青春期发育是体内内分泌轴协调作用的结果。进入青春期后,下丘脑-垂体-卵巢轴(hypothalamus-pituitary-ovary axis,HPOA)功能逐渐成熟,下丘脑对性激素的负反馈机制的敏感性进一步降低,而正反馈机制逐渐成熟。

促性腺激素释放激素(gonadotropin-releasing hormone,GnRH)脉冲式释放增加是青春期发动的关键因素。下丘脑脉冲式分泌 GnRH 增加,GnRH 刺激腺垂体的促性腺激素细胞脉冲式分泌促卵泡激素(follicle-stimulating hormone,FSH)和黄体生成素(luteinizing hormone,LH)。FSH 可促进卵泡发育,合成和分泌雌激素,以雌二醇为主。青春期早期,雌激素刺激乳房发育和骨骼生长,出现青春期生长加速;青春期晚期,垂体分泌的 FSH 和 LH 与卵泡分泌的性激素尤其是雌激素相互作用,引起排卵和月经周期。

肾上腺功能初现也是青春期发育的重要标志之一,一般先于性腺功能初现,提示下丘脑-垂体-肾上腺雄激素轴功能渐趋成熟。主要表现为肾上腺雄激素分泌增加,对于青春期女性的阴毛、腋毛生长及骨骼成熟起着重要作用。

(二)体格发育

1. **身高增长**　女性青春期发育通常以身高生长加速为首发症状,是由于雌激素、生长激素和胰岛素样生长因子-Ⅰ分泌增加所致。生长加速的起止时间和幅度存在明显的性别差异,女性起始年龄平均约比男性早 2 年,身高增长速度高峰通常出现在月经初潮前。身高增长时躯干和四肢均会生长,通常四肢的生长早于躯干,下肢的生长加速早于上肢,身体各部位生长的顺序自远端至近端,称为青春期生长的向心律。一般来说,我国女性在整个青春期身高平均增长约 25cm,增速高峰阶段平均每年可增长 9cm。

2. **体重变化**　体重反映人体总质量,体现了骨骼、肌肉、脂肪组织和内脏器官质量的变化。体重的增长速度高峰不如身高明显,但是体重增长的持续时间比身高长,增长幅度也较身高大,成年后仍可继续增长。体重的增加主要体现在肌肉和脂肪的增加。受雌激素的影响,青春期女性体内的脂肪持续增多,多聚集在臀部、腰部、大腿及胸部,逐渐形成女性身材相对矮小、体脂丰满的特有体型。肌肉的发育高峰紧随身高增速高峰之后出现,但由于女性体内睾酮水平较低,肌肉的发育不如男性。

3. **骨骼成熟**　骨骼的发育是体格发育的重要环节,青春期骨量的改变也是至关重要的。在生长激素、雌激素和肾上腺类固醇激素的作用下,人体将近一半的峰值骨量和体内总矿物质于青春期获取。骨骼生长加速与身高增长速度一致。骨骼的生长规律是首先变长、增宽,随之矿物质含量增多,最后骨密度增大。对于女性,骨盐沉积高峰通常与月经初潮相伴随,比身高增速高峰时间晚 9～12 个月。

（三）功能发育

1. **心脏功能**　出生时心脏的重量为 20～25g,至青春期时可增长 12～14 倍,达到 300～350g。同时,心脏纤维弹性变大、收缩力增强,心搏出量增加而脉搏逐渐减慢,心脏功能接近成人。

2. **肺脏功能**　青春期胸廓增大,肺的容积也增大,肺脏结构逐渐完善。至 12 岁左右,肺重量为出生时的 10 倍。肺活量也随着年龄的增长而加大,比青春期前增加 1 倍。随着呼吸肌力量的增强,每次呼吸深度加大,呼吸频率随之降低。

3. **大脑功能**　脑对全身各系统器官的功能活动起着调节支配的作用,所以脑的发育比其他各器官的发育要早要快。12 岁时脑部平均重量为 1 400g 左右,容积接近成人水平,内部结构不断分化和完善,功能更加精细和复杂。12～15 岁时,大脑功能发育逐步趋于成熟,兴奋和抑制逐步趋于平衡。此时,青春期女性的理解、判断、思考能力都较儿童时期大大提高。

4. **运动功能**　女性从 10～11 岁起,运动功能如握力、拉力、肌耐力等开始增加,但运动功能的增长加速一般比身高增长加速晚 1 年左右,且加速幅度明显低于男性,各项运动功能通常落后于同龄男性。

5. **造血功能**　青春期骨髓造血功能旺盛,血红蛋白及红细胞计数均应增高。但是女性由于月经初潮后每月从月经中丢失一定量的血液,造血功能可能出现暂时性的代偿不足,故血中血红蛋白及红细胞增加均很少。

6. **免疫系统功能**　免疫系统是机体自我保护的重要防御结构,由淋巴器官、淋巴组织、各种白细胞和抗体组成。儿童期机体抵抗力差,容易患感冒、扁桃体炎等疾病,步入青春期,免疫系统功能逐渐健全,免疫力增强。

（四）性发育

1. **生殖器官发育**　进入青春期后,随着下丘脑-垂体-卵巢轴发育日渐成熟,女性体内雌激素水平逐渐升高,生殖器官逐步发育成熟。

（1）内生殖器:女性内生殖器位于真骨盆内,包括阴道、子宫、输卵管和卵巢,后两者合称为子宫附件（图 10-1）。

青春期女性内生殖器的变化主要表现在:

1）阴道:阴道长度及宽度逐渐增加,长度由青春前期的 8cm 增加至初潮时的 11cm 左右,黏膜增厚出现皱襞,黏液腺发育并有分泌物排出,分泌物由儿童期的碱性转变为酸性,有利于抵抗病菌的侵袭。

2）子宫:青春期前子宫呈幼稚型,宫体小,宫颈细长,宫体与宫颈比为 1∶2,青春期后子宫体逐渐增大,宫颈变短,宫体与宫颈比为 2∶1。宫体的发育主要是肌层增生,内膜发育较少,无分泌物。临近初潮时,宫颈宽度增加,腺体增生,腺上皮产生大量透明分泌物。

3）输卵管:逐渐增长变粗,弯曲度减小,出现蠕动,管腔黏膜出现皱襞和纤毛,输卵管内膜受卵巢激素的影响发生周期性变化并有分泌功能。

4）卵巢:体积增大,由青春期前不到 1ml 增加到 2～10ml,皮质内有不同发育阶段的卵泡,致使卵巢表面稍呈凹凸不平。此时,个体已初步具备生育能力,但整个生殖系统的功能尚未完善。

（2）外生殖器:外生殖器是女性生殖器官的外露部分,包括阴阜、大阴唇、小阴唇、阴蒂和阴道前

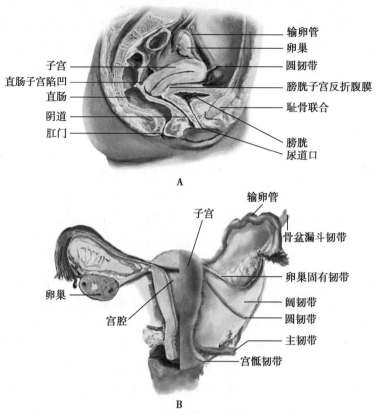

图 10-1　女性内生殖器
A. 矢状断面观；B. 后面观。

庭。青春期女性外生殖器从幼稚型向成人型发展，阴阜隆起，阴毛出现，大、小阴唇变肥厚并有色素沉着。处女膜变厚，中间孔径约 1cm，可伸展，前庭大腺的功能开始活跃。

2. **第二性征发育**　除生殖器官外，女性其他特有的性征即第二性征。各项第二性征发育的年龄、顺序及幅度存在明显的个体差异。

（1）乳房：女性第二性征的发育一般以乳房发育为最早，是女性青春期开始的标志。9~12 岁时，乳晕开始增大，之后乳房逐渐增大，乳头突出，经过 3.5 年左右发育为成熟型，通常采用 Tanner 分期进行划分（表 10-1）。在此期间，可能会出现乳房轻微胀痛或触痛，这是卵巢产生雌激素的第一个临床征象，也表明脑垂体开始分泌适量的促性腺激素，垂体-卵巢轴已经建立。随着乳房进一步增大，痛感将逐渐消失。

表 10-1　乳房发育 Tanner 分期

分期	乳房发育表现
Ⅰ	发育前期，仅乳头突起
Ⅱ	乳腺萌出期，乳头隆起，乳房和乳晕呈单个小丘状隆起，伴乳晕增大
Ⅲ	乳房、乳晕进一步增大，两者仍在同一丘状水平面上，乳晕色素增深
Ⅳ	乳房进一步增大，乳头和乳晕突出于乳房丘面上，形成第二个小丘
Ⅴ	成熟期，乳房更大，乳晕与乳房又在同一丘状水平面上

（2）阴毛和腋毛：青春期肾上腺雄激素分泌增加引起阴毛和腋毛的生长，表明促肾上腺皮质激素-肾上腺轴的建立已渐趋完善。一般阴毛首先发育，约 2 年后腋毛开始发育。阴毛和腋毛发育也可分为 5 期（表 10-2）。

Note：

表 10-2　女性毛发发育分期

分期	阴毛表现	腋毛表现
I	无阴毛	无腋毛
II	大阴唇处开始出现少量、细软色浅阴毛	腋窝外侧开始出现软、短而稀疏的细毛
III	阴毛增粗，色加深，开始弯曲，覆盖阴唇，并向耻骨联合蔓延	腋窝外侧毛变密，色加深，并向腋窝中心扩展
IV	阴毛更多似成人，但范围较小，毛稀疏	腋毛更多似成人，但范围较小，毛稀疏
V	阴毛浓密向两侧阴唇扩展，呈倒三角形分布	腋毛密而长，分布在腋窝中心及后外侧

（3）其他：包括声带变短、变薄，声调变高；骨盆变宽变大，横径发育大于前后径，入口呈椭圆形；胸和肩部皮下脂肪增多等。

3. **月经来潮**　月经（menstruation）是指伴随卵巢周期性变化出现的子宫内膜周期性脱落及出血。女性第一次月经来潮称为月经初潮（menarche），通常发生于青春期启动和生长速度高峰后，是青春期的重要标志。月经来潮提示卵巢产生的雌激素足以使子宫内膜增殖，当雌激素达到一定水平且有明显波动时，引起子宫内膜脱落即出现月经。此时，由于中枢对雌激素的正反馈机制尚未成熟，即使卵泡发育成熟也不能排卵，故月经周期常不规律，经过 5~7 年建立规律的周期性排卵后，月经才逐渐正常。

正常的月经周期一般为 21~35 日，平均 28 日。每次月经的持续时间即经期一般为 2~8 日，平均 4~6 日。一次月经的总失血量 20~60ml，超过 80ml 为月经过多。通常月经期无特殊症状，但由于盆腔充血及前列腺素的作用，可以引起下腹部及腰骶部坠胀不适或子宫收缩痛，并可出现恶心、呕吐、腹泻等胃肠功能紊乱症状。少数女性可有头痛及轻度神经系统不稳定症状。

知 识 拓 展

月经周期的调节机制

月经周期的调节是一个非常复杂的过程，主要涉及下丘脑、垂体和卵巢，三者相互调节、互相影响，形成一个完整而协调的神经内分泌系统，称为下丘脑-垂体-卵巢轴。其调节机制如下：

月经周期中黄体萎缩后，体内雌、孕激素和抑制素 A 水平降至最低，对下丘脑和垂体的抑制解除。下丘脑的神经细胞分泌 GnRH，刺激垂体分泌并释放 FSH，促进卵泡发育，分泌雌激素，子宫内膜发生增殖期变化。伴随雌激素水平增高，其对下丘脑的负反馈作用增强，抑制下丘脑 GnRH 的分泌，使垂体 FSH 分泌减少。随着卵泡逐渐发育，接近成熟时卵泡分泌的雌激素达 200pg/ml 以上，并持续 48 小时，即对下丘脑和垂体产生正反馈作用，形成 FSH 和 LH 高峰，促进成熟卵泡排卵。

排卵后，FSH 和 LH 水平急剧下降，黄体逐渐发育成熟，主要分泌孕激素及少量雌二醇，使子宫内膜发生分泌期变化。排卵后第 7~8 日孕激素水平达高峰，雌激素亦达到又一高峰。雌、孕激素的共同负反馈作用促使垂体 FSH 和 LH 分泌减少，黄体开始萎缩，雌、孕激素分泌减少，子宫内膜失去性激素支持，发生剥脱而月经来潮。雌、孕激素和抑制素 A 水平降至最低水平，对下丘脑和垂体的负反馈抑制解除，FSH 分泌增加，卵泡开始发育，下一个月经周期重新开始，如此周而复始。

月经周期主要受 HPOA 的神经内分泌调控，同时也受抑制素-激活素-卵泡抑制素系统的调节，其他腺体内分泌激素对月经周期也有影响。HPOA 的生理活动受到大脑皮质神经中枢的影响，如外界环境、精神因素等均可影响月经周期。大脑皮质、下丘脑、垂体和卵巢任何一个环节发生障碍，都会引起卵巢功能紊乱，导致月经失调。

Note:

二、生理保健与护理

青春期的身体健康是关乎女性一生体格、体质的关键,同时也直接影响到下一代的健康。因此,保健与护理人员应积极做好青春期女性的生理保健与护理,从营养、乳房护理、经期卫生等方面给予必要和适宜的保健护理措施,帮助青少年健康成长。

(一)营养保健与护理

营养是人类维持生命、生长发育和健康的重要物质基础。青春期处于生长发育的旺盛时期,需要充足的营养来满足生理、心理等一系列变化的需求。营养不良不仅可使女性青春期延迟,还使其体格发育及性发育不完善。国际妇产科联盟也强调,青春期女性和年轻时期的营养状况关乎其终身健康和子代的健康。因此,重视青春期女性的营养尤为重要。

1. 建立健康的膳食结构和饮食习惯　首先,膳食种类应多样化。每日膳食应包括谷薯类、蔬菜水果类、畜禽鱼蛋奶类、大豆坚果等种类丰富的食物,建议平均每天应摄入 12 种以上食物,每周 25 种以上。其次,应养成健康的饮食习惯。一日三餐定时定量,重视早餐的营养摄入,不抽烟、不喝酒,避免暴饮暴食、盲目节食、偏食与挑食,少吃零食及碳酸饮料,以促进正常的生长发育。

2. 保持营养素摄入均衡,满足机体需求　青春期对各种营养素的需求高于生命周期的其他阶段,需要充足的营养摄入来维持生长发育并保持机体功能的最优化。

(1)能量:青春期对能量的需要与生长速度成正比,不同性别、年龄的能量需求不同。一般 14~18 岁青春期女性每日能量需要量(estimated energy requirement,EER)为 8 400~10 710kJ(2 000~2 550kcal),超过从事中、轻体力劳动的成年人。但热能也不宜摄入过多,否则容易发胖;摄入不足则会消瘦,抵抗力下降。

(2)碳水化合物:青春期碳水化合物摄取的热量百分比占总热量的 50%~60%,每天应供给 300~400g 碳水化合物,以满足热能需要。碳水化合物主要由谷、薯类等食物提供。

(3)蛋白质:青春期对蛋白质需要的增加尤为突出。中国营养学会建议青少年蛋白质提供的能量应占膳食总能量的 12%~15%,推荐女生摄入量为 65~80g/d,其中一半应为优质蛋白。因此,应指导青春期女性多摄入蛋类、牛奶、瘦肉、鱼类、大豆等富含蛋白质的食物。

(4)脂肪:脂类可以提供能量和必须脂肪酸,青春期脂肪提供的能量应占总能量的 20%~30%,其中饱和脂肪酸供能不超过 10%,多不饱和脂肪酸供能要达到 10%。

(5)矿物质:为满足骨骼等组织的快速生长发育,青春期对钙、磷、铁等矿物质的需要量显著增加。对于青春期女性,钙的推荐营养素摄入量(recommended nutrient intake,RNI)为 1 000mg/d;磷为 710mg/d;铁为 18mg/d;锌为 8.5mg/d;碘为 120μg/d。其中,铁是血红蛋白的重要成分,如果体内缺铁,容易造成缺铁性贫血,加上女性月经失血,铁也随之丢失。因此,需多吃含铁高的动物性食品和富含维生素 C 的食物以促进铁的吸收。

(6)维生素:维生素 A、维生素 D、维生素 C 及 B 族维生素是青少年生长发育不可缺少的。维生素 A 的 RNI 为 630μg RAE/d;维生素 D 为 10μg/d;维生素 C 为 100mg/d。B 族维生素为一类水溶性小分子化合物,其中维生素 B_1、维生素 B_2、维生素 B_3、维生素 B_5、维生素 B_6、维生素 B_{12}、叶酸等为人体常用,作为辅酶对人体内糖类、脂肪和蛋白质的代谢起着至关重要的作用。随着能量摄入及代谢的增加需及时补充。

(7)水:青少年活泼好动,每天应摄入 2 500ml 水方可满足人体代谢的需要。如果运动量大,出汗过多,还需增加饮水量。应鼓励青少年养成多饮水的好习惯。

3. 定期进行营养筛查　筛查内容应包括饮食方式、饮食行为、高脂肪、高盐饮食的摄入量,身高、体重变化和血红蛋白值等。应主动和青春期女性探讨健康的饮食习惯,如健康饮食的重要性以及安全的体重自我管理方式等,必要时帮助制订饮食计划,并提供营养性疾病的防治与咨询指导。

（二）月经期保健与护理

月经期由于子宫内膜脱落、血管断裂形成创面,宫颈口微张加上阴道内酸性环境改变和抵抗力下降,容易引起上行感染。因此,应指导青春期女性在月经期做好以下几方面的保健与护理:

1. **保持外阴清洁** 经期应勤用温开水清洗外阴,保持外阴清洁,不宜坐浴、盆浴或游泳,更不宜性交。大、小便后使用手纸应由前向后擦拭,避免把肛门周围的细菌带到外阴处。

2. **注意经期用品卫生** 应选用消毒合格且没有污染的卫生用品。青春期尽量不使用内装式用品或阴道棉塞,以防损伤处女膜或遗留体内引起感染等症状。勤换卫生巾和内裤,内裤最好选择透气性良好的棉织品,洗涤后应在阳光下暴晒。

3. **注意保暖** 月经期身体抵抗力下降,盆腔充血,要注意保暖。避免淋雨、涉水或用冷水洗浴,也不宜坐在潮湿的地上。尽量不要进食冷饮,以免受凉,刺激盆腔血管收缩,导致月经减少、痛经或引发其他不适。

4. **合理运动与休息** 经期宜进行低强度和伸展活动较多的运动,运动时间以控制在 30 分钟左右为宜,应避免重体力劳动和剧烈的体育运动。注意适当休息,保持充足的睡眠,以增强机体抵抗力。

5. **注意饮食和营养** 饮食宜清淡,不宜饮酒,不宜进食寒凉、辛辣刺激的食物。加强营养,多进食易消化吸收的食品及富含蛋白质、铁和维生素 C 的食物,以防缺铁性贫血。同时,多饮温热开水,增加排尿次数,保持大便通畅,减少盆腔充血。

6. **保持乐观和稳定的情绪** 经期因内分泌改变、盆腔充血及前列腺素的作用,经前或经期可出现下腹部及腰骶部下坠不适或子宫收缩痛、疲乏等不适,情绪容易波动、易低落或易怒。不必过分紧张,应主动调节,保持愉快、乐观、稳定的情绪。

7. **记录月经周期** 应指导青春期女性养成记录行经日期和经量的习惯。通过记录可观察月经是否规律,也便于做好经前的准备。如果出现异常,应及时就诊。

（三）乳房保健与护理

青春期是乳腺生长发育的重要时期,正确的保健与护理措施有助于乳房的健康发育和功能完善。

1. **不宜束胸,适时穿戴合适的胸罩** 一般乳房发育基本定型或用软尺测量从乳房上缘经乳头到乳房下缘的距离>16cm 时应佩戴胸罩。合适的胸罩不仅可以保护乳房免受损伤或预防下垂,还可促进乳房血液循环,有助于乳房的发育。选择和佩戴胸罩应注意:①大小合适,不松不紧,尽量选择宽肩带,以佩戴后感到舒适而无压迫紧束感为宜;②选择柔软、不刺激皮肤、透气性和吸水性好的棉质制品;③坚持佩戴,勤洗勤换,保持清洁;④睡前应松解胸罩,以免影响血液循环和呼吸。

2. **加强锻炼,促进乳房发育** 体育锻炼和健美运动能促进乳房发育。指导青春期女性多做扩胸运动和促进胸肌发育的运动,保持挺胸收腹的良好姿势。

3. **注意乳房卫生** 月经周期前后,青春期女性可能有乳房胀痛、乳头痒痛等现象。要指导其不能随意挤弄乳房、抠抓乳头,以免造成破口而发生感染。要经常清洗乳头、乳晕或皱褶处,保持乳房的清洁卫生。

4. **正确进行乳房自我检查** 教会青春期女性乳房自我检查的方法,能帮助其及时发现异常并及早预防和治疗。

（1）检查时间:每月 1 次,最好于月经周期的 7~10 日或月经结束后 2~3 日进行,可在洗澡或睡觉时自我检查。

（2）检查方法:取站或坐位于镜面。①视诊:面对镜子,双手叉腰,观察两侧乳腺大小形状有无不对称或轮廓有无改变、乳头有无异常分泌物。然后,双手举过头,从不同角度观察乳腺轮廓是否变形以及皮肤是否有凹陷。②触诊:平卧于床上,全身放松,被检查的一侧上臂高举过头,背部垫以小枕或衣物。检查左侧乳房时,左手上举,右手手指并拢平放于左侧乳腺,用指腹进行环形触摸,适当加压。从乳房外上象限开始检查,依次为外上、外下、内下、内上象限,然后检查乳头、乳晕,最后检查腋窝部。检查右侧乳房时,以同法进行。注意不要用手指抓捏乳房。如发现乳房发育不对称、乳房包块、红肿或乳头溢液等异常现象,应及时到医院进行专业检查。

（四）皮肤保健与护理

青春期女性皮肤油脂分泌增多,容易长痘,需要正确护理。首先,应做好皮肤的清洁,用温水洗护,选用不含或少含碱的香皂,不要用手挤压"痤疮",尽量少用化妆品且睡前要将化妆品彻底清洗干净。其次,皮肤油多、皮脂分泌旺盛期,应进食清淡、富含维生素的食物,忌辛辣、刺激食物,避免熬夜。

（五）青春期性教育

性教育是以性知识和性道德为核心内容的健康教育。伴随着生殖系统的发育,进入青春期的女性"自我意识"和"性意识"逐渐觉醒,此时是进行性知识教育的关键时期,也是青春期教育的核心内容。

性教育是积极开放的引导教育,其最终目的是帮助青少年建立正确的性态度、性行为和性价值观。家长、老师和保健人员可通过交谈、发放教育手册、开展生理卫生课程或主题教育等形式,让青春期女性接受健康的性教育。应遵循的基本原则是:①性教育与德育教育相结合的原则;②适时、适度和适当的原则;③正面疏导、尊重和理解的原则;④言教和身教并重的原则。充分发挥学校、家长及社会教育在青春期性教育中的作用。

教育内容应包括青春期生长发育特点、生殖器官的结构和功能、第二性征的发育、月经及其意义、性行为的含义及后果、妊娠、人工流产的危害、避孕知识等,同时科普常见性传播疾病(如艾滋病、梅毒)的传播途径和造成的后果,并指导青春期女性有效识别不安全的环境,学会预防与处理性侵害的技能,培养性防范意识和能力。通过教育帮助青春期女性消除性的神秘感、解除对性的困惑,正确、全面地认识性,并主动预防与性有关的健康问题。对此,保健人员应主动与其交流,增强信任感,使其认识到此阶段渴求独立、渴求志趣相同的朋友、渴求异性的注意是正常的心理表现,帮助和指导青春期女性正确与异性进行正常交往,相互尊重,洁身自爱,主动抵制不良信息的影响。对于青春期自慰等行为应予以正确指导,避免夸大其危害而造成恐惧、追悔的心理压力。

第二节　青春期女性的心理社会保健与护理

青春期是心理行为发展的一个重要转变期,在认知和社会性方面均会产生较大的变化。由于心理发育速度较生理发育速度缓慢,此时身心发育处于不平衡状态,容易出现各种心理行为发展上的矛盾倾向,如独立性与依赖性、成人感与幼稚性、认知能力增强与识别力不高、性意识和社会规范等矛盾交织。心理学家称这一时期为"第二次危机"。因此,保健与护理人员应特别重视青春期的心理社会保健与护理。

一、心理社会及行为发展

青春期心理社会改变密切围绕生理性改变,是智力发展、世界观形成和信念确立的重要时期,是从依赖性的童年期成长为独立自主的成年期的过渡时期,会表现出许多独有的心理行为特点。

（一）心理社会及行为发展的一般特点

1. 自我意识发展,独立意识增强　自我意识,即个体对自己的认识和态度,包括自我认识、自我体验和自我调节等。伴随身心发育,青春期女性自我概念逐渐明晰,日益自觉地认识和评价自己的个性品质、内心体验和内部世界,道德信念和道德理想进一步发展,价值观和世界观从萌芽到初步形成,更能独立地支配和调节自身的行为。谋求独立是青春期社会化的任务之一。此时,青春期女性明显感到自己的成长,已充分意识到自己是一个独立的个体,产生并体验以前所不曾经历的"成人感"。在心理上希望被视为成人对待,渴望受人尊重,渴望享有与成人相同的权利和地位,开始经历尝试和挑战权威的阶段,试图获得独立,也被称为"第二反抗期"。但是,由于阅历浅、实践少,许多方面还不成熟,加之经济上不能独立,必须依附家庭,从而导致独立和依附的矛盾心理。这种矛盾的存在,常使她们无所适从,可能出现从心理上开始疏远父母、老师等,甚至出现关系紧张。

2. 认知能力发展　随着神经系统发育逐渐完善,青春期女性的认知能力有了很大提高。感觉和知觉更具有意识性和目的性,空间知觉和时间知觉有了进一步的发展。注意力发展已基本达到成人水平,有意性、集中性和稳定性在不断增长。记忆力快速发展,有意识记的自觉性增强,意义识记成为主要的识记方法,机械识记相对减少。思维发展方面,抽象逻辑思维日益占有重要地位,能正确掌握概念并进行判断和推理。思维的独立性和批判性也在显著地增长,尽管还不够全面和稳定,但在某些问题上独特的、创造性的见解有时比成人更为深刻。而且,随着年龄的增长,形式逻辑思维逐渐处于优势并进入成熟期,辩证逻辑思维迅速发展。思维的发展和语言的发展也是密不可分的,此阶段女性的语言表达能力一般已达到比较成熟的程度。

3. 情绪不够稳定　青春期女性的情绪表现出半成熟、半幼稚的矛盾性特点。随着心理能力的发展和生活经验的积累,其情绪的感受和表现形式不再像以往那么单一,表现出明确的两极性,即强烈与温和共存;狂暴性和细腻性共存;可变性和固执性共存;内向性和表现性共存。此时的情绪体验不如成人稳定,具有冲动性,容易受到外界的影响,不善于自我控制。这些表现可能与智力发育成熟而心理未完全成熟有关。

4. 朋友关系密切　同龄朋友是青春期女性在社交中非常重要的社会关系。此前,朋友的意义被重新定义,对朋友的质量也有了新的要求。她们普遍重视朋友间的信任和忠诚,信任朋友甚至胜过信任家长和老师。开始呈现明显的群体观念,常感到在群体中有安全感。她们与朋友有共同的爱好、兴趣,在言行、衣着打扮等方面也相互影响,愿意互相倾吐内心秘密和烦恼,也能从朋友那儿得到同情、理解和温暖。朋友关系对于青春期女性心理发展水平和情绪的稳定性是非常重要的,主要表现在以下几个方面:①探索自我,确定新的自我概念;②寻求理解和支持;③获得地位;④克服孤独,提供情感上的支持。

5. 情感丰富,富于幻想　青春期女性精力充沛,兴趣和爱好广泛,对新鲜事物敏感,喜欢模仿,情感丰富、细腻。同时,想象力丰富,喜欢在幻想中享受温情,得到心理上的满足。爱幻想是正常现象,是充满活力的表现。如一些少女幻想成为大科学家、歌唱家,而随着年龄的增长,多数少女会面对现实,抛弃不合实际的幻想。但也有个别少女,特别是性格内向的少女,仍可能沉溺于幻想中不能自拔,家长及老师应给予关心,及时引导,以免产生不良后果。

6. 容易沾染不良习惯和嗜好　青春期女性好奇心和模仿性强,喜欢与同伴攀比,对事物认识不够全面,思想不够成熟,缺乏识别判断能力,容易受到社会、环境和朋友的影响,沾染不良嗜好,如烟酒、毒品、盲目减肥以及性乱等。

（二）性心理行为发展

性心理是指有关性的心理活动,包括性意识、性情感、性观念、性需求以及对性的自我调节等。青春期性心理是性生理发育和社会意识发展共同作用的结果。性激素的分泌使第二性征发育逐渐完善,性心理开始成熟,性意识逐渐觉醒。青春期性心理发展一般经历以下 3 个阶段:

1. 异性疏远期　主要由性发育带来的性征改变所引起。刚步入青春期的女性朦胧地意识到两性的差别,会产生害羞、腼腆、不安、冷淡、反感或对立心理。她们把异性的差异和彼此之间的关系看得比较神秘,可能因担心别人察觉自己在性征方面的变化而刻意穿着宽松的衣服,开始疏远异性,就连平时熟悉的异性交往也会变得不自然。这种对异性的疏远主要是由于在心理上向往异性的朦胧感与羞涩感之间的矛盾所造成的。

2. 异性接近期　也叫"爱慕期"。进入青春中期之后,随着生理功能的进一步发展,生活阅历的日趋增加,此阶段女性对异性之间的关系有了进一步的理解和认识,对性意识的情感体验也有了新的变化。开始对性知识感兴趣,渴望了解性奥秘;对异性关心,萌发出接近或接触异性的愿望和要求;乐意与异性一起参加活动,喜欢与异性相处;开始注意修饰打扮和表现自己,希望引起异性的注意和好感。进入青春晚期后,在对群体异性好感的基础上,逐渐转向对个别异性的眷恋,甚至特定异性的交往,但还不敢公开表露情感,只是在内心中暗恋,尚不能认为是恋爱。

3. **异性恋爱期**　随着青春期女性性生理与性心理的成熟,其对性意识的理解和认识越来越全面深刻,已不再满足于对异性的泛化接近与好感,更趋于专一性。把爱慕和追求的对象集中到某一特定的异性,喜欢与自己爱恋的对象单独相处,表现为爱慕、期盼和迷恋的心理。通过约会和交谈,了解对方的性格及价值观,不断将感情向纵深发展,萌生爱情及错综复杂的思想情绪变化。尽管这一时期是青春期性意识发展相对成熟的阶段,但青春期的初恋只是爱情的萌芽,并不是成熟的爱情,没有包含足够的责任并伴随着幼稚的冲动,缺乏深刻和丰富的社会内涵。

同时,在性心理发展过程中,也容易出现对性发育困惑不解、性体像意识困扰、早恋、性冲动、过度性幻想、性梦和过早性行为等问题。

二、心理社会保健与护理

心理社会保健与护理是青春期女性保健与护理的重要内容,需根据其生理和心理特点,多维度实施教育引导,以提高其心理社会适应能力,培养健康的心理和健全的人格,促进青少年高质量发展。

1. **发展良好的自我意识**　青春期女性自我意识发展迅速而猛烈,是心理上的"断乳期",成人感和独立性是其自我意识形成与发展的标志。保健与护理人员要指导家长鼓励青春期女性的独立倾向,适当地尊重她们的意见。同时,也应给予必要而正确的指导监督,积极而恰当地帮助她们克服幼稚性、冲动性和依赖性。父母和其他成人均有责任和义务开展青春期的自我意识教育,帮助青少年培养和发展积极的、良好的自我概念,使其能够认识自身发展变化规律,学会客观地、一分为二地认识与评价自己和他人;培养职业规划意识,从实际出发确定自己的发展目标;培养积极乐观的人生态度,树立正确的世界观、人生观和价值观,学会自我心理调适,以良好的心态融入社会。

2. **促进认知全面发展**　青春期是认知发展的重要时期,家长和老师在促进青春期女性认知发展方面起着关键作用,应着重注意以下事项:

(1) 促进各种感觉的发展:一方面,家长和老师要有意识地发展青少年各种感觉的感受性;另一方面,要特别注意保护青少年的各种感觉,尤其是视觉,如保证环境中合适的光线,养成良好的阅读习惯等。同时,也应该为进一步发展青少年的观察力创造条件。

(2) 注意力的培养:这是一项长期而复杂的工作,既要重点发展有意注意,又要适当利用兴趣和无意注意,启发青少年的积极思维。培养正确的学习动机和学习态度,是注意集中和稳定的重要主观条件。

(3) 促进意义识记:在促进青少年意义识记方面,应有意识地教授各种有效的记忆方法并进行针对性实践练习。

(4) 思维的培养:老师和家长应该珍视此阶段青少年思维独立性和批判性的快速发展。独立思考能力是一种极为可贵的心理品质,不能因为青少年经常提出各种不同或质疑的意见,就认为她们是故意反抗自己,予以斥责或压制。同时,也应该认识到青少年思维的独立性和批判性尚不成熟,具有片面性和表面性。因此,在大力发展独立思考能力的同时,对于独立思考中的缺点要给予耐心、积极的说服教育。

3. **保持情绪稳定**　良好的情绪和适度的情绪反应是青春期女性身心处于健康状态的重要标志。针对此期女性面临的各种压力所造成的焦虑、抑郁等负性情绪,保健与护理人员应准确分析和把握,关注其基本的心理和情感需求,引导其自愿表露或表达内心真实的情绪感受,并指导青春期女性采取适宜的方式对自己的情绪进行有效管理。应帮助她们找到适合自己的应对挫折的方法,着重培养承受失败和应对挫折的能力,形成良好的意志品质。同时,应指导父母与老师以中立的态度接受青春期女性的倾诉和宣泄,让她们学会在遭遇挫折或失败时正确寻求社会支持与帮助,以缓解应激。

4. **建立和谐的人际关系**　在社会生活中,与他人发展和谐的人际关系可以消除孤独感,获得安全感,也是缓解个人压力的良好方式。指导青春期女性正确认识自己的人际关系状况,培养人际沟通能力,促进人际间的积极情感反应和体验;鼓励青春期女性积极参加各种社会实践活动和团体活动,正确对待和同伴以及异性的交往,以善良、真诚的态度与人相处,自尊并尊重他人,培养团结协作的能力,妥善处理人际关系。

5. **预防性意识困扰**　性是青春期女性最为困扰的问题之一。应及时对其进行性教育,包括生理和心理两个方面,帮助青春期女性了解性器官及第二性征,消除对性产生的神秘、好奇、不安和恐惧感;正确认识性心理活动,正确理解性意识和性冲动,处理好与异性的关系。通过多种形式的心理健康教育解决一些特殊问题,如性梦、失恋等。此期家长、学校、青年组织、社会舆论、网络信息等均应予以正确的教育和引导。

6. **做好心理咨询服务**　青春期心理咨询,是指对于青春期发育阶段的少年,尤其是存在心理问题者,运用心理商谈的程序、技术和方法,帮助其对自己与环境形成正确的认识,矫正心理不平衡,以改变态度和行为,并对社会生活产生良好的适应。由于发育不平衡及行为具有不稳定的特征,青春期女性不能全面了解自我或识别可能危害健康的因素。为了促进青春期女性的身心健康发展,树立自强自立的信念,可采用青春期心理咨询这种指示性成分少的方式来帮助青春期女性排除心理困扰,缓解心理压力,提高心理承受能力及自我认识,纠正不良行为。

第三节　青春期女性常见疾病的保健与护理

青春期女性在生理、心理及社会发育等方面具有自身独特的规律和特点,容易出现一些特殊的生殖健康问题和疾病。掌握青春期女性常见疾病的保健与护理,对于促进青春期女性的生殖健康和身心发育具有重要意义。

一、青春期无排卵性异常子宫出血

异常子宫出血(abnormal uterine bleeding,AUB)是妇科临床常见的病症,指与正常月经周期的月经频率、规律性、经期长度和经期出血量中的任何一项不符,并源自子宫腔的出血。临床以排卵障碍性(ovulatory dysfunction)AUB(简称 AUB-O)最为常见,占 50%。排卵障碍包括无排卵、稀发排卵和黄体功能不足。青春期异常子宫出血主要是无排卵性异常子宫出血,是指排除器质性病变和全身病变,因下丘脑-垂体-卵巢轴发育不完善,生殖内分泌系统紊乱而造成的异常子宫出血,是青春期女性的常见疾病且患病率有逐年上升的趋势。随着初潮年龄的提前,发生青春期无排卵性异常子宫出血的年龄也越来也小,规范化的保健和护理,可以有效提升青春期女性的生活质量,减轻疾病带来的生理和心理影响。

 ———————————— 案例与思考 ————————————

　　患者,女,14 岁,未婚,因经期延长 3 个月,持续阴道流血 20 日入院。患者 12 岁月经来潮,周期 4d/30d,既往无痛经。近 3 个月经期延长,持续 10~20 日,量时多时少,昨天开始流血量多,伴全身乏力。查体:体温 36.5℃,心率 96 次/min,呼吸 18 次/min,血压 90/60mmHg。查血常规提示血红蛋白 78g/L。

　　思考:对此患者进行保健与护理评估时还需要收集哪些信息? 针对该患者的病情应实施哪些主要的保健与护理措施?

【保健与护理评估】

1. **症状与体征**　青春期无排卵性异常子宫出血常见的症状为月经紊乱、不规则子宫出血,即失去正常周期和出血自限性。经期长短和出血量多少不一,短者几日,长者可达数周或数月,出血量少者仅为点滴出血,多者则大量出血、不能自止,可继发贫血或休克。多发生于月经初潮后的1~2年,通常不伴有乳房压痛、腹胀感或腹痛等经前症状。

评估时注意首先排除外生殖道或全身器质性病变所致出血,仔细询问患者发病年龄、月经史、婚育史、性生活史和避孕措施、家族史、既往病史及服用药物情况;了解患者发病前有无精神原因、体重变化或环境改变等引起月经紊乱的诱发因素,尤其需要询问出血史和诊疗情况。进行妇科检查和全身体格检查,对于无性生活史的女性禁止行阴道检查,必要时进行腹部-直肠检查。全身查体时需注意一般情况包括生命体征,查看是否肥胖、消瘦、贫血貌、多毛、泌乳、皮肤瘀斑或色素沉着,有无盆、腹腔包块,有无腹部压痛及反跳痛等。

2. 心理社会状况　青春期无排卵性异常子宫出血往往病程较长,可并发感染或止血效果不佳引起大量出血,加上患者年龄较小,常常因为害羞或其他顾虑导致就诊延迟,容易产生焦虑或恐惧,影响身心健康和学习。因此,应注意观察和评估患者的心理状况和家庭、社会支持情况。

3. 辅助检查　是鉴别诊断、确定病情严重程度和有无合并症的重要判别手段。常采用的辅助检查如下:

(1) 实验室检查:对于青春期异常子宫出血患者,常规完善的实验室检查有血常规、凝血功能和尿妊娠试验或血人绒毛膜促性腺激素(human chorionic gonadotropin,hCG)检测。血常规检查确定有无贫血及血小板减少;凝血功能检查可以排除凝血和出血功能障碍性疾病;尿妊娠试验或血hCG检测主要用于除外妊娠及相关疾病。青春期女性可能因顾虑而隐瞒实情,建议不管患者主诉是否有性生活史,均常规进行尿妊娠试验。

(2) 盆腔超声检查:是一项非侵入性检查,可以作为青春期女性排除器质性疾病、多囊卵巢综合征和评估子宫内膜厚度的重要手段。

(3) 其他检查:如基础体温(basal body temperature,BBT)测定、激素水平测定等,可视情况选择。BBT有助于判断有无排卵,如基础体温多呈单相型(图10-2),则提示无排卵。检测促卵泡激素、黄体生成素、催乳素、雌二醇、睾酮和促甲状腺素水平,有助于分析无排卵的原因;诊断性刮宫和宫腔镜直视下活检为有创检查,不推荐常规使用,仅在药物治疗效果不佳、怀疑或不能除外子宫内膜器质性病变时,与患者及家属做好充分知情沟通后使用。

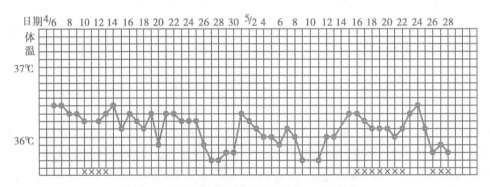

图 10-2　基础体温单相型(无排卵异常子宫出血)

【保健与护理问题】

1. **活动无耐力**　与异常子宫出血所致贫血有关。

2. **有感染的危险**　与经量过多、经期延长、贫血及机体抵抗力下降有关。

3. **焦虑**　与反复阴道出血,担心疾病预后有关。

4. **知识缺乏**:缺乏异常子宫出血相关保健和护理知识。

Note:

【保健与护理干预】

1. **目的**　通过保健与护理,改善患者异常子宫出血,缓解疲乏感,预防感染的发生,提高患者生活质量。

2. **原则**　注意出血期应及时止血并纠正贫血,止血后重点调整月经周期。

3. **保健与护理措施**

(1) 健康教育:积极对患者及家长开展疾病相关知识教育,使其主动配合治疗与保健。因为经量多或行经时间长,患者容易出现缺铁性贫血且抵抗力较低,应指导加强营养,改善全身情况。注意多进食高蛋白、高维生素和含铁丰富的食物,根据患者饮食习惯,制订个性化的饮食计划。对于经量多者,除向患者推荐含铁较多的食物如猪肝、蛋黄、胡萝卜、黑木耳、豆角、葡萄干等,必要时还应补充铁剂。指导患者正确测量基础体温并做好记录,预测是否有排卵。注意保持外阴清洁,及时更换经期卫生用品,出血期间禁止游泳、盆浴和性生活,预防感染,一旦有感染征象应及时就诊。告知患者治疗时和治疗后定期随访注意事项。

(2) 症状保健与护理:不规则子宫出血是患者最常见的临床表现,严重时可伴头晕、乏力、心悸等贫血症状。对于此类患者,需重点观察子宫的出血量、贫血及其严重程度以及止血治疗的效果。为准确评估出血量,嘱患者保留出血期间使用的会阴垫,观察并记录生命体征和意识状态。出血量多或伴有头晕、乏力时,应督促其卧床休息,避免过度疲劳和剧烈活动,预防跌倒。贫血严重时,应配合做好交叉配血、输血、止血等措施,维持正常血容量,必要时做好手术止血的准备。严密观察与感染有关的症状和体征,如出现体温升高、子宫体压痛等可疑感染征象,应及时监测白细胞计数和分类,必要时遵医嘱进行抗生素治疗。

(3) 用药保健与护理:对于青春期无排卵性子宫出血,常选用孕激素内膜脱落法和短效复方口服避孕药(combined oral contraceptives, COC)进行止血。孕激素适用于生命体征平稳,血红蛋白≥80g/L者。对于急性 AUB 建议可予以肌内注射黄体酮20mg,每日1次,连用3日;对于出血淋漓不净、不愿意肌内注射的患者选用口服孕激素制剂,如地屈孕酮、微粒化黄体酮胶囊、甲羟孕酮等,连用7~10日。一般停药后1~3日发生撤退性出血,约1周内血止。

短效 COC 具有止血效果好、速度快、使用方便、费用低廉的特点,适用于长期而严重的无排卵出血,但禁用于有避孕药禁忌证的患者。常用的制剂包括雌醇环丙孕酮片、屈螺酮炔雌醇片、屈螺酮炔雌醇片Ⅱ、去氧孕烯炔雌醇片、复方左炔诺孕酮等。具体方法为1片/次,急性期多使用2~3次/d,淋漓出血者多使用1~2次/d,大多数出血可在1~3日停止;继续维持原剂量治疗3日以上仍无出血可开始减量,每3~7日减少1片,仍无出血,可继续减量到1片/d,维持至血红蛋白含量正常,停药即可。其主要不良反应有恶心、呕吐、头晕、乳房胀痛、水肿、体重增加等,严重的并发症在于心脑血管血栓、肿瘤、代谢等方面。对于青春期女性来说,静脉血栓形成的风险相对较低。

应用性激素止血后,调整并控制月经周期是巩固止血疗效、避免复发的关键。对于青春期女性,通常采用的方法是孕激素定期撤退法和短效 COC。孕激素可优先选用对 HPO 轴无抑制或抑制作用较轻的天然孕激素或地屈孕酮,可于撤退性出血第15日起使用口服孕激素,如地屈孕酮10~20mg/d或微粒化黄体酮胶囊200~300mg/d,共10~14日,酌情使用3~6个月,停药并观察效果。如复发,可积极重新开始治疗。短效 COC 主要适用于经量多、痤疮、多毛、痛经、经前期综合征或有避孕需求的患者。对于少数青春期患者,如孕激素治疗后不出现撤退性出血,考虑是内源性雌激素水平不足所致,可使用雌孕激素序贯治疗。

使用性激素治疗期间,应注意观察血止情况及与药物相关的不良反应,及时与医生沟通联系;遵医嘱按时按量准确给药,保持药物在血液中的稳定水平,指导患者不得随意停服或漏服;药物减量必须遵医嘱于血止后才能开始,每次减量不得超过原剂量的1/3,直至维持量;告知患者如治疗期间出现不规则阴道流血应及时就诊。

（4）心理社会保健与护理：青春期无排卵性异常子宫出血患者容易产生焦虑和恐惧心理，应主动与患者沟通交流，鼓励患者表达内心的感受，耐心倾听患者诉说并了解患者的疑虑；向患者解释病情及提供相关信息支持，帮助患者澄清问题，解除其思想顾虑；同时也可交替使用放松技术，如看书、听音乐、冥想等分散注意力，并充分调动家属的力量，对患者多予以关心和陪伴，促进其心理健康。

二、原发性痛经

痛经（dysmenorrhea）是指行经前后或月经期出现下腹疼痛、坠胀，伴腰酸或其他不适，严重者影响日常生活和工作。临床上分为原发性痛经和继发性痛经两种。原发性痛经是指生殖器官无器质性病变的痛经，占痛经的90%以上。继发性痛经指由盆腔器质性疾病所引起的痛经。青春期痛经一般为原发性痛经，其发生主要与月经来潮时子宫内膜前列腺素（prostaglandin，PG）含量增高有关，也受精神、神经因素的影响，疼痛的主观感受与个体痛阈有关。无排卵的增殖期子宫内膜因无孕酮刺激，所含前列腺素浓度很低，通常不发生痛经。

 —————— 案例与思考 ——————

患者，女，17岁，因行经第1日小腹疼痛剧烈，腰骶部坠胀伴恶心、呕吐就诊。患者自诉痛经已3年，每次经期疼痛难忍，需服用止痛药物，12岁月经来潮，经期7日。现面色苍白，呈痛苦状，出冷汗、肢端发凉，经量少，妇科检查未见异常。

思考：该患者目前主要的护理问题是什么？应如何实施保健与护理干预？

【保健与护理评估】

1. **症状与体征**　青春期原发性痛经多发生于初潮后1~2年内。疼痛最早于经前12小时开始，以行经第1日最为剧烈，持续2~3日后缓解。疼痛常呈痉挛性，通常位于下腹部耻骨上，可放射至腰骶部和大腿内侧，可伴有恶心、呕吐、腹泻、头晕、乏力等症状，严重时面色苍白、出冷汗。妇科检查无异常发现。

护理评估时需了解患者的年龄、月经史和婚育史，询问诱发痛经的相关因素，疼痛与月经的关系，疼痛发生的时间、部位、性质及程度，是否服用止痛药物、用药量及持续时间，疼痛时伴随的症状及患者自觉最能缓解疼痛的方法和体位。

2. **相关危险因素**　原发性痛经与生活习惯有关，经期饮酒、吸烟、饮浓茶或咖啡、进食生冷食物、暴饮暴食、经常熬夜、睡眠时间不足等均能刺激神经和血管，诱发痛经。日常缺乏体育锻炼会使盆腔血液循环不良、血液淤滞、子宫缺血缺氧，也可引起痛经。此外，遗传因素、生活环境改变、焦虑、抑郁等不良情绪也是原发性痛经的危险因素。

3. **心理社会状况**　心理因素与痛经密切相关。青春期女性对月经生理知识缺乏正确的认识，加上学业压力大，容易出现精神紧张、焦虑、抑郁等负性情绪，诱发痛经或加重痛经的强度。而反复发作的经期疼痛也会造成患者学习成绩下降、生活质量下降和心理伤害。因此，应重视青春期痛经患者心理社会因素的评估，现有的多种发展成熟的心理社会评定量表可帮助完善评估。

4. **辅助检查**　主要目的是排除继发性痛经和其他原因造成的疼痛，可完善盆腔超声检查、子宫输卵管造影，必要时行腹腔镜和宫腔镜检查，排除子宫内膜异位症、子宫腺肌症、盆腔炎性疾病等引起的痛经。

【保健与护理问题】

1. **急性疼痛**　与月经期子宫收缩，子宫缺血缺氧有关。
2. **焦虑**　与反复疼痛造成精神紧张有关。

3. **知识缺乏**：缺乏月经期生理保健和护理知识。

【保健与护理干预】

1. **目的**　通过保健与护理缓解患者痛经症状,消除焦虑、紧张情绪。

2. **原则**　对症治疗为主,重视心理护理和保健教育。

3. **保健与护理措施**

（1）健康教育:保健与护理人员可采用青少年痛经自我护理量表等工具评估痛经患者的自我护理能力,通过举办主题教育活动或信息化平台推送保健知识,提升其自我护理能力。教育重点在于帮助患者建立健康的行为生活习惯,如指导患者月经前后饮食清淡营养,不宜进食生、冷、辛辣等刺激性食物,以免引起子宫平滑肌和输卵管收缩,诱发或加重痛经;注意保暖,尤其是腹部和下肢的保暖,睡前可用热水泡脚,避免冷水洗漱或淋雨、受寒;注意经期个人卫生,保证充足的休息和睡眠。此外,规律而适度的锻炼有利于促进血脉流通,可预防和缓解痛经。可指导患者经前和经期采用有氧健身操、瑜伽运动、八段锦锻炼、慢跑等方式进行适度的活动,但应避免剧烈的体育运动或过度劳累。

（2）症状保健与护理:下腹部疼痛是原发性痛经患者最突出的临床表现,需着重评估其疼痛情况并采取措施缓解疼痛。指导患者采取舒适的体位,腹部热敷、进食热饮、腹部按摩或进行放松训练对于缓解疼痛有一定的作用,严重时可辅以药物治疗,亦可采用针灸、艾灸、推拿等中医治疗方法。

（3）用药保健与护理:常用于治疗痛经的药物有前列腺素合成酶抑制剂和口服避孕药。前列腺素合成酶抑制剂通过抑制前列腺素合成酶的活性,减少前列腺素产生,防止子宫过度收缩和血管痉挛,从而减轻或消除痛经。该类药物治疗有效率达80%,可作为青春期原发性痛经首选。月经来潮即开始服用该类药物效果佳,连用2~3日。常用的药物有布洛芬、酮洛芬、甲氯芬那酸、双氯芬酸、甲芬那酸等。对于有避孕要求的痛经女性,可使用口服避孕药,通过抑制排卵,降低月经期前列腺素和加压素水平,缓解疼痛,疗效达90%以上。对于经常使用药物干预治疗和缓解痛经的患者,应加强用药安全教育,以帮助其积极正确地遵医嘱用药,减轻痛苦,提高月经期的生活质量。

（4）心理社会保健与护理:应重视对青春期痛经患者的心理保健与护理,向患者说明月经期轻度不适是生理反应,消除其紧张和顾虑情绪,树立信心,进行积极的心理暗示,以保持心情愉悦。

三、青春期延迟

青春期延迟(delayed puberty)指青春期发育时间比平均发育年龄晚2.5个标准差及以上,是一种青春期发育的异常。一般女性在13岁以上未出现任何青春期发育的征象,需要考虑青春期延迟并进一步检查。许多疾病可以引起青春期延迟,其共同的特点为促性腺素释放激素缺乏和/或功能异常。最常见的原因为体质性青春期延迟,约占30%,其他常见继发性原因有全身性慢性疾病或严重营养不良,各种下丘脑、垂体和性腺疾病等。

案例与思考

患者,女,16岁,因个子矮小、未出现月经初潮由其母陪伴就诊。体查乳房Tanner 2期,无阴毛和腋毛生长。患者自进入诊室后一直低头不语。

思考:如何对该患者进行保健与护理评估? 该患者最主要的保健与护理问题是什么?

【保健与护理评估】

1. **症状与体征**　青少年在青春发育年龄范围而未出现第二性征表现者,或虽出现第二性征,但进展非常缓慢,均为青春期延迟的表现,常伴有身材较正常同龄人矮小。评估时应进行全面的病史和体格检查。

采集病史应注意评估患者至就诊时的生长发育情况,回顾身高-年龄生长曲线,询问是否有任何青春期发育征象先出现后停止的情况;了解有无青春期延迟或缺失的家族史。病史中其他重要方面包括宫内发育情况、出生时有无窒息抢救史;有无先天畸形、中枢神经系统炎症、外伤、受放射线照射及肿瘤等病史;有无其他系统疾病史;有无服过免疫抑制剂、抗肿瘤药及服用的剂量和疗程;是否有不良饮食习惯或参与高强度的运动。

体格检查时,要准确测量身高、体重,并观察体态发育情况。根据外生殖器官及第二性征的发育情况判断病情的严重程度。判断第二性征发育时通常使用 Tanner 标准。

2. 心理社会状况 青春期延迟女性由于身材矮小或疾病原因常产生焦虑、自卑心理,出现情绪低落、不愿意参与社交活动、退缩等行为,应着重关注其心理社会状况。

3. 辅助检查 是明确病因和诊断的重要手段。

(1)拍摄非惯用腕部(通常为左侧)X 射线评估骨龄,以了解骨骼发育成熟度并预测成年身高,有助于指导干预措施的制订。判断盆腔器官结构首选盆腔超声检查。

(2)评估营养障碍或慢性疾病需要进行全血细胞计数、红细胞沉降率、电解质、尿素氮、肌酐、肝功能、血钙等实验室检查及腹泻病筛查等。

(3)激素水平评估应包括 LH、FSH、雌二醇、雄激素、催乳素、促甲状腺素和游离甲状腺素等。血清 LH 和 FSH 的浓度检测有助于鉴别低促性腺激素性腺功能减退和高促性腺激素性腺功能减退。

(4)根据临床表现及激素测定结果,可能还需要进一步完善染色体核型分析、头部 MRI、嗅觉评估等检查以明确病因。

【保健与护理问题】

1. 长期低自尊 与青春期发育延迟,身材矮小,治疗效果不显著等有关。

2. 焦虑 与担心疾病和治疗对健康、生活等的影响有关。

3. 持续性悲伤 与担心丧失女性形象特征有关。

【保健与护理干预】

1. 目的 通过保健与护理促进生长发育和心理健康。

2. 原则 明确病因,针对病因积极予以干预和治疗。

3. 保健与护理措施

(1)健康教育:女性青春期发育延迟并非生殖系统的独立事件,而是受全身健康状况的影响,应指导患者建立良好的饮食习惯,改善营养状况,避免进行持续高强度的运动,保证良好的休息和睡眠。同时,应教育家长、老师和青少年正确认识青春期发育延迟,尽早到医院就诊和治疗。

(2)症状保健与护理:对于体质性青春期发育延迟或病因未明时,应对患者性征发育进行定期评价和性激素检测,密切观察病情变化,必要时采取短期雌激素治疗。对于已明确病因的继发性青春期发育延迟,应积极针对病因进行治疗。

(3)用药保健与护理:遵医嘱积极治疗原发病,如甲状腺功能低下时进行甲状腺激素替代治疗,催乳素腺瘤采用多巴胺激动剂治疗。对于雌激素缺乏的患者需要补充雌激素治疗,治疗的目的是促使第二性征发育,同时达到理想身高。常选用雌二醇,可以使用口服制剂或 17-β 雌二醇透皮贴。由于雌激素能促进骨成熟加速,其应用的时机需要根据患者的骨龄、预测身高及期望生长速度进行个体化治疗。一般主张从骨龄 12~14 岁起应用,起始剂量应从小剂量开始,后缓慢增加剂量,并应每 6 个月进行骨龄检查,防止骨骺过早闭合。生长激素治疗适用于身材矮小且性腺功能低下者或已明确有生长激素缺乏的患者,对于体质性青春期延迟患者,不主张使用生长激素。此外,在应用生长激素时一般不同时应用雌激素,以免影响最终身高。用药时,应向患者说明药物名称、作用、不良反应和具体用法并解释遵医嘱准确用药的重要性,同时监测用药效果。

（4）心理社会保健与护理：对于青春期延迟的患者需予以足够的心理支持，建立良好的护患关系。应主动帮助患者重建自信，指出其性格或能力方面的优势，而非仅关注其身体；鼓励患者表达自己的感受，对治疗和预后提出问题；向患者和家长提供正确的诊疗信息，解除其顾虑和担心，消除自卑感，也可采用同伴支持等方式帮助患者树立治疗的信心。对于出现明显的负性情绪，心理支持和教育不足以解决患者心理问题时，应转介进行专业的心理咨询与治疗，并考虑短期雌激素治疗。

四、多囊卵巢综合征

多囊卵巢综合征（polycystic ovary syndrome，PCOS）是常见的生殖内分泌代谢性疾病，多起病于青春期，以雄激素过高的临床或生化表现、患者持续无排卵、卵巢多囊改变为特征，是女性不孕的最常见原因，并增加罹患代谢综合征、糖尿病及心血管疾病的风险，严重影响女性的生命质量、生育及远期健康。PCOS 的确切发病机制尚不清楚，可能与遗传、环境、心理因素等密切相关。目前认为，对 PCOS 的诊断和规范治疗应从青春期开始，使早期患者得到充分重视和必要干预，延缓或阻止 PCOS 远期并发症的发生，对于提高患者生活质量，减少相关慢性疾病的发生具有重大意义。

———————————————————— 案例与思考 ————————————————————

患者，女，16 岁，因月经不规律就诊。既往体健，13 岁月经来潮，近一年出现月经周期长短不一。患者身高 162cm，体重 70kg，颜面部可见明显痤疮，情绪焦虑。

思考：对该患者进行保健与护理评估还需要收集哪些信息？对其进行保健与护理干预的主要原则是什么？

【保健与护理评估】

1. **症状与体征**　PCOS 多起病于青春期，主要临床表现包括月经失调、高雄激素临床和生化表现以及肥胖。青春期 PCOS 患者可能主诉多毛、难治性痤疮、月经不规则、黑棘皮症和/或肥胖。

（1）月经失调：月经失调是青春期 PCOS 的主要症状，表现为月经稀发、月经不规律和继发性闭经。约 85% 的女孩在初潮第 1 年月经无排卵，但绝大部分在初潮后 2 年出现规律排卵，持续无排卵少女可能是发生青春期 PCOS 的高危人群。初潮 2 年后仍出现月经稀发或闭经者应高度警惕 PCOS 的发生。月经模式改变可能并不是一开始就会出现，但是明确异常的存在对于诊断青春期 PCOS 至关重要。

（2）多毛、痤疮：患有 PCOS 的青春期女性常有多毛症和/或初潮前后发生的痤疮。部分患者有不同程度的炎症性痤疮而没有多毛，但雄激素过多的皮肤表现不一定存在，或者不是患者主要关注的问题。

（3）肥胖：约 50% 以上患者出现肥胖（体重指数 $\geqslant 25 kg/m^2$），且常呈腹部肥胖型（腰围/臀围 $\geqslant 0.8$）。

（4）黑棘皮症：阴唇、颈背部、腋下、乳房下和腹股沟等处皮肤皱褶部位出现灰褐色色素沉着，呈对称性，皮肤增厚，质地柔软。

（5）其他：除以上症状外，评估时还应包括可能会掩盖症状或引发症状的用药史，如口服避孕药、外用或全身性使用痤疮药物、治疗癫痫的丙戊酸等，以及除 PCOS 之外的雄激素过多性疾病的特征，包括男性化、溢乳、类库欣样或类肢端肥大样变化、甲状腺功能障碍的证据，或雄激素过多性疾病家族史。

2. **相关危险因素**　PCOS 是遗传和环境因素相互作用引起的复杂表现。PCOS 具有家族聚集性，一级亲属患 PCOS 者，其患病风险显著高于正常人群，提示遗传因素在 PCOS 中发挥重要作用。环境因素方面，宫内高雄激素环境、宫内营养失调致胎儿生长受限或出生时体重过重被认定为 PCOS 的危险因素;出生后的环境危险因素则主要有胰岛素抵抗性高胰岛素血症、高雄激素血症等。此外,超重或肥胖、月经初潮提前、代谢综合征、不良生活方式等均为 PCOS 的危险因素。

3. 心理社会状况　心理因素与 PCOS 相辅相成。一方面 PCOS 所表现出来的肥胖、多毛症、痤疮和月经失调(尤其是闭经),会使青春期女性出现自卑、焦虑和抑郁等心理。研究表明,PCOS 患者的生活质量有所下降,而发生心理行为障碍的风险也很高,抑郁和焦虑的发生率在青春期 PCOS 患者中显著升高。另一方面,长期的负性情绪也是 PCOS 的促进因素。因此,临床中应使用有效的手段对其进行心理筛查和评估。

4. 辅助检查

(1) 内分泌测定:首先应检测总睾酮和/或游离睾酮水平以评估是否有高雄激素血症。同时,根据患者情况还应完善 17α-羟孕酮、雄烯二酮、游离甲状腺素、促甲状腺素、黄体生成素、促卵泡生成素、血清雌激素、血清催乳素、抗米勒管激素等。腹部肥胖型患者应检测甘油三脂、空腹血糖及口服葡萄糖耐量试验,还应检测空腹胰岛素及葡萄糖负荷后血清胰岛素。

(2) 超声检查:通过超声检查观察卵巢的形态和结构,对于无性生活的青春期女孩,可选择经直肠超声检查或腹部超声检查。对于存在无排卵症状并确诊高雄激素血症的患者行肾上腺和卵巢超声检查,可以排除罕见但严重的卵巢肿瘤及其他盆腔病变。

(3) 其他:如基础体温测定,必要时行腹腔镜检查和诊断性刮宫。

【保健与护理问题】

1. 长期低自尊　与疾病引起肥胖、多毛、痤疮、月经失调等导致形象紊乱有关。

2. 焦虑、抑郁　与疾病治疗效果和预后等有关。

3. 知识缺乏:缺乏多囊卵巢综合征相关知识。

【保健与护理干预】

1. 目的　通过保健与护理帮助患者降低体重、降低胰岛素及睾酮水平,恢复排卵和月经模式,以改善生活质量,降低远期并发症的发生。

2. 原则　根据患者临床表现、治疗需求采取个性化治疗原则,以对症治疗为主。

3. 保健与护理措施

(1) 健康教育:对于青春期 PCOS 患者,健康教育应涵盖疾病的基本知识和自我保健事项,包括PCOS 的主要病因和危险因素、症状体征、需要完善的检查、常规治疗方案及疾病预后等。告知患者及家属如患者出现 PCOS 相关临床表现,应及时就诊,规范治疗不仅可有效缓解症状还可预防其他相关疾病的发生。自我保健方面,调整生活方式是关键,应指导患者平衡膳食,增加运动,调节情绪。建立健康的生活行为方式,有助于远期并发症的防治及生活质量的提高。

(2) 症状保健与护理:作为一种慢性内分泌代谢性疾病,PCOS 需要结合患者具体临床表现予以对症处理,改善生活质量。对于超重或肥胖的患者,调整生活方式是一线的治疗手段,通过有效的饮食、运动和行为干预,以达到减重和缩小腰围的目的。减轻体重可以有效改善月经失调、代谢异常,并降低雄激素水平,但减轻体重也不宜过快过猛,应循序渐进,以不影响青春期正常生长发育为原则。月经稀发在青春期 PCOS 患者中最常见,需要长期治疗以调整月经周期并预防子宫内膜病变,可考虑应用周期性孕激素疗法、短效复方口服避孕药以及雌孕激素周期序贯治疗。

超过一半的青春期 PCOS 患者有多毛或中至重度痤疮,可采用抗雄激素治疗,一般需要 3~6 个月,多毛症至少 6 个月以上方有效。青春期女性多毛症状造成患者巨大的心理负担,加之毛发本身生长周期的特性及药物治疗周期较长的特点,患者往往更愿意采用物理治疗方法快速解决问题。主要方法有刮除、蜡除、拔除及脱毛剂,均可有效改善外观,且并不会加重多毛症状。此外,激光及电凝除毛也能有效治疗多毛症。痤疮在药物治疗的同时,应嘱患者减少日光直射,保持皮肤清洁,避免进食辛辣、甜腻、刺激性饮食,并建立良好的作息习惯,避免熬夜。

（3）用药保健与护理:复方口服避孕药既可纠正月经异常,又可治疗高雄激素血症的皮肤表现,是 PCOS 的一线治疗药物。常用药物为炔雌醇环丙孕酮片,每日 1 片,连续应用 21 日为 1 个周期,3~6 个周期后可停药观察,症状复发后可再用药。青春期 PCOS 患者常常存在肥胖、糖脂代谢紊乱,应用 COC 之前需对糖脂代谢进行评估。有重度肥胖和糖耐量受损的患者长期服用 COC 可加重糖耐量受损程度,应联合二甲双胍治疗,同时注意 COC 的禁忌证。

降低血雄激素水平通常使用的药物还有糖皮质激素、环丙孕酮和螺内酯。糖皮质激素适用于肾上腺来源或肾上腺和卵巢混合来源所致雄激素过多者。常用药物为地塞米松,每晚 0.25mg 口服,能有效抑制脱氢表雄酮硫酸盐浓度。剂量不宜超过每日 0.5mg,以免过度抑制垂体-肾上腺轴功能。环丙孕酮为 17α-羟孕酮类衍生物,具有很强的抗雄激素作用,能抑制垂体促性腺激素的分泌,使体内睾酮水平降低。与炔雌醇组成口服避孕药,对降低高雄激素血症和治疗高雄激素体征有效。

对于肥胖或有胰岛素抵抗患者常用胰岛素增敏剂。二甲双胍是目前应用最为广泛的胰岛素增敏剂,可抑制肝脏合成葡萄糖,增加外周组织对胰岛素的敏感性,通过降低血胰岛素水平达到纠正患者高雄激素状态,改善卵巢排卵功能,提高促排卵治疗的效果。常用剂量为每次口服 500mg,每日 2~3 次。

（4）心理社会保健与护理:青春期女性本身具有独特的社会心理学特点,加之肥胖、多毛、痤疮等外在临床表现,激素水平异常、生殖需求和健康问题等显著影响患者心理健康及生活质量,使得青春期 PCOS 患者更易产生心理异常,如出现焦虑和抑郁,应当给予更多的关注。对确诊 PCOS 的患者需要进行全面的教育并规划其长期管理。一方面,心理状态随着生活方式干预以及药物治疗可得到显著改善;另一方面,心理支持和咨询是维持心理健康的有效辅助方案。

（许景灿）

思 考 题

1. 青春期女性生理发育的主要特点有哪些? 如何对其进行生理保健与护理?
2. 如何做好青春期女性心理社会保健与护理?
3. 青春期多囊卵巢综合征患者的保健与护理要点有哪些?

URSING

第十一章

生育期妇女的保健与护理

11章 数字内容

———— 学 习 目 标 ————

知识目标：

1. 掌握生育期妇女生理及心理社会保健与护理要点。

2. 掌握生育期妇女常见疾病的保健与护理评估要点。

3. 熟悉生育期妇女生理与心理社会变化特点。

4. 熟悉生育期妇女常见疾病的症状与体征。

5. 了解生育期妇女常见疾病的概念和相关危险因素。

6. 了解生育期妇女常见疾病的辅助检查。

能力目标：

1. 能够识别生育期妇女的生理与心理社会健康需求。

2. 能够实施生育期妇女的生理与心理社会保健与护理干预。

3. 能够提出生育期妇女常见疾病的保健与护理问题。

4. 能够初步实施生育期妇女常见疾病的保健与护理干预。

素质目标：

1. 培养良好的专业价值观，促进生育期妇女身心健康。

2. 践行"以人为本"的保健与护理理念。

生育期,又称性成熟期,是卵巢生殖功能与内分泌功能最旺盛的时期,一般自 18 岁左右开始,历时约 30 年,此期妇女性功能旺盛,卵巢功能成熟并分泌性激素,已建立规律的周期性排卵,生殖器各部及乳房在卵巢分泌的性激素作用下发生周期性变化。女性在生育期通常会经历妊娠前、妊娠期、分娩期、产褥期和哺乳期 5 个阶段,面临生理、心理及社会角色的重大转变,并可能由此产生严重的健康问题。本章将从保健与护理视角,重点介绍生育期妇女不同阶段的生理、心理、社会特点及常见健康问题。

第一节　妊娠前妇女的保健与护理

计划妊娠的育龄期妇女,其健康状态直接关系到妊娠结局。为预防出生缺陷,提高出生人口素质,妇女在妊娠前应进行相应的调整,使生理、心理尽可能达到最佳状态,以预防不良妊娠结局。此阶段是妊娠期保健与护理的前移。

一、生理保健与护理

（一）妊娠前妇女的生理特点

妊娠前妇女处于性成熟期,是卵巢功能与内分泌功能最旺盛的时期,分泌的各种激素可保证全身各器官、系统的功能和运转,表现出女性特有的第二性征。与青春期相比,此期妇女生殖器官的周期性变化已趋向成熟、稳定,为接下来的妊娠提供生理基础和条件。

1. 子宫内膜的周期性变化　卵巢激素的周期性变化导致生殖器官发生相应的变化,其中以子宫内膜的变化最为明显。以正常月经周期 28 日为例,根据子宫内膜的组织学变化可将月经周期分为增殖期、分泌期、月经期 3 个阶段。

（1）增殖期:月经周期第 5~14 日,在雌激素影响下,内膜上皮、腺体、间质及血管增殖,内膜由 0.5mm 增生至 3~5mm。

（2）分泌期:月经周期第 15~28 日,在雌、孕激素作用下,此期内膜继续增厚,腺体增长弯曲,出现分泌现象;血管增加,更加弯曲;间质疏松并水肿。此时内膜厚且松软,含有丰富的营养物质,利于受精卵着床发育。

（3）月经期:月经周期第 1~4 日,由于雌、孕激素水平骤然下降,内膜螺旋动脉出现节律性、阵发性收缩和痉挛,导致远端血管壁及组织缺血坏死,坏死的子宫内膜功能层从基底层脱落,与血液一起排出,表现为月经来潮。

2. 宫颈黏液的周期性变化　月经干净后,由于体内雌激素水平低,宫颈黏液分泌量少。随雌激素水平增高,宫颈黏液分泌量逐渐增多且稀薄透明,至排卵前黏液拉丝可长达 10cm 以上,若将黏液做涂片检查,干燥后可见羊齿植物叶状结晶,这种结晶于月经周期第 6~7 日出现,排卵前最典型,至月经周期第 22 日左右完全消失,代之以排列成行的椭圆体。

3. 输卵管的周期性变化　在雌激素的作用下,输卵管黏膜上皮纤毛上皮细胞生长,非纤毛细胞分泌增加,输卵管发育及肌层节律性收缩振幅增强。孕激素则抑制输卵管收缩振幅和输卵管黏膜上皮纤毛细胞生长,使分泌细胞黏液分泌减少。雌、孕激素协同作用,保证受精卵在输卵管内的正常运行。

4. 阴道黏膜的周期性变化　排卵前,受雌激素影响,阴道黏膜上皮增生,表层细胞角化,以排卵期最显著。排卵后,受孕激素影响,主要为表层细胞脱落。

（二）妊娠前妇女生理保健与护理

妊娠前妇女维持良好的生理状况,有助于改善受孕环境,促进母婴健康,优化妇女的健康状态,减少或消除影响妊娠和妊娠结局的风险因素,顺利度过备孕时期。

1. 妊娠前咨询　妊娠前咨询是该阶段妇女保健的核心组成部分,育龄期妇女应对自身的健康状况和生活习惯等进行妊娠前咨询及风险评估。

（1）妊娠时机的评估与指导：随着年龄的增长，妇女健康状况和妊娠风险因素会发生变化，如卵巢功能逐渐衰退、卵子畸变风险提高，易增加流产、死胎、胎儿畸形等。指导有妊娠计划的妇女尽量避免高龄妊娠，指导不孕症妇女在完成妇产科孕前咨询及健康教育后转诊至生殖医学科，力求获得最佳的妊娠结局。

（2）生育间隔的评估与指导：妊娠间隔时间与母亲妊娠期并发症及不良妊娠结局相关，妇女两次妊娠间隔时间不应少于 6 个月。前次妊娠行剖宫产术者，若生育间隔过短会减少其阴道试产机会，从而导致再次剖宫产率增高，对剖宫产术后妊娠间隔<18 个月的妇女需加强妊娠风险和益处评估。

2. **健康史评估**　妊娠前需详细评估妇女的疾病史、家族史和遗传病史，如糖尿病、高血压、心脏病、感染性疾病、出生缺陷、精神疾病、乳腺癌、卵巢癌、子宫癌和结肠癌等。评估的目的在于早期发现对妊娠可能产生影响的健康问题和疾病，在专科医生指导下控制病情进展，调整潜在致畸或影响妊娠药物的用量，以个人最佳健康状态进行备孕，提高妊娠率，改善妊娠结局。

3. **妊娠前检查**　妊娠前检查是妊娠前保健的重要内容，计划妊娠的夫妇应在妊娠前 3~6 个月到医疗机构进行孕前检查，对身体健康状况及是否适宜妊娠作出初步评估。

（1）体格检查：全面体格检查，包括心肺听诊、血压测量、体质量及体质指数测算、常规妇科检查。

（2）实验室检查：必查项目包括血常规、尿常规、血型（ABO 和 Rh 血型）、肝功能、肾功能、空腹血糖水平、HBsAg 筛查、梅毒血清抗体筛查、HIV 筛查、珠蛋白生成障碍性贫血筛查。备查项目包括子宫颈细胞学检查、TORCH（弓形虫、风疹病毒、巨细胞病毒、单纯疱疹病毒）筛查、阴道分泌物检查（常规检查及淋球菌、沙眼衣原体检查）、甲状腺功能检测、口服葡萄糖耐量试验、血脂水平检查、激素测定。

（3）其他：必要时进行妇科超声检查、心电图检查、胸部 X 线检查。

4. **建立良好的生活方式**　良好的生活方式可以创造良好的孕育条件，也有利于妇女的身体健康，为获得良好的妊娠结局奠定基础。

（1）营养：指导妊娠前妇女在饮食方面注意营养均衡、粗细搭配，多吃含铁、含碘丰富的食物。指导体重指数<18.5kg/m² 的妇女每天加餐 1~2 次，如每天增加牛奶 200ml 或粮谷/畜肉类 50g 或蛋类/鱼类 75g。指导体重指数≥28.0 的妇女调整饮食习惯，减慢进食速度，避免过量进食，同时减少高能量、高脂肪、高糖食物的摄入，多选择低血糖指数、富含膳食纤维、营养素密度高的食物。此外，妊娠前应补充叶酸（400μg/d），曾生育过神经管畸形儿的妇女或患有癫痫的妇女叶酸服用量应增加至4mg/d。

（2）运动：建议妊娠前妇女每天至少进行 30 分钟的体育锻炼，每周 5 天或确保每周不少于 150分钟的运动。建议体重指数≥28.0kg/m² 的妇女保持每天 30~90 分钟中等强度的运动。

（3）其他生活方式：调整作息时间，保证充足的睡眠；夫妻双方均应戒烟、戒酒，少饮浓茶、咖啡、可乐等刺激性饮料。

5. **预防感染**　有妊娠计划的妇女要尽量避免接触猫、狗，不食用未熟的肉制品，以防弓形虫感染；在流感等飞沫传播疾病高发的季节或区域，妇女需做好个人防护，可在医生建议下接种疫苗；对于可疑患有蚊虫传播传染病的妇女，应详细了解妇女及伴侣的旅行史，并等待合适的时机妊娠。

6. **避免有害环境**　避免接触生活或职业环境中危害生殖健康的有毒物质，如放射线、铅、汞、苯、砷、农药等；避免高强度的工作及高噪声、高温环境。

二、心理社会保健与护理

妊娠前妇女在面对工作、家庭压力以及角色紊乱时易产生各种心理问题，如焦虑、内疚等，不仅对其本身有严重影响，也会对成功妊娠及胎儿生长发育造成影响。因此，护士应关注妊娠前妇女的心理社会健康，筛查、识别并干预其心理社会问题，以帮助妊娠前妇女顺利过渡到妊娠阶段。

（一）妊娠前妇女心理社会变化特点

1. **心理特点**　妊娠前妇女要面临并处理备孕期间出现的一些问题,也需要适应即将到来的社会角色转变,其心理上会出现一系列相应变化。

（1）期待:计划妊娠后,育龄妇女会渴望并主动寻求优生优育相关知识,有意识地计划安排妊娠,表现出对妊娠的高度期待。

（2）焦虑:妊娠前妇女在计划妊娠后多数会进行孕前检查,在获知检查结果之前会因担心结果是否正常而产生焦虑心理。部分妊娠前妇女会因为备孕时间长、多次妊娠失败而出现内心不安或焦虑等负性情绪。

（3）内疚与孤独:部分妊娠前妇女会因反复备孕失败或缺少情感及行为上的支持等而产生内疚和孤独感。

2. **社会学特点**　妊娠前妇女在计划妊娠后,多数渴望与身边成功妊娠的妇女沟通交流、汲取经验,为进入母亲角色做好心理准备。同时,备孕作为一件重要的事件,妇女会受到家庭成员、同事和领导的关心和照顾,比如调离对备孕有不良影响的工作岗位等,妇女则表现出对备孕的积极参与和期待。但是也存在少数家庭成员一味将备孕看作是女性单方面事件的行为,拒绝接受相关检查,缺乏科学孕育知识,容易加剧女性孤独感并导致夫妻间产生矛盾。另外,既往存在重大压力、经历负性生活事件(离婚、亲人去世、经济困难、失业等)的妇女更迫切希望得到家人和朋友的关心。

（二）妊娠前妇女心理社会保健与护理

1. **心理健康筛查**　相较于男性,女性更容易出现心理问题,严重者可导致自我形象紊乱和自尊紊乱。需仔细评估妊娠前夫妻双方的心理反应,根据实际情况对夫妻双方共同或单独评估。推荐使用的量表有7项广泛性焦虑障碍量表(generalized anxiety disorder-7,GAD-7)、焦虑自评量表(self-rating depression scale,SAS)等。GAD-7评分>14分或SAS评分>60分时建议进一步进行专业评估,必要时转诊。

2. **自我情绪管理**　情绪管理有助于妇女调节身心状态,促进健康妊娠。

（1）调节负性情绪:鼓励妊娠前妇女参与易完成、有趣味的活动,如养花、听音乐、欣赏画册、阅读等,适当参与力所能及的工作;引导其运用正念冥想、身体觉察、瑜伽唤醒内在专注力,提高自我调节能力,转移对负性情绪的关注,防止不良情绪的泛化蔓延。

（2）鼓励表达:引导表达内心感受、想法和疑惑,介绍备孕及妊娠相关知识。指导妇女根据生理规律选择适宜的受孕时机,创造良好的受孕环境,并为妇女角色转变提供心理支持。

3. **运动**　鼓励没有运动禁忌的妇女进行适当体育锻炼,做自己感兴趣或者能让自己感到身心愉悦的运动,运动指导详见本章节第一部分。

4. **社会支持**　鼓励计划妊娠妇女与身边成功妊娠的妇女沟通交流。注重家庭成员对妇女的支持,妊娠是夫妻共同的责任,丈夫应与妻子共同进行妊娠前检查,同时也应理解支持和体贴照顾妻子。家庭其他成员也要齐心协力,使妇女处于一个温暖的家庭氛围中,帮助其做好情绪管理。

三、常见疾病的保健与护理

妊娠准备期由于妇女体内即将孕育新的生命,为适应胎儿的生长需要,妊娠前妇女需检查并治疗影响妊娠的疾病,如子宫颈炎症、不孕症等。护士应用所学知识和技能对妊娠前常见疾病进行保健与护理,帮助妇女做好妊娠前准备。

急性子宫颈炎

急性子宫颈炎(acute cervicitis),指子宫颈发生急性炎症,包括局部充血、水肿,上皮变性、坏死,黏膜、黏膜下组织、腺体周围见大量中性粒细胞浸润,腺腔中可有脓性分泌物。

【保健与护理评估】

1. **症状与体征**　大部分患者无症状。有症状者主要表现为阴道分泌物增多,呈黏液脓性,并可刺激外阴部导致瘙痒及灼热感,部分患者可表现为经间期出血、性交后出血;若合并尿路感染,可出现尿急、尿频、尿痛等。

急性子宫颈炎妇科检查可见宫颈充血、水肿、黏膜外翻,有黏液脓性分泌物附着或经阴道排出。若为淋病奈瑟球菌感染,可见尿道口、阴道口黏膜充血、水肿以及多量脓性分泌物。

2. **心理社会状况**　急性子宫颈炎患者在治疗过程中易产生焦虑情绪,担心炎症对其生育能力造成影响。同时,由于治疗期间禁止性生活,也可能影响生活质量及夫妻关系。

3. **相关危险因素**　评估疾病相关危险因素,识别高危人群,有助于及早、精准预防。急性子宫颈炎的高危因素包括多种病原体引起的感染、各种物理化学因素刺激或机械性子宫颈损伤,这些感染和损伤会降低宫颈的防御功能,病原菌入侵引起子宫颈炎。此外,年龄<25岁,多位性伴侣或新性伴侣,且为无保护性交或性伴侣有性传播疾病感染者,也是急性子宫颈炎的危险因素。

4. **辅助检查**　可行妇科检查,白细胞、病原体检测等,明确病因。

(1) 妇科检查:阴道内镜检查时肉眼可见子宫颈管覆盖脓性或黏液性分泌物,和/或检查时诱发的宫颈管内出血,量少时可采用子宫颈管棉拭子检查。

(2) 白细胞检测:子宫颈管分泌物或阴道分泌物中白细胞增多,后者需排除阴道炎症。

(3) 病原体检测:需做沙眼衣原体和淋病奈瑟球菌检测,以及有无细菌性阴道病及滴虫阴道炎。

(4) 其他:对于子宫颈糜烂样改变者需行子宫颈细胞学检查和/或HPV检测,必要时行阴道镜及活组织检查,以排除子宫颈上皮内瘤变或子宫颈癌。

【保健与护理问题】

1. **焦虑**　与担心治疗效果不佳影响妊娠有关。
2. **知识缺乏**:缺乏子宫颈炎症相关保健与护理知识。
3. **性生活型态改变**　与治疗性限制有关。

【保健与护理干预】

1. **目的**　通过保健与护理,降低急性子宫颈炎的发生率,提供有效的治疗措施,控制炎症发展,提高患者生活质量。

2. **原则**　注重尽早对因治疗,提高生活质量和妊娠率。

3. **保健与护理措施**

(1) 健康教育:指导妇女定期参加妇科检查及妇科疾病筛查,有自觉症状者及时就诊,治疗后如症状持续存在需随诊。如为沙眼衣原体及淋病奈瑟球菌感染的妇女,其性伴侣需共同接受检查及治疗。

(2) 症状保健与护理:分泌物增多是急性子宫颈炎的主要表现,应指导妇女每日勤换内裤,便后清洗会阴,保持外阴清洁、干燥,减少局部摩擦;沐浴以淋浴为主,避免盆浴。

(3) 用药保健与护理:急性子宫颈炎主要采用抗生素药物治疗。对存在性传播疾病高危风险的患者,在未获得病原体检测结果前,可采用经验性抗生素治疗;检测结果确定后,选择针对性的抗生素。服药前应详细了解妇女有无过敏史,如服药期间发生变态反应,立即停药,及时来院就诊;用药期间及治疗结束后72小时内避免摄入含乙醇饮料;指导妇女规范、足量使用抗生素,不得随意停药、更改药物剂量或种类,以免影响治疗效果。此外,用药过程中需要注意观察阴道分泌物的量、色及性质变化。

(4) 心理社会保健与护理:建立护患间相互信任的关系,针对具体问题给予耐心的解释、支持和帮助。帮助妇女及家属了解病情及诊疗措施,告知妇女急性宫颈炎通过积极、规范的治疗是可以治愈的,对妊娠的影响并不大;鼓励妇女表达内心感受,指导家属多陪伴以缓解其焦虑情绪,同时增进夫妻间关系。

<h1 style="text-align:center">不 孕 症</h1>

女性无避孕性生活至少 12 个月而未受孕,称为不孕症(infertility),是一组由多种病因导致的生育障碍状态。不孕症可分为原发性和继发性两类,其中从未妊娠者称为原发性不孕,有过妊娠而后不孕者称为继发性不孕。近年来,迅猛发展的辅助生殖技术,已帮助许多不孕不育症夫妇成功受孕。

 ———————————— 案例与思考 ————————————

患者,女,36 岁,婚后未避孕 3 年,未孕,来医院咨询不孕不育相关问题,医生进行了激素测定、盆腔 B 超等相关检查,给予氯米芬类促排卵药物口服。

思考:如何对该患者进行保健与护理评估? 如何进行用药指导?

【保健与护理评估】

1. **症状与体征**　本病的直接症状与体征即女性不孕,除此之外,如患有可能导致女性不孕的疾病,可伴随相应症状和体征。

(1)盆腔炎性疾病:表现为下腹痛、阴道分泌物增多,腹痛为持续性,活动或性交后加重。病情严重者可出现高热、寒战、头痛等症状。

(2)子宫肿瘤:①子宫肌瘤,表现为子宫增大、经量增多及经期延长,可继发贫血,出现乏力、心悸等症状;②子宫肉瘤,早期无明显症状,随着病情的发展可出现阴道不规则流血、腹痛、尿频、尿急、尿潴留等症状。查体可见子宫增大,宫颈口处见息肉或肌瘤样肿块,呈紫红色。

(3)卵巢肿瘤:①良性肿瘤,肿瘤较小时多无症状,肿瘤增大时可出现尿频、便秘、气急、心悸等压迫症状,叩诊实音,无移动性浊音;②恶性肿瘤,早期无症状,晚期出现腹胀、腹部肿块、腹腔积液等症状。

(4)子宫内膜异位症:疼痛是主要的症状,表现为继发性痛经、进行性加重。疼痛多位于下腹、腰骶及盆腔中部,常于月经来潮时出现,并持续至整个经期。少数妇女可表现为持续性下腹痛,经期加剧。

2. **心理社会状况**　女性一旦被确诊不孕症,可能直接影响家庭稳定,进而引发其负性心理问题,如震惊、悲伤、孤独、内疚等。

(1)震惊:许多女性在确诊为不孕症后,常见的第一反应是震惊,尤其多见于使用过避孕措施、对生活控制感较强的女性。

(2)悲伤:不孕症确诊后,妇女面临漫长而烦琐的诊断和检查,接受辅助生殖技术者可能不断在希望和失望之间徘徊,引起悲伤情绪。

(3)孤独:是缺少社会支持的不孕妇女常常出现的一种心理反应。为了不让自己陷入不孕的痛苦心理状态中,不孕妇女往往会主动退出社会互动,回避有孩子的亲戚朋友。部分不孕妇女将妊娠变成生活的中心,其职业目标、追求和社会交往被搁置或被扰乱。

(4)内疚:不孕妇女常将自己的生活与有孩子的家庭进行比较,这会加重负性情绪,内化为深深的内疚感。这种内疚感也可源于既往的婚前性行为、婚外性行为、使用过避孕措施或流产等。

3. **相关危险因素**　评估疾病相关危险因素,识别高危人群,有助于及早精准预防。妇女超重或低体重会使卵巢激素分泌紊乱,导致卵子发育异常,内分泌失调,影响备孕及妊娠结局。不良的生活习惯如暴饮暴食、吸烟、过度饮酒等均可导致不孕症的发生。月经周期紊乱或闭经,提示排卵功能障碍,会导致妇女受孕成功率下降。结核、性传播疾病等传染病史,生殖道、盆腔及腹腔的感染史或手术史,宫内节育器使用史、生育史及并发症史等也都是不孕症的高危因素。

4. 辅助检查 通过盆腔超声、激素检测、输卵管通畅度检查明确病因。

(1)盆腔超声检查:推荐使用经阴道超声检查,可作为不孕症患者的常规检查。检查内容包括:子宫位置、大小、形态、子宫肌层结构、子宫内膜厚度和分型,卵巢基础状态评估,超声排卵监测,卵巢外有无异常回声及其性质、形状、大小。

(2)激素检测:排卵期血黄体生成素测定有助于预测排卵时间,黄体期孕酮测定主要提示有无排卵、评估黄体功能。此外还有血卵泡刺激素、催乳素、雌二醇、睾酮和促甲状腺素检测。

(3)输卵管通畅度检查:既可了解输卵管通畅度,又可评估宫腔情况。推荐使用子宫输卵管X线造影作为输卵管通畅度的一线筛查,三维实时超声子宫输卵管造影在一定条件下可以作为诊断依据。

【保健与护理问题】

1. **知识缺乏**:缺乏生殖系统解剖知识、性生殖知识及性技巧。
2. **有长期低自尊的危险** 与不孕症诊治过程中繁杂的检查、无效的治疗效果有关。
3. **社交孤立** 与缺乏家人的支持、不愿与他人沟通有关。

【保健与护理干预】

1. **目的** 通过保健与护理明确病因,提供有效治疗降低不孕率,提高妊娠前妇女的生活质量。
2. **原则** 保健与护理中需注重改善不孕症妇女的生活方式,保持良好乐观的生活态度,帮助她们了解、选择恰当的治疗方案并配合实施以提高妊娠率。

3. **保健与护理措施**

(1)健康教育:诊断性检查的妇女需告知可能引起的不适,如子宫输卵管碘油造影术后可能出现腹部疼挛感,通常持续1~2小时,不留后遗症。做好提高妊娠率的宣教,具体方法包括:①保持健康的生活方式,如保持营养均衡、纠正营养不良、贫血及过度肥胖;戒烟、戒毒、戒酒;减轻压力、增强体质。②与伴侣进行沟通,可以谈论自己的希望和感受。③性生活是夫妻生活的重要组成部分,有益于增进双方感情,不要把妊娠作为性生活唯一的目的。④在性交前、中、后勿使用阴道润滑剂或进行阴道灌洗。⑤不要在性交后立即如厕,可卧床并抬高臀部,持续20~30分钟,促进精子进入宫颈。⑥学习排卵期的预测,适当调整性交频次及时间。

(2)用药保健与护理:指导妇女服用氯米芬类促排卵药物。①在月经的第3~5日开始口服,每日50mg,连续5日,不能随意更改剂量或停药;②及时报告药物的不良反应,如潮热、恶心、呕吐、头痛等,严重者来院就诊;③确诊妊娠后立即停药。

(3)人工辅助生殖技术的选择:对于考虑人工辅助生殖技术治疗的妇女,应在治疗前与夫妻双方充分沟通,告知各种辅助生殖技术的适应证、优缺点和实施人工辅助生殖技术前后的注意事项等,如即使通过辅助生殖技术成功受孕,妊娠期早产、胎盘功能低下等不良妊娠结局的发生率也可能较自然受孕高;辅助生殖技术的费用较高,治疗周期较长,治疗过程可能出现的不适反应等,以帮助夫妻双方合理决策,或可将其转介至辅助生殖中心进行专业咨询。

(4)心理社会保健与护理:不孕对于夫妻双方是一个较大的生活危机,可能引起诸多心理反应,进一步影响成功妊娠的概率,因此应指导妇女及家庭成员采取适当措施应对不良心理反应。①指导放松训练,如练习瑜伽、正念冥想、体育锻炼等,以舒缓负性情绪;②指导家庭成员,尤其是夫妻间,使用一些沟通交流技巧,如倾听、鼓励等,鼓励有效表达彼此内心感受,促进相互理解、尊重和支持;③鼓励妇女参加社会活动,提升自我价值。

第二节　妊娠期妇女的保健与护理

妊娠(pregnancy)是胚胎和胎儿在母体内发育成长的过程。妊娠期从成熟卵子受精至胎儿及其附属物自母体娩出,平均约 40 周。妊娠期间母体出现相应的生理及心理变化,在各种内在、外在因素的影响下,易出现相应的健康问题,应加强妊娠期妇女的生理、心理社会及常见疾病保健与护理,促进母婴健康。

一、生理保健与护理

为满足胎儿生长发育和分娩的需要,妊娠期妇女在胎盘产生的激素作用下,全身各系统发生了一系列适应性的生理变化。护士应从饮食营养、生活卫生、活动休息等多方面,为妊娠期妇女提供全方位、有针对性的保健与护理措施,以减少其妊娠期不适,促进胎儿生长发育,为分娩做好准备。

（一）妊娠期妇女生理变化特点

1. **生殖系统**　子宫明显增大变软,子宫重量约 1 100g,增加近 20 倍。容量约 5 000ml,是非孕期的 500~1 000 倍。妊娠早期开始,子宫可出现不规律无痛性收缩,称为 Braxton Hicks 收缩。妊娠后子宫峡部变软,逐渐伸展拉长变薄,临产后伸展至 7~10cm,成为产道的一部分,称为子宫下段。妊娠期卵巢停止排卵,黄体功能于妊娠 10 周后由胎盘取代。阴道黏膜和子宫颈腺体受激素的影响,血流增加,黏膜变软、增生变厚,子宫颈分泌物增多。

2. **呼吸系统**　呼吸次数变化不大,但较深大,受激素水平影响,上呼吸道黏膜增厚,轻度充血、水肿,易发生上呼吸道感染。

3. **循环系统**　妊娠期增大的子宫使膈肌抬高,心脏向左、上、前方移位。心脏容量至妊娠末期增加约 10%。心排血量的增加是妊娠期循环系统最重要的改变,妊娠 32~34 周达高峰,持续至分娩。

4. **血液系统**　妊娠期各组织器官血流量增加,以适应胎儿及其附属物发育所需,由于血浆的增加多于红细胞的增加,使血液稀释,容易出现生理性贫血。

5. **消化系统**　妊娠早期妇女常出现食欲欠佳、恶心、呕吐、偏食及唾液分泌增多,12 周后多自愈。受孕激素的影响,孕妇牙龈增厚并稍显松软,易患龋齿。胃肠道平滑肌张力降低,胃部受压,胃内酸性内容物可反流至食管下部,引起胃部烧灼感等不适。孕妇肠蠕动减弱,易出现便秘。

6. **其他**　妊娠早期乳房增大,孕妇常自觉乳房发胀。乳头增大、着色,乳晕着色,外围的皮脂腺肥大形成结节状隆起,称蒙氏结节。由于醛固酮和雌激素的作用,孕妇容易水钠潴留,出现水肿。另外,由于增大的子宫压迫邻近的膀胱,孕妇可出现尿频。部分孕妇自觉腰骶部疼痛,可能与松弛素使骨盆韧带及椎骨间的关节松弛有关。

（二）妊娠期妇女生理保健与护理

通过妊娠期妇女的生理保健与护理,提高妊娠期妇女的保健意识,规范妊娠期保健,保障母婴安全。将保健护理与自我监护相结合,注重科学安排妊娠期妇女的饮食营养、生活卫生、活动休息等,采取针对性的保健措施,减少妊娠期不适。

1. **妊娠期监护**　妊娠期妇女需在规定的时间进行与孕周相匹配的产前检查,医护人员应通过各种途径强化其自我监护的意识和能力。

（1）产前检查:妊娠期间孕妇需行产前检查 7~11 次,有高危因素者酌情增加次数。通过各种健康教育途径,使孕妇意识到产前检查的重要性和意义,提高依从性。

（2）自我监测:一般妊娠 20 周开始自觉胎动,胎动在夜间和下午较为活跃,应教会孕妇自数胎动。妊娠 28 周以后,胎动计数<10 次/2h 或减少 50% 者提示胎儿缺氧可能,需及时来院就诊。临近预产期的孕妇,如出现胎膜早破、见红等临产先兆也需来院就诊。

2. **饮食营养**　妊娠期妇女的膳食应在非妊娠期的基础上,根据胎儿生长速率及母体生理和代谢

Note:

的变化进行适当的调整。

（1）平衡膳食：妊娠早期保持平衡膳食。补充叶酸,妊娠期口服叶酸400μg/d;进食含铁丰富的食物,除每日食用碘盐外,还应常吃海产食物,如海带、紫菜等。

（2）营养丰富：妊娠中晚期奶类及其制品总摄入量达到300~500g/d;每天增加鱼、禽、蛋、瘦肉共计150~250g;每周最好食用2~3次深海鱼类。同时要摄取足够的水果、蔬菜以及富含维生素、纤维素的食物。

（3）少量多餐：指导孕妇每日5~6餐,避免空腹。胃烧灼感明显者,饭后不宜立即躺下,避免脂肪、油炸、辛辣及产气过多的食物,利于缓解胃肠道症状。

（4）适宜增重：均衡营养,维持妊娠期适宜增重(表11-1)。妊娠早期每月测量体质量1次,妊娠中晚期每周测量1次。

表 11-1　妊娠期体质量增加范围

妊娠前体质量分类	妊娠前体重指数/(kg · m⁻²)	妊娠期体质量增加范围/kg
低体质量	<18.5	12.5~18.0
正常体质量	18.5~24.9	11.5~16.0
超重	25.0~29.9	7.0~11.5
肥胖	≥30.0	5.0~9.0

3. **良好卫生习惯**　指导孕妇使用软毛牙刷刷牙漱口,保持口腔卫生。孕妇衣服应柔软、舒适,不宜过紧以免影响血液循环和胎儿活动。指导孕妇勤换内裤,保持会阴部清洁。沐浴以淋浴为主,避免盆浴。阴道分泌物多者,穿棉质内裤,每日清洗外阴,但严禁阴道冲洗。指导孕妇在妊娠初期3个月及最后3个月避免性生活,以免引起流产、早产、胎膜早破、感染。

4. **休息与睡眠**　妊娠期孕妇易感疲劳,需充足的休息和睡眠。宜左侧卧位,以增加胎盘血液供应。保证适量运动,有利于强化肌肉张力,改善不适症状。健康孕妇每天进行不少于30分钟的中等强度身体活动。妊娠期室外活动以散步为宜,避免长时间站立或坐。休息时下肢稍垫高,减轻水肿。下肢凹陷性水肿经休息后不能缓解者,及时就诊。指导腰背痛孕妇穿低跟鞋,俯身时保持上身直立,避免长时间弯腰。疼痛严重者卧床休息,局部热敷。

二、心理社会保健与护理

妊娠期妇女的心理状态会随着妊娠的进展而发生变化,护士应了解孕妇妊娠不同时期的心理变化特点,给予心理支持及调适,有效预防妊娠期妇女的心理问题,提升其心理健康水平。

（一）妊娠期妇女心理社会变化特点

1. **妊娠早期**　孕妇首先感到的是将为人母的喜悦,有一种自豪和骄傲感。同时,因母体激素水平变化引起妊娠反应,担心营养摄入不足影响胎儿成长,缺乏可利用的社会支持,经济负担重等因素,孕妇容易出现焦虑、抑郁、恐惧、敌对等心理问题。此时孕妇主要表现为情绪不稳定,容易接受暗示,依赖性增强。

2. **妊娠中期**　进入妊娠中期,孕妇对妊娠导致的生理、心理变化逐渐适应,妊娠反应逐渐减轻或消失,情绪趋于稳定,抵御各种不良刺激的能力增强,但感知觉、智力水平、反应能力可能略有下降,对胎儿性别有好奇心。孕妇显得较为内向、被动,注意力集中在自己和胎儿身上,对医护人员的建议依从性较高。

3. **妊娠晚期**　随着胎儿的生长发育,孕妇生理负担达到高峰,可能出现妊娠并发症以致影响其心理活动;另外,随着孕周的增大,部分孕妇开始考虑即将来临的分娩,由于惧怕分娩疼痛、担心分娩是否会顺利,孕妇情绪常不稳定,往往会感到恐惧、紧张、焦虑等。

（二）妊娠期妇女心理社会保健与护理

通过妊娠期妇女心理社会保健与护理,有效预防妊娠期妇女的心理问题,缓解负性情绪,提升心理健康水平,促进胎儿正常发育,提高自然分娩率。关注妊娠期妇女的心理社会变化特点,采取针对性的预防和保健措施,减少心理问题的发生。

1. **心理保健指导**　将妊娠期妇女心理和精神健康问题筛查作为妊娠期保健与护理的常规内容,在产前检查时了解孕妇的心理、精神状况及可能的风险因素,在妊娠期全程提供促进孕妇心理健康的指导,包括妊娠期常见心理问题的自我识别、负性情绪的缓解方法等。指导孕妇掌握情绪管理、积极赋能、身心减压、自我成长等心理保健技术,能有效缓解孕妇压力,对孕妇心理问题的产生有预防作用。

2. **生活方式指导**　良好的生活方式有助于促进情绪健康,包括均衡的营养、适度的体育锻炼、充足的睡眠等,妊娠期保健与护理中为孕妇提供至少一次生活方式建议。

3. **家庭支持**　妊娠是一个非常重大的家庭事件,家人的支持对于孕妇保持良好的心理状态非常重要。鼓励家人积极参与整个妊娠过程,孕妇、家庭成员、医务人员三方共同探讨妊娠期妇女个性化心理需求。鼓励家属参加孕妇学校、家属课堂、孕期沙龙等,更新孕期保健知识,提高家人支持和陪伴的技巧,建立良好的家庭支持系统。

4. **群组化保健**　鼓励医护人员采用中心群组化孕期保健模式进行妊娠期妇女的心理社会保健指导。将孕龄相近的孕妇及其家属组成群组,建立交流平台,定期举行小组学习和讨论。通过小组讨论式学习活动,充分赋能孕妇和家属,鼓励其通过线上和线下群组活动互相分享妊娠期的感受,以获得同伴支持,并从大家的讨论过程中找到缓解压力、焦虑、恐惧等不良情绪的解决方式,从而以更加积极的状态应对分娩。如孕妇因心理问题影响到正常社会功能时,及时将其转介到专业机构以寻求进一步帮助。

三、常见疾病的保健与护理

孕妇出现妊娠合并症及并发症,对妇女妊娠结局和后期康复可能产生不良影响。妊娠期间需严密监护,避免对母儿造成严重危害。

妊娠期高血压疾病

妊娠期高血压疾病(hypertensive disorders of pregnancy,HDP)是妊娠期特有的疾病,包括妊娠期高血压、子痫前期、子痫、慢性高血压并发子痫前期及妊娠合并慢性高血压,其主要症状为高血压、蛋白尿、水肿等。

 ———————————————　案例与思考　———————————————

孕妇,30 岁,因停经 36^{+1} 周,下肢水肿 3 天,血压高半天急诊入院。体格体查:T 37℃,P 88 次/min,R 20 次/min,BP 150/105mmHg,心肺听诊无明显异常,肾区无叩击痛。宫底剑下二指,未及宫缩,左枕前,胎心 140 次/min,宫口未开,胎膜未破,双下肢水肿(++),尿蛋白(+++)。

思考:该孕妇的主要护理问题有哪些?如何落实相应的护理措施?

【保健与护理评估】

1. **症状与体征**　妊娠期高血压疾病根据不同的分类呈现相应的症状与体征。

（1）**妊娠期高血压**:妊娠 20 周后出现高血压,收缩压≥140mmHg 和/或舒张压≥90mmHg,于产后 12 周内恢复正常;尿蛋白(-);产后方可确诊。

（2）**子痫前期**:妊娠 20 周后出现收缩压≥140mmHg 和/或舒张压≥90mmHg,伴有尿蛋白

≥0.3g/24h,或随机尿蛋白(+);或虽无蛋白尿,但出现下列任何一项:血小板<100×10⁹/L、肝肾功能损害(血清转氨酶为正常值 2 倍以上,血清肌酐>1.1mg/dl 或为正常值的 2 倍以上)、肺水肿、新发生的中枢神经系统异常或视觉障碍。

（3）子痫:在子痫前期的基础上发生不能用其他原因解释的抽搐。

（4）慢性高血压并发子痫前期:慢性高血压孕妇妊娠前无蛋白尿,妊娠 20 周后出现尿蛋白;或妊娠前有蛋白尿,妊娠后尿蛋白明显增加,或血压进一步升高,或血小板减少<100×10⁹/L,或出现其他肝肾功能损害、肺水肿、神经系统异常或视觉障碍等严重表现。

（5）妊娠合并慢性高血压:妊娠 20 周前收缩压≥140mmHg 和/或舒张压≥90mmHg(除外滋养细胞疾病),妊娠期无明显加重;或妊娠 20 周后首次诊断高血压并持续到产后 12 周以后。

2. **心理社会状况** 孕妇的心理状态与病情轻重、病程长短、对疾病的认识、自身性格特点及社会支持系统有关。初期孕妇无明显不适,心理状态往往无明显反应,但随着病情的发展,孕妇出现血压升高、头痛、水肿、蛋白尿等,孕妇及家属担心孕妇安危,担忧妊娠结局,表现出紧张、无助、自责、悲观、焦虑、恐惧等情绪。

3. **相关危险因素** 高危因素包括年龄≥35 岁、子痫前期病史、抗磷脂抗体阳性、子痫前期家族史、多胎妊娠、首次怀孕、营养不良、寒冷季节或气温变化过大、妊娠前 BMI≥28kg/m²、子宫张力过高、精神过度紧张或受刺激致使中枢神经系统功能紊乱等。

4. **辅助检查** 妊娠期出现高血压时,应注意进行以下常规检查:血常规、尿常规、肝功能、血脂、肾功能、凝血功能、心电图、产科超声检查,必要时需复查。对于妊娠 20 周后才开始进行产前检查的孕妇,应注意了解和排除孕妇的基础疾病和慢性高血压,注意血脂、血糖水平,甲状腺功能、凝血功能及超声心动图等检查,注意动态监测血压变化及眼底改变。

出现子痫前期及子痫时视病情发展和诊治需要进行以下项目的动态检查:排查自身免疫性疾病,高凝状况检查,血电解质检查,眼底检查,超声等影像学检查肝、肾等器官及胸腹腔积液情况,动脉血气分析,心脏彩超及心功能检测,超声检查和监测胎儿生长发育指标,头颅 CT 或 MRI 检查。

【保健与护理问题】

1. **体液过多** 与下肢血液回流受阻或营养不良性低蛋白血症有关。
2. **有受伤的危险** 与发生抽搐有关。
3. **焦虑** 与担心自身及胎儿安危有关。
4. **潜在并发症**:胎盘早期剥离。

【保健与护理干预】

1. **目的** 正确评估及识别妊娠期高血压疾病高危人群,提供正确有效的保健与护理干预,预防重度子痫前期和子痫的发生,减少母婴并发症,促进母婴健康。

2. **原则** 保健与护理中注重预防与治疗相结合,对妊娠期高血压疾病孕妇实施保健与护理干预,防止子痫的发生。

3. **保健与护理措施**

（1）健康教育:为妊娠期高血压疾病孕妇提供适宜的妊娠期健康宣教,给予生活方式、饮食、休息、随访等方面的正确指导。

1）定期筛查与自我健康管理:加强妊娠期教育,使孕妇了解疾病相关知识,坚持产前检查,提高治疗依从性。通过健康教育,使孕妇掌握居家自身健康和胎儿状况监测方法,教会孕妇自数胎动的方法和胎动正常范围。

2）养成良好的生活习惯:保证休息,充分睡眠,每日休息不少于 10 小时,休息和睡眠时以左侧卧位为宜;鼓励超重孕妇在本次妊娠结束后,逐步控制体重至正常范围,以降低再次妊娠时的发病风险,并利于长期健康。

3）督促健康饮食：摄入足够的蛋白质（100g/d 以上）、蔬菜，补充维生素、铁剂，对于膳食钙摄入量低（<600mg/d）的女性，建议口服补充钙剂 1.5~2g/d。食盐不必严格限制，但全身水肿的孕妇应限制食盐摄入量。

4）健康随访：产后 42 天体检，监测血压恢复情况。

（2）症状保健与护理：妊娠期高血压疾病病情复杂、变化快，评估和监测内容需根据病情严重程度决定。重点监测血压、体重变化，关注自觉症状，特别注意有无头痛、视力改变、上腹不适等主诉。监测血压时，同一手臂至少 2 次测量，若血压较基础血压升高 30/15mmHg，但<140/90mmHg 时，不作为诊断依据，但必须严密观察。对首次发现血压升高者，应间隔 4 小时或以上复测血压。

（3）用药保健与护理：妊娠期高血压疾病的治疗原则主要为解痉、降压、镇静、利尿，适时终止妊娠。临床用药以解痉及降压药较常见，用药方式有口服给药、静脉用药。用药时遵医嘱按时按量，关注用药效果、血压变化及自觉症状。

1）解痉药：硫酸镁是控制子痫抽搐与发作的首选药。可采用静脉或肌内注射，由于不同用药途径具有不同特点，临床多采用两种方式互补长短，以维持体内有效浓度。由于硫酸镁的治疗浓度与中毒浓度相近，因此在进行硫酸镁治疗时应严密观察其毒性作用，严格掌握药物用量并控制滴速，24 小时硫酸镁用药总量一般不超过 25g。用药过程中注意观察：①孕妇膝腱反射必须存在；②呼吸≥16 次/min；③尿量≥17ml/h 或≥400ml/24h；④备有 10% 葡萄糖酸钙。镁离子中毒时停用硫酸镁并静脉缓慢推注（5~10 分钟）10% 葡萄糖酸钙 10ml。

2）降压药：遵医嘱使用降压药，用药过程中不可随意停药或更改剂量。降压过程力求平稳下降，不可波动过大。目标血压：如无并发脏器功能损伤，控制收缩压于 130~155mmHg，舒张压于 80~105mmHg；若并发脏器功能损伤，则收缩压应控制在 130~139mmHg，舒张压于 80~89mmHg。

（4）心理社会保健与护理：关注孕妇病情的进展，评估孕妇及家属对疾病的认知程度，了解家庭及社会支持系统的情况。建立良好的护患关系，鼓励孕妇及家属倾诉，表达内心的感受、对有关治疗和预后的担心等。告知孕妇有关妊娠期高血压的病情发展和预后知识，向孕妇宣讲妊娠期保持心情愉快，有助于控制妊娠期高血压的发展。指导孕妇采取正确的应对方式，合理安排工作和生活，协助提供家庭、社会支持，增强孕妇战胜疾病的信心，解除其思想顾虑、积极配合治疗。

妊娠合并糖尿病

妊娠合并糖尿病包括两种类型，一种为原有糖尿病的基础上合并妊娠，称为糖尿病合并妊娠，也称为孕前糖尿病（pre-gestational diabetes mellitus，PGDM）；另一种为妊娠前糖代谢正常，妊娠期才出现的糖尿病，称为妊娠期糖尿病（gestational diabetes mellitus，GDM）。妊娠合并糖尿病孕妇中 90% 以上为 GDM，多数 GDM 孕妇糖代谢能于产后恢复正常，但将来患 2 型糖尿病的概率增加。

【保健与护理评估】

1. 症状与体征　部分孕妇在妊娠前存在体重超重或肥胖、糖耐量异常史，有些孕妇可出现三多症状（多饮、多食、多尿），感皮肤瘙痒，尤以外阴瘙痒明显。少数病情严重者可出现低血糖及酮症酸中毒症状，如心悸、出汗、面色苍白、饥饿感，或出现恶心、呕吐、视物模糊、呼吸节律快且有烂苹果味等。部分孕妇合并妊娠期高血压疾病、感染、巨大儿、胎儿生长受限等。

2. 心理社会状况　受传统观念和文化影响，有些孕妇和家庭成员认为孕期吃得好、吃得多有利于胎儿生长发育，从而导致孕妇营养过剩和血糖增高。当得知患有妊娠期糖尿病，了解了妊娠期糖尿病对母儿的危害后，孕妇又可能出现焦虑、恐惧及低自尊的反应。若妊娠不顺利，胎儿产生不良后果，则孕妇心理压力更大。需评估孕妇及家属对妊娠期糖尿病相关知识的掌握程度、认知态度、社会及家庭支持系统是否完善等。

3. **相关危险因素** ①孕妇因素：年龄≥35岁、妊娠前超重或肥胖、糖耐量异常史、多囊卵巢综合征；②家族史：糖尿病家族史；③妊娠分娩史：不明原因的死胎、死产、流产史、巨大儿分娩史、胎儿畸形和羊水过多史、GDM史；④本次妊娠因素：妊娠期发现胎儿大于孕周、羊水过多，反复外阴阴道假丝酵母菌病者。

4. **辅助检查** 血糖水平是诊断糖尿病的重要依据，是监测病情的重要指标。妊娠前未进行过血糖检测的孕妇，尤其存在糖尿病高危因素者，首次产前检查时需进行血糖测定以明确是否患有糖尿病。

（1）血糖测定：以空腹血糖测定、75g口服葡萄糖耐量（OGTT）检查较常用。空腹血糖检测操作便捷，但具有较大的随机性，易受到饮食影响。OGTT具有较高的精度，需检测空腹及服糖后1小时、2小时的血糖，正常值分别为5.1mmol/L、10.0mmol/L、8.5mmol/L，任意血糖值达到或超过上述标准即诊断为GDM。

（2）糖化血红蛋白：糖化血红蛋白检测也可反映血糖水平，且其稳定性较好，能有效提高诊断灵敏度。

（3）其他：根据病情，需行肝肾功能检查、24小时尿蛋白定量、眼底检查、尿酮体监测等了解并发症情况。对于胎儿监测方面，需进行胎儿超声心动图检查、B超检查，注意检查胎儿中枢神经系统和心脏的发育、监测胎儿腹围和羊水量的变化。孕妇如使用胰岛素或口服降糖药物，需行无应激试验（NST）了解胎儿宫内储备能力。

【保健与护理问题】

1. **知识缺乏**：缺乏妊娠合并糖尿病相关保健和护理知识。
2. **有胎儿受伤的危险** 与妊娠合并糖尿病可引起胎儿窘迫、胎盘早剥等有关。
3. **有感染的危险** 与高血糖、微循环障碍、机体防御机能减弱有关。
4. **焦虑** 与担心自身及胎儿安全有关。

【保健与护理干预】

1. **目的** 通过保健与护理做好妊娠合并糖尿病孕妇规范化管理，实施保健与护理干预，调整生活方式，控制体重，将妊娠期血糖控制在正常范围，降低母婴并发症发生率。

2. **原则** 提倡产科、营养科、内分泌科等多学科团队合作，实施全程、个性化保健与护理干预指导，提高孕妇自我管理意识。

3. **保健与护理措施**

（1）健康教育：从饮食、运动、卫生、随访等方面，给妊娠期糖尿病孕妇提供个性化健康教育指导，提高孕妇自我健康管理的能力。

1）自我管理指导：包括提供支持性教育课程（涵盖知识教育和技能指导）、个性化指导及教育资料等。鼓励孕妇参与到糖尿病自我管理中，通过多种渠道，获取自我管理的知识和技能，促进孕妇进行良好的自我管理。

2）饮食控制：孕期营养的目标是摄取足够的热量，以供胎儿生长发育。确诊糖尿病的孕妇转介至妊娠期糖尿病专科门诊，接受营养咨询，通过实物法、演示法等，指导孕妇制订科学的饮食计划，帮助孕妇正确选择食物的种类和数量，将热量合理分配于各餐点。

3）运动指导：评估若无运动禁忌证，建议孕妇避免久坐，进行适当的、有规律的、个体能够适应的运动。运动频率每周3次或4次，以低至中等强度的有氧运动或抗阻力运动为主，以孕妇自己能够耐受为原则。

4）保持良好的卫生习惯：妊娠合并糖尿病孕妇易出现外阴阴道假丝酵母菌感染，注意保持外阴清洁干燥，防止感染。

5）随访监测：孕期坚持规范产检，必要时行肝肾功能、眼底检查、尿酮体监测等。指导产后 6~12 周随访，为其提供健康生活方式、合理饮食及适当运动的指导，鼓励母乳喂养。并了解其产后血糖的恢复情况，建议行 75g OGTT 试验，有条件者可监测血脂及胰岛素水平。

（2）症状保健与护理：针对妊娠合并糖尿病孕妇的特点，提供症状保健与护理，保障母婴安全。

1）加强妊娠期监护：正确评估糖尿病史及家族史、异常分娩史，此次妊娠经过，有无糖尿病的临床表现。指导孕妇自数胎动、定期产检，监测胎心。B 超监测胎儿发育、胎盘功能、胎儿成熟度。

2）监测血糖：指导正确自测血糖。GDM 孕妇妊娠期血糖控制目标：孕妇无明显饥饿感，餐前 30 分钟血糖≤5.3mmol/L，餐后 2 小时血糖≤6.7mmol/L，夜间血糖不低于 3.3mmol/L，妊娠期间 HbA1c<5.5%。PGDM 孕妇餐前、夜间血糖及空腹血糖应控制在 3.3~5.6mmol/L，餐后峰值血糖 5.6~7.1mmol/L，HbA1c<6.0%。

3）新生儿护理：新生儿出生后无论体重大小均按早产儿处理，注意保暖，鼓励母乳喂养，增加新生儿抵抗力，加强新生儿观察和护理，防止发生低血糖和呼吸窘迫综合征。

4）并发症处理：密切观察生命体征，重视主诉，指导糖尿病孕妇识别并处理低血糖症状，一旦出现头晕、乏力、视物模糊、发抖、大汗淋漓、心跳加速等低血糖症状，需就地休息、监测血糖，给予 15~20g 碳水化合物如 4~6 片苏打饼干，或 125ml 果汁、4~5 颗硬糖等，并及时就诊。维持血糖在正常水平，保证胎儿的发育，避免酮症酸中毒。产后及时使用宫缩剂，观察子宫收缩及阴道出血量，预防产后出血。

（3）用药保健与护理：由于胰岛素不能通过胎盘屏障，因此，当通过饮食和运动等生活方式控制血糖不能达标时，GDM 孕妇首先推荐应用胰岛素控制血糖。胰岛素用量个体差异较大，无统一标准，一般从小剂量开始，并根据孕妇病情、孕期进展及各时间点血糖值的情况进行调整，力求控制血糖在正常水平。

1）注射方法：指导居家治疗的孕妇正确注射胰岛素。注射部位可选腹部、上臂、大腿、臀部，避开脐周，每两次注射部位间隔 1cm 以上，注射完毕后不立即拔出针头，停留 10 秒左右。

2）胰岛素保存：按药品说明书存放。一般情况下，未开启的胰岛素于 2~8℃冰箱冷藏保存，已开启的胰岛素常温（25℃以下）保存 28 天，且在有效期内。

3）用药后观察：注意观察用药后的反应，教会孕妇识别低血糖症状，一旦发生低血糖需就地休息、监测血糖，立即进食，15 分钟后复测血糖，并及时医院就诊。

（4）心理社会保健与护理：向孕妇及家属介绍妊娠合并糖尿病相关保健知识，鼓励孕妇说出内心感受，帮助孕妇了解每项诊疗护理措施等，与其建立相互信任的关系，缓解其紧张、恐惧心理，保持乐观情绪。由于营养治疗和运动干预可帮助妊娠合并糖尿病孕妇控制血糖、改善糖代谢，因此，要争取家人积极参与到孕妇的孕期保健中，帮助孕妇平衡膳食并督促其适度运动。

第三节　分娩期妇女的保健与护理

妊娠满 28 周及以上，胎儿及其附属物自临产开始到由母体娩出的全过程，称为分娩（delivery）。分娩是一个自然的生理过程，也是一个特殊的生理阶段，产妇在整个分娩期会出现一系列生理及心理社会特点变化，若由于某些因素发生异常，也可能出现威胁母婴生命安全的并发症，护士应加强对分娩期产妇、胎儿和新生儿的保健与护理。

一、生理保健与护理

分娩是一个自然进展的生理过程，亦是分娩四因素（产力、产道、胎位、产妇精神心理）动态变化的过程，这种动态变化过程会引发分娩期特有的生理变化。护士应掌握分娩各期妇女的生理变化特点，做好分娩期妇女的生理保健与护理，预防分娩并发症的发生。

产妇,30 岁,G_1P_0,妊娠 39^{+2} 周,于 0:30 分阴道流出血色分泌物,约 5ml,03:00 开始规律腹痛,宫缩 30s/4~5min,并伴随肛门坠胀感。05:00 阴道流液,色清、稀,约 100ml,翻身或直立时,流水量增多。胎心 132 次/min。B 超提示胎儿双顶径 9.3cm,头围 32.3cm,腹围 33.1cm,股骨长 7.3cm,预估胎儿体重 3 230g。

思考:该产妇处于何种时期? 该产妇出现的主要生理现象有哪些? 应采取哪些保健与护理措施?

（一）分娩期妇女生理变化特点

1. 生殖系统　为适应分娩而发生一系列生理变化。

（1）子宫:由于子宫肌纤维的缩复作用,子宫上段肌壁被牵拉变薄,导致子宫上下段的肌壁厚薄不同,在两者间的子宫内面形成一环状隆起,称生理性缩复环。

（2）子宫峡部:位于宫颈组织内口与解剖口间的狭窄部分,子宫峡部在妊娠末期逐渐拉长形成子宫下段,分娩期在规律宫缩下进一步拉长达 7~10cm,肌壁变薄成为软产道的一部分。

（3）子宫颈:人类子宫颈由大量纤维结缔组织以及少量的弹性纤维和平滑肌组成,胶原纤维的多少决定了宫颈的硬度。到分娩期,胶原纤维在胶原酶的作用下被分解变性,宫颈变软、缩短、消失;子宫体收缩的牵拉和胎儿下降,先露部对宫颈的楔状作用促使子宫颈向上、向外扩张。

（4）阴道会阴:阴道为一肌肉膜性管道,分娩时由于先露部下降的压迫,阴道皱襞展平成为产道的一部分。分娩时阴道会阴肌束分开,肌纤维拉长,会阴体由厚 5cm 被压成 2~4cm 薄的组织。分娩期阴道和会阴受压后易发生血肿或水肿、裂伤。

2. 消化系统　分娩期胃酸减少,胃肠素水平较低,胃肠道平滑肌收缩力下降,使胃肠道肌张力和蠕动力减退,产妇食欲欠佳。盆底肌肉受先露压迫,肠道内如果有粪块,常被挤出。

3. 呼吸系统　分娩时子宫收缩,膈肌上升,产妇常以胸式呼吸为主,加上疼痛后不自主的呼吸紊乱,耗氧量增加、肺通气量增加,呼吸次数增加可能造成轻度的碱中毒。受雌激素影响,上呼吸道黏膜增厚,轻度充血、水肿,如果分娩时间较长,可能发生上呼吸道感染。

4. 心血管循环系统　分娩期是孕产妇心血管循环系统负担最重的时期。第一产程子宫收缩造成全身血容量增加、血压增高、脉压增宽、中心静脉压升高;第二产程屏气用力,肺循环压力增加;第三产程胎盘娩出后,胎盘循环停止,造成血流动力学急剧变化。此时,患心脏病的产妇极易发生心力衰竭、妊娠高血压产妇极易发生子痫。

5. 泌尿系统　分娩期胎儿先露部下降进入骨盆,部分产妇可出现尿频、尿失禁;若胎位为持续性枕横位、枕后位,容易致邻近脏器受压,如膀胱麻痹导致尿潴留。

6. 运动系统　广义的运动系统由中枢神经系统、周围神经和神经-肌接头部分、骨骼肌肉、心肺和代谢支持系统组成。分娩时胎盘继续分泌松弛素,骨盆韧带及椎骨间关节、韧带松弛,部分产妇可能因耻骨联合分离出现明显疼痛、活动受限,加之分娩期间能量消耗过多,摄入不足,且消化吸收能力减弱,同时心肺负担加重,代谢能力下降,增加了产妇跌倒的风险。

7. 内分泌系统和神经系统　子宫肌细胞内钙离子浓度增加,前列腺素的合成和分泌增加,缩宫素受体增加等,促进子宫肌肉规律性收缩。

（二）分娩期妇女生理保健与护理

多数产妇的分娩是一个生理过程,护士应准确评估产程进展,提供综合保健护理措施,以减轻产时疼痛、缩短产程时间、减少产时并发症,促进自然分娩。保健与护理中应注重减少医疗干预。

1. 临产的判断　临产的标志为有规律且逐渐增强的子宫收缩,持续 30 秒或以上,间歇 5~6 分钟,同时伴随进行性子宫颈管消失、宫颈口扩张和胎先露下降,即使使用强镇静药也不能抑制宫缩。

临产标志着产妇已进入产程,护士应严密观察产妇的宫缩和胎心变化情况,通过阴道检查判断宫口扩张、胎先露下降、是否破膜和羊水性状及胎方位、产道等有无异常,准确评估产程进展,及时处理异常情况。

　　2. 分娩过程中常见问题的识别及处理　分娩过程中最常出现的问题是子宫收缩痛、宫缩伴随的便意感以及产时疲劳等。护士需要在全面评估产妇的基础上,提供针对性保健和护理措施,帮助产妇安全、顺利度过分娩期。

　　(1) 缓解分娩疼痛:产程中的子宫收缩、宫口扩张牵拉、胎头压迫盆底等会造成产妇腹部、腰骶部疼痛和肛门坠胀感。分娩过程中,应该遵循自愿、安全的原则为产妇提供分娩镇痛措施,以最大限度地降低产痛,最小限度地影响分娩结局。分娩镇痛包括非药物镇痛法和药物镇痛法两种,可以单独实施,也可两者结合使用。

　　1) 非药物镇痛法:主旨是减少医疗干预,用非药物、无创的助产技术减轻产妇产痛,帮助产妇顺利分娩,主要包括精神性镇痛法(呼吸调节、注意力集中、精神松弛等)、心理支持、自由体位活动、经皮神经电刺激及其他(热疗和冷疗、抚触和按摩、催眠术等)。以下几点需注意:①镇痛前均需准确评估产妇和胎儿情况,在产妇生命体征平稳、精神心理状态与认知程度良好、胎儿监护正常的情况下方可实施镇痛;②镇痛过程中要及时评估产痛减轻及产妇舒适程度,监测产妇生命体征、宫缩和胎儿情况;③给予产妇安全稳固的支撑物确保安全;④尊重产妇自己的意愿、选择和需求;⑤若产妇出现心悸、胎膜破裂、异常出血或胎心改变等异常情况,协助其取侧卧位休息,及时报告医生。

　　2) 药物镇痛法:是指应用药物缓解分娩时的产痛,理想的药物镇痛应能保证母婴安全、易于给药、起效快且能满足整个产程要求,使产妇清醒地度过分娩过程,首选椎管内分娩镇痛。①药物镇痛实施前需准确评估产妇病史,并进行体格检查和相关实验室检查;②在镇痛前、后需行电子胎心监护,发现异常及时处理;③药物镇痛后需卧床休息30分钟,之后结合产妇意愿,在排除运动阻滞并征得医生同意后,可在助产士或家属陪伴下下床活动;④镇痛过程中要注意观察产妇产痛减轻程度及有无恶心、呕吐、呼吸困难、低血压等不适;⑤由于部分药物可能降低新生儿的吸吮能力,因此,产后需关注新生儿反应。

　　(2) 便意感的护理:临产前1~2周,胎先露部压迫直肠,宫缩时产妇可能会有便意感,导致大便增多的现象。护士可指导产妇在潜伏期进食促进肠蠕动、润肠道的食物,自然排空直肠。如确认肠道没有大便,但长时间便意感,应怀疑胎方位异常,避免长时间压迫造成宫颈、胎头水肿。如产程早期即出现便意感,可指导产妇采取俯卧位进行骨盆摇摆,以减少胎头对直肠的压迫。宫缩时指导产妇深呼吸,转移注意力,避免过早屏气用力。

　　(3) 产时疲劳的改善:由于产程时间较长,产妇体力消耗较大,且产程中宫缩疼痛等刺激过强,人体细胞、组织或器官的功能或反应能力减弱,产妇容易产生疲劳感,最终可能导致宫缩减弱,产程延长等。护士应及时关注产妇身体情况和主观感受,若休息欠佳、不规则宫缩时间过长、估计胎儿短期内不会娩出者,可遵医嘱给予肌内注射盐酸哌替啶或静脉推注地西泮等帮助产妇休息,用药后需严密监测产程进展情况。如产妇已充分休息且状态良好,可鼓励产妇在室内活动,采用站、坐、走等多种方式,以促进产程进展。

　　(4) 产时能量供给:临产过程中,长时间的呼吸运动和流汗、子宫的收缩、自由体位等,产妇体能消耗大,为保证分娩的顺利进行,应鼓励无高危因素的产妇在宫缩间歇期少量多次进食高热量、易消化、清淡的食物。如产妇因宫缩不适,麻醉药物影响等出现恶心、呕吐,不愿意进食,或有转剖宫产的潜在可能,可适当改变能量供给方式,如供给半流质、流质饮食,呕吐严重者考虑肠外营养(静脉输注葡萄糖溶液等)。糖尿病产妇在临产后应继续进糖尿病饮食,根据血糖监测结果调整能量供给,妊娠合并肝功能异常的产妇在临产后应该进食高碳水化合物、高维生素、低脂饮食。

　　(5) 阴道流血护理:分娩之前的阴道流血,俗称见红,是先兆临产的重要征象之一,告知产妇见红后24~48小时分娩可发动,指导产妇提前做好分娩准备。分娩过程中,随着宫口逐渐扩张,宫颈内

Note:

口附近的胎膜与该处的子宫壁逐渐分离,毛细血管破裂,出现阴道流血。护士应动态观察并记录阴道出血的色、量和性状,根据孕周、出血量、胎儿监测结果等情况决定分娩方式,并保持会阴部清洁,预防感染。

(6)阴道流液护理:胎膜破裂后,羊水从阴道内流出,这一过程可发生在产程的任何时期,但多发于宫口近开全时。一旦出现阴道大量流液,应立即让产妇平躺或侧卧,听诊胎心音,观察羊水性状和流出量、宫缩情况(如果正在催产素引产应立刻停止滴注),同时记录破膜时间。

妊娠早期,羊水无色、澄清,妊娠足月时羊水略浑浊,不透明,若羊水粪染,则可能发生胎儿窘迫,需根据胎心监测和宫口开大、先露下降情况决定分娩方式。若胎先露已入盆、无脐带脱垂风险,羊水流出不多,连续监护下胎心稳定,产妇可考虑采取站、坐等体位或缓慢行走。胎膜破裂后,需注意保持会阴部卫生,定期碘伏消毒,若破膜超过12小时未分娩,应予抗生素预防感染。若肉眼观察不能确定是否破膜,可考虑使用 pH 试纸监测,如阴道流出液 pH≥7.0 时,则破膜的可能性较大。

(7)体位干预:在条件许可的情况下,鼓励产妇根据意愿采用站、坐、走、跪等自由体位来减缓分娩痛,更好地帮助胎儿适应产道并下降。①仰卧位:此体位便于助产士接产操作,但是长时间的仰卧位可能造成产妇仰卧位低血压;②站位、坐位:该体位方便产妇摇摆身体并借助重力作用,有纠正胎位、促进胎先露下降的作用,也能够加强子宫收缩、缩短产程,同时方便他人按揉腰背,以缓解产妇生产疲劳;③跪、趴位等:通常需借助分娩球等工具,能够减轻产妇腰背的压力,有助于打开盆骨。其他还有蹲位、悬吊式等多种分娩体位。

二、心理社会保健与护理

分娩是一项伴随着痛苦与幸福的复杂生活事件,不仅会造成分娩期妇女生理上的改变,还会引起心理上的应激,表现为一系列的心理变化和情绪反应。心理社会因素是决定分娩的重要因素之一,不良的心理社会状态可导致机体产生心率加快、呼吸急促、肺内气体交换不足等生理变化,进一步引起子宫缺氧而出现宫缩乏力、宫口扩张缓慢、胎头下降受阻、产程延长,甚至胎儿窘迫、产后出血等。因此,了解产妇在分娩过程中的心理社会变化特点,做好分娩期的心理社会保健与护理对促进自然分娩至关重要。

(一)分娩期妇女心理社会变化特点

1. 恐惧与焦虑 多数初产妇由于缺乏生育经验,可能对未知的分娩痛和过多的医疗干预产生恐惧心理,担心难产、产后出血、胎儿缺氧或发育异常等不良结局,面对陌生的环境和不熟悉的医护人员时,普遍会产生焦虑情绪。经产妇则通常更为多虑和敏感,易担心胎儿性别是否理想、是否会因产程过快或胎儿过大而威胁母婴安全,这些顾虑致使其处于恐惧与焦虑的心理状态中。

2. 孤独与无助 产妇害怕疼痛、担忧母婴安全,但又不知道如何改善这种情况时会感到焦急和无助,此时如果缺少医护人员、配偶或家属的支持和关注,周围环境又充斥着监护设备的报警声和其他产妇的呻吟声,产妇会感觉独自一人面对疼痛和承担风险,容易陷入强烈的孤独与无助之中。

3. 绝望 产程进展中随着疼痛的强度越来越大,而终止时间却未知,产妇会感觉看不到希望,情绪崩溃。此外,当病情发生变化严重威胁母婴安全时,现实冷酷的打击也会让产妇感到绝望。

4. 失控 医护人员对产妇的各项医疗和护理信息告知不充分,操作前缺乏知情同意和有效沟通,会让产妇感到无法掌控自己的分娩过程而出现较强的失控感和尊严丧失感,严重影响产妇的分娩体验。

5. 自责与悲伤 部分产妇因自身疾病、胎儿畸形或死胎必须终止妊娠,或分娩后需母婴分离时会产生严重的心理创伤,且难以愈合,自责、悲伤和痛苦是常见的情绪表现。

6. 自豪与喜悦 产妇分娩后成了母亲,完成了人生一大使命,会因为自己在分娩过程中展现出的强烈信念和坚持不懈的毅力而感到自豪,分娩后听到新生儿响亮的啼哭声、看见健康可爱的新生儿会感到由衷的喜悦。

（二）分娩期妇女心理社会保健与护理

重视分娩期妇女的心理社会变化特点，通过针对性的护理措施减少其负性心理问题的发生，促进负性情绪压力的释放，从而提升分娩期妇女的心理健康水平，促进自然分娩。

1. **开展分娩行为指导课**　分娩行为指导是一种体验式的健康教育，鼓励妊娠晚期的产妇和家属共同参与以助产士为主导的分娩行为指导课，帮助她们近距离接触助产士，提前熟悉产房环境，了解分娩过程和促进分娩的适宜措施，从而减轻对未知的恐惧与焦虑。

2. **营造良好的分娩环境**　积极创建和完善家庭化产房，分娩间采用家庭式装饰，拉下窗帘，调暗灯光，降低设备音量，医护人员落实走路轻、说话轻、关门轻、操作轻的"四轻"原则，根据产妇喜好播放音乐，为产妇营造一个温馨、私密的分娩环境，缓解产妇紧张、焦虑的情绪。

3. **提倡家属陪伴分娩**　鼓励产妇的配偶和女性亲属全程陪伴分娩，告知他们陪伴分娩的技巧，协助建立良好的家庭支持系统，以缓解产妇孤独、无助与恐惧的心理，增强分娩信心。

4. **提倡导乐陪伴分娩**　导乐陪伴分娩是指产妇在分娩的过程中由一个经过培训的导乐师全程陪伴，获取必要的信息和知识，得到生理和情感上的支持，从而减轻失控感，并缓解紧张与焦虑情绪。导乐师通常由经过助产机构培训的社会人员、助产士、医生或护士承担，通过对产妇的指导、宣教、安慰及鼓励，确保产妇在生理和心理上得到满足，以促进自然分娩并提高产妇满意度。

5. **提供人性化的产时服务**　医护人员作为产妇分娩期间重要的指导者和支持者，应充分尊重产妇，根据产妇不同的心理状态，给予耐心的解释和针对性的分娩知识宣教，提供人性化的产时服务。真诚对待每位产妇，主动询问产妇需求，并尽量满足；产妇宫缩时给予鼓励，指导减轻疼痛的方法；做各种检查之前向产妇解释操作目的和注意事项，操作时动作轻柔，结束后及时反馈结果。

三、常见疾病的保健与护理

分娩虽然是一个正常的生理过程，但在该过程中，若某些因素发生异常，有可能出现一些严重威胁母婴安全的并发症，如产后出血、子宫破裂等。早期发现并及时处理高危因素是分娩期并发症抢救成功的关键。因此，应正确认识分娩期并发症的高危因素，积极预防，维护母婴安全。

产　后　出　血

产后出血（postpartum hemorrhage，PPH）是指胎儿娩出后 24 小时内，阴道分娩者出血量≥500ml，剖宫产者≥1 000ml，是分娩期严重并发症，也是我国孕产妇死亡的首要原因，分娩期应特别重视产后出血的防治与护理，以降低产后出血发生率及孕产妇死亡率。

 ——————————— 案例与思考 ———————————

产妇，36 岁，孕 39^{+2} 周，G$_2$P$_1$，因"下腹痛伴见红 3 小时"入院，08:00 出现规律宫缩，于 21:30 阴道分娩一男婴，Apgar 评分为 10 分，新生儿体重 4 020g，会阴 Ⅱ 度裂伤，按组织层次予以缝合，产时出血量 840ml。目前产妇感疲劳、口渴，腹部检查示子宫大而软，轮廓清，P 110 次/min，R 20 次/min，BP 105/70mmHg，SpO$_2$ 99%。

思考：如何对该产妇进行保健与护理评估？应采取何种护理措施？

【保健与护理评估】

1. **症状与体征**　主要包括阴道流血和出血引起的全身表现。

（1）阴道流血：不同原因引起的阴道流血，其表现各不相同。胎儿娩出后立即发生持续性阴道流血，色鲜红，应考虑软产道裂伤；胎儿娩出后数分钟出现少量阴道流血，为胎盘剥离征象，出血继续加重，应考虑胎盘因素；宫底偏高、子宫软或轮廓不清、阴道流血较多、色暗红，应考虑子宫收缩乏力；

胎盘娩出后阴道持续流血,且血液不凝,应考虑凝血功能障碍;隐匿性软产道损伤时,常伴阴道疼痛或肛门坠胀感,但阴道流血不多,如阴道血肿。

（2）全身表现:产妇产后出现头晕烦躁、面色苍白、口渴、皮肤湿冷等症状,脉搏细数、心率加快、血压下降、甚至出现少尿等体征。

2. **心理社会状况**　发生产后出血时,产妇和家属往往表现为担心、紧张、焦虑等情绪;部分产妇和家属精神过度紧张,担心产妇生命安全,表现为异常惊慌、恐惧和手足无措。如产妇出现失血性休克、昏迷时,家属更会表现出焦虑、恐慌、悲伤等,心理压力大。

3. **相关危险因素**　所有产妇都有发生产后出血的可能,子宫收缩乏力、软产道裂伤、胎盘因素及凝血功能障碍是常见原因,这些因素可共存,并相互影响、互为因果,因此,对每一位产妇均需认真评估,尽早识别和处理危险因素。

（1）子宫收缩乏力:是产后出血最常见的原因,任何影响子宫肌纤维收缩和缩复功能的因素,均可引起子宫收缩乏力性出血。常见因素有:①全身因素,如产妇体质虚弱、合并慢性全身性疾病或精神紧张等;②药物因素,如过多使用麻醉药、镇静药或宫缩抑制剂等;③产科因素,包括产程延长、子痫前期等;④子宫因素,如巨大儿、剖宫产史等。

（2）软产道裂伤:分娩过程中软产道裂伤,尤其未及时发现者,可导致产后出血,常见高危因素包括急产、阴道手术助产等。

（3）胎盘因素:近年来,胎盘因素导致的产后出血问题越来越突出,常见的有胎盘残留,胎盘植入等。

（4）凝血功能障碍:多与血液性疾病、肝脏疾病、产科 DIC 有关,任何原发或继发的凝血功能异常,均会导致产后出血。

4. **辅助检查**　了解产妇血型,动态观察血常规、在产后出血早期,因血液浓缩,血红蛋白数值可能会升高,后期可出现血红蛋白下降的情况;及时了解产妇凝血功能、出（凝）血时间,凝血酶原时间延长及纤维蛋白原下降时提示凝血功能发生异常。

【保健与护理问题】

1. **组织灌注量不足**　与阴道大量出血有关。
2. **有感染的危险**　与失血过多致机体抵抗力下降及手术操作有关。
3. **恐惧**　与大量出血担心自身安危有关。
4. **潜在并发症**:希恩综合征。

【保健与护理干预】

1. **目的**　通过保健与护理早期识别出血征兆和征象,及时干预,减轻产后出血严重程度,降低产妇死亡率。

2. **原则**　保健与护理中要注重预防与救治并重,针对产后出血原因和出血量及时处理,积极止血,防止严重并发症。

3. **保健与护理措施**

（1）健康教育:产前做好健康教育,使孕妇重视并定期产前检查,积极治疗基础疾病,纠正贫血和凝血功能障碍等,让其知晓产后出血的高危因素,配合医生做好转诊的准备,到有条件的医院生产。产后 2 小时或有高危因素者产后 4 小时内是发生产后出血的高危时段,尽量为产妇提供安静舒适的休养环境,避免过度疲劳,减少人员探视,避免情绪波动;鼓励产妇排空膀胱,与新生儿早接触、早吸吮,以引发反射性子宫收缩,促进止血;鼓励产妇进食营养丰富易消化的饮食,多进食富含铁、蛋白质和维生素的食物。

（2）正确评估出血量:胎儿娩出后 24 小时内应及时准确评估出血量,同时评估因产后出血导致症状和体征的严重程度。出血量评估方法：①用称重法或容积法测量出血量。称重法：失血量（ml）=[胎儿娩出后接血敷料湿重（g）-接血前敷料干重（g）]/1.05（血液比重 g/ml）；容积法：用带有刻度的接血容器收集血液，并测量出血量。②监测生命体征、尿量和精神状态。③用休克指数（shock index, SI）计算出血量（表 11-2），休克指数=脉率/收缩压（mmHg）（正常=0.5）。④用血红蛋白的变化估计出血量，血红蛋白每下降 10g/L，失血量 400~500ml。

表 11-2　休克指数与失血量的关系

休克指数	估计失血量/ml	占血容量百分比/%
SI=1.0	500~1 500	10~30
SI=1.5	1 500~2 500	30~50
SI=2.0	2 500~3 500	50~70

（3）止血措施：包括按摩子宫、应用宫缩剂、清理宫腔、宫腔填塞、产道损伤处理和纠正凝血功能障碍等。

1）子宫按摩：胎盘娩出后，出现子宫收缩乏力时，可采用子宫压迫按摩法促进子宫收缩。①经腹壁压迫宫底：术者一手拇指在前，其余四指在后，在下腹部压迫宫底；②经腹部-阴道双手压迫子宫：一手戴无菌手套伸入阴道，握拳置于阴道前穹窿，顶住子宫前壁，另一手在腹部按压子宫后壁，使宫体前屈，两手相对紧压子宫或按压子宫。子宫按摩有效的标准是子宫轮廓清楚、收缩有皱褶、阴道或子宫切口出血减少。按压时间以子宫恢复正常收缩并能保持收缩状态为止，按摩时配合使用宫缩剂。

2）应用宫缩剂：胎儿娩出后（双胎或多胎应在最后一个胎儿娩出后）应尽快使用药物预防产后出血。①缩宫素：是预防和治疗产后出血的一线药物，常规用法为：10~20U 加入晶体液 500ml 中静脉滴注，速度 100~150ml/h，24 小时内总量应控制在 60U 内。缩宫素不良反应少见，大剂量应用会出现高血压和水钠潴留。②麦角新碱：尽早加用马来酸麦角新碱 0.2mg 直接肌内注射或静脉推注，每隔2~4 小时可以重复给药。但禁用于妊娠期高血压疾病及其他心血管病变者。③前列腺素类药物：一般用于缩宫素及麦角新碱无效时，主要包括卡前列素氨丁三醇、米索前列醇（misoprostol）和卡前列甲酯等，首选肌内注射。高血压、活动性心肝肾疾病及肾上腺皮质功能不全者慎用；青光眼、哮喘及过敏体质者禁用。

3）清理宫腔：胎盘娩出后，应仔细检查胎盘胎膜完整性，疑有胎盘胎膜残留时，应立即清理。如果手取胎盘困难，应考虑胎盘粘连或胎盘植入，及时呼叫医生，停止剥离，根据产妇出血情况及胎盘剥离面积行保守治疗或子宫切除术。

4）宫腔填塞：包括宫腔纱条填塞和宫腔球囊填塞。阴道分娩后宜使用球囊填塞，剖宫产术中可选用球囊填塞或纱条填塞。宫腔填塞后应密切观察出血量、宫底高度及产妇生命体征，动态监测血常规及凝血功能。填塞后 24~48 小时取出，注意预防感染，同时配合使用强有力宫缩剂。

5）产道损伤处理：应彻底止血，必要时缝合裂伤。宫颈裂伤<1cm 且无活动性出血不需缝合；若宫颈裂伤>1cm 且有活动性出血应缝合，缝合第一针应超过裂口顶端 0.5cm，常用间断缝合；修补阴道和会阴裂伤时，按解剖层次缝合各层，不留死腔，避免缝线穿透直肠黏膜；软产道血肿应切开血肿、清除积血，彻底止血、缝合，必要时可置橡皮片引流。

6）纠正凝血功能障碍：及时行实验室检查了解产妇凝血功能，注意阴道流血性状的变化。在排除子宫收缩乏力、胎盘因素、软产道损伤等原因后，应遵医嘱尽快输入新鲜全血，补充血小板、纤维蛋白原或凝血酶原复合物、凝血因子等，做好输血护理，预防 DIC。

7）其他止血技术：当上述治疗措施无效时，根据产后出血的具体情况适时选用子宫压缩缝合术、结扎盆腔血管、经导管动脉栓塞术，必要时行次全子宫切除术或全子宫切除术，以挽救产妇生命。

（4）复苏：迅速建立双静脉通道，保证产妇有足够的体液，积极补充血容量；进行呼吸道管理，保

Note:

持气道通畅,必要时面罩高流量给氧;连续心电监护,持续动态监测生命体征和出血量,留置尿管,记录尿量;交叉配血,进行实验室检查(血常规、凝血功能及肝肾功能等)和血气分析动态监测。出现低血容量休克时,应多学科协助共同完成对产妇的循环、呼吸及重要脏器的复苏。

(5) 心理社会保健与护理:产后出血的产妇存在焦虑、紧张和恐惧心理,如得不到有效的护理,容易造成各种生理和心理问题,严重影响其产后生活质量。应耐心细致地去关爱产妇,给予安慰和心理支持,适当地告诉产妇相关病情,增加产妇对病情的了解,增强其安全感。同时通过家人的陪伴缓解不良情绪,有的放矢地对产妇做好心理护理,引导其尽快调整心态。早期鼓励母婴接触及母乳喂养,促进产妇角色的适应。

子 宫 破 裂

子宫破裂(uterine rupture)是产科急症中最严重的并发症之一,常威胁母儿生命。子宫破裂分为完全破裂和不完全破裂。完全子宫破裂是指子宫肌层及浆膜层全层破裂,胎儿可在宫腔内或宫腔外。不完全子宫破裂是指子宫肌层部分或全部断裂,但浆膜层和腹膜尚保持完整,宫腔与腹腔未相通。

 案例与思考

产妇,29 岁,孕 39^{+5} 周,G_5P_1,瘢痕子宫,胎膜早破。该产妇 2016 年因"羊水少"足月剖宫产一女婴,重 3 500g,现体健。本次因"阴道流液 3 小时"入院,规律宫缩后入产房待产,产程进展顺利,8 小时后宫口开全,先露棘下 2cm,宫缩 40s/1~2min,1 小时后产妇感下腹疼痛剧烈,向右肩放射,胎心 80~110 次/min。体格检查:产妇腹部拒按,P 120 次/min,R 30 次/min,BP 105/68mmHg,SpO$_2$ 99%。

思考:该产妇发生了什么情况? 应该如何对该产妇进行保健与护理? 产程中可采取哪些措施降低这种情况的发生?

【保健与护理评估】

1. **症状与体征**　子宫破裂多发生在分娩过程中,也可发生于妊娠晚期尚未临产时,通常为渐进性的发展过程,多数可分为先兆子宫破裂和子宫破裂两个阶段。

(1) 先兆子宫破裂:常见于产程长、有梗阻性难产因素的产妇。表现为:①下腹剧痛:子宫呈强直性或痉挛性过强收缩,产妇烦躁不安,呼吸、心率加快;②病理性缩复环:胎先露部下降受阻,子宫收缩过强,子宫体部与子宫下段间形成环状凹陷,随着产程进展,病理性缩复环逐渐上升至平脐或脐上,压痛明显;③血尿:膀胱受压充血,出现排尿困难及血尿;④胎心改变:因宫缩过强、过频,无法触清胎体,胎心率加快、减慢或听不清。

(2) 子宫破裂:根据破裂发生的程度又可分为不完全性子宫破裂和完全性子宫破裂。

1) 不完全性子宫破裂:子宫浆膜层完整,肌层部分或全层破裂,宫腔与腹腔不相通,多见于子宫下段剖宫产切口瘢痕破裂。①破裂处压痛:缺乏先兆破裂症状,体征不明显;②急性大出血或阔韧带内血肿:根据破裂口累及部位不同,临床表现不同;③胎心率异常。

2) 完全性子宫破裂:子宫肌层全层破裂,宫腔与腹腔相通,常发生于瞬间。①产妇突感下腹一阵撕裂样剧痛,子宫收缩骤然停止,继之出现全腹持续性疼痛、压痛明显、有反跳痛;②腹壁下可清楚扪及胎体,子宫位于侧方;③胎心胎动消失;④阴道检查可有鲜血流出,胎先露部升高,开大的宫颈口缩小;⑤低血容量休克征象。

2. **心理社会状况**　产妇因剧烈疼痛而焦虑不安,担心自身及胎儿安危,若胎儿死亡,往往会有悲伤、否认的表现,甚至有罪恶感。家属亦感恐慌,会出现悲伤、失望、愤怒的情绪。

3. **相关危险因素**　评估与子宫破裂有关的既往史与现病史,如剖宫产史、此次妊娠是否有胎位不正或头盆不称、分娩期是否滥用宫缩剂、是否有阴道助产手术操作史及外伤史等。

4. 辅助检查　B 超检查确定破口部位、胎儿与子宫的关系；血常规检查可见血红蛋白值下降；尿常规检查可见肉眼血尿或镜下血尿。

【保健与护理问题】

1. **疼痛**　与强直性子宫收缩、子宫破裂血液刺激腹膜有关。

2. **有心输出量减少的危险**　与子宫破裂后大量出血有关。

3. **悲哀**　与切除子宫及胎儿死亡有关。

4. **有感染的危险**　与多次阴道检查、宫腔内损伤及大量出血有关。

【保健与护理干预】

1. **目的**　通过保健与护理及时识别子宫破裂的高危因素和先兆症状，积极预防和处理，降低母婴死亡率。

2. **原则**　保健与护理中注重早期识别与积极救治相结合。对于先兆子宫破裂，应立即采取有效措施抑制子宫收缩，迅速结束分娩；对于子宫破裂，在抢救休克的同时，无论胎儿是否存活，均应尽快做好剖宫产术前准备。

3. **保健与护理措施**

（1）健康教育：做好产前生育教育，嘱定期健康检查。有瘢痕子宫、产道异常等高危因素者，孕晚期应配合医生加强监测；对于高危因素者，应让其了解阴道试产的风险及益处，慎重选择分娩方式。

（2）先兆子宫破裂的保健与护理：在临产的过程中，应注意识别子宫破裂的高危因素，密切观察产程进展。严格掌握缩宫素应用指征，缩宫素引产时有专人守护，按规定稀释为小剂量催产素缓慢静脉滴注，防止发生过强宫缩。及时发现导致难产的诱因，注意胎儿心率的变化。分娩时正确掌握手术助产的指征及操作常规，阴道助产后仔细检查宫颈及阴道，发现损伤及时修补。加强对先兆子宫破裂症状的识别，出现宫缩过强及下腹痛、压痛或腹部出现病理性缩复环时，应停止缩宫素静脉滴注及一切刺激性操作；遵医嘱给予宫缩抑制剂及镇静剂、行床边超声检查；同时加强对产妇生命体征的监测、连续胎心监护、吸氧、开放静脉、保持输液通畅、备血、保留导尿、观察尿液的颜色，做好剖宫产的术前准备。

（3）子宫破裂的保健与护理：子宫破裂一旦发生，产妇及新生儿死亡率均较高，快速有效的处理至关重要。主要措施包括抗休克、紧急手术、抗感染。

1）抗休克：子宫破裂常伴有低血容量休克的征象，应迅速给予高流量吸氧、输液、输血，短时间内补足血容量。扩容可选用生理盐水、乳酸钠林格氏液、葡萄糖注射液等。抢救过程中应及时进行实验室检查，包括血常规、血凝分析、血气检查，了解血红蛋白数值及电解质变化。密切观察并记录产妇的生命体征、出入量等，积极抗休克处理。

2）紧急手术：在血源充足、输液通畅的情况下，给予吸氧和抢救休克的同时，无论胎儿是否存活，均应配合医生做好紧急剖腹探查准备和新生儿复苏准备。协同医生启动应急团队，对产妇进行积极的救治。

3）抗感染：遵医嘱于手术前后予足量广谱抗生素预防和控制感染，监测感染学指标，防止发生严重感染。

（4）心理社会保健与护理：子宫破裂时产妇精神状态表现为烦躁不安，疼痛难忍，恐惧和焦虑等，担心自身安危及新生儿安全。助产士应该给予关心和安慰，帮助其消除不良情绪。对胎儿已经死亡的产妇，要帮助其度过悲伤阶段，允许其表达悲伤情绪，倾听产妇诉说内心感受。产后为其提供舒适的环境，给予生活上的护理和陪伴。

Note：

第四节　产褥期妇女的保健与护理

产褥期(puerperium)指从胎盘娩出至产妇全身各器官除乳腺外逐渐恢复到未孕状态所需的一段时期,一般为6周。产妇的生理、心理状况在产褥期会发生较大变化,由于分娩时体力消耗过大,其抵抗力也会随之下降,容易导致疾病的发生。护士应加强产褥期保健与护理,促进母婴健康。

一、生理保健与护理

产褥期母体全身各系统都会发生变化,以生殖系统最为显著。应了解产褥期的生理过程,正确识别并处理异常情况,加强产褥期保健,促进产后机体生理功能恢复。

（一）产褥期妇女生理变化特点

1. 生殖系统的变化　主要包括子宫、阴道、外阴及盆底组织的变化。

（1）子宫:产褥期子宫变化最大,在胎盘娩出后子宫逐渐恢复至未孕状态的全过程称为子宫复旧,一般需6周,主要变化为子宫体肌纤维缩复和子宫内膜再生,同时还有子宫血管变化及子宫下段和子宫颈复原。

1）子宫体肌纤维缩复:随着子宫体肌纤维的不断缩复,子宫体积和重量均发生变化。①胎盘娩出后子宫体逐渐缩小,产后1周子宫缩小至约妊娠12周大小,在耻骨联合上方可扪及,至产后10日左右降入骨盆腔内,在腹部检查摸不到子宫底;②子宫重量逐渐减少,分娩结束时约为1 000g,产后1周约为500g,产后2周约为300g,产后6周恢复至50~70g。

2）子宫内膜再生:胎盘胎膜娩出后,遗留的表层蜕膜发生变性、坏死、脱落,形成恶露的一部分自阴道排出;接近肌层的子宫内膜基底层逐渐再生出新的功能层。内膜修复缓慢,约于产后第3周,除胎盘附着部位外,宫腔表面由新生内膜覆盖,胎盘附着部位内膜完成修复需至产后6周。

3）子宫血管变化:胎盘娩出后,胎盘附着面缩小为原来的一半,使开放的子宫螺旋动脉和静脉窦压缩变窄,数小时后血管内形成血栓,出血量逐渐减少直至停止。在内膜修复期,若胎盘附着面因复旧不良出现血栓脱落,可引起晚期产后出血。

4）子宫下段及子宫颈变化:产后子宫下段肌纤维修复,逐渐恢复为非孕时的子宫峡部。胎盘娩出后的子宫颈外口呈环状如袖口。产后2~3日,宫口可容纳2指;产后1周子宫颈内口关闭,宫颈管复原;产后4周,子宫颈恢复至未孕状态。由于分娩时宫颈外口常发生轻度裂伤,使初产妇的宫颈外口由产前圆形(未产型),变为产后"一"字形横裂(已产型)。

（2）阴道:阴道黏膜皱襞在产后3周重新呈现,阴道壁肌张力在产褥期逐渐恢复,但不能完全恢复至未孕时的张力。

（3）外阴:分娩时会阴部侧切后缝合或分娩撕裂部位,在产后3日内可能出现水肿伴疼痛,但由于外阴部位血液循环丰富,愈合较快,拆线后将自然消失。

（4）盆底组织:分娩过程中由于胎先露长时间压迫,盆底组织过度伸展导致弹性降低,且常伴有盆底肌纤维的部分撕裂,严重者可导致阴道壁膨出、子宫脱垂等。

2. 产褥期全身变化　主要包括生命体征、循环及血液系统、排泄系统、乳房、内分泌系统等变化。

（1）生命体征:产妇体温多数在正常范围内,产后24小时内略升高,一般不超过38℃,产后3~4日多发生泌乳热,需与感染性发热相鉴别。产妇脉搏在正常范围内,呼吸深慢,一般每分钟14~16次,血压维持在正常水平。

（2）循环及血液系统:产褥早期血液继续处于高凝状态,纤维蛋白原、凝血激酶因子于产后2~4周内降至正常,白细胞总数在产褥早期可达$(15~30)×10^9/L$,一般1~2周恢复正常。产后72小时内的血容量增加15%~25%,特别是产后24小时内心脏负担重,合并心脏病的产妇极易发生心力衰竭。循环血量于产后2~3周恢复正常。

（3）排泄系统：产妇尿量增多，由于会阴伤口疼痛以及不习惯卧床排尿等因素，产妇容易发生尿潴留。产妇产后腹壁及盆底肌肉松弛，肌肉活动少，肌张力变弱，易发生便秘。皮肤排泄功能旺盛，排出大量汗液，以夜间睡眠和初醒时更明显。

（4）乳房：乳房的主要变化是泌乳。正常情况下，产后 2~3 日，乳房进一步增大、充血，表面静脉扩张，有时亦会形成硬结并使产妇产生疼痛感。

（5）内分泌系统：哺乳期产妇月经复潮延迟，平均在产后 4~6 个月恢复排卵，月经复潮较晚者，复潮前多有排卵，故哺乳期妇女虽无月经来潮，仍有受孕的可能。

（二）产褥期妇女生理保健与护理

通过了解产褥期妇女的生理变化，关注产妇主诉，加强专科观察、评估与护理，包括生命体征变化，子宫收缩情况，恶露量、性质及持续时间，乳房及乳汁分泌情况，会阴及皮肤黏膜情况等，发现并解决产褥期相关问题，帮助产妇舒适、安全度过产褥期。

1. 产后 2 小时内严密监测　约 2/3 的孕妇死亡发生在产后 24 小时内，尤其产后 2 小时内，产后出血、子痫、产后心力衰竭等重症发生率最高，应严密监测产妇的精神状态、生命体征、子宫收缩情况及阴道出血量，注意宫底高度及膀胱是否充盈，全面、客观采用多种方法综合估计出血量，包括称重法、容积法、面积法或计算休克指数。重视产妇主诉，如肛门坠胀感提示有阴道后壁血肿的可能，应进行肛门指诊后及时处理，识别隐匿性产后出血。若产后 2 小时一切正常，将产妇及新生儿送回病室，仍需勤巡视。

2. 子宫复旧及恶露观察　每日应于同一时间手测宫底高度，以了解子宫复旧情况，测量前应嘱产妇排尿。胎盘娩出后子宫体圆而硬，宫底在脐下 1 指，以后每日下降 1~2cm，至产后第 10 日降至骨盆腔内。子宫不能如期复原常提示异常，若子宫质地软，考虑产后宫缩乏力；子宫偏向一侧考虑膀胱充盈。

产后需每日观察并记录恶露量、颜色及气味。正常恶露有血腥味，无臭味，一般持续 4~6 周，血性恶露持续 3~4 日，后逐渐转为浆液恶露，约 2 周后变为白色恶露，白色恶露持续约 3 周干净。当恶露量多、持续时间长、伴有臭味等异常时要考虑是否子宫复旧不全或合并宫腔感染等。产后 24~48 小时应检查全血细胞数、血红蛋白量，判断产妇有无感染、贫血等。必要时产后 B 超检查宫腔情况。

3. 生活方式与卫生保健　嘱产妇多饮水，鼓励 4~6 小时内尽早自行排尿，予以防跌倒指导。若排尿困难可用热水熏洗外阴、温开水冲洗尿道外口、热敷下腹部、按摩膀胱等诱导排尿，必要时针刺或肌内注射甲硫新斯的明 1mg；若子宫收缩好但宫底在脐部以上，或在宫底下方扪及囊性肿物时，表明有尿潴留可能，应予以导尿。

产后 4 周内禁止盆浴，外阴部可用 0.05% 聚维酮碘溶液擦洗，每日 2 次。会阴部有水肿者可用 50% 硫酸镁湿热敷，分娩 24 小时后可用红外线照射外阴。指导早期活动及产后体操，防止便秘和下肢血栓，但产褥期间不宜站立过久，少做蹲位和手提重物的劳动，以防子宫脱垂。指导母婴同步休息。食物应富有营养，提供充足的热量和水分，推荐补充铁剂 3 个月。指导科学坐月子，空气流通，预防产褥中暑。

4. 母乳喂养　鼓励按需哺乳，早接触、早吸吮。告知产妇及家属遇到喂养问题可选用的咨询方法，提供母乳喂养延续服务。指导产妇：①选择合适的哺乳体位，如侧卧位、坐位等，一般产后半小时内开始哺乳，每 1~3 小时哺乳 1 次；②哺乳时先挤出少量乳汁刺激婴儿吸吮，然后把乳头及大部分乳晕放入婴儿口中，用另一只手托扶乳房，防止乳房堵住婴儿鼻孔；③每次哺乳时都应吸空一侧乳房后，再吸吮另一侧乳房，过程中关注婴儿吸吮情况、精神状态等；④哺乳结束后轻轻向下按压婴儿下颌拔出乳头，将婴儿抱起轻拍背部 1~2 分钟，排出胃内空气，防止吐奶，挤出少量乳汁涂在乳头及乳晕上；⑤识别乳汁是否充足征象，包括每日婴儿小便 6 次或以上，尿呈无色或淡黄色，每月体重增加 0.5~1kg 或每周至少增加 125g。

5. 避孕　进行产后避孕指导，告知 6 周内禁止性生活，哺乳者以工具避孕为宜，不哺乳者可选用

Note:

口服避孕药,对高危产妇已不宜再妊娠者,应做好避孕指导。

6. 产后转介　产妇出院时,进行全面健康评估,对有合并症及并发症者,应当转交产妇住地的医疗保健机构继续实施高危孕产妇管理。

7. 产后访视和检查　加强产后访视和检查,评估及指导内容包括产妇饮食、睡眠、哺乳、心理状况,以及检查伤口、生殖系统恢复情况等。

二、心理社会保健与护理

产褥期妇女因角色改变、支持系统不足等会经历一系列心理变化,应了解产妇的心理变化特点,可采用量表进行临床诊断或自我筛查,做到早期识别及干预,减少母婴伤害。

（一）产褥期妇女心理社会变化特点

1. 喜悦　产妇分娩后成了母亲,完成了人生一大使命,较好的分娩经历、健康可爱的新生儿、丈夫及家人的关心照顾、医务人员的悉心指导都会使产妇感到由衷的喜悦。

2. 焦虑　分娩后由于糖皮质激素和甲状腺素水平下降,产妇容易情感脆弱,同时由于家庭角色转变,可能出现支持不足,或担心自己的奶量不足和自身形象等问题;另外,少数重男轻女家庭的产妇往往会担心生下女孩后受到歧视等,这些都可能会导致产妇出现焦虑。

3. 敏感　大部分产妇遵循传统习俗坐月子,与外界接触较少;同时,分娩后家庭成员通常会将注意力转移到新生儿身上,产妇可能感到爱被剥夺,由此产生失落、易怒、压抑等敏感情绪,分娩后 2 周内尤为突出。

（二）产褥期妇女心理社会保健与护理

1. 产后筛查　每次产后检查或访视中,应关注母亲心理状况及母婴互动情况,重点评价是否有产后抑郁或产后创伤后应激障碍发生。关注高危人群,如抑郁、焦虑症病史、精神病史以及家族史,性格内向自卑、敏感多疑、多思多虑、焦虑冲动、情绪不稳,社会支持系统不良,经历了负性生活事件等。如有临床表现,可在产后第一年的任何时间重复评估。推荐使用的筛查量表有爱丁堡产后抑郁量表（Edinburgh postnatal depression scale, EPDS）,9 项患者健康问卷（patient health questionnaire-9, PHQ-9）,抑郁自评量表（self-rating depression scale, SDS）等,较为常用的是 EPDS。如果 EPDS 评分≥13 分或问题 10 得分阳性者,需要安排进一步评估;如果评分在 10~12 之间,应在 2~4 周内监测并重复测评 EPDS。如果 PHQ-9 评分>14 分,应注意关注情绪问题,必要时转诊。若经过心理指导,产妇精神症状继续加重或持续不愈,应及时请精神病学医生诊治。

2. 消除心理障碍　护士应掌握一定的心理学知识,鼓励并倾听产妇说出自己的分娩体会及分娩后感受,对于产妇的负性体验进行疏导,增加同理心;指导丈夫及其他家庭成员参与新生儿护理,促进母婴连接。护士还应了解产妇对新生儿和新家庭的看法,关心产妇,理解产妇的辛劳,使产妇情绪安定,消除心理障碍;同时,还要注意保护性医疗制度,避免不良的语言刺激,对不良妊娠结局者（如新生儿出生缺陷或死亡等）,注意做好心理疏导,尽量不与妊娠结局良好的产妇同一房间,避免精神刺激。

3. 心理健康服务模式　产妇心理健康服务可通过社区卫生服务中心（乡镇卫生院）、助产机构和设置精神科/心理科/心身医学科的相关医疗机构开展,在不同医疗机构和科室之间形成协作体系,共同制订产褥期心理健康管理计划。在服务提供的过程中,可采用"互联网+"和人工智能等方式为产妇提供宣教、筛查、咨询等优质便民的心理保健服务,逐步扩大心理保健服务覆盖面,不断丰富服务内容。

三、常见疾病的保健与护理

产褥期是产妇身体和心理恢复的关键时期,由于个体因素或其他原因,可导致产褥感染、产后抑郁症等异常情况,影响母体健康。因此,护士应掌握产褥期常见疾病的知识,加强保健与护理,促进产褥期妇女的康复,提升产褥期护理质量。

Note:

产褥感染

产褥感染(puerperal infection)是指分娩及产褥期生殖道受病原体侵袭,引起局部或全身感染,发病率约6%。产褥病率(puerperal morbidity)是指分娩24小时以后的10日内,每日测量口腔温度4次(间隔4小时以上),体温有2次达到或超过38℃者。造成产褥病率的原因主要是产褥感染,但也包括产后生殖道以外的其他感染,如上呼吸道感染、尿路感染、乳腺炎等。加强保健和护理干预,根据感染部位、程度、扩散范围等对症处理,可改善症状,促进产妇恢复健康。

【保健与护理评估】

1. **症状与体征**　产褥感染的三大主要症状是发热、疼痛、异常恶露。产褥早期发热最常见的原因是脱水,如在2~3日低热后突然出现高热,应考虑感染的可能。应了解产妇分娩前后可能的感染途径,评估产妇感染发生的部位、程度、扩散范围、热型、疼痛部位及性质。

当外阴、阴道、子宫颈发生感染时,表现为会阴切口红肿、热、压痛,甚至流脓液,出现硬结,可伴有低热;当感染进一步扩散,向宫腔蔓延则形成子宫内膜炎,产后3~4日出现小腹隐痛、低热、宫底压痛,恶露量多、有臭味等;当感染向输卵管、卵巢、盆腹膜、腹腔扩散,可出现寒战、高热、单侧或双侧下腹坠胀及肛门坠痛、膀胱刺激症状、子宫举痛、宫旁组织增厚压痛或扪及肿物,严重者可使盆腔形成"冰冻骨盆";感染也可经血扩散形成菌血症、毒血症、败血症,出现中毒性休克,甚至死亡;感染还可致盆腔内血栓性静脉炎和下肢血栓性静脉炎。

2. **心理社会状况**　产褥感染影响产妇的产后恢复及母乳喂养,加之感染部位的疼痛,令产妇焦虑不安,甚至失眠;因产褥感染入院治疗,易产生母婴分离焦虑甚至恐惧;因体温幅度波动较大,产妇会感到害怕、无助,原有的虚弱、疲倦感加重;产妇对医护人员及家庭支持的依赖性增加,希望得到更多的帮助。护士应通过对产妇语言、行为的观察,了解其情绪变化,还需评估家属社会支持力度。

3. **相关危险因素**　产褥感染的高危因素包括贫血、营养不良、生殖道或尿路感染病史、妊娠合并症或并发症、胎膜早破、产程延长、手术助产、软产道裂伤、产前或产后出血史、产妇不良卫生习惯等。分娩对产妇体力消耗较大,较长的产程及破膜时间可降低产妇机体抵抗力,降低生殖道及全身防御能力;而贫血产妇自身抵抗力弱,在分娩过程中感染概率增加;产前或产后出血一方面可引起或加重贫血,另一方面,出血后细菌可通过血液进入机体,造成宫腔感染或败血症等严重并发症,从而增加产褥感染的风险。

4. **辅助检查**　主要包括是否感染、感染病原体和感染部位等检查。

(1) 血常规检查:白细胞计数增高,尤其是中性粒细胞计数升高明显;红细胞沉降率加快。血清C反应蛋白>8mg/L有助于诊断早期感染。

(2) 病原体检测:取宫腔分泌物、脓肿穿刺物、后穹窿穿刺物做细菌培养和药物敏感试验,确定病原体及敏感的抗生素,必要时做血培养和厌氧菌培养。病原体抗原和特异抗体检测可以作为快速确定病原体的方法。

(3) 影像学检查:B超、彩色多普勒超声、CT及磁共振成像等检查手段,能够对产褥感染形成的炎性包块、脓肿作出定位及定性诊断。

【保健与护理问题】

1. **体温过高**　与病原体感染及产后机体抵抗力降低有关。

2. **疼痛**　与感染有关。

3. **焦虑**　与疾病及母子分离或护理婴儿的能力受影响有关。

4. **知识缺乏**:缺乏产褥感染相关的知识。

【保健与护理干预】

1. 目的 通过保健与护理识别早期危险因素,提供有效预防感染的措施,使感染得到控制,以提高产妇自我护理能力和生活质量。

2. 原则 保健与护理中应注重预防与治疗相结合,清除宫腔残留物,对症护理、积极控制感染并纠正全身状况。

3. 保健与护理措施

(1) 健康教育:通过评估与指导卫生、饮食、活动等,提高产妇舒适感。

1) 保健指导:加强妊娠期保健和卫生宣传,及时治疗外阴炎、阴道炎及宫颈炎等慢性疾病和并发症,告知孕妇临产前2个月应避免性生活及盆浴,避免胎膜早破。

2) 卫生指导:指导产妇建立良好的个人卫生习惯,保持会阴清洁,及时更换会阴垫,会阴清洁用具专人专用,避免交叉感染。

3) 饮食指导:指导产妇进食高热量、高蛋白、高维生素饮食,保证足够的液体摄入,增强机体抵抗力,纠正水、电解质失衡。

4) 活动指导:采取半卧位,促进恶露引流,炎症局限,防止感染扩散,鼓励产妇早期下床活动。

5) 出院指导:指导产妇进行正确的母乳喂养,定时吸出乳汁以维持泌乳。教会产妇识别产褥感染复发征象,如恶露异常、腹痛、发热等,如有异常情况及时就诊。

(2) 病情观察:通过观察生命体征、伤口、子宫复旧等情况,了解感染的严重程度和变化情况,以及早调整保健和护理措施。

1) 生命体征:密切观察产妇生命体征的变化,尤其是体温,每4小时测量体温1次,并观察有无寒战、全身乏力等症状,如发现异常,及时记录并通知医生。

2) 伤口:观察产妇腹部或会阴伤口是否出现红、肿、热、痛等感染征象。

3) 子宫复旧及恶露:了解宫底高度、硬度及有无压痛;观察产妇恶露情况,如恶露的量、颜色、性状、持续时间发生改变,提示有感染的可能。

(3) 用药保健与护理:感染未能确定病原体时,首选广谱高效抗生素,然后根据细菌培养和药敏试验结果,调整抗生素种类。根据医嘱足量、及时、规范使用抗生素,护士应掌握合理用药规则和用药时间,观察治疗效果以及是否发生不良反应,并及时向医生反馈,为治疗方案的调整提供依据,保证治疗效果。当中毒症状严重时,可加用适量的肾上腺皮质激素,以提高机体应激能力;当发生血栓静脉炎时,可加用抗凝药物,定期检查凝血功能,观察有无出血倾向,如口腔黏膜出血、牙龈出血、血尿、便血等。由于部分药物可经母亲的乳汁对喂养儿造成伤害,因此产褥期用药护理中需注意在保证母婴安全的前提下进行。

(4) 对症护理:高热者应及时采取有效的物理降温措施,并注意保持水、电解质平衡;局部疼痛者,评估疼痛部位、强度、性质、持续时间、有无伴随症状等,根据评估情况给予物理止痛、药物止痛等干预措施,促进舒适;脓肿切开引流者保持引流管通畅,并观察引流液体的量、质、色;贫血者可多次少量输新鲜血或血浆,以增强抵抗力。

(5) 心理社会保健与护理:向产妇及家属讲解疾病知识,使其了解病情和治疗护理情况,对医疗干预进行解释,取得理解配合,缓解焦虑、恐惧等情绪;对因治疗而母婴分离的产妇,了解分离状态下婴儿的喂养情况,适时提供指导与帮助;评估家庭支持及社会支持系统,鼓励家属及亲友为产妇提供良好的社会支持。

产后抑郁症

产后抑郁症(postpartum depression,PPD)是产褥期最常见的心理行为异常,是产褥期非精神病性精神综合征中最常见的一种类型,多发生在产后6周内。PPD在我国发病率约14.7%。PPD发生机

Note:

制未明,可能由于产褥期神经内分泌激素的改变、心理因素的调整、妊娠分娩因素的诱发和环境社会因素的干扰等,导致产妇心理调适能力下降,不能适应产褥期身心角色的转换,诱发情感和精神的错位。加强保健和护理干预,早期识别,及时疏导,必要时早期干预,是避免其继续发展、减少母婴伤害的关键。

───────────── 案例与思考 ─────────────

产妇,21岁,产后14天,婴儿因肛门闭锁住院治疗,家属责怪她生下非健康儿,最近产妇常一个人默默流泪。

思考:如何对该产妇进行保健与护理评估?还需要做哪些筛查?

───

【保健与护理评估】

1. **症状与体征** 多于分娩后发病。临床表现具有多样性,早期多表现为焦虑、失眠、激动及意识错乱,逐渐发展为情绪改变、自我评价过低、生活态度消沉、精神神志改变等,出现以抑郁、悲伤、沮丧、哭泣、易激惹、烦躁、甚至有自杀倾向或杀婴倾向等一系列症状为特征的心理障碍。

2. **心理社会状况** 产后抑郁的产妇大多情绪低落,心绪欠佳,不愿与人交流,护理婴儿时可表现明显不悦;日常生活中常敏感多疑、多思多虑;夫妻关系或产妇与家庭中其他成员的关系紧张等;新生儿死亡的产妇更易发生产后抑郁。

3. **相关危险因素** 在常规孕产期保健、产后访视和42天产后复查时要认真询问病史,筛查和识别高危孕产妇。包括:①家庭及社会因素,如青少年妊娠、未婚、非意愿妊娠或初产妇,婚姻关系不和谐或分居,家庭暴力或丈夫不良行为(躯体暴力、语言虐待、酗酒、文盲、失业、冷落妻子、反对妊娠等),产后缺乏支持照顾,精神病史或家族史;②异常妊娠分娩史,如妊娠期合并症或并发症、不良分娩结局史;③新生儿因素,如婴儿性别不符合预期、婴儿存在健康问题等。重点做好高危产妇的心理护理,避免一切不良刺激,给予更多的关爱及指导。

4. **辅助检查** 早期的筛查有助于及早控制妊娠期抑郁,发现产后抑郁的危险因素,尽早干预以降低产后抑郁的发病率。围产期可采用抑郁自评量表、焦虑自评量表(self-rating anxiety scale,SAS)、医院焦虑抑郁量表(hospital anxiety and depression scale,HADS)等简单易行的自评量表进行初筛,至少应该在孕早期(13^{+6}周前)、孕中期($14\sim27^{+6}$周)、孕晚期(28周及以后)和产后42天分别进行孕产妇心理健康筛查,可疑者提醒孕产妇及家属应予以重视,并转介专业心理医生进行心理干预。目前国际上较常使用的产后抑郁筛查自评量表包括爱丁堡产后抑郁量表、Beck抑郁量表(Beck depression inventory,BDI)及产后抑郁筛选量表(postpartum depression screen scale,PDSS)。

【保健与护理问题】

1. **个人应对无效** 与产后抑郁有关。
2. **养育功能障碍** 与抑郁导致的能力和信心缺乏有关。
3. **家庭运作过程失常** 与抑郁所致的家庭功能改变有关。

【保健与护理干预】

1. **目的** 通过对产后抑郁高危因素和发病原因的识别和干预,提高产妇心理适应能力,恢复精神、心理健康,促进母婴安全。

2. **原则** 保健与护理中应注重预防与干预相结合,早期筛查、识别高危因素,寻求家庭成员帮助,慎重选择干预方案,遵循全程、个性化干预原则。轻、中度及首次发病者一般首选心理干预,重度和复发患者需在此基础上结合抗抑郁药物治疗。

3. 保健与护理措施

（1）健康教育：通过加强产后访视、发放健康教育手册等方式，告知产后抑郁发生的原因、常见表现等，鼓励家庭成员理解产妇产后心理、情绪变化，了解产妇需求，给予更多支持。合理安排饮食，保证产妇的营养摄入。鼓励、协助产妇哺乳，使其有良好的哺乳能力。如病情加重，不回避，积极寻求专业帮助。

（2）心理社会保健与护理：临床上产褥期抑郁多为轻度，对识别出的高危产妇或量表测评分值较高者，根据产妇的个性特征、心理状态、发病因素给予个体化的心理疏导，可取得良好的效果。常见的心理治疗方法包括：心理健康问题自救、结构化的心理治疗如认知行为治疗、人际心理治疗、基于正念/静观的认知治疗、心理动力学治疗等，以及互联网远程心理支持、持续监测等。心理治疗可由产妇家人、好友担任，也可请专业人员指导。鼓励发挥家庭支持和社会支持作用，良好的社会支持可以对应激状态下的个体提供保护，减少产后抑郁症的发生。

（3）用药保健与护理：建立产科-心理/精神科合作机制，病情严重者，应在心理咨询的同时根据疾病的严重程度及是否进行母乳喂养，在专科医生指导下用药，可根据以往疗效及个体情况选择药物。常用的抗抑郁药物有盐酸帕罗西汀、盐酸舍曲林、阿米替林等。指导产妇正确应用抗抑郁症药，并注意观察药物疗效及不良反应。

（4）安全保健与护理：产后抑郁症产妇的睡眠障碍主要表现为早醒，而自杀、自伤等意外事件比较容易发生在该阶段。观察产妇自我照顾与照顾婴儿的能力，以此判断病情的严重程度，做好安全保护，谨慎地安排产妇的生活和居住环境，必要时指导家人给予持续陪伴。

第五节　哺乳期妇女的保健与护理

哺乳期是指母乳喂养婴儿的时期。哺乳期保健的主要内容包括提倡母乳喂养、开展母乳喂养、促进母亲身心健康、计划生育、盆底功能锻炼等的指导。

一、生理保健与护理

定期访视哺乳期妇女，评估母亲身心康复情况，指导母乳喂养、饮食、休息、清洁卫生、产后运动及合理用药，加强保健与干预，减少母乳喂养问题的发生，提高母亲哺育能力。

（一）哺乳期妇女生理变化特点

哺乳期妇女母体各系统除乳房外，均恢复至未孕状态，产后6个月内母亲的乳汁足够满足婴儿的营养需求，乳汁的分泌量与婴儿吸吮次数呈正相关，与母亲的膳食基本无关，但膳食会影响母乳中某些水溶性维生素和矿物质的浓度。哺乳期间对乳头的频繁刺激会导致下丘脑神经抑制，垂体促性腺激素分泌减少，排卵和月经会受到一定的抑制。

（二）哺乳期妇女生理保健与护理

哺乳期妇女的保健与护理应根据其生理变化特点，采取针对性的预防措施减少母乳喂养问题的发生，提供保健和科学育儿指导，提高母亲哺育能力，促进母儿健康。

1. 哺乳期营养　哺乳期膳食应由多样化食物构成平衡膳食，以保证哺乳期母亲对能量和各种营养素的需要，无需特别食物禁忌；适量增加鱼、禽、蛋、瘦肉等富含优质蛋白质的食物摄入；注意粗细粮搭配，重视新鲜蔬菜水果的摄入；适当增加奶类等含钙丰富的食品，合理使用营养补充剂，钙推荐摄入量为1 000mg/d；素食主义的母亲需定期补充维生素 B_{12}。

2. 哺乳期用药　哺乳期妇女在接受药物治疗时，不仅要考虑特定时期的生理变化对药物代谢的影响，更要重视药物对婴儿的致畸性和毒副反应。哺乳期用药的基本原则：掌握适应证，尽量选择已明确对婴儿较安全的药物；根据药物半衰期选择合适的用药时间；因母亲病情需要使用对婴儿影响不明确的药物时，最好暂停哺乳；药物剂量较大或应用时间较长时，最好能监测婴儿血药浓度，调整用药和哺乳的间隔时间。

3. **哺乳期避孕**　选择不影响乳汁质量和婴儿健康的避孕方法。宜选用男用避孕套、宫内节育器,不宜选用甾体激素避孕药。哺乳期放置宫内节育器,应排除妊娠,操作注意要轻柔,防止子宫损伤。

4. **哺乳期乳房护理**　乳头表面的细菌有利于婴儿肠道菌群的建立,应指导哺乳期妇女在哺乳前不必每次清洁乳头,可轻柔地按摩乳房或温敷乳房,以利于刺激泌乳。哺乳时让婴儿含住大部分乳晕,保证有效吸吮。哺乳后涂抹少许乳汁在乳头,可预防乳头皲裂。哺乳期应佩戴合适的棉质胸罩,托住乳房以改善乳房的血液循环。

5. **常见症状的护理**　哺乳期妇女易出现乳房肿胀、母乳不足、睡眠不足等情况,护士应全面评估问题出现的原因,给予个性化指导,促进母乳喂养的成功实施。

(1) 乳房肿胀:哺乳前温敷乳房以刺激泌乳反射。哺乳时帮助母亲和婴儿采取正确的哺乳姿势,频繁吸吮。婴儿吸吮后如乳汁仍多,可以手挤或使用吸乳器将乳汁移除排空乳房。乳房松软后可使用毛巾等冷敷减轻水肿。

(2) 母乳不足:调整哺乳姿势,保证有效吸吮,增加哺乳次数,每日 8~12 次,母亲应注意休息以及液体的摄入。

(3) 睡眠不足:帮助新手母亲掌握母乳喂养相关技能,提高产妇的母乳喂养效能,逐步适应并学会与婴儿同步休息,白天注意补充睡眠。

二、心理社会保健与护理

哺乳期妇女因激素水平的变化、角色的转变、育儿知识缺乏等因素,易造成紧张、焦虑不安等负性情绪。护士应加强哺乳期妇女心理保健与指导,缓解其育儿压力,提高育儿胜任感,促进母亲心理健康。

(一) 哺乳期妇女心理社会变化特点

哺乳期妇女可能因照顾婴儿身心疲惫,与伴侣的交流减少,或者缺乏家庭支持等而产生一些负性情绪,影响家庭和谐;当产假结束重返职场,可能因婴儿喂养方式的改变、乳汁分泌量的减少而感到挫折感;另外,在携带婴儿外出需要哺乳时,若公众场合缺乏哺乳室等条件支撑,往往会感到尴尬和无助。

(二) 哺乳期妇女心理社会保健与护理

护士应评估母亲照顾婴儿的能力、家庭支持系统、社会支持系统、婴儿的营养状况等,注重哺乳期妇女的心理变化特点,采取针对性的预防措施减少负性心理问题的发生,避免负性情绪带来的危害,解决其实际问题,缓解育儿压力,提升心理健康水平,使哺乳期妇女顺利度过哺乳期。

1. **缓解育儿压力**　过高的育儿压力会使哺乳期妇女与孩子间的情感交流减少,对自身行为无法清晰地认识,解决育儿问题的能力降低,并导致消极的育儿行为。护士应指导母亲建立家庭或其他支持体系,参加父母课堂或相关的育儿培训班,学会如何解决生活中遇到的育儿难题。

2. **减轻职场母亲分离焦虑**　母亲返回职场后,需要建立新的作息习惯,融合母亲角色和工作角色。多数哺乳期妇女会经历一定程度的分离焦虑,并伴随对孩子的担忧。护士应指导她们提前安排好返回职场后婴儿的照顾者,并就喂养方式和生活习惯达成共识,同时适当调整婴儿作息和喂养节奏。上班期间保证每日 3 次或每 3 小时 1 次挤奶/吸乳器吸奶,挤出的母乳用储奶瓶或储奶袋冷藏保存,以减少因工作的压力对母乳喂养行为的影响。

3. **加强社会支持,保障妇女权益**　通过各种途径在全社会宣传母乳喂养,营造支持母乳喂养的氛围,让大家认识到哺乳是自然且意义重大的事情。呼吁政府在公共场合及工作场所修建母婴室,让哺乳期妇女有私密、安静、自由的哺乳空间。

Note:

三、常见疾病的保健与护理

哺乳期是女性全生命健康周期中的一个特殊时期,急性乳腺炎多发生在产后哺乳期妇女,以初产妇最为常见,好发于产后 3~4 周。

急性乳腺炎(acute mastitis)是乳腺的急性化脓性感染,常因乳汁淤积或乳头破损使细菌侵入乳腺组织而导致,表现为全身乏力、体温升高、乳房红肿热痛等。致病菌主要为金黄色葡萄球菌。加强保健和干预,纠正哺乳姿势、排空乳房、保证休息,可有效缓解症状,并促进母乳喂养。

【保健与护理评估】

1. **症状与体征**　急性乳腺炎最初的症状是疲倦、乳房刺痛,常伴随乳头损伤、头痛、类似流感样肌肉酸痛。在疲倦、头痛和肌肉痛之后,继发发热、脉搏增快,乳房局部区域出现发热、发红以及压痛等体征。感染通常是单侧,且位于一个区域,乳房外上象限较常见。

2. **心理社会状况**　哺乳期妇女因乳房局部疼痛、全身疲乏、往返医院的奔波以及担心用药影响母乳喂养,会出现焦虑、紧张等不良情绪,降低母乳喂养的信心。

3. **相关危险因素**　评估急性乳腺炎相关危险因素,识别高危人群有助于及早精准防控。急性乳腺炎的高危因素包括乳头皲裂,多因哺乳时衔接姿势不正确造成;乳房外伤,如乳房受压(包括胸罩过紧或汽车安全带的挤压等)、被婴幼儿踢伤、被用力按摩等使乳房局部受伤;哺乳间隔时间过长;因婴儿疾病导致的母婴分离;母亲过度疲劳;既往乳腺炎病史。

4. **辅助检查**　哺乳期乳腺炎患者实验室检查可见白细胞、中性粒细胞百分比、C 反应蛋白升高,乳腺超声检查可表现为腺体局部回声增强或减低。如乳腺炎未及时治疗形成乳腺脓肿时,可在乳房压痛或肿块波动最明显的区域行诊断性穿刺,抽出脓液表示脓肿已形成,并将抽出液做细菌培养及药物敏感试验。

【保健与护理问题】

1. **疼痛**　与乳房局部炎症刺激有关。
2. **体温过高**　与乳腺炎症有关。
3. **知识缺乏**：缺乏急性乳腺炎相关保健和护理知识。

【保健与护理干预】

1. **目的**　通过保健与干预促进排空乳房、减轻乳房局部疼痛,控制感染,缓解全身症状。
2. **原则**　保健与护理相结合,减少对母乳喂养的影响。
3. **保健与护理措施**

(1) 健康教育:教会哺乳期妇女自我保健,鼓励勤哺乳,若婴儿无法顺利吸出乳汁或医嘱建议暂停哺乳,则用手挤出或用吸乳器吸出乳汁;在哺乳前温敷乳房;教会哺乳期妇女按摩乳房手法,在婴儿吸吮间期用手指从阻塞部位乳腺上方向乳头方向轻柔按摩,以帮助疏通乳腺管,预防乳腺炎发生。告知乳腺炎发生的前驱症状,及时就医。

(2) 症状保健与护理:根据症状不同采取相应的护理措施。

1) 有效降温:定时测量体温、脉搏、呼吸,体温≥39℃时应每 4 小时测量 1 次,注意发热的类型及有无伴随症状,高热者,遵医嘱使用退热药物,指导多饮水,予温水擦浴。

2) 缓解疼痛:指导佩戴合适的胸罩扶托乳房,减轻乳房充盈时的沉重感;观察乳房情况,如出现局部红、肿、热、痛,进行局部药物外敷,如 50% 硫酸镁。

3) 切开引流护理:行乳房脓肿切开引流术者,术后保持引流通畅,密切观察引流液颜色、性状、量及气味的变化。定期更换切口敷料。

（3）用药保健与护理：因某些药物可随乳汁分泌排出体外，对使用药物控制感染者应明确告知哺乳期妇女是否需暂停哺乳，若暂停哺乳，期间应通过挤奶/吸奶器吸奶保持乳汁分泌，避免病愈后影响泌乳量。

（4）心理社会保健与护理：积极分析哺乳期妇女负性情绪产生的原因，寻找各种社会及医疗资源，乳腺科、母乳喂养门诊的专业支持，母乳喂养支持小组、国际母乳喂养协会等，同伴的支持可以缓解其焦虑不安的情绪，同时建立家庭支持系统，协助其照护婴儿，提供心理社会支持。

（张爱霞）

思 考 题

1. 不孕症女性的保健与护理评估要点包括哪些？
2. 如何为分娩期妇女提供高质量的生理及心理社会保健与护理？
3. 产褥期女性生理变化特点有哪些？如何对其进行生理保健与护理？
4. 妊娠合并糖尿病孕妇的保健与护理要点有哪些？

URSING

第十二章

围绝经期妇女的保健与护理

12章　数字内容

学 习 目 标

知识目标：

1. 掌握围绝经期的概念、激素变化的特点。

2. 掌握围绝经期疾病的保健与护理评估要点。

3. 熟悉围绝经期妇女的生理及心理变化特征。

4. 熟悉围绝经期疾病的相关危险因素。

5. 了解围绝经期疾病的相关概念。

能力目标：

1. 能够提出围绝经期妇女的相关健康问题。

2. 能够开展围绝经期妇女常见病筛查相关健康宣教。

3. 能够初步实施围绝经期综合征妇女的保健和护理干预。

4. 能够初步实施绝经后骨质疏松症妇女的保健和护理干预。

素质目标：

1. 养成良好的职业道德，关怀围绝经期妇女，促进围绝经期妇女健康。

2. 形成良好的团队协作能力及自主学习能力。

围绝经期（perimenopausal period）指从生育期的规律月经过渡到绝经的阶段，即从出现与卵巢功能下降有关的内分泌、生物学和临床特征至末次月经后1年内的时期。其在临床特征、内分泌学及生物学上的改变过程包含了不同的亚阶段，但该时期卵巢激素水平变化不规律，因此无法根据血激素水平进行围绝经期分期，而此期出现的症状大多为主观感受变化不定，且躯体、心理改变也难以量化。月经模式变化是最典型的临床表现，也是衡量卵巢功能衰退状态的主要依据。

卵巢功能的衰退引起卵巢内分泌功能改变，从而导致机体内环境的变化，可对围绝经期妇女造成全身性的影响。近期效应为各器官系统功能性变化出现相应的症状。长期功能失调，可导致某些妇女出现退化性疾病，如生殖泌尿系统的子宫脱垂及反复发作性尿路感染；心血管系统的冠心病（coronary heart disease，CHD）；骨骼系统的绝经后骨质疏松（postmenopausal osteoporosis）；神经系统的阿尔茨海默病（Alzheimer's disease，AD）等。围绝经期健康问题涉及多个医疗领域，诊断、治疗跨越多个医学学科，不仅影响妇女，也涉及家庭及整个社会。

第一节　围绝经期妇女的生理保健与护理

围绝经期是每一位妇女必经的特殊生理过渡时期，是生命自然进程中的一种生理现象，在伴随绝经而发生的雌激素不足及其他体内、外因素的共同作用下，部分妇女可能出现异常的心理和躯体改变。但同时它也是一个新生命阶段的开始，护理人员应鼓励围绝经期妇女以积极的态度面对围绝经期产生的一系列问题，从而提高其生活质量。根据相关人口统计数据，预期到2030年，我国50岁以上的妇女将达到2.8亿，约占我国人口总数的1/5。目前，围绝经期妇女的健康保健已经引起了学者和社会的高度关注。

一、生理特点

我国妇女平均绝经年龄为49.5岁，以往一直采用"更年期（climacteric period）"一词来形容这一特殊生理变更时期。由于"更年期"定义模糊，1994年世界卫生组织推荐使用"围绝经期"更准确地描述这一时期。

妇女卵巢普遍在生命历程的中期阶段开始衰老，生理性绝经是卵巢功能自然衰退的结果，意味着卵巢生殖功能终止。绝经年龄反映卵巢的生殖寿命，影响绝经年龄的因素包括遗传、营养、体重、居住地区的海拔高度、嗜烟等多个方面。营养状况差、嗜烟、身材消瘦、高海拔地区居住史、子宫切除术后等因素可能使绝经年龄提前。口服避孕药、多次妊娠等因素可能使绝经年龄延后。

（一）月经改变

进入围绝经期，由于卵巢功能状态的波动性变化和黄体功能的进行性衰退，常导致妇女出现月经紊乱的临床表现，表现可能为月经频发、月经过少、月经不规则及闭经等。

1. **月经频发（polymenorrhea）**　指月经周期短于21天，常伴有经前点滴出血致出血时间延长。其发生原因多为黄体功能不足，此时黄体期由正常的14天左右，缩短为9天以内。

2. **月经稀发（oligomenorrhea）**　指月经周期超过35天，因排卵稀少引起，常伴经血量减少。

3. **不规则子宫出血**　是由于排卵停止而发生的无排卵型功能失调性子宫出血。

4. **闭经（amenorrhea）**　卵巢合成性激素大幅度减少后，子宫内膜失去雌激素及孕激素的影响而处于静止状态，因而不再增殖及脱落，发生闭经。

多数妇女经历不同类型和时期的月经改变后，逐渐进入闭经，而少数妇女可能突然闭经。闭经超过1年时，即为绝经。

（二）器官系统改变

1. **生殖系统改变**

（1）子宫：绝经后妇女体内雌激素水平降低，子宫随月经停止而逐渐萎缩变小，重量减轻，宫口

Note:

紧闭。部分妇女可能因宫口紧闭而导致出现宫腔积液,甚至感染。宫颈萎缩,黏液分泌减少,鳞状上皮层变薄,易受伤出血。

（2）卵巢:卵巢体积逐渐缩小。近绝经时,体积缩小加快,绝经后卵巢重 3~4g,仅为生育期的 50%。绝经时卵巢内可能残留极少数卵泡,衰老的卵巢皱缩,切面可见间质组织为主,内部多为纤维结构,有动脉硬化及老化色素斑沉着。卵巢功能衰退体现在生殖功能和内分泌功能两方面。

生殖功能减退出现较早,妇女生育力在 30~35 岁即开始下降,接近 40 岁时明显下降。围绝经期卵泡成熟不规律,月经不规律。绝经后,无卵泡发育,生殖功能终止。

内分泌功能衰退表现为卵泡发育中合成分泌的性激素,主要是雌、孕激素的变化。40 岁左右,卵泡发育的程度开始不足,卵泡对促卵泡激素(follicle-stimulating hormone,FSH)的敏感性降低,FSH 水平升高,孕激素含量相对不足。由于此时卵泡仍有一定程度的发育,因此雌激素并不缺乏,若发育卵泡的数目多或卵泡持续发育,雌激素甚至相对过多。随着围绝经期卵泡发育不充分的程度增强,可能导致无排卵,无排卵周期频率的增高,使产生和分泌孕激素明显不足,此时由于卵泡不发育,基本不产生雌激素。除此之外,在增高的黄体生成素(luteinizing hormone,LH)的作用下,卵巢间质细胞分泌睾酮(testosterone,T)增多,抑制素(inhibin)逐渐降低,绝经后难以测得。卵泡闭锁导致的雌激素和抑制素水平降低以及 FSH 水平升高,是绝经的主要激素信号。

（3）外阴及阴道:阴毛脱落、减少;大小阴唇、阴阜的皮下脂肪减少,结缔组织中胶原纤维与弹力纤维均减少,阴唇变薄;阴道口弹性和扩张性下降,逐渐缩小;阴道内皱襞减少、伸展性减弱;阴道黏膜上皮逐渐变薄,腺体分泌减少;阴道上皮细胞内糖原含量减少,阴道嗜酸乳杆菌消失,其原有的酸性环境转变为碱性环境,易因外界细菌的侵入而发生感染,导致阴道炎。

（4）盆底组织:绝经后由于雌激素低落,盆底肌肉张力下降,主韧带等结缔组织失去弹性与坚韧度,故而盆底组织弹性日趋减弱,支持力下降,可能导致出现阴道前后壁膨出、子宫脱垂及尿失禁等情况。

2. **泌尿系统改变**　膀胱、尿道黏膜萎缩变薄,造成萎缩性膀胱炎、尿道炎,抗感染能力减弱,还可出现尿道黏膜脱垂、尿道膨出。约 20% 的绝经后妇女有尿急、尿频、排尿困难,夜尿增多或张力性尿失禁等。大于 50% 的围绝经期妇女会出现泌尿生殖器绝经后综合征(genitourinary syndrome of menopause,GSM),主要表现为泌尿生殖道萎缩症状,排尿困难、尿痛、尿急等反复发生的尿路感染。

3. **心血管系统改变**　雌激素参与血浆胆固醇的代谢,具有促进胆固醇下降和排泄的作用,雌激素下降使血脂中致动脉粥样硬化的胆固醇升高,血脂蛋白代谢功能紊乱,高密度/低密度脂蛋白比率降低,对心血管有保护作用的高密度脂蛋白含量下降,不利于心血管的低密度脂蛋白及甘油三酯含量上升,导致动脉粥样硬化,更容易发生冠心病和心肌梗死。

4. **骨骼系统改变**　雌激素参与骨质代谢,对维持妇女的骨钙含量发挥重要作用。绝经后雌激素水平低下,骨吸收加速,肠钙吸收减少,骨基质合成减少,钙盐无法沉积,导致骨质疏松。

5. **自主神经系统改变**　在多种内分泌因素的相互影响下,血管舒缩功能失调,围绝经期妇女可能会出现或轻或重的自主神经系统功能失调现象,如潮热、出汗等,有时还表现为疲乏、注意力不集中、抑郁、紧张、情绪不稳、易激动、头晕、耳鸣、心悸等。潮热(hot flashes)是雌激素降低的特征性症状,其特点是反复出现短暂的面部、颈部及胸部皮肤阵阵发红和燥热,继之出汗,一般持续 1~3 分钟。症状轻者每日发作数次,严重者十余次或更多,夜间或应激状态易促发。潮热严重时可影响妇女的工作、生活和睡眠。潮热也是围绝经期妇女需要性激素治疗的主要原因。

（三）性欲改变

围绝经期妇女常常自述性欲下降,但并没有性交痛及性交困难;少数妇女性欲亢进。原因多是自身认知错误及心理障碍,如认为随着年龄的增长,性生活已非必要或认为自己已老,性能力已减退,甚至认为自己已经没有性的吸引力,因此在性生活中缺乏主动性及兴趣,导致无性生活或性生活不和谐。性医学认为性行为是一种生理和心理的综合产物,人类的性行为完全可以不与性激素水平相平行,因此,部分女性在50岁以后性欲反而增强。从医学的观点出发,老年人应该有规律的性生活,这对男、女双方的身心健康都是有益的。

（四）其他

围绝经期开始妇女大多表现为毛发变少,体毛、腋毛不同程度脱落,乳房逐渐萎缩,变软下垂,腹部及臀部增大。皮肤变薄,干燥,弹性下降,皱纹增多;皮肤出现色素沉着、斑点,严重者发生皮炎、瘙痒等。

二、生理保健与护理

围绝经期妇女的保健应从绝经前期开始,尽早做好保健不仅能有效防治围绝经期疾病,也能预防老年退行性疾病,是提高晚年生活质量的基础。

（一）运动及营养保健与护理

1. 运动保健与护理　围绝经期妇女应根据自己的年龄、体质状况等选择适合自己的运动方式,例如快走、慢跑、游泳、哑铃、拉力器等。合适强度的运动能有效改善围绝经期妇女的生理及心理症状,长期坚持锻炼有益于维护围绝经期妇女的身体健康。为达到合适的运动强度,以下指标可供参考:

（1）频率:每周至少锻炼3次,平均每日锻炼至少30分钟,达到身体出汗为宜。

（2）运动心率:运动时的心率达到最大安全运动心率的60%~70%,最大安全运动心率=（220-年龄）次/min。

2. 营养保健与护理　妇女进入围绝经期后,基础代谢率下降,加之运动量减少,总热能的消耗亦减少,因此,每日热能摄入8 000~8 800kJ（1 904~2 095kcal）为宜。

（1）饮食类型:膳食以高蛋白、高维生素及纤维素、高钙、低热量、低盐低脂、低糖的平衡搭配为宜。

（2）饮食量:保证每天油脂类25g、动物蛋白质（鱼、禽、肉类）50~100g、奶或奶制品250ml、豆制品50g、水果100~300g、蔬菜400~500g、谷类300~400g的摄入。

（3）其他:增加钙含量较高的奶制品和海产品等食品摄入,以预防骨质疏松的发生。注意补充足够的水分,每日饮水2~3L。

（二）用药保健与护理

针对围绝经期妇女慢性雌激素缺乏的状况,在医生的指导下合理补充,不仅缓解围绝经期症状,还可预防骨质疏松、生殖道萎缩性疾病、心血管疾病、阿尔茨海默病等,对提高妇女生活质量有益。但激素的补充存在时间窗,通常早期补充对预防有益。除雌、孕激素外,钙剂的补充对预防围绝经期骨质疏松症也是必要的。

（三）自我保健与护理

指导围绝经期妇女掌握健康的标准和发现疾病的早期症状,定期自我监测和记录,对围绝经期妇女保健工作具有重要的意义。

1. 维持正常的体重　保持正常的体态,定期测量体重,计算体重指数（body mass index,BMI）,衡量身体是否符合标准。公式如下:

$$体重指数（BMI）=体重（kg）/[身高（m）]^2$$

BMI 18.5~23.9kg/m² 为标准体重,BMI 24~27.9kg/m² 为超重,BMI ≥28kg/m² 为肥胖,BMI < 18.5kg/m² 为体重过低。

2. 记录月经情况　由于围绝经期妇女在绝经前期无排卵性月经增多,月经的周期和经期都会有所改变,做好个人记录有利于临床诊断。

3. 识别常见妇科病　出现白带颜色、量、味异常,外阴瘙痒,不规则阴道出血,绝经后出血等症状应及时到医院就诊。

4. 定期体检　定期体检对早发现、早诊断和早治疗十分重要。围绝经期妇女每年应进行 1 次全面的体格检查，包括妇科常规检查、宫颈刮片、乳腺检查、盆腔 B 超检查等。

（四）围绝经期性生活指导

虽然围绝经期妇女生育能力下降，但仍需坚持避孕至停经 1 年以上。对于多数无特殊疾病及高危因素的围绝经期妇女，宫内节育器可作为优先选择的避孕方式，但要注意使用宫内节育器的妇女要在绝经后将节育器取出。对伴有原发性痛经、月经量多，或子宫内膜增生、子宫内膜息肉及术后、子宫腺肌病的妇女，可优先选择左炔诺孕酮宫内缓释系统或复方口服避孕药。对于有心脑血管疾病及不良生活史的围绝经期妇女应避免使用含雌激素的避孕药。对有雌激素禁忌的妇女，可根据情况选择单用孕激素作为避孕方式。

口服避孕药除避孕之外还具有调节月经周期、减少围绝经期症状、治疗异常子宫出血及降低部分肿瘤发病率的益处，因此世界卫生组织建议 40 岁以上的妇女如无其他临床不利情况，应口服避孕药至绝经。

围绝经期妇女排卵不规则，不宜选用安全期避孕法。体外射精避孕失败率高，也不宜采用。在建议中年妇女选择避孕方式时，要结合围绝经期妇女生育能力下降和怀孕的相关风险因素，综合考虑血管代谢和致癌风险等问题。此外，还应根据患者个人健康状况、生活方式、既往病史及现患疾病、家族史及个人意愿等选择个体化避孕方案，并定期随访。积极预防及治疗避孕过程中出现的不良反应，对有严重症状的人群，尽早终止目前的避孕方式。

（葛莉娜）

第二节　围绝经期妇女的心理社会保健与护理

围绝经期妇女的心理社会保健与护理是围绝经期妇女保健的重要组成部分，是维护围绝经期妇女健康的重要手段。在保健与护理过程中，以心理学的理论为指导，以良好的人际关系为基础，通过人际交往，应用心理学的手段和方法，去影响、改变围绝经期妇女的不良心理状态和社会行为，进而发挥医疗护理的最佳作用。

一、心理社会特点

随着雌激素水平下降，内分泌水平产生波动性变化，围绝经期妇女可能出现以自主神经功能紊乱为主的一系列症状，容易产生情绪变化及焦虑、悲观、失落等心理反应。此期妇女的心理反应有很大的个体差异，既受到个人健康与性格特点的影响，也受到复杂的社会环境因素影响。

（一）心理社会及行为发展的影响因素

1. 角色冲突　对于围绝经期的妇女而言，她们不仅在生活中扮演着女儿、妻子和母亲的家庭角色，还在社会中扮演着不同的职业角色。在生活与工作等各方面趋于成熟稳定的同时，也面临着不同的角色问题。如在职妇女面临晋升或退休等问题。部分妇女可能因月经停止，生育能力消失，感到自己衰老，或因性兴趣减少，性交不适感增加，出现无性生活或性生活不和谐等。若不能及时妥善地处理多种角色关系，则可能会诱发各种家庭与社会矛盾。出现异常心理症状较显著者，常因她们在抚育子女的家庭责任中付出了较多精力，当子女步入社会后，"空巢"感强烈，产生极大的失落感与挫败感。

2. 认知水平　社会生活中的负性生活事件对围绝经期女性心理状况的影响，往往与妇女的认知水平有关。对围绝经期症状及保健知识有良好认知的妇女，能更好地应对围绝经期相关的生理及心理异常症状。

3. 性格特征　由于性格特征的差异，在承担同等的生理与社会心理负担后，围绝经期妇女的心理结局出现显著差异。本身敏感偏执的女性，围绝经期的心理症状更加明显。

4. 社会环境因素　在不同围绝经期年龄组中,虽然雌激素水平均有下降,但确实有部分人群未出现相关心理症状,这提示围绝经期异常心理症状的产生除了与卵巢功能衰退有关外,还与社会环境因素相关。社会环境因素主要是指超负荷的生活负担,当妇女处于围绝经期这一特殊时期时,常出现失望、委屈、焦躁等不良情绪不能排解的情况。同时为了保持社会竞争力,她们在心理与生理方面往往都需要承受巨大的负担,这些不良因素的存在也在极大程度上加重了围绝经期妇女的异常心理症状。

5. 其他因素　有多次的流产、早产史;高血压病史;骨折病史;与丈夫关系不和睦;被动吸烟等经历的女性围绝经期的异常心理症状更加明显。

（二）心理社会及行为的一般特点

围绝经期是生命周期中神经精神最为敏感的时期,性格平和的患者也可能出现敏感、多疑、易怒及神经质的个性改变。

1. 焦虑、烦躁　焦虑是围绝经期常见的心理反应,其生理基础是体内雌激素水平下降,血清促肾上腺皮质激素（adreno-cortico-tropic-hormone, ACTH）、促甲状腺激素（thyroid stimulating hormone, TSH）、游离甲状腺素及儿茶酚胺等神经递质增加。在现代社会中的此期妇女大多身负事业及家庭双重重担,因而容易产生焦虑或烦躁等情绪。如果家属或同事缺乏理解和关心,不能及时疏导和宽慰,可能会进一步发展为病态的焦虑症与极度恐惧等心理障碍。

2. 悲观、抑郁　一些妇女把绝经视作生命结束的征兆,从而产生悲观忧郁的心理;也有因健康状况不佳,工作力不从心而产生自卑心理,此期妇女中约有 20% 有自卑感。悲观、抑郁心理严重者可发展为精神抑郁症,表现为情绪沮丧,伤心易哭泣,对工作和社会活动失去兴趣,对生活失去勇气,甚至产生自杀倾向。

3. 孤独、失落　孤独失落感是此期妇女较普遍的心理状态。因退休感到无所适从,产生失落感;或因丧偶、子女独立而独居,一时难以适应,产生强烈的孤独感。害怕待在家里,产生各种恐惧感,包括恐高、恐癌等。

4. 心理疲劳　围绝经期妇女在面对多重压力时常常处于思考、焦虑、恐惧、抑郁状态,因此更易出现疲劳,严重影响身心健康。心理疲劳往往是通过身体疲劳表现出来,其特点为:①早晨起来后浑身无力,心情不好,四肢沉重;②学习工作效率减低;③情绪易激惹;④眼睛易疲劳,视力下降;⑤头痛头晕,困乏,失眠;⑥食欲缺乏。

二、心理社会保健与护理

心理治疗是围绝经期治疗的重要组成部分,作为护理人员,应及时有效地为患者进行适当的心理保健,与患者建立良好的相互信任关系,让她们主动表达自己的困惑和忧虑,帮助她们了解围绝经期的生理及心理变化,以减轻焦虑和恐惧的心理,并争取家人的理解和支持,双方共同努力,缓解症状。

（一）非医疗保健与护理措施

1. 重视家庭指导,增加社会支持　向家属及社会宣传普及围绝经期保健知识,使家庭和社会都能给予围绝经期妇女更多的关心、安慰、理解、支持和鼓励,使她们顺利地度过这一阶段。

2. 学会自我宣泄,主动排解不良情绪　指导围绝经期妇女学会自我宣泄、换位思考和多与人交流,学会向家人及朋友等倾诉,与他们分享快乐、排解忧愁,使自己的心灵得到慰藉,从而减轻压力。

3. 注意力重心转移,丰富闲暇生活　引导围绝经期妇女把精力寄托在丰富的休闲娱乐活动中,例如爬山,跳舞等。有意识地拓宽自己的生活圈子,扩大自己的兴趣爱好,学会自得其乐,排解围绝经期带来的一系列不良情绪,在工作及家庭生活之余参与各种各样的活动。

4. 正确对待突发事件　亲人的离别、患病,子女离开身边等突发事件对围绝经期妇女来说是经常要面对的问题。遇到类似事件时,要尽量保持镇静,以自身健康为重,理性对待,妥善解决。

5. 鼓励适度的性生活　对于围绝经期甚至老年期妇女来说,适度的性生活对心、脑等血管功能

Note:

健康,维系家庭幸福,消除孤独感,保持生命活力有一定好处。衰老并不意味着性欲的必然减退和获得性高潮能力的丧失,适度的性生活可以带来心理和精神方面的满足,有益身心和谐,促进健康。

（二）医疗保健与护理措施

1. **心理咨询**　围绝经期妇女出现心理问题的很大原因是缺乏相关知识,因此应注意全面评估围绝经期妇女的年龄、躯体健康状态、情绪反应、行为表现、对围绝经期相关疾病的认知、文化程度及社会支持水平等现有情况,根据现有情况有目标地为其提供个性化的信息支持及健康指导。可以通过设立"妇女围绝经期咨询门诊",提供系统的绝经过渡期咨询、指导和知识教育。给妇女提供合理的建议和劝告,为她们的心理、精神提供支持;帮助她们作出决定并付诸实践。

2. **心理疏导**　循循善诱,使患者将心理阻塞的症结、隐情倾诉出来,引导患者由消极转向积极,由逃避现实转向面对现实。纠正其错误认知及病态心理,引导患者选择健康的生活方式,保持心理平衡。纠正其错误认知并与之共同制订围绝经期保健计划,指导本人学会自我保健与自我监测,帮助患者平稳地度过这一特殊的生理过渡时期。

3. **心理治疗**　指导患者听从医生建议进行专业的心理治疗,利用暗示、解释、谈话等心理疗法解决患者现存的心理问题。

4. **用药指导**　对于神经、精神症状严重的妇女,应进行抑郁症或焦虑症的相关检查,明确诊断后遵医嘱给予抗抑郁或抗焦虑的药物治疗,必要时请精神科医生进行鉴别诊断。同时配以心理治疗,可缩短疗程,减少药物用量及药物不良反应等。

（葛莉娜）

第三节　围绝经期妇女常见疾病的保健与护理

在女性的一生中,体内雌、孕激素浓度的周期性变化是稳定机体内环境和维持健康的重要因素。在围绝经期,卵巢功能迅速衰退,短期内,各类激素浓度发生明显的改变,机体内环境稳定被打破,内分泌功能失调,因而导致围绝经期一系列疾病的形成和发展。

一、围绝经期综合征

围绝经期综合征（perimenopausal syndrome）指妇女绝经前后出现的由于性激素波动或减少所导致的一系列以自主神经系统功能紊乱症状为主的症候群。一般持续 2~3 年,少数人持续到绝经后5~10 年症状才有所减轻或消失。约 1/3 的妇女无明显自觉症状,可以通过神经内分泌的自我调节而平稳过渡,约 2/3 的妇女出现不同程度的症状和体征,其中 10%~15% 的妇女症状严重,甚至影响正常工作和生活。加强围绝经期妇女的保健和护理干预,能有效减轻患者自觉症状,帮助其平稳度过这一特殊时期。

　　　　　　　　　　　　　　案例与思考　　　　　　　　　　　　　　

患者,女,52 岁,G2P1,头晕、潮热 2 月余,伴出汗、胸闷、心悸、气短、失眠多梦,情绪波动大,急躁易怒,记忆力减退。月经周期紊乱半年,30~60 天不等,经量中,不伴痛经。

思考:该患者可能的诊断是什么? 如何进行治疗和指导?

【保健与护理评估】

1. **症状与体征**

（1）月经紊乱:月经紊乱是围绝经期的常见症状,主要取决于卵巢功能状态的波动性变化。由于稀发排卵或无排卵,可能出现月经周期不规则、经期持续时间长或短及经量增多或减少等临床表现。

（2）潮热：潮热是围绝经期另一常见症状，也是雌激素降低的特征性症状，其原因是血管舒缩功能不稳定。特点是反复出现短暂的面部、颈部及胸部皮肤阵阵发红，伴有轰热，继之出汗，可持续1~3分钟。症状轻者每日发作数次，严重者十余次或更多。夜间或应激状态更易促发。

（3）精神神经症状：围绝经期妇女还可能出现如心悸、眩晕、头痛、失眠、耳鸣等自主神经失调症状及注意力不集中、记忆力减退、情绪波动大（激动易怒、焦虑不安、情绪低落、抑郁、不能自我控制）等精神神经症状。

为用计量法清晰地表示围绝经期及绝经后相关症状的程度，目前国际上均采用不同改良版本的Kuppermann（女性绝经期自测表）评分法。

2. **心理社会状况**　围绝经期妇女由于激素水平的波动可能诱发产生一系列精神神经症状。如果同时再遭遇来自家庭或周围环境的突发事件影响，如丧偶、失业、老人病故等则精神负担更重，可能引起性格及社会行为的改变。本身性格敏感多疑的妇女症状更明显，可出现悲观、焦虑、抑郁甚至轻生的念头。应注意评估患者本身性格及就诊原因，系统全面地评估患者的社会支持系统，了解家人对患者的支持情况。

3. **相关危险因素**　工作、家庭、社会环境变化可能加重身体和心理负担，近期出现引起患者不愉快、忧虑、多疑、孤独的生活事件可能诱发或加重围绝经期综合征的症状。绝经后妇女对围绝经期综合征认识不足，可影响其采用合适的措施应对或治疗。职业及受教育情况也是影响围绝经期症状的重要因素，职业妇女及受教育程度更高的妇女更重视绝经、衰老等生理现象，更担心失业、退休等社会角色的变化，围绝经期综合征的发生率也更高。

4. **辅助检查**　典型的潮热症状是围绝经期的特征性症状，也是诊断的重要依据。如果没有典型的潮热症状，诊断必须慎重，一般应首先排除器质性疾病，或确定是否并发器质性疾病。

（1）血清激素测定：可检验卵巢功能，绝经过渡期血清促卵泡生成素（FSH）>10U/L，提示卵巢储备功能下降；闭经、FSH>40U/L且雌二醇<10~20pg/ml，提示卵巢功能衰竭；抑制素B（inhibin B）≤45pg/ml，是卵巢功能减退的最早标志；抗米勒管激素（anti-Müllerian hormone，AMH）≤0.5~1.0ng/ml，预示卵巢储备功能下降。

（2）盆腔B超检查：基础状态卵巢的窦状卵泡数减少、卵巢容积缩小、子宫内膜变薄。

【保健与护理问题】

1. **焦虑**　与围绝经期内分泌改变，或个性特点、精神因素等有关。
2. **知识缺乏**：缺乏围绝经期生理心理变化知识及应对技巧。
3. **自我形象紊乱**　与卵巢功能衰退，雌激素水平下降有关。

【保健与护理干预】

1. **目的**　通过保健与护理使患者能够准确地描述自己的焦虑心态，并找到适当的应对方法，能够了解围绝经期正常生理心理变化，保持平稳心态，正确面对围绝经期的生理及心理改变。

2. **原则**　缓解患者围绝经期出现的生理及心理症状，降低围绝经期患者发生抑郁等心理疾病的风险。早发现、早干预、早诊断、早治疗。

3. **保健与护理措施**

（1）健康教育：介绍围绝经期缓解相关症状的方法，以及预防围绝经期综合征的具体措施，如坚持合理营养，饮食以高蛋白、高维生素及纤维素、高钙低热量低脂肪、低盐低糖的平衡搭配为宜；注意补充足够的水分，每日建议饮水量2~3L；坚持合适强度的规律运动，戒烟限酒，保持睡眠充足，每天睡眠时间为7~8小时；保持良好的卫生习惯；建立和谐的性生活，提高生活质量。

（2）用药保健与护理：在保健护理过程中应指导患者正确用药及自我监测药物不良反应。激素补充治疗(hormone replacement therapy,HRT)是针对绝经相关健康问题而采取的一种医疗措施,可有效缓解绝经相关症状,并会对骨骼、心血管和神经系统产生长期的保护作用。

HRT 的适应证包括:①绝经相关症状,如月经紊乱、潮热出汗等;②泌尿生殖道萎缩相关问题;③骨量低及骨质疏松症。禁忌证包括:①已知或可疑妊娠、原因不明的阴道流血;②已知或可疑患有乳腺癌,患有性激素依赖性恶性肿瘤;③最近 6 个月内患有活动性静脉或动脉血栓栓塞性疾病;④严重肝、肾功能障碍;⑤血卟啉症、耳硬化症、脑膜瘤。

HRT 的主要药物制剂为雌激素,可以辅以孕激素。常规方式为口服给药,也可应用胃肠道外(经阴道、皮肤)给药途径。一般在卵巢功能开始减退并出现相关绝经症状后即开始给予 HRT,可达到最大的治疗益处,同时至少每年进行 1 次个体化风险/受益评估,明确受益大于风险方可继续应用。在HRT 治疗过程中,应注意观察服用性激素的不良反应,HRT 可引起子宫异常出血,必要时应行诊断性刮宫,排除子宫内膜病变。其他不良反应包括:①雌激素可引起乳房胀痛、白带多、头痛、水肿、色素沉着等;②孕激素可引起抑郁、易怒、乳房胀痛和水肿。长期使用性激素者应接受定期随访。

除了 HRT,也可采用非激素类药物对症治疗:①选择性 5-羟色胺再摄取抑制剂,可有效改善血管舒缩症状及精神神经症状;②阿仑膦酸钠、降钙素等药物可防治骨质疏松症;③适量镇静药如艾司唑仑,有助于睡眠;④谷维素,可调节自主神经功能。

（3）心理社会保健与护理:与患者建立良好的相互信任的关系,认真倾听,让患者表达自己的困惑和忧虑,帮助患者及其家属了解围绝经期的生理及心理变化,以减轻患者的焦虑和恐惧心理。指导患者维持心理平衡,避免过度紧张和劳累,自我调节疏导焦虑或抑郁情绪,正确处理各种矛盾和冲突,以乐观的态度面对生活。争取家人的理解和配合,护患双方共同努力,缓解患者不适症状。

二、围绝经期异常子宫出血

围绝经期异常子宫出血的原因较多,一般包括生理性出血和病理性出血两种。生理性出血即围绝经期功能失调性子宫出血,是一种生理过程。病理性出血则包括由于子宫颈癌、子宫内膜癌等疾病造成的阴道流血。患有子宫肌瘤的妇女,若在围绝经期出现肌瘤短期内迅速增大或伴有不规则阴道流血症状,应考虑有肉瘤变的可能性。

围绝经期功能失调性子宫出血

围绝经期功能失调性子宫出血大多数为无排卵型功能失调性子宫出血(dysfunctional uterine bleeding,DUB),一般由生殖内分泌轴功能紊乱所致,并非由生殖系统器质性疾病或全身疾病所引起。在围绝经期,卵巢功能不断衰退,卵泡近于耗尽,剩余卵泡往往对垂体促性腺激素的反应性低下,故雌激素分泌量锐减,以致促性腺激素水平升高,FSH 常比 LH 更高,不形成排卵前期 LH 高峰,故不排卵。此时子宫内膜受单一雌激素作用而无孕激素拮抗,达到或超过雌激素的内膜出血阈值,发生雌激素突破性出血(breakthrough bleeding)或撤退性出血(withdrawal bleeding)。

———— 案例与思考 ————

患者,女,50 岁,平素月经规律,5/28 天,量中,无痛经。1 年前月经周期缩短,5~7/21~23 天,量中,半年前月经不规律,量较前增多,14 天前阴道流血减少,淋漓不断来院就诊。近 1 年来伴有潮热、出汗、睡眠不佳等症状。

思考:如何对该患者进行保健与护理评估? 还需要收集哪些方面的信息?

【保健与护理评估】

1. **症状与体征**　围绝经期功能失调性子宫出血是卵巢功能衰退、内分泌紊乱所致。典型表现为子宫不规则出血,完全没有规律,周期短者数天,长者可达数月;月经经期长短不一,短则 1~2 天,长者 10 余天,经前或经后有少量阴道淋漓出血,可持续 3~20 天;月经量多少不一,有时闭经数月后突然大出血,多者可有血块涌出,伴有贫血、面色苍白、疲乏无力、头晕眼花,甚至休克,少量出血可淋漓不尽,呈点滴状。这样的月经改变可持续数年,直至月经停止。在围绝经期功能失调性子宫出血的患者中,以月经量多者常见。评估时应注意评估患者的精神和营养状态,有无贫血貌、出血点、黄疸等其他病态,同时应进行全身体格检查,妇科检查应无异常发现。

2. **心理社会状况**　随着病程延长并发感染或止血效果不佳引起大量出血,患者易产生焦虑和恐惧的情绪,影响身心健康及正常工作生活。尤其处于围绝经期的妇女,心理脆弱敏感,常常由于担心疾病的严重程度、担心患有肿瘤而焦虑不安。应注意评估患者就诊时的心理状态及社会支持系统等。

3. **辅助检查**

(1) 实验室检查:血常规检查确定有无贫血及血小板减少。内分泌检查提示外周血孕激素水平降低,雌二醇及 FSH 水平变化不定,可正常、偏高或偏低。

(2) 盆腔超声检查:了解子宫内膜厚度及回声,以明确有无宫腔占位病变及其他生殖道器质性病变。

(3) 基础体温(basal body temperature,BBT)测定:是测定排卵简易可行的方法。由于无排卵,围绝经期妇女体温呈单相型。

(4) 诊断性刮宫手术(dilation curettage):简称诊刮,其目的是止血和明确子宫内膜病理诊断。药物治疗无效或存在子宫内膜癌高危因素的异常子宫出血患者,应行分段诊刮;不规则阴道流血或大量出血时,可随时刮宫。

(5) 宫腔镜检查:直接观察子宫内膜的情况,表面是否光滑,有无组织凸起充血。在宫腔镜直视下取病变区组织活检,位置准确,诊断价值更高。

【保健与护理问题】

1. **有感染的危险**　与贫血、机体抵抗力下降有关。
2. **活动无耐力**　与子宫异常出血导致的贫血有关。
3. **焦虑**　与担心疾病对健康、对生命的影响有关。
4. **知识缺乏**:缺乏关于围绝经期月经特点的相关知识。
5. **潜在并发症**:贫血。

【保健与护理干预】

1. **目的**　通过保健与护理干预,患者的阴道流血停止,疲乏的感觉减弱或消失,能以积极正面的心态面对异常子宫出血,并可以简述疾病相关知识,无感染发生。
2. **原则**　抑制子宫内膜过度增生,诱导绝经,预防癌症的发生。治疗以止血、纠正贫血、对症治疗防止复发为主。

3. **保健与护理措施**

(1) 健康教育:护理人员应利用各种集中或个体化咨询场合普及预防和诊治围绝经期功能失调性子宫出血的相关知识。既要告知妇女在绝经前可能发生各种月经紊乱的情况,这是生理过程,又要普及宣传围绝经期妇女是各种恶性疾病的高发年龄,所以需定期进行妇科检查,排除不良病变。

(2) 症状保健与护理:围绝经期功能失调性子宫出血主要为无排卵性出血,应根据出血量选择合适的制剂和使用方法。如果出血不多,可以用孕激素使单纯性增生期子宫内膜转化为分泌期而使子宫内膜脱落,俗称"药物性刮宫";或用孕激素内膜萎缩法即应用高效合成的孕激素使内膜萎缩,达到止血目的。如果出血较多,可考虑刮宫术,一方面止血,另一方面可进行病理检查排除子宫内膜的器质性病变。严密观察与感染有关的征象,体温、子宫体压痛等,监测白细胞计数和分类,同时做好会阴护理,保持会阴部干燥、清洁。如有感染征象,及时与医生联系并遵医嘱应用抗生素。

（3）用药保健与护理:为预防止血或刮宫治疗后再次发生大出血,需要进行调整月经周期治疗,常用治疗方法有孕激素法、雌孕激素联合法及孕激素宫内释放系统等。①孕激素:于撤退性出血第15日起,口服地屈孕酮10~20mg/d,用药10日;或微粒化孕酮200~300mg/d,用药10日;或甲羟孕酮4~12mg/d,每日分2~3次口服,连用10~14日。酌情应用3~6个周期。②雌孕激素联合法:可很好控制周期,一般在止血用药撤退性出血后,周期性使用口服避孕药3个周期,病情反复者酌情延至6个周期。③左炔诺孕酮宫内缓释系统(levonorgestrel-releasing intrauterine system,LNG-IUS):宫腔内局部释放左炔诺孕酮20μg/d,抑制子宫内膜生长。对于多种药物治疗失败且无生育要求者,选择LNG-IUS常有效。

（4）心理社会保健与护理:鼓励患者表达内心感受,耐心倾听患者的诉说,了解患者的疑虑。重视家庭支持,向患者及家属解释病情及提供相关信息,告知患者这是正常的生理过程,解除患者思想顾虑,摆脱焦虑。可通过看电视、听广播、看书等方式分散患者的注意力。

子宫颈癌

子宫颈癌(cervical cancer)简称宫颈癌,其主要致病因素是一种或多种高危型人乳头瘤病毒(human papilloma virus,HPV)的持续感染。在发展中国家,宫颈癌是最常见的妇科恶性肿瘤。自20世纪50年代以来,由于宫颈细胞学筛查的普遍应用,宫颈癌及癌前病变得以早期发现和治疗,宫颈癌的发病率和死亡率已有明显下降。越来越多证据表明,大部分的宫颈癌是可以预防的。

案例与思考

患者,女,51岁,平素月经规律,5/28天,量中,轻度痛经。患者10日前出现同房后阴道流血,量少。妇科检查见宫颈3点处外凸菜花样肿块,直径1cm,触之出血。行阴道镜下宫颈活检术,术后病理:宫颈外生性乳头状鳞状细胞癌伴局灶性间质浸润,HPV16(+)。

思考:该患者的护理问题有哪些? 如何进行健康指导?

【保健与护理评估】

1. **症状与体征**　早期患者一般无自觉症状,多由普查中发现异常的子宫颈刮片报告,随病程进展出现典型的临床症状。

（1）阴道流血:阴道流血的性质在早期多为接触性出血或不规则点滴样出血,即性生活或妇科检查后阴道流血;后期则为绝经后不规则阴道流血。出血量多少与病灶大小、侵及间质内血管情况有关,若侵蚀大血管可引起大出血。出血量增多或时间延长可致贫血。

（2）阴道排液:多有恶臭,使患者难以忍受。

（3）晚期症状:晚期患者则出现消瘦、贫血、发热等全身衰竭症状。当恶性肿瘤穿透邻近器官壁时可形成瘘管。

2. **心理社会状况**　早期在普查中发现报告异常时会感到震惊和疑惑,加之处于围绝经期这个心理及生理双重变化的关口,常激发患者进一步确诊的多次就医行为。确诊后患者会产生恐惧感,害怕疼痛、被遗弃和死亡等,与其他恶性肿瘤患者一样会经历否认、愤怒、妥协、忧郁、接受期等心理反应阶段。应注意评估患者心理应激反应,评估患者的社会支持系统及家庭经济情况。

3. **相关危险因素**　评估疾病相关危险因素,识别高危人群,力争早期发现、早期诊断、早期治疗。促进HPV感染的因素均可成为致病的危险因素,如多个性伴侣、初次性生活年龄小、初次分娩年龄小、多次分娩史等。在询问病史中应注意评估患者的婚育史、性生活史以及与高危男子接触的病史。另外,围绝经期妇女免疫力下降可能存在慢性感染,可能合并其他传播性疾病或吸烟等均可成为协同因素。围绝经期妇女对疾病认识不足,可能影响宫颈癌的早期筛查发现,延误疾病治疗。

4. 辅助检查 早期病例的诊断应采用子宫颈细胞学检查和/或高危 HPV DNA 检测、阴道镜检查、子宫颈活组织检查的"三阶梯"诊断程序,组织学诊断为确诊依据。同时,根据患者具体情况进行胸部 X 线摄片、静脉肾盂造影、膀胱镜及直肠镜检查、超声检查以及 CT、MRI、PET-CT 等影像学检查评估病情。

【保健与护理问题】

1. **恐惧** 与确诊宫颈癌需要进行手术治疗有关。
2. **排尿障碍** 与宫颈癌根治术后影响膀胱正常张力有关。
3. **活动无耐力** 与疾病所致全身虚弱状态有关。
4. **知识缺乏**:缺乏疾病相关生理心理变化知识及应对技巧。

【保健与护理干预】

1. **目的** 通过保健与护理,帮助患者接受在院期间与此次疾病相关的各种诊断、检查和治疗方案,帮助患者适应术后生活方式,缓解患者的焦虑与不适,提高生活质量。

2. **原则** 保健与护理中注重预防与治疗相结合,综合评估患者全身情况后给予个体化保健与护理方案。目前宫颈癌的治疗原则是以手术和放疗为主,化疗为辅的综合治疗方案。

3. **保健与护理措施**

(1) 健康教育:利用多种宣传方式向患者介绍有关宫颈癌治疗方式及相关知识,介绍各种治疗方法及护理过程中可能出现的不适以及有效的应对措施。强调健康饮食的重要性,指导患者建立健康的饮食习惯,满足患者营养需要。需手术患者应说明出院后注意事项及随访的重要性,做好出院指导。

(2) 化疗患者的保健与护理:适用于宫颈癌灶>4cm 的患者手术前新辅助化疗;与放疗同步化疗,增强放疗的敏感性;不能耐受放疗的晚期或复发转移患者的姑息治疗。

1) 常用药物:常采用以铂类为基础的联合化疗,常用的药物有顺铂、卡铂、紫杉醇等。

2) 注意事项:对于需要化疗的患者,在应用化疗药物的过程中要注意:①正确溶解及稀释药液,现用现配。一般常温下不超过 1 小时,如联合用药应根据药物的性质进行排序。避光的药物使用中采取避光措施。②注意保护静脉,从远端开始,有计划地进行穿刺。必要时应留置中心静脉导管。③用药前后须用封管液进行冲管和封管,确定针头在静脉内后再注入化疗药物。④如发现药液外渗,应立即停止输入,根据药液对组织刺激强度的不同,给予局部冷敷,可用普鲁卡因进行局部封闭,再用 $MgSO_4$ 溶液湿敷。⑤用药过程中遵医嘱调节给药滴速,以减少对静脉的刺激,并加强巡视。⑥腹腔化疗者嘱其经常变动卧位,同时注意防止导管脱落,以保证疗效。⑦给药后 2 小时内不宜进餐,如有恶心、呕吐等反应严重者,可在给药前遵医嘱使用止吐药。

(3) 放疗患者的保健与护理:适用于部分 I_{B2} 期和 II_{A2} 期及 $II_B \sim IV_A$ 期患者;全身情况不适宜手术的早期患者;宫颈局部病灶较大行术前放疗者;手术后病理报告显示存在高危因素需辅助放疗者。

1) 治疗方式:包括腔内照射和体外照射。早期患者以局部腔内照射为主,体外照射为辅;晚期患者则以体外照射为主,腔内照射为辅。放疗的优点是疗效高、危险少,缺点是个别患者对放疗不敏感,并能引起放射性直肠炎、膀胱炎等并发症。

2) 注意事项:对于需要进行放射治疗的患者,护理人员需注意:①在患者进行放疗前应耐心做好解释工作,告知患者治疗的重要性及其不良反应,消除患者紧张、恐惧心理,使患者坚定信念,积极接受治疗;②放疗期间注意保护照射区域皮肤,嘱患者穿着柔软、宽大、吸湿性强的内衣;③照射部位忌用肥皂和粗毛巾擦洗,不可粘贴胶布或涂抹乙醇及刺激性油膏,避免冷热刺激;④密切观察放射反应,出现乏力、头晕、头痛、恶心、呕吐时立即给予对症处理,局部红斑、灼痛、瘙痒等反应者可用皮炎洗剂冷湿敷,局部感染按照外科换药常规处置。

（4）症状保健与护理:对于需要手术的患者,术后严格按照护理常规进行护理。术后指导卧床患者进行床上肢体活动,以预防长期卧床并发症的发生。注意循序渐进增加运动量,包括参与生活自理。

（5）心理社会保健与护理:围绝经期妇女心理敏感、脆弱,在疾病的影响下,患者很可能出现焦虑加重,不能缓解的情况。因此在诊疗过程中,要为患者提供安全、隐蔽的环境,鼓励患者提问,与护理对象共同讨论健康问题,解除其疑虑,缓解其不安情绪,使患者能够以积极的态度接受诊治过程。重视家庭支持,使患者充分感受到来自家庭的关心与爱护。

子宫内膜癌

子宫内膜癌(endometrial carcinoma)是发生于子宫体内膜层的一组上皮性恶性肿瘤,异常子宫出血是子宫内膜癌最常见的临床表现。病因尚不明确,一般认为有雌激素依赖型(Ⅰ型)和非雌激素依赖型(Ⅱ型)两种。

【保健与护理评估】

1. **症状与体征** 子宫内膜癌的早期症状不明显,妇科检查时无明显异常,多数患者在普查或因其他原因做检查时偶然发现。对于围绝经期妇女来说,绝经后不规则的阴道流血为子宫内膜癌患者的主要症状。出血量不多,可表现为持续或间歇性的出血。尚未绝经者可表现为经量增多、经期延长或月经紊乱。晚期患者常伴全身症状,表现为贫血、消瘦、恶病质、发热及全身衰竭等情况。

2. **心理社会状况** 围绝经期妇女处于心理及生理双重变化的关口,在面对不熟悉的检查过程时充满恐惧和焦虑,担心检查过程带来的不适以及检查结果不理想。确诊后患者会产生恐惧感,会害怕疼痛、被遗弃和死亡等。应注意评估患者就诊时的心理状态,评估患者的社会支持系统及家庭的经济能力。

3. **相关危险因素** 子宫内膜癌症状不明显,多数患者的病程较长、发生转移较晚,早期病例的治疗效果好,因此,加强对高危人群的指导管理,力争早发现,是增加患者生存机会的重要保障。对于围绝经期妇女来说,年龄、绝经期推迟、接受雌激素补充治疗等都是引起该疾病的高危因素。同时应详细询问近亲家属中是否有乳腺癌、子宫内膜癌、林奇综合征等病史,高度警惕有育龄期曾用激素治疗效果不佳的月经失调史。

4. **辅助检查** 分段诊断性刮宫是目前早期诊断子宫内膜癌最常用且最有价值的诊断方法,其优点是能鉴别子宫内膜癌和子宫颈管腺癌;同时可以明确内膜癌有否累及宫颈管,为制订治疗方案提供依据。除此之外还可进行细胞学检查、宫腔镜检查及 B 超检查。

【保健与护理问题】

1. **焦虑、恐惧** 与住院、需接受治疗方案有关。
2. **自我形象紊乱** 与手术需切除子宫及卵巢有关。
3. **知识缺乏**:缺乏术前常规准备及术后康复锻炼相关知识。
4. **睡眠型态紊乱** 与环境变化(住院)有关。

【保健与护理干预】

1. **目的** 通过保健与护理达到普及防癌知识,帮助癌症患者战胜疾病,主动参与治疗过程并表现出积极配合行为的目的,提高患者生活质量。

2. **原则** 保健与护理中注重预防与治疗相结合,综合评估患者全身情况后给予个体化治疗护理方案。目前子宫内膜癌的治疗方法包括手术、放疗、化疗和孕激素治疗。

3. 保健与护理措施

（1）健康教育：大力宣传定期防癌筛查的重要性，严格掌握雌激素的用药指征，加强用药期间自我监测。林奇综合征妇女罹患子宫内膜癌风险显著增加，应定期进行子宫内膜癌筛查。对于住院患者，利用多种手段为住院患者介绍各种诊治过程、可能出现的不适及有效的应对措施。介绍健康饮食的重要性，帮助患者建立健康的饮食习惯，满足患者需要。保障患者休息，必要时遵医嘱使用镇静剂，手术患者需说明出院后注意事项及随访的重要性，做好出院指导。

（2）化疗保健与护理：适用于晚期不能手术或治疗后复发者。常用的化疗药物有顺铂、阿霉素、紫杉醇等联合应用，还可与孕激素合并应用。化疗护理及注意事项详见宫颈癌化学药物治疗。

（3）放疗保健与护理：放射治疗是治疗子宫内膜癌有效方法之一，适用于已有转移或可疑淋巴结转移及复发的内膜癌患者。根据病情需要于术前或术后加用放射治疗提高疗效。帮助接受放疗的患者理解术后放疗是子宫内膜癌患者最主要的术后辅助治疗方法，可以降低局部复发，提高生存率。放疗护理及注意事项详见宫颈癌放射治疗。

（4）症状保健与护理：注意观察孕激素药物的不良反应，帮助患者了解孕激素治疗的作用机制。对于需要手术的患者，术后严格按照护理常规进行护理。术后指导卧床患者进行床上肢体活动，以预防长期卧床并发症的发生。注意循序渐进增加运动量，包括参与生活自理。

（5）心理社会保健与护理：为患者提供安全、隐蔽的环境，鼓励患者提问，与护理对象共同讨论健康问题，解除其疑虑，缓解其不安情绪，使患者能够以积极的态度接受诊治过程，增强战胜疾病的信心。重视家庭支持，使患者充分感受到来自家庭的关心与爱护。

三、乳腺癌

乳腺癌（breast cancer）是女性发病率最高的恶性肿瘤，其发病率在妇女绝经后持续上升，病因尚不清楚，目前认为与激素作用等因素相关。乳腺作为多种内分泌激素的靶器官，受多种激素的直接作用，其中雌酮及雌二醇与乳腺癌的发病有直接关系，围绝经期妇女体内激素水平紊乱，绝经后妇女外周血雌酮含量升高，可能是导致乳腺癌发病率在绝经后继续上升的原因。

　　　　　　　　　　　　　　案例与思考

患者，女，52岁，4年前绝经，自述8个月前无意中触及左侧乳房有一拇指大无痛性肿物，并伴有左腋下无痛性肿物，局部无红热，未予注意和治疗。近两个月来肿物不断增大，至今已有鹅蛋大小，故来就医。

查体：左侧乳房外上象限有一4.5cm×7.3cm实质性肿物，固定于胸壁，触之难以移动，左腋下可触及一5cm×5cm圆形实性肿物，可移动，无压痛，身体无明显消瘦。

思考：该患者最可能的健康问题是什么？对于该患者我们应如何进行保健与护理？

【保健与护理评估】

1. 症状与体征

（1）早期表现为患侧乳房出现无痛性、单发小肿块，患者常在无意中发现。肿块多位于乳房外上象限，质硬、表面不光滑，与周围组织分界不清，在乳房内不易被推动。

（2）晚期癌肿侵入胸筋膜和胸肌时，肿块固定于胸壁不易推动；当癌细胞侵犯大片乳房皮肤时，可出现多个坚硬小结节或条索，呈卫星样围绕原发病灶，出现卫星结节；若结节彼此融合，弥漫成片，可延伸至背部和对侧胸壁，致胸壁紧缩呈铠甲状，出现铠甲胸，患者呼吸受限；癌肿处皮肤可溃破而形成溃疡，常有恶臭，易出血。

（3）随着肿瘤生长，可引起乳房外形改变。①"酒窝征"：若肿瘤累及Cooper韧带，可使其缩短而

Note：

致肿瘤表面皮肤凹陷,出现"酒窝征";②乳头内陷:邻近乳头或乳晕的癌肿因侵入乳管使之缩短,可将乳头牵向癌肿侧,进而使乳头扁平、回缩、凹陷;③"橘皮征":如皮下淋巴管被癌细胞堵塞,引起淋巴回流障碍,可出现真皮水肿,乳房皮肤呈"橘皮样"改变。

(4) 癌肿还可能出现转移征象。①淋巴转移:最初多见于患侧腋窝,肿大的淋巴结少数散在,质硬、无痛、可被推动,继而逐渐增多并融合成团,甚至与皮肤或深部组织粘连。②血行转移:乳腺癌转移至肺、骨、肝时,可出现相应症状。如肺转移可出现胸痛、气急,骨转移可出现局部骨疼痛,肝转移可出现肝大或黄疸等。

2. 心理社会状况 由于乳房是妇女的第二性征器官,因此当乳房发生疾病,尤其是需要外科治疗时,不仅会影响到妇女的生理健康,也会对其心理产生较大影响。围绝经期妇女本身面临着绝经所带来的自我形象紊乱问题,若此时再次面临乳房疾病,无疑会加重围绝经期妇女生理及心理的双重负担。因此我们应对患者的心理状况进行仔细全面的评估,术前注意评估患者对疾病的认知程度,对手术有何顾虑和思想负担;评估朋友及家属,尤其是配偶,对患者的关心、支持程度;了解家庭对手术的经济承受能力。术后评估患者有无紧张、焦虑、抑郁、恐惧等不良情绪;患侧肢体康复训练和早期活动是否配合;对出院后的继续治疗是否清楚等。

3. 相关危险因素 乳腺癌发病有一定的家族遗传性,一级女性亲属中有乳腺癌病史者的发病危险性是普通人群的 2~3 倍。严重的肥胖及中心性脂肪堆积的妇女乳腺癌的发病率明显增加。月经初潮年龄早、绝经年龄晚、未育、初次足月产年龄较大、未进行母乳喂养、服用雌激素治疗围绝经期综合征等原因均会增加乳腺癌发病的风险。

4. 辅助检查

(1) 影像学检查

1) 钼靶 X 线检查:可作为普查方法,表现为密度增高的肿块影,边界不规则,或呈毛刺状,或见细小钙化灶。

2) 超声检查:能清晰显示乳房各层次软组织结构及肿块的形态和质地,主要用来鉴别囊性或实性病灶。结合彩色多普勒检查观察血液供应情况,可提高判断的敏感性,为肿瘤的定性诊断提供依据。

3) MRI 检查:对软组织分辨率高,敏感性高于钼靶 X 线检查。该检查能三维立体观察病变,不仅能够提供病灶形态学特征,而且运用动态增强还能提供病灶的血流动力学情况。

(2) 活组织病理学检查:准确度高,是确诊乳腺癌的可靠依据。

【保健与护理问题】

1. 有组织完整性受损的危险 与留置引流管、患侧上肢淋巴引流不畅、头静脉被结扎、腋静脉栓塞或感染有关。

2. 自我形象紊乱 与乳腺癌切除术造成乳房缺失和术后瘢痕形成有关。

3. 知识缺乏：缺乏有关术后患侧肢体功能锻炼的知识。

4. 焦虑 与担心疾病对健康及对生命的影响有关。

【保健与护理干预】

1. 目的 通过保健与护理,术后患者手术创面愈合良好,患侧上肢肿胀减轻或消失,能够复述患肢功能锻炼的知识并能正确进行功能锻炼;患者能够积极面对自我形象的变化,并采取措施改善形象。

2. 原则 保健与护理中注重预防与治疗相结合,手术治疗为主,辅以化学药物、内分泌、放射、生物等治疗措施。

3. 保健与护理措施

(1) 健康教育:大力宣传定期乳房自检的重要性,定期的乳房自我检查(breast self-examina-

tion)有助于及早发现乳房的病变,因此围绝经期妇女应每月进行 1 次乳房自我检查。术后也应每月自查 1 次,以便早期发现复发征象。术后患者注意加强营养,多食高蛋白、高维生素、高热量、低脂肪的食物,增强机体抵抗力。短期内应避免患侧上肢搬动或提拉过重物品,并继续进行功能锻炼。遵医嘱坚持化学治疗、放射治疗或内分泌治疗。告知患者坚持服药的重要性,提高服药依从性,积极预防和处理不良反应。放射治疗、化学治疗期间因抵抗力低,应减少前往人群密集的公共场所,以免感染。

（2）非手术治疗的保健与护理:乳腺癌是实体肿瘤中应用化学治疗最有效的肿瘤之一,浸润性乳腺癌伴腋淋巴结转移是应用辅助化学治疗的指征,可以改善生存率。在保留乳房的乳腺癌手术后,应给予较高剂量放射治疗,单纯乳房切除术后可根据患者年龄、疾病分期分类等情况决定是否放射治疗。对于非手术治疗患者应注意观察放疗及化疗药物的不良反应,并采取对应护理措施。用药期间帮助患者了解化疗药物的作用机制,减轻患者心理负担。放射治疗期间注意保护皮肤,出现放射性皮炎时及时就诊。

（3）症状保健与护理:对于需要手术的患者,术后严格按照护理常规进行护理。最大限度地恢复肩关节的活动范围可增强肌肉力量,松解和预防粘连,减轻患者功能障碍的程度,提升其生活质量。

鼓励和协助患者术后早期开始患侧上肢的功能锻炼。①术后 24 小时内:活动手指和腕部,可做伸指、握拳、屈腕等锻炼。②术后 1~3 日:进行上肢肌肉等长收缩,利用肌肉泵作用促进血液和淋巴回流;可用健侧上肢或他人协助患侧上肢进行屈肘、伸臂等锻炼,逐渐过渡到肩关节的小范围前屈、后伸运动(前屈小于 30°,后伸小于 15°)。③术后 4~7 日:鼓励患者用患侧手洗脸、刷牙、进食等,并做以患侧手触摸对侧肩部及同侧耳朵的锻炼。④术后 1~2 周:术后 1 周皮瓣基本愈合后,开始肩关节活动,以肩部为中心,做前后摆臂。术后 10 日左右皮瓣与胸壁黏附已较牢固,做抬高患侧上肢(将患侧肘关节伸屈、手掌置于对侧肩部,直至患侧肘关节与肩平)、手指爬墙(每日标记高度,逐渐递增幅度,直至患侧手指能高举过头)、梳头(患侧手越过头顶梳对侧头发、扪对侧耳朵)等的锻炼。指导患者做患肢功能锻炼时应根据患者的实际情况而定,一般以每日 3~4 次、每次 20~30 分钟为宜,循序渐进,逐渐增加功能锻炼的内容。

术后 7 日内不上举,10 日内不外展肩关节。不要以患侧肢体支撑身体,以防皮瓣移动而影响愈合。

（4）心理社会保健与护理:患者处于围绝经期这一特殊的生理时期,面对恶性肿瘤对生命的威胁、不确定的疾病预后、乳房缺失导致外形受损、各种复杂而痛苦的治疗(手术、放射治疗、化学治疗、内分泌治疗等)等问题更容易产生焦虑与恐惧等心理反应,因此,在保健及护理过程中要了解和关心患者,鼓励患者表达对疾病和手术的顾虑与担心,有针对性地进行心理护理。向患者和家属解释手术的必要性和重要性,请曾接受过类似手术且已愈者现身说法,帮助患者度过心理调试期。告知患者行乳房重建的可能,鼓励其树立战胜疾病的信心。对已婚患者,应同时对其丈夫进行心理辅导,使之逐渐接受妻子手术后身体意象的改变,鼓励夫妻双方坦诚相待,取得家人的理解、关心和支持。

四、绝经后骨质疏松症

骨质疏松症严重危害公众健康,绝经后妇女是该疾病的高风险人群,50 岁以上的妇女中约有 1/3 罹患骨质疏松症。绝经后骨质疏松症(postmenopausal osteoporosis,PMO)由雌激素缺乏引起,以骨量减少、骨组织显微结构退化为特征,是骨脆性增高并易于发生骨折的全身性骨骼疾病。骨转换失衡是疾病发生的主要机制,表现为骨吸收超过骨形成,绝经后早期的骨质快速丢失及之后的长期缓慢丢失,松质骨丢失多于皮质骨。绝经后骨质疏松症发生与个体内外环境及生活方式密切相关,具有一定的遗传性。加强保健和护理干预,能有效促进绝经后妇女骨骼健康,减少骨质疏松症及并发症所造成的危害。

患者,女,56岁,7年前绝经,因反复出现间断性腰背痛6年、发作4天入院。患者4天前无明显诱因复发腰背疼痛,平躺或受压时疼痛加剧。目前,患者能自行下床活动,生活可自理,情绪焦虑。

　　思考:如何对该患者进行保健与护理评估? 还需要收集哪些方面的信息?

【保健与护理评估】

　　1. **症状与体征**　疼痛是骨质疏松症最常见的症状,与骨吸收增加导致骨小梁的破坏和消失、骨膜下皮质骨的破坏有关,可表现为全身骨痛,其中腰背痛多见,多为钝痛,夜间和清晨醒时明显。骨质疏松症患者的骨承重能力明显下降,易出现肌肉疲劳、劳损、四肢乏力,并产生肌肉及肌膜性疼痛。注意评估患者的疼痛部位、持续时间、严重程度、发生诱因和加重因素,了解患者感觉和运动功能障碍情况,以及对不同刺激和药物治疗的反应。

　　骨质疏松严重时,造成椎体压缩变形使患者身体重心前移、身高缩短3~5cm以上,出现驼背、脊柱活动度下降、步态不稳、合并胸椎后凸或腰椎侧弯等。骨质疏松症的严重并发症骨折多发生在富含松质骨的髋部、胸腰椎、桡骨远端等部位,髋部骨折最为严重。患者骨折后卧床,易发生肺炎、静脉炎、泌尿系统感染及心脑血管异常。

　　2. **心理社会状况**　骨质疏松症患者病程较长,需长期服药,加之疼痛刺激,容易产生消极情绪,表现为焦虑、悲观、紧张和恐惧的心理状态,与骨质疏松疾病严重程度及并发症有关,脊柱压缩变形及骨折等都可加重绝经后妇女焦虑、抑郁状态。

　　骨质疏松可能长期存在,但无临床症状表现,患者一旦疼痛可能提示椎体塌陷或者骨折发生。此类型患者病情发生时,往往难以接受,情绪应激明显。严重的骨质疏松症及并发症骨折发生时,患者运动能力下降、活动受限,自尊水平受到较大影响,感到逐渐被社会孤立,生活质量下降。

　　3. **相关危险因素**　评估疾病相关危险因素,识别高危人群,有助于及早精准防控。绝经后骨质疏松症的高危因素包括患者年龄、绝经后时间、骨质疏松症家族史、既往骨折病史、有无提早绝经或闭经等。不良生活方式如久坐、缺乏运动、日晒减少、吸烟、过度饮酒、营养不良、滥用药物等均可导致或加重绝经后骨质疏松症。低体重指数(BMI)的绝经后妇女表现为骨密度降低,骨折风险增加。

　　绝经后骨质疏松症的发生时间、严重程度等与个体相关健康行为方式密切相关,个体是否会采取相应的骨健康行为,与其所处环境及对疾病的认知和态度等有直接关系。绝经后妇女对骨质疏松症认识不足,可影响其采用合适的预防措施或得到治疗。骨质疏松症相关评估中也可结合评估量表,对患者危险因素及影响等进行量化评定。

　　4. **辅助检查**　双能量X线吸收法(dual energy X-ray absorptiometry,DXA)测定骨密度(bone mineral density,BMD)确定骨质疏松情况,也用于评价干预效果及预测骨质疏松性骨折。BMD低于绝经前健康年轻妇女2.5个标准差(T值<-2.5SD)为骨质疏松,-2.5SD≤T值<-1.0SD为骨量减少。X线检查有助于发现骨折和压缩变形。

　　疾病相关生化检查指标多在正常范围。患者骨形成标记物如碱性磷酸酶、血清骨钙素、I型原胶原前肽等的水平亦可出现降低,骨吸收标记物如尿羟脯氨酸,吡啶交联物和末端肽等的水平可升高。此外,可辅助检查肝、肾功能,钙、磷、性激素和甲状旁腺激素等。

【保健与护理问题】

　　1. **疼痛**　与骨质疏松导致的肌肉疲劳、痉挛及椎体突发塌陷有关。

　　2. **潜在并发症**:骨折。

3. **知识缺乏**：缺乏骨质疏松相关保健和护理知识。

4. **恐惧**　与患者对骨质疏松并发症及预后的担忧有关。

【保健与护理干预】

1. **目的**　通过保健与护理改善和纠正骨吸收及骨形成过程中的负钙平衡,缓解骨折和骨骼畸形引起的临床症状,改善运动功能,提高患者生活质量。

2. **原则**　保健与护理中注重预防与治疗相结合,早期干预减少骨量丢失,防止患者跌倒以减少骨质疏松性骨折的发生。

3. **保健与护理措施**

(1) 健康教育:积极开展骨质疏松症相关知识宣教,增强个体及社区人群对疾病危害性认识,树立自我骨骼健康意识,对自身骨骼结构和功能的完整性负责。低骨量是骨折风险最重要的客观预测指标,妇女在30~35岁时,个体达到峰值骨量,骨的形成和重吸收处于动态平衡,之后骨量丢失每年以0.5%~1%的速度发生。骨量丢失可在围绝经期前开始,绝经后丢失明显,应引导绝经后妇女主动降低风险因素,延缓骨量丢失的速度和减轻疾病的严重程度。绝经后妇女应尽早筛查并检查骨密度,及时发现骨量异常情况。对潜在骨折风险高的患者,需要确保环境安全,加强防跌倒意识,指导其维持良好体位,预防骨折发生。

(2) 骨健康行为指导:营养和生活方式是骨骼健康的关键因素,应指导绝经后妇女摄入有益于骨健康的多种饮食,促进营养均衡,保持适当体重。推荐含钙、维生素D等丰富的食物,如低脂乳制品、虾皮、豆制品、紫菜、瘦肉、坚果等。避免过度饮酒、饮浓茶,避免咖啡过量摄入,戒烟,少饮含碳酸饮料。减少糖和甜食的摄入,低盐饮食。保持规律充足睡眠以减少骨质流失。制订适宜的运动方案,合理运动和锻炼,如打太极拳、慢跑、散步等,逐步增加活动量,负重及肌肉强化运动每次30分钟,每周3~5次,增进骨强度、身体力量及平衡。增加室外日光照射,促进皮肤维生素D的合成,改善机体骨代谢失衡。

(3) 症状保健与护理:明确常见症状发生的原因,疼痛急性期时卧床休息缓解疼痛,可使用硬板床,取仰卧位或侧卧位。必要时使用骨科辅助物,如背部矫正器、紧身衣等,以限制脊椎的活动度并给予脊椎支持,从而减轻疼痛。疼痛部位可给予湿热敷,促进血液循环,减轻肌肉痉挛和关节疼痛。给予局部肌肉按摩,以减少因肌肉僵直引发的疼痛,同时应正确评估疼痛的程度。遵医嘱使用止痛剂、肌肉松弛剂或抗炎药物。

(4) 用药保健与护理:指导患者正确用药及自我监测药物不良反应。绝经后妇女每日钙摄入1 200~1 500mg,饮食中的钙摄入不足则使用钙剂补充。钙剂主要在小肠吸收,4小时内完成,单次服用剂量一般不超过500mg,服用时多喝水,不与含植酸或草酸的植物性食物如菠菜、笋、苋菜等同时食用。维生素D类制剂每日摄入800~1 000IU或维持25-羟基维生素D水平50~75nmol/L,长期用药需监测维生素D蓄积引起的毒副作用。维生素K的推荐剂量为每天100~300IU。

双膦酸盐如阿仑膦酸钠、伊班膦酸盐等可抑制破骨细胞形成和骨吸收,应注意肢体部位疼痛、消化道刺激症状等,反应严重时可停药。迪诺塞麦(地诺单抗)每6个月皮下注射60mg,可有效抑制骨吸收并提高骨质量和骨强度,用药后注意严重感染、下颌骨坏死症状,低钙血症患者禁用。选择性雌激素受体调节剂雷洛昔芬用于没有明显围绝经期症状、无血栓栓塞性疾病的绝经后骨质疏松症患者。降钙素适用于高转换型骨质疏松症伴疼痛明显者。激素替代治疗预防骨质疏松症应严密监测药物不良反应。骨形成促进剂主要包括甲状旁腺激素(特立帕肽)和氟制剂。解偶联剂雷尼酸锶盐对骨代谢具有双向调节作用。

抗骨质疏松症治疗具有长期性,应制订科学合理的用药方案,加强与患者家人或照顾者的沟通,帮助提醒及督促服药,减少患者因对疾病及药物认识不足而自行停药的现象。指导患者遵医嘱用药并定期复查,每2~3个月检测1次血、尿钙等各项指数,根据患者的骨密度检测情况,每6~12月检测

1 次骨密度。监测骨转化指标或骨密度,通过已取得的效果鼓励患者,采用如在线指导等方式,提高患者用药依从性。

（5）心理社会保健与护理:骨质疏松早期没有明显的症状,患者可能在骨折或身高逐渐变矮之后才认识到已经患了严重骨质疏松症,应注意观察患者的焦虑、抑郁等心理社会方面的具体情况,及时进行心理疏导。帮助患者了解每项诊疗、护理措施,与其建立相互信任的关系,缓解其紧张、恐惧心理。鼓励患者保持积极的心态和正念思维,增进身心舒适。尊重和鼓励患者参与各种适宜的骨健康活动,调动家庭及社会支持力量,提供心理社会支持。

（葛莉娜 张银萍）

思 考 题

1. 围绝经期综合征患者存在哪些保健与护理问题?
2. 乳腺癌患者术后如何进行患侧肢体功能锻炼?
3. 围绝经期功能失调性子宫出血的患者在保健与护理中有哪些注意事项?
4. HRT 治疗的适应证和禁忌证有哪些?
5. 如何开展绝经后骨质疏松症患者的精准保健与护理?

老年期妇女的保健与护理

13章 数字内容

学 习 目 标

知识目标:

1. 掌握老年期妇女常见疾病的保健与护理评估要点。

2. 熟悉老年期妇女的生理、心理社会特点及保健与护理要点。

3. 了解老年期妇女常见疾病的概念。

能力目标:

1. 能够提出老年期妇女常见疾病的保健与护理问题。

2. 能够初步实施老年期妇女生理、心理社会及常见疾病的保健与护理干预。

素质目标:

1. 树立良好的专业价值观,从专业角度促进老年期妇女的身心健康。

2. 关爱、尊重老年人,具有全心全意为老年期妇女服务的专业精神。

世界卫生组织 2020 年发布年龄划分标准,60 岁以上为老年人。截止到 2020 年底,中国 60 岁及以上老年人口约 2.6 亿。随着人们生活和医疗水平的提高,人类的平均预期寿命延长,我国老年人口所占比例也正在迅速增长,目前已进入老龄化国家的行列。老年期妇女的保健和护理也日益成为妇女保健工作中的重要部分。

第一节　老年期妇女的生理保健与护理

随着生命自然进程的发展,衰老成为不可抗拒的自然规律。衰老是机体在退化过程中生理功能下降和紊乱的综合表现,是一种不可逆的生命过程,表现为机体结构和功能衰退,适应性和抵抗力减退。这种系统性的退行性变广泛影响到分子细胞,然后波及各组织器官,致使全身各系统储备力及功能下降,人体对各种疾病的易感性增加。随着年龄的增长,生理、解剖上的退行性变化导致老年人在生理功能上出现许多障碍和病变。此外,老年期妇女特有的激素水平变化,导致其生理改变存在一定的特殊性。

一、生理特点

老年期妇女主要表现为活动能力的降低,听力、视力的减弱,记忆力的减退;机体免疫功能的衰退;营养吸收力降低;机体内环境平衡能力减弱,适应能力差。因而,老年期妇女容易患病,患病后又容易继发感染,一旦患病,病程长、易反复。老年期妇女的雌激素水平低,还可出现生殖系统的萎缩、炎症等改变。具体改变如下:

（一）呼吸系统的变化

老年期妇女呼吸肌萎缩,胸廓变形、变硬,出现脊柱后突、胸骨前突,呼吸顺应性降低;呼吸频率慢,呼吸深度受限;呼吸道黏膜和肌纤维萎缩;呼吸道管腔扩大,无效腔增加;肺组织萎缩,毛细血管减少,肺泡扩张、变薄、弹性减退,易形成老年性肺气肿、肺心病。

（二）循环系统的变化

心脏发生退行性改变,心肌纤维减少、脂肪组织增加、冠状动脉粥样硬化,造成管腔变硬变窄,导致血流量减少;心肌顺应性和收缩效率降低,功能明显减退,容易发生心力衰竭;因全身血管弹性纤维减少,动脉粥样硬化,故易引起老年期妇女血压增高。

（三）神经系统的变化

脑细胞逐渐萎缩,大脑体积缩小,大脑重量减少;脑回变窄,脑沟变宽;脑室和蛛网膜下腔扩大,脑脊液增多;脑血管发生程度不同的硬化,脑血流量减少;脑组织内营养物质的合成和代谢水平降低,供氧量不足,出现记忆力减退、视力和听力减弱、运动功能减退及反应迟钝等功能衰退的表现。脑出血及脑梗死的发生导致肢体功能障碍,使得老年期妇女生活更加不便。

（四）实质脏器的变化

肝、肾、胰、脾等均因萎缩,结缔组织增生,导致功能减退。肾血管硬化狭窄,肾血流量减少,使肾清除率下降;同时肾小管退变,分泌和重吸收功能减退,对电解质的排泄减少,调节水、盐平衡能力降低。肝脏缩小,血流量减少,发生不同程度的肝功能损害。胰腺脂肪酶分泌减少,脂肪吸收能力差。

（五）空腔脏器的变化

老年期妇女由于平滑肌纤维萎缩、黏膜萎缩等一系列退行性变化,可能引起身体器官生理位置改变或器官管腔变小,如膀胱变小,可能出现夜尿量增加、夜尿频繁等症状;胃肠平滑肌萎缩,弹力减退,韧带松弛,可能出现胃下垂、食管憩室等改变;胃肠黏膜萎缩,消化腺分泌减少,蠕动减弱,可能引起吞咽功能减退、消化不良、便秘等症状。

（六）内分泌和生殖变化

内分泌功能减退主要表现在下丘脑-垂体-性腺轴的活动减弱、甲状腺功能降低、肾上腺皮质功能下降、对胰岛素的敏感性降低和葡萄糖耐量降低等。老年期妇女卵巢功能完全衰竭,雌激素水平低,生殖能力丧失,不足以维持女性第二性征。容易出现萎缩性阴道炎、反复发作性尿路感染和子宫脱垂等泌尿生殖系统的改变;还易引起骨组织代谢的改变,如骨质疏松;雌激素具有对抗动脉粥样硬化的保护作用,老年期妇女缺乏雌激素,冠心病发生率较绝经前大大增加。血液中总胆固醇、甘油三酯及低密度脂蛋白胆固醇升高,高密度脂蛋白胆固醇降低。

（七）免疫系统的变化

老年期妇女体内各种类型的淋巴细胞数量、比例和功能的改变,使机体防御感染的能力减弱,自身免疫功能紊乱和免疫监视功能减退。因此老年期妇女易受到细菌、病毒感染,自身免疫性疾病发生率也较高。

（八）血液系统的变化

老年期妇女骨髓造血功能减退,因此血红蛋白、红细胞减少,有一定程度的贫血表现。粒细胞功能降低、淋巴细胞减少。血浆总蛋白、白蛋白和凝血因子均减少。血容量减少,对出血、体液丢失的耐受力降低。

（九）运动系统的变化

随着年龄的增长,骨质疏松、骨密度降低致使骨骼变脆,软骨出现退行性变及钙化。关节间隙变窄,关节软骨纤维化、磨损及骨化,滑囊硬化致使关节僵硬,屈曲困难。骨骼肌细胞内水分减少,细胞间液体增多,肌肉萎缩,失去弹性,肌群体积减小;或由于肌细胞间纤维组织增生,造成肌肉假性肥大。从40岁开始,机体的肌肉组织以每年1%~1.5%的速度递减,至80岁时丧失约50%的肌肉组织,肌腱韧带因萎缩及钙化而僵硬。

（十）皮肤及毛发的变化

皮肤及毛囊都是雌激素的靶器官。绝经后,随着雌激素水平的下降,皮肤血流量减少,胶原合成减少,皮肤变薄、干燥、易出现皱褶。皮脂腺分泌减少,阴毛减少,头发脱落、变细。老年期妇女全身骨骼肌肉疼痛与皮肤、骨骼和肌肉的胶原含量降低有关。

（十一）体态改变

老年期妇女脂肪分布的特点为脂肪易沉积于腹壁和臀部,致使腹部及臀部增大。合并骨质疏松时,可导致身高变矮、驼背,出现腹部前挺、步履蹒跚等体态。

二、生理保健与护理

针对老年期妇女的生理特点,可在日常的保健与护理过程中,帮助老年期妇女制订符合生理需求的、个性化的生活起居计划,指导老年期妇女做到生活有规律、膳食有节制、动静相结合的健康生活方式。

（一）合理膳食

老年期妇女的合理膳食应遵循"三定、三高、三低和二戒"原则。三定即定时、定量和定质;三高即高蛋白、高维生素和高膳食纤维;三低即低热量、低脂肪和低盐;二戒即戒烟和戒酒。应摄入包含多种主食、蔬菜、水果、肉类、蛋类等的平衡膳食。碳水化合物应占每日总热量的55%~60%,鼓励进食全谷物、豆类及蔬菜等,脂肪占总热量的20%~30%,蛋白质占总热量的15%。每日饮水量在1 500ml左右。饮食应以清淡为主,避免暴饮暴食,可采取少食多餐的方式。进食时细嚼慢咽,减少食管异物等意外的发生。

（二）休息睡眠

生理的舒适、心理的放松及充足的睡眠可保证有效的休息质量。休息不代表长时间久坐或卧床,可做一些让自己放松的活动,如看书、看电视等,注意劳逸结合。保证充足的睡眠可增强身体的免疫力,建议老年期妇女每天睡眠(包括午睡)6~8小时;睡眠环境宜安静、舒适、光线幽暗;睡前减少对老年期妇女精神情绪的刺激因素,如不看惊险的电视节目、不饮咖啡及浓茶等;晚餐不宜过饱;睡前如厕,以免夜尿增多影响睡眠;睡醒后不宜立即起床,最好先在床上休息 10~15 分钟,做深呼吸和自我按摩,待适应后再起床,以免发生直立性低血压和心血管疾病。

（三）规律运动

规律的运动可促进老年期妇女的新陈代谢、增强和改善机体的功能,科学的锻炼对健康非常有益。应根据因人制宜、因时制宜、因地制宜的原则来选择活动的方式及强度。适合老年期妇女的锻炼项目有散步、快走、跳舞、游泳及太极拳等。禁忌负重、屏气、快速、对抗性和激烈竞赛运动。运动前需先热身 10~15 分钟,以做静态式的伸展操为主,改善身体柔软度及关节活动范围。活动强度推荐中低强度为宜,评估强度常用指标有靶心率(次/min)= 170-年龄(老人运动时心率不宜大于此数值),运动后老人主观感受应为舒适、精力充沛、身心愉悦。通过运动,保持体重指数(BMI)<25kg/m² 为宜。建议结伴锻炼,尽量避免单独运动;运动的时间建议在饭后 1~2 小时,每次运动时间以 30 分钟左右为宜;运动有规律,循序渐进,持之以恒;运动中注意安全,避免受伤及意外跌倒等。当老人伴有身体不适,如感冒、发热、慢性病急性发作等,应暂停锻炼。

（四）舒适生活

贴身衣物选择纯棉材质,并及时随着季节、温度变化加减衣物,切忌受寒。选择舒适合脚的鞋子,方便日常活动。做好老年期妇女的皮肤护理,保持皮肤清洁,注重衣着卫生。空腹或饱食不宜淋浴,淋浴时间不宜过长,15 分钟左右为宜。每天室内定时开窗通风,呼吸新鲜空气。保持室内环境舒适整洁。增加室外日光照射,促进皮肤维生素 D 的合成,预防骨质疏松的发生。

（五）定期体检

定期体检可及时发现身体的异常,在某些身体指标发生异常时进行及时的处理,从而减少重大疾病发生的可能性。这也符合祖国医学传统的"治未病"的理念,防患于未然。科学的体检可对老年期妇女的健康状况进行多方面、个体化的综合评估,并在此基础上提出适合个体的治疗和长期监护计划。

（六）学习新知

鼓励老年期妇女与朋友多聊天,看电视、听广播、阅读各种书刊杂志及小说等,适度接触电子产品,与时代发展同步。与时俱进地学习新知识并培养多种兴趣不仅可以开阔视野,丰富生活,而且能有效地帮助老年期妇女摆脱孤独等不良情绪,促进健康。

（七）智慧养老

大力发展智慧养老新理念,即利用新一代信息技术,对老年期妇女生活、娱乐、医疗、保健等方面给予支持和管理,使得老年期妇女和智能化设施实现良好互动,达到提升老年期妇女的生活质量和幸福感的目的。

第二节　老年期妇女的心理社会保健与护理

老年期妇女随着年龄的增长,机体各组织器官生理功能的衰退,导致抗病能力减退,身体适应能力下降,心理状态也随着年龄及身体功能的变化而出现异常。相对于老年男性,因年龄增长致体内激素水平变化的原因,老年期妇女更容易出现情绪不稳定等心理问题。

一、心理社会特点

老年期妇女心理问题的相关影响因素包括:居住环境、文化程度、婚姻状况、经济状况、慢性疾病、认知障碍、睡眠障碍等。

（一）认知功能变化

1. 感知觉变化　老年期妇女的感知觉减退,对高频声波和光波的感知能力下降,味觉、皮肤触觉、温觉和痛觉敏感性减退。因躯体活动变得迟缓而不灵活,社会活动范围缩小,言谈流畅性改变,上述情况会影响到老年期妇女对外界信息的接收以及与他人的沟通交流,产生负性认知和情绪体验,甚至与社会隔离。

2. **记忆力变化**　机械记忆能力下降,速记、强记困难。虽然近期记忆能力减退,但远期记忆能力保持良好。即使老年期妇女学习新事物较慢,但是理解之后的记忆能力并没有明显衰退。

3. **注意力变化**　在衰老过程中会出现注意力分配不足,当老年期妇女对外界缺乏兴趣或缺乏投入的体力时,注意力就转向了对自身健康的关注,身体细微变化都会引起自身注意,容易产生疑病倾向。

4. **智力变化**　老年期妇女逻辑推理能力和问题解决能力均减退,思维的敏捷性、流畅性、灵活性、独特性以及创造性都不及中青年时期。但老年期妇女智力和思维活动的深度和广度可以保持良好,在生活中虽然常常表现得古板顽固,但却经验丰富。善于运用既往积累的知识和经验来判断和解决问题,较少犯错误。

（二）情绪、情感特点

1. **神经系统衰老表现**　随着中枢神经系统递质合成和代谢的减弱,出现反应迟钝、注意力不集中、记忆力减退、易怒、烦躁及情绪不稳定等表现。

2. **孤独感**　孤独寂寞是老年期最常见的心理特征。随着老年期妇女退休离开工作岗位,身边接触的人骤然减少,再加上子女成家立业,容易出现孤独感。如有亲友生病或亡故,更易增加伤感情绪。

3. **被遗弃感**　有些老年期妇女原本在工作岗位时经验丰富,受到尊重,一旦离开工作岗位,会因年老失去地位而感到空虚和被遗弃。如子女因故不能尽到赡养义务,也会出现被遗弃感。

4. **焦虑、抑郁感**　老年期妇女因与家人特别是晚辈的生活观念不一致、家庭不和睦、经济压力大、忧虑失去生活能力而容易出现焦虑不安等情绪。因自身记忆力下降、遇事好唠叨,容易引起年青一代的逆反心理,更加重了老年期妇女的悲观情绪。常年持续的不良情绪不能得到疏解时,会出现抑郁。特别是生病后可能表现得少言寡语,对外界任何事物都不感兴趣,或是自暴自弃,放弃治疗,甚至出现轻生念头。

（三）意志力特点

由于各种原因,老年期妇女常常过低地估计自己的实际能力,从而丧失了成功的自信心,使自己的意志活动下降。难以接受新鲜事物,非常注重以前的习惯或想法,出现保守性的特点。也有些老年期妇女容易产生自以为是、盲目自信的表现,固执实际上是意志薄弱的一种表现,明知自己不对,也不愿听取他人意见,承认错误。

二、心理社会保健与护理

从心理社会角度对老年期妇女进行关爱,是促进老年期妇女身心健康、实现健康老龄化过程中的重要组成部分。采取个人、家庭和社会相结合的办法,首先应以维持积极情绪为切入点,充分发挥老年期妇女自身的主观能动性,同时,家庭和社会也要根据老年期妇女的心理需求,采取积极有效的保健和干预措施。

（一）自我心理维护途径

1. **提升自我保健意识**　老年期妇女既要接受衰老的事实,也要积极应对衰老。接受带病生存的理念,正视疾病管理。保持积极的心理状态,对防止心理衰老、保持身心健康具有重要意义。

2. **增强心理适应能力**　老年期妇女应学会应对社会角色转变的自我心理调节方式,将注意力从痛苦转移到其他方面。了解有关心理健康的维护技巧,及时发觉情绪变化,并主动进行认知调整。培养多种兴趣,更新知识结构,参加社会活动,建立新的社会交往,在身体功能良好期继续服务社会,顺利完成角色转变。

3. **拓展人际关系资源**　有效的社会网络能增强老年期妇女的耐受性及应付和摆脱紧张处境的能力,缓冲各类应急压力,提高老年期妇女心理功能的整体水平。建议老年期妇女要广交朋友,建立良好的邻里关系,在人际交往中获得友情、帮助和宽慰。

4. 建立良好生活方式　老年期妇女应尽量避免消极的应对方式,例如饮食不规律、吸烟、饮酒等,而是采取规律起居、适度活动的健康生活方式。活动对老年期妇女认知和脑功能整合起着积极作用,坚持有氧运动有益于改善脑功能,降低痴呆风险。

（二）家庭心理支持措施

建设和谐的婚姻家庭是应对人口老龄化、高龄化和空巢化的重要对策。

1. 经营和谐的夫妻关系　这是老年期妇女身心健康的重要保证。夫妻间的互敬互爱、相互关心体贴,可以消除老年期妇女的孤独、抑郁等不良情绪,增强对社会的认同感、生活适应能力及对生存意义的认识。

2. 构建融洽的亲子关系　作为子女,应尽量克服时间和空间上的困难,在生活细节上关心老年期妇女的物质需求和精神需求,让老年期妇女感受到更多的家庭关怀和温暖。作为老年期妇女,要谅解子女,尊重子女的独立性,增强亲子间感情纽带。

（三）社会心理干预策略

伴随着我国人口老龄化出现的经济状况、养老保险等社会因素的变化和老年期妇女的心理健康有着非常密切的关系。因此,构建良好社会心理干预策略对提升老年期妇女心理健康水平和成功应对老龄化社会具有重要意义。

1. 建设良好的社会支持网络　针对老年期妇女的兴趣、爱好、话题、情感及心理和生理等方面的共同特征,各级老年活动中心组织丰富多彩的集体文娱活动,充实精神生活,使老年期妇女能有机会和场所进行交流沟通、健身娱乐。也可考虑创造机会将老年妇女的经验和知识提供给社会,为实现人生价值搭建渠道。

2. 发挥社区助老功能　社区是退休老年妇女活动的主要场所之一。社区通过组织各种维护身心健康的活动来充实老年期妇女的日常生活,如组织郊游、举办舞会和体育比赛等,举办健康讲座,设立心理咨询门诊,对社区内孤寡老人进行特殊照顾,组织志愿者上门聊天等社区服务,这些举措在老年期妇女精神赡养方面的作用不容忽视。

3. 加强老年期妇女心理健康　以"老有所养、老有所依、老有所为、老有所学、老有所乐"为目标,指导老年期妇女做好自我保护,消除应激源,调整期望值,走出情绪低谷,养成心情开朗、乐观豁达的性格。

4. 健全死亡教育　从儿童期开始,全社会开展死亡教育。死亡教育不仅让人们懂得如何活得健康、活得有价值、活得无痛苦,还教导人们应死得有尊严。死亡教育使人们认识到死亡是不可抗拒的自然规律。死亡教育可以让老年期妇女学会调适不健康、趋向死亡的消极心理,重新认识生命的意义,从而从容地面对死亡。

5. 开展安宁缓和医疗　也称临终关怀,是指对预期生存期有限（如1年内或6个月内）的严重疾病患者所提供的缓和医疗服务。其目标与缓和医疗一致,致力于解除患者身体与心灵的痛苦,帮助完成其愿望,不留下遗憾,最终达到患者善终、善别的目的。

第三节　老年期妇女常见疾病的保健与护理

随着机体的衰老和身体功能的减退,老年期妇女常出现萎缩性阴道炎、盆底功能障碍性疾病、高血压病和老年性骨关节炎等疾病,对这几种疾病的保健和护理工作应加以重视。

一、萎缩性阴道炎

萎缩性阴道炎（atrophic vaginitis）是绝经后女性因雌激素水平降低,导致阴道局部抵抗力低下,以需氧菌感染为主所致的阴道炎症。常见于自然绝经或人工绝经后的妇女,也可见于接受药物假绝经

Note:

治疗及产后闭经的妇女。绝经后妇女因卵巢功能逐渐衰退,雌激素水平降低,阴道壁黏膜萎缩变薄,上皮细胞内糖原含量减少,阴道 pH 升高(由正常女性的 3.8~4.4 升高到 5.0~7.0),乳杆菌含量减少,不再成为阴道内的优势菌群,导致阴道黏膜局部抵抗力下降,多种细菌(特别是需氧菌)过度繁殖,从而引起阴道炎症。

———————————————————— 案例与思考 ————————————————————

　　患者,女,61 岁,9 年前绝经,因出现外阴瘙痒、干涩,伴有稀薄脓性分泌物,偶有血性分泌物 2 年就诊。曾在家自行阴道上涂抹红霉素软膏类药物,未见明显缓解。

　　思考:如何对该患者进行保健与护理评估?还需要做哪些相关检查?

【保健与护理评估】

　　1. **症状和体征**　最常见的症状有阴道分泌物增多,可为稀薄、淡黄、脓血性;外阴出现瘙痒、烧灼感;性交痛。妇科检查时阴道黏膜呈老年性改变,皱襞消失、萎缩、菲薄,可见充血、出血点或出血斑,甚至出现浅表溃疡。

　　2. **心理社会状况**　因患处涉及隐私,患者可能存在羞怯心理,抗拒表达。特别是性生活不适带来的负面情绪,可能影响夫妻之间的亲密关系,使患者产生焦虑,严重影响老年期妇女的生活质量。

　　3. **相关危险因素**　该疾病与雌激素水平低相关,绝经过早、受药物影响造成体内雌激素水平过低的患者临床表现较严重。

　　4. **辅助检查**　结合患者年龄、绝经史、是否有卵巢手术史、盆腔放疗史及临床表现,并排除其他疾病才能诊断萎缩性阴道炎。阴道分泌物检查时在显微镜下可见到基底层细胞、大量白细胞,但无阴道毛滴虫、无假丝酵母菌等致病菌。需与以下疾病相鉴别:有血性阴道分泌物的患者应和生殖道恶性肿瘤鉴别,有阴道壁溃疡或肉芽组织的患者应和阴道癌鉴别,必要时行活组织检查。

【保健与护理问题】

　　1. **知识缺乏**:缺乏萎缩性阴道炎的相关保健和护理知识。

　　2. **焦虑**　与萎缩性阴道炎引起的外阴阴道不舒适症状有关。

【保健与护理干预】

　　1. **目的**　通过保健与护理改善患者阴道局部雌激素缺乏的症状,并针对可能感染的致病菌用药,改善症状,提高患者生活质量。

　　2. **原则**　抑制阴道细菌生长与增强阴道局部抵抗力相结合。

　　3. **保健与护理措施**

　　(1)健康教育:了解患者的年龄、是否闭经及具体时间,有无卵巢手术史、药物性闭经史及盆腔疾病放疗史,进行相关知识宣教。建立患者的健康档案,告知患者按规范疗程用药,如症状持续或反复出现时及时复诊,使患者明确随访的时间、目的和随访人员的联系方式。

　　(2)症状保健与护理:指导患者穿宽松、纯棉、舒适的内裤并勤换洗,以保持外阴的清洁干燥,切勿搔抓皮肤。指导其在性生活中应用润滑剂以缓解不适。

　　(3)用药保健与护理:应用抗生素抑制细菌生长并补充雌激素增强阴道抵抗力。抑制细菌生长可在阴道局部给予诺氟沙星等抗生素制剂,7~10 日为一个疗程,观察疗效及不良反应。补充雌激素可局部应用雌三醇软膏或口服替勃龙,连用 14 日,观察用药疗效及不良反应。有生殖道癌症或乳腺癌病史的患者需慎用雌激素。对卵巢切除、盆腔放疗的患者在充分的全身体检和评估后,可给予激素替代治疗,并告知其适应证和禁忌证,叮嘱其定期复查,指导正确用药。

(4)心理社会保健与护理:评估患者对此疾病的心理反应和家庭情况,如患者和其伴侣的性生活满意度,患者的文化水平、情绪稳定性,对疾病和治疗方案的了解及接受程度。通过对患者进行耐心的病情讲解,缓解患者的焦虑情绪。同时向其伴侣讲解疾病相关知识,治疗过程中得到伴侣的理解和配合。

二、盆底功能障碍性疾病

盆底功能障碍性疾病(pelvic floor dysfunction,PFD)是由于盆底肌肉与筋膜组织薄弱导致的盆腔器官降低所引发的器官位置、功能异常的妇科疾病。在我国中老年妇女中,发病率约为30%。女性盆腔器官正常位置的维持,有赖于肌肉、筋膜及韧带解剖结构和功能的正常,但受诸多因素的影响,如雌激素缺乏、分娩损伤、产程过长,以及肥胖、慢性咳嗽、长期便秘等所致腹压增加等,导致这些盆腔组织的张力变得松弛,出现盆底功能障碍性疾病,产生压力性尿失禁和盆腔器官脱垂如子宫脱垂、阴道脱垂、膀胱脱垂、直肠脱垂等,使诸多老年妇女的排尿、排便、性生活等都受到影响。这不仅影响日常生活质量,而且还对患者心理造成严重影响。随着世界人口老龄化的进展,盆底功能障碍性疾病成为日益引起人们重视的一种老年妇女常见疾病。

案例与思考

患者,女,69岁,因自觉阴道内肿物脱出2年,伴咳嗽时有尿液溢出而前来就诊,平时有下腹坠胀感。既往有多产史,G_5P_5,常年便秘。

思考:如何对该患者进行保健与护理评估?还需要做哪些相关检查?

女性盆底由封闭骨盆出口的多层肌肉和筋膜组成,尿道、阴道和直肠经此贯穿而出。盆底组织承托子宫、膀胱和直肠等盆腔脏器并保持其正常位置。盆底结构的描述以腔室理论为代表:在垂直方向上将盆底分为前、中、后三个腔室,前腔室包括阴道前壁、膀胱和尿道;中腔室包括阴道顶部和子宫;后腔室包括阴道后壁和直肠。在水平方向上分为上层支持结构(主韧带-宫骶韧带复合体);旁侧支持结构(肛提肌群及膀胱、直肠阴道筋膜);远端支持结构(会阴体和括约肌)。各种病因导致的盆底支持薄弱,进而盆腔脏器移位,可引发其他盆腔器官的位置和功能异常。

此类疾病包括阴道前后壁膨出、子宫脱垂和压力性尿失禁等,往往一个患者会出现多种疾病共存的情况。

阴道前壁膨出和阴道后壁膨出

阴道前壁膨出多因膀胱和尿道膨出所致,以膀胱膨出为多见,常伴有不同程度的子宫脱垂,也可合并有阴道后壁膨出。阴道后壁膨出也称直肠膨出。可单独存在,也可合并阴道前壁膨出。

【保健与护理评估】

1. 症状和体征

(1)轻者可无症状。阴道前壁膨出严重者自述阴道内有肿物脱出,伴腰酸及小腹下坠感。阴道脱出物在平躺时缩小,站立过久或拎重物后增大。排尿时不能彻底排空,常因膀胱内有残余尿发生尿频、尿急、尿痛等膀胱炎症状。伴尿道膨出时可能有压力性尿失禁症状,如膀胱膨出过重,每次排尿需用手先将阴道前壁上推方可排尿(图13-1)。

阴道后壁膨出严重者可出现排便困难,需要用手压回阴道后壁方可排便(图13-2)。

(2)阴道前壁膨出时可见阴道前壁呈球形膨出,阴道黏膜皱襞消失。阴道前壁膨出临床上传统分法分为三度,以屏气下膨出最大限度来判定。Ⅰ度:阴道前壁似球状物向下突出达处女膜缘,但仍

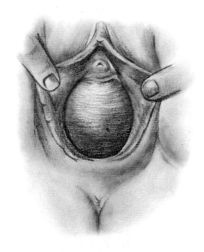

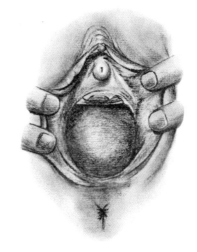

图 13-1　膀胱膨出示意图　　　　　　　　图 13-2　直肠膨出示意图

在阴道内；Ⅱ度：部分阴道前壁突出于阴道口外；Ⅲ度：阴道前壁全部突出于阴道口外。

阴道后壁膨出时可见阴道后壁黏膜呈球状膨出，多伴有陈旧性会阴裂伤。肛门检查手指向前方可触及向阴道凸出的直肠，呈盲袋状；如无盲袋的感觉，可能仅为阴道后壁黏膜膨出。阴道后壁膨出临床上也可分为三度，以屏气下膨出最大限度来判定。Ⅰ度：阴道后壁达处女膜缘，但仍在阴道内；Ⅱ度：阴道后壁部分脱出阴道口；Ⅲ度：阴道后壁全部脱出阴道口外。

2. **心理社会状况**　患者可因肿物脱出导致行动不便、社交受限。排尿排便异常也大大降低了患者的生活质量，容易出现焦虑和情绪低落。此外，性生活受到影响可能引起夫妻关系的紧张，这些因素均加剧了患有盆底功能障碍的老年妇女的焦虑情绪。

3. **相关危险因素**　包括雌激素缺乏、分娩损伤、产程过长、肥胖、慢性咳嗽、长期便秘等。

4. **辅助检查**

（1）妇科检查：可对膨出的阴道前壁进行分度，并区分阴道前壁膨出是膀胱膨出还是尿道膨出，或两者合并存在。肛门指诊了解肛提肌的肌力和生殖裂隙宽度，并区分阴道后壁膨出是直肠膨出还是合并阴道前壁膨出。

（2）压力性尿失禁的检查：嘱患者憋尿，于膀胱截石位咳嗽，如有尿液溢出，检查者以示、中两指分别置于尿道口两侧，稍加压后再嘱患者咳嗽，如能控制尿液外溢，证明该患者有压力性尿失禁。

（3）尿动力学检查：可量化尿路功能，协助诊断压力性尿失禁。

【保健与护理问题】

1. **活动受限**　与阴道肿物脱出使患者不能正常活动及尿失禁带来不便有关。
2. **知识缺乏**：缺乏阴道壁膨出相关保健和护理知识。
3. **焦虑**　与下腹坠胀不适及尿失禁影响正常的社交活动有关。

【保健与护理干预】

1. **目的**　缓解症状，预防膨出加重。
2. **原则**　包括非手术治疗和手术治疗。非手术治疗为一线治疗方法，也是首选推荐的方法，可缓解症状，增加盆底肌肉的强度、耐力和支持力，预防膨出加重，避免或延缓手术干预。非手术方法包括子宫托，盆底康复治疗和行为指导。手术治疗的目的为缓解症状，恢复正常的解剖位置和脏器功能，有满意的性功能并能够维持效果。分为封闭手术和重建手术。

3. **保健与护理措施**

（1）健康教育：向患者进行健康宣教，患者告知既往生育史，如产程延长、阴道助产及盆底组织撕裂伤是此类疾病的诱因,慢性咳嗽和便秘可能会进一步加重症状,应在日常生活中尽量避免。

（2）行为指导:改善患者一般情况。指导患者合理饮食,均衡营养,保证大便通畅,以防便秘,减少盆底功能障碍性疾病的复发。积极治疗原发病,改善咳嗽。教会患者盆底肌肉运动锻炼的方法,即凯格尔运动。凯格尔训练的具体方法如下:持续收缩盆底肌 2~6 秒,松弛 2~6 秒,如此反复 10~15 次。每天训练 3~8 次,持续 6~8 周为一个疗程。

（3）症状保健与护理:非手术疗法主要为子宫托。子宫托是一种支持子宫和阴道壁并使其维持在阴道内而不脱出的工具。适用于以下情况:患者全身状况不适宜做手术;妊娠期和产后;膨出面出现溃疡,手术前促进溃疡面的愈合。子宫托如果放置的不正确,可能造成阴道刺激和溃疡。子宫托应间断性地取出、清洗并重新放置,避免放置过久压迫生殖道造成糜烂、溃疡甚至坏死形成生殖道瘘(图 13-3)。

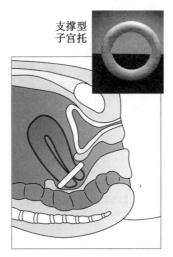 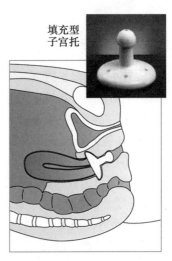

图 13-3　常用子宫托示意图

应选择大小适宜的子宫托,使用时注意事项如下:①绝经后妇女放托前先应用 4~6 周雌激素软膏以改善阴道环境,并在放托过程中长期使用;②每天早上将托放入阴道,睡前取出消毒备用;③保持阴道清洁,月经期和妊娠期停用;④上托后,分别于第 1、3、6 个月到医院检查 1 次,以后每 3~6 个月检查 1 次。

（4）用药保健与护理:中药补中益气丸为补中益气、升阳举陷的传统中成药,有促进盆底肌张力恢复、缓解局部脱垂症状的作用。

（5）心理社会保健与护理:应注重与患者的沟通交流,让患者了解盆底功能障碍性疾病发病原因、临床表现及治疗与训练重要性,提高疾病知识掌握率,缓解恐惧心理。与患者沟通交流,耐心倾听患者心理需求,及时对患者进行心理疏导。对患者要多安慰及鼓励,减少患者的负面情绪。

子 宫 脱 垂

子宫从正常位置沿阴道下降,至宫颈外口达坐骨棘水平以下,甚至子宫全部脱出于阴道口以外,称为子宫脱垂。子宫脱垂常合并有阴道前壁和后壁膨出。

【保健与护理评估】

1. 症状和体征　轻症患者一般无明显不适。重症患者因子宫韧带受到牵拉,可导致盆腔充血,使患者有不同程度的腰骶部酸痛或坠胀感,久站或劳累后更加明显,卧床休息后症状减轻。重症的脱垂患者常伴有排尿、排便困难,残余尿增加,部分患者可发生压力性尿失禁。但随着阴道膨出的加重,其压力性尿失禁的症状可缓解或消失,继而出现排尿困难,常需手压迫阴道前壁帮助排尿,易并发尿路感染。

子宫脱垂严重时阴道和宫颈黏膜常因摩擦增厚、角化,发生糜烂、溃疡和出血。脱垂严重时难以还纳,影响正常活动。

子宫脱垂目前有两种分度方法:

(1) 传统分度法:分为三度(图 13-4)。

Ⅰ度:宫颈外口距处女膜缘<4cm,未达处女膜缘为Ⅰ度轻型;宫颈已达处女膜缘,于阴道口可见宫颈为Ⅰ度重型。

Ⅱ度:宫颈及部分阴道前壁脱出于阴道口外,宫体仍在阴道内为Ⅱ度轻型;宫颈和部分宫体脱出于阴道口外为Ⅱ度重型。

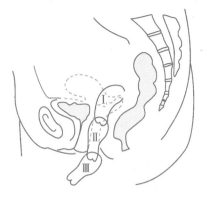

图 13-4 子宫脱垂分度示意图

Ⅲ度:宫颈与宫体全部脱出阴道口外。

(2) 盆腔器官脱垂定量分度法(POP-Q 分度):此分类系统利用阴道前壁、阴道顶端、阴道后壁上各两个解剖指示点与处女膜的关系来界定盆腔器官的脱垂程度,将盆腔脏器脱垂分为 0、Ⅰ~Ⅳ度。与处女膜平行以 0 表示,位于处女膜以上用负数表示,处女膜以下用正数表示。

2. 辅助检查

(1) 实验室检查:常规血、尿等实验室检查。

(2) 影像学检查:子宫脱垂伴有直肠膨出或阴道前后壁膨出的患者可行 B 超或磁共振检查等,判断盆腔脏器有无缺损和脏器间相互关系。

(3) 尿动力学检查:伴有尿失禁或排尿障碍的患者可行尿动力学评估排尿功能。

【保健与护理问题】

同"阴道前壁膨出和阴道后壁膨出"相关内容。

【保健与护理干预】

同"阴道前壁膨出和阴道后壁膨出"相关内容。

压力性尿失禁

压力性尿失禁(stress urinary incontinence,SUI)是指腹压突然增加导致尿液不自主流出,但并不是由逼尿肌收缩或膀胱壁对尿液的压力引起的。其特点是患者正常状态下无遗尿,而腹压突然增高时尿液流出。

【保健与护理评估】

1. 症状和体征 患者腹压增加时不自主溢尿为其典型症状。常伴有尿频、尿急、急迫性尿失禁和排尿后膀胱区胀满感。80%的压力性尿失禁患者伴有阴道壁膨出。腹部检查要注意有无尿潴留体征。专科查体注意外阴部有无长期感染导致的皮疹和异味,双合诊了解子宫的位置和大小、盆底肌收缩力等,肛诊检查括约肌肌力和有无直肠膨出。神经系统检查包括下肢肌力、会阴部感觉、肛门括约肌张力和病理征等。临床上常根据临床症状进行简单分度,分为轻、中、重度。

(1) 轻度:只发生在剧烈压力下,如咳嗽、打喷嚏或慢跑。

(2) 中度:发生在中度压力下,如快速运动或上下楼梯。

(3) 重度:发生在轻度压力下,如站立时,但患者在仰卧位时可控制尿液。

2. 辅助检查

(1) 试验方法:如患者合并盆腔器官脱垂,则将脱垂器官复位后再行以下检查。检查方法包括压力试验、指压试验、棉签试验等。①压力试验:患者膀胱充盈时取膀胱截石位,嘱患者咳嗽,如每次咳嗽均伴有尿液不自主流出则可提示压力性尿失禁。如膀胱截石位没有尿液流出,应让患者站立位时重复压力试验。②指压试验:患者膀胱充盈时取膀胱截石位,先行压力试验,若为阳性,则将示、中两指分别置于阴道内膀胱颈水平尿道两侧的阴道壁上,稍加压后再嘱患者咳嗽,如能控制尿液外溢,则为阳性,证明该患者存在压力性尿失禁。

（2）排尿日记:连续记录72小时排尿情况,包括每次排尿时间、尿量、饮水时间、饮水量、排尿的伴随症状及尿失禁的时间等。

（3）问卷评估:应用国际尿失禁咨询委员会(ICS)尿失禁问卷简表进行评估。

（4）1小时尿垫试验:试验开始前无需排尿,安放好已称重的尿垫,5~10分钟内饮用无糖无盐的水500ml,接下来50分钟内按顺序进行下列活动:上下楼梯、弯腰拾物、原地跑步、冷水洗手和用力咳嗽。结束后取下尿垫称重,通过差值进行评估。

（5）尿动力学检查:包括尿流率测定,膀胱充盈期容积-压力测定,压力-流率测定等,评估患者有无膀胱、尿道贮存及排尿功能障碍。

【保健与护理问题】

同"阴道前壁膨出和阴道后壁膨出"相关内容。

【保健与护理干预】

1. 目的　减少患者尿失禁症状,改善生活质量。

2. 原则　非手术治疗为主,用于轻中度压力性尿失禁治疗和手术前后的辅助治疗。手术治疗用于重度患者,一般在患者完成生育后进行。

3. 保健与护理措施

（1）健康教育:向患者宣教压力性尿失禁的相关知识,提高老年女性的健康知识水平与自我健康意识,指导患者进行有效的盆底功能锻炼。

（2）行为指导:指导患者选择适合自己且不增加腹压的活动项目。肥胖患者适当减重,多食用纤维素类食物预防便秘。指导进行正确的盆底肌训练,即凯格尔运动。

（3）症状保健与护理:针对患者症状开展盆底肌训练、盆底电刺激、生物反馈、膀胱训练等。注意在治疗仪进行治疗时,可在阴道内酌情涂抹润滑剂,并注意动作轻柔,以减少阴道壁的损伤。压力性尿失禁也可进行手术治疗,采用耻骨后膀胱尿道悬吊术和阴道无张力尿道中段悬吊带术。因阴道无张力尿道中段悬吊带术更为微创,已成为一线手术治疗方法。

（4）用药保健与护理:可应用α-肾上腺素能激动剂,可刺激尿道平滑肌α受体,以及刺激躯体运动神经元,增加尿道阻力。不良反应为高血压、心悸、头痛、肢端发冷等,常用药物如米多君、甲氧明。还可以阴道局部用雌激素软膏治疗。

（5）心理社会保健与护理:因患者常年尿失禁影响生活质量,常有抑郁焦虑情绪,应主动与其进行语言交流,认真倾听她们的心理感受,适时地同情、关心、安慰、鼓励患者,结合一些形体语言如点头、手势以达到心理支持的目的。同时保护患者的自尊,及时对患者进行心理疏导,提供心理社会支持。

知 识 拓 展

认知行为干预疗法

认知行为干预疗法可改善绝经后女性泌尿系统和肠道症状,并改善盆腔疼痛和性功能。认知行为干预疗法是常用的疼痛管理疗法,可采用"生物-心理-社会"疗法全方面管理疼痛。在行为干预治疗的基础上为患者制订个性化心理调节方案,并向患者介绍生物反馈的概念、性质、目的和作用,让患者把注意力集中在反馈信号和发挥想象上,增强自我调节能力。研究显示行为治疗、认知行为治疗和基于正念的认知治疗有利于疼痛的控制。

三、高血压病

高血压病(hypertension)这里指原发性高血压。是以体循环动脉压升高为主要临床表现的心血管综合征,是心脑血管疾病最重要的危险因素,常与其他心血管危险因素共存,可损伤重要脏器,如心、脑、肾的结构和功能,最终导致这些器官的功能衰竭。中国高血压指南 2020 年修订版指出,年龄≥65岁,血压持续或 3 次以上,非同日坐位血压收缩压≥140mmHg,和/或舒张压≥90mmHg,可定义为老年高血压;若收缩压≥140mmHg,且舒张压<90mmHg,则定义为老年单纯收缩期高血压。随着年龄增长,高血压的患病率增高。

案例与思考

患者,女,62 岁,因头晕、乏力 8 年就诊。近日因与老伴之间因家庭琐事发生矛盾,吵架后出现头晕加重、头痛、心悸不适入院。入院血压 190/110mmHg,心率 100 次/min。

思考:如何对该患者进行保健与护理评估?还需要做哪些相关检查?

【保健与护理评估】

1. **症状和体征** 老年人对血压升高可无任何自觉症状,或仅有轻度头晕、头痛、乏力、心悸、记忆力减退等症状,而往往以并发症为首发症状。其典型症状的特点是:收缩压增高,脉压增大;血压波动性大;直立性低血压。

常见靶器官损害包括:①心脏改变:多可导致心肌肥厚、左心衰竭、心绞痛、心肌梗死、心力衰竭及猝死;②脑部改变:可导致小动脉的微动脉瘤、脑动脉粥样硬化、缺血性脑血管病;③肾功能改变:如肾小动脉硬化、肾动脉粥样硬化;④血管:除心、脑、肾血管病变外,严重高血压可促使形成主动脉夹层并破裂,常可致命;⑤临床并发症:随病情进展,血压持续增高造成靶器官损害,导致各种并发症。其中,冠心病和脑卒中是常见且严重的并发症。

2. **心理社会状况** 很多老年患者并无定期监测血压的习惯,或者在医生诊断为高血压病后没有意识到该疾病的危害,不予重视,日常生活中没有控制好血压。出现相关并发症后才意识到疾病的危害,出现焦虑情绪。这类患者在日常生活中往往脾气较急躁,容易出现血压不稳定的情况。而且,从目前的医疗水平来看,高血压在临床上不能治愈,患者需要终身服药来控制血压,这对患者来说,将要面临巨大的压力,往往会导致很多患者出现情绪障碍,比如焦虑和抑郁等。负面情绪的存在对患者的身体健康是不利的,可能会降低患者的生活质量,使患者的病情恶化,严重影响了患者的治疗和预后。不良情绪的存在会使高血压患者发生心源性死亡的概率增大,心脑疾病以及猝死概率显著提升,危险程度伴随着焦虑水平的升高而升高。情绪障碍会导致人体交感神经的活动显著提升,引发一系列病理性变化。

3. **相关危险因素** 家族遗传因素、工作紧张、作息不规律、高盐高脂饮食都是高血压病的危险因素。

4. **辅助检查**

(1)尿常规:早期患者尿常规正常,肾浓缩功能受损时尿比重逐渐下降,可有少量尿蛋白、红细胞,偶见管型。随肾病变进展,尿蛋白量增多。

(2)血生化检查:包括血糖、血脂、肾功能、血尿酸、血电解质的检测,反映患者的肝肾功能和血糖血脂水平。

(3)检查眼底:可发现眼底的血管病变和视网膜病变。血管病变包括动脉变细、扭曲、反光增强、交叉压迫以及动静脉比例降低。视网膜病变包括出血、渗出、视盘水肿等。高血压眼底改变与病情的严重程度和预后相关。

(4)心电图:可诊断高血压患者是否合并左心室肥厚、左心房负荷过重以及心律失常。

(5)超声心动图:能更为可靠地诊断左心室肥厚,其敏感性较心电图高 7~10 倍。测定计算所得的左心室质量指数,是一项反映左心室肥厚及其程度的较为准确的指标,与病理解剖的符合率和相关

Note:

性极好。还可评价高血压患者的心脏功能,包括收缩功能、舒张功能和左心室射血分数。如疑有颈动脉、股动脉、其他外周动脉和主动脉病变,应做血管超声检查;疑有肾脏疾病者,应做肾超声图。

(6)动态血压监测:一般监测的时间为24小时,测压时间间隔为15~30分钟,白天和夜间的测压时间间隔宜相同。如仅作诊断评价亦可仅监测白天血压。动态血压监测提供24小时中白天和夜间各时间段血压的平均值和离散度,可较为客观和敏感地反映患者的实际血压水平,且可了解血压的变异性和昼夜变化节律性,估计靶器官损害与预后,比偶测血压更为准确。

(7)X线片:可见主动脉,尤其是升主动脉和主动脉弓部迂曲延长,其升部、弓部或降部可扩张。出现高血压性心脏病时可能有左室增大。

【保健与护理问题】

1. **知识缺乏**：缺乏高血压病相关保健和护理知识。
2. **焦虑**　与高血压造成的头晕不适等症状及担心并发症影响生活质量有关。

【保健与护理干预】

1. **目的**　对所有患者降压治疗的目的是最大限度地降低远期心血管死亡率及罹患率的总危险。
2. **原则**　检查患者及全面评估其总的危险后判断患者属于低危、中危、高危还是极高危者。高危及极高危患者,无论经济条件如何,必须立即开始对高血压及并存的危险因素和临床症状进行药物治疗;中危患者先观察患者的血压及其他危险因素数周,进一步了解情况,然后决定是否开始药物治疗;低危患者应先观察患者相当一段时间,然后决定是否开始药物治疗。

目标血压:老年患者降压治疗应强调收缩压达标,同时应避免过度降低血压。在能耐受降压治疗的前提下,逐步降压达标,避免过快降压。所有高血压患者推荐将血压降至130~139/80~85mmHg的范围以内,尽可能接近130/80mmHg。我国2019年发布首个针对老年人高血压的防治指南。建议分阶段降压治疗,血压≥150/90mmHg时开始启动药物降压治疗,首先将血压降至<150/90mmHg;如果患者耐受,收缩压可以更进一步降低至140mmHg以下。降压治疗时需密切观察血压变化情况,有无出现心、脑、肾等器官灌注不足的表现。

3. **保健与护理措施**

(1)健康教育:了解患者是否有高血压家族史、作息习惯是否规律和饮食是否重油重盐等,进行健康的生活习惯、规律的作息习惯、清淡营养的饮食习惯等相关知识宣教。

(2)行为指导:非药物治疗包括改善生活方式、消除不利于心理和身体健康的行为和习惯、减少高血压及其他心血管病的发病危险。具体内容包括:①减重,建议体重指数(BMI)<25kg/m²;②减少钠盐的摄入,世界卫生组织建议每人每日食盐不超过6g;③健康饮食习惯,注意补充钾和钙,多吃蔬菜水果和鱼类,减少脂肪摄入,戒烟、限制饮酒;④增加体力活动,高血压患者根据自己的身体状况,决定自己的运动种类、强度、频率和持续运动时间;⑤减轻精神压力,保持平衡心理。

(3)症状保健与护理

1)休息:疾病早期患者需要适当休息,工作过度紧张者、血压较高、症状明显或伴有脏器损害表现者应充分休息。适当的休息和充分的睡眠,对降低血压都有好处,保持室内安静、光线柔和、减少探视、保证充足的睡眠;注意生活起居有规律,不宜过度劳累;避免看情节恐怖、紧张的电视电影;注意劳逸结合,运动量不宜太大,可进行适当的体育锻炼,如散步、打太极拳,不宜长期静坐或卧床。

2)饮食:指导患者坚持低盐、低脂、低胆固醇饮食,限制摄入动物脂肪、内脏、鱼子、软体动物、甲壳类动物,多吃新鲜蔬菜水果,防止便秘。肥胖者需控制体重,养成良好的饮食习惯,细嚼慢咽、避免过饱,少吃零食,忌烟酒,慎用咖啡、浓茶。

3)排便护理:避免用力排便,并告知患者用力排便的潜在危险,必要时应用缓泻剂。

4)观察病情:测量血压应在固定条件下测量,测量前患者须静坐或静卧30分钟,同一血压计、同一侧肢体测量;当测量血压高于 160/100mmHg,应及时告知医生并给予必要的处理。发现患者血压急剧升高,同时伴呕吐、头痛等症状时,应考虑发生高血压危象的可能,立即通知医生,并让患者卧床吸氧,同时备好快速降压药物,脱水剂等。患者出现抽搐、躁动,应注意安全护理。对有心、脑、肾并发症的患者应严密观察血压波动情况,详细准确记录 24 小时出入量;对失眠或精神紧张者做好心理护理并及时用药。

5) 居家保健与护理:包括饮食调配、保持愉悦的心情、适当的运动、预防便秘、保证良好的睡眠、坚持服用药物、定期测量血压、发现情况及时就医等注意事项。随着科技的进步,现在可通过与医院和社区联动,并借助高血压智慧护理,依托网络平台进行线上管理,并可以对城市高血压患者进行综合管理。

(4) 用药保健与护理:老年人降压治疗应遵循个体化原则,宜平稳缓慢。药物起始剂量要小,逐渐增加剂量;坚持长期治疗,需避免不规律服药或突然停药;为减少血压波动、平稳降压,应选用起效平稳的长效降压药;采用联合用药,选用不良反应相互抵消或不叠加的降压药物联合使用;需考虑到老年人易出现的不良反应,特别是直立性低血压,故降压治疗的同时需监测患者的体位;由于老年人肝肾功能有不同程度退化,药物剂量可酌情减量。老年高血压降压药物主要包括以下几类:

1) 利尿剂:通过利钠排水、降低细胞外高血容量、减轻外周血管阻力发挥降压作用。作用较平稳、缓慢,持续时间相对较长,作用持久,服药 2~3 周后作用达高峰,能增强其他降压药的疗效,适用于轻、中度高血压。有噻嗪类、袢利尿剂和保钾利尿剂三类,以噻嗪类使用最多。

2) β-受体拮抗剂:通过抑制过度激活的交感神经活性、减慢心率发挥降压作用。降压作用较迅速、强力,适用于不同严重程度的高血压,尤其是心率较快的中、青年患者或合并心绞痛的患者,对老年高血压的疗效相对较差。Ⅱ、Ⅲ度心脏传导阻滞和哮喘患者禁用。慢性阻塞性肺疾病、周围血管病或糖耐量异常者慎用。有选择性(β_1)、非选择性(β_1 和 β_2)和兼有 α 受体拮抗 3 类,常用的有美托洛尔、阿替洛尔、普萘洛尔等。

3) 钙通道阻滞剂:通过阻断血管平滑肌细胞上的钙离子通道,扩张血管降低血压。降压效果起效迅速,降压幅度相对较强,剂量和疗效成正相关,除心力衰竭患者外较少有治疗禁忌证。分为二氢吡啶类和非二氢吡啶类,前者以硝苯地平为代表,后者有维拉帕米和地尔硫䓬。

4) 血管紧张素转换酶抑制剂:通过抑制血管紧张素转换酶阻断肾素血管紧张素系统,从而达到降压作用。降压起效缓慢,逐渐增强,在 3~4 周时达最大作用,联合使用利尿剂可使起效增快和作用增强。常用的有卡托普利、依那普利、贝那普利等。

5) 血管紧张素Ⅱ受体拮抗剂:通过阻断血管紧张素Ⅱ受体发挥降压用。起效缓慢,但持久而平稳,一般在 6~8 周达到最大作用,持续时间达 24 小时以上。常用的药物有氯沙坦、缬沙坦、厄贝沙坦、替米沙坦等。

6) α 受体拮抗剂:多用于难治性高血压的治疗,如哌唑嗪。

(5) 心理社会保健与护理:鼓励患者表达自身感受,教会患者自我放松的方法;鼓励患者的家属及朋友给予患者关心和支持以增强信心;解释高血压治疗的长期性、依从性的重要性。现代医学提倡综合性的心理治疗模式,该模式能够显著地缓解患者的情绪障碍,运用认知改变模式,将人体的负性情绪降低,保障情绪不会对躯体状态造成影响,促使人体内环境可以恢复稳定状态,对心脑血管供氧与供血状况进一步改善,提升高血压病临床的治疗效果。包括音乐疗法、干预治疗、放松训练、生物反馈和支持性心理治疗等综合疗法,对患者进行全面的心理支持、安慰和疏导等治疗模式,有利于高血压病的治疗。

四、老年性骨关节炎

老年性骨关节炎(senile osteoarthritis)是一种慢性、渐进性、退行性关节病变,常累及一个或多个关节,是由于衰老、肥胖、炎症、创伤、关节的过度使用、代谢障碍及遗传等诸多因素引起的以关节软骨的变性、破坏及骨质增生为特征的慢性关节病。临床表现为缓慢发展的关节疼痛、压痛、僵硬、关节肿大、活动受限和关节畸形等。

随着人口老龄化,骨关节炎越来越受到人们的重视。65 岁以上人群中发病率可达 50% 以上,75

Note:

岁以上人群中可达80%左右,该病有一定的致残率。目前确切的病因还不清楚,其发生与年龄、性别、体重、关节创伤及遗传因素等有关。衰老是最主要的原因,肥胖也是其重要因素。

 ——————— 案例与思考 ———————

　　患者,女,65岁,因反复膝关节和踝关节疼痛,阴雨天加重10年就诊。近日因连续阴雨天气,症状加重,出现膝关节疼痛、僵直、上下楼受限,局部有轻度肿胀,并出现晨僵。该患者情绪略有焦虑,可以走平地,生活可自理。

　　思考:如何对该患者进行保健与护理评估？还需要做哪些相关检查？

【保健与护理评估】

　　1. **症状和体征**　本病好发于膝、髋、手、足等负重或活动较多的关节,膝关节为最常见的受累关节。

　　(1) 关节疼痛及压痛:负重的关节最易受累。一般早期为轻度的隐痛,休息时好转,活动后加重。随病情进展可出现疼痛加重,或导致活动受限。阴冷、潮湿环境会加重病情。

　　(2) 关节肿大:早期在关节周围出现局限性肿胀,随病情进展可有弥漫性肿胀、滑囊增厚或伴关节积液,后期可在关节部位触及骨赘。

　　(3) 晨僵:晨起或长时间关节制动后会有关节僵直的表现,活动后可缓解,为一过性的表现,一般不超过30分钟。

　　(4) 关节摩擦音(感):由于软骨破坏、关节表面粗糙等原因出现关节活动时的摩擦音(感),膝关节较为常见。

　　(5) 关节活动受限:由于关节疼痛、肌肉萎缩等原因,造成关节活动范围减小。

　　2. **心理社会状况**　大多数患者对本病认识不够完全,易产生焦虑、恐惧情绪,如对于疾病恢复期望值较高的患者来说,容易产生沮丧情绪;或者劳动能力的下降,造成家庭收入减少,也给患者造成巨大的思想负担。在护理过程中应对患者正确实施心理护理。

　　3. **相关危险因素**　本病的危险因素包括:①肥胖增加了关节承受的压力;②有关节外伤、感染、代谢异常和骨质疏松等原发病;③过度锻炼及不科学的锻炼方式损伤关节;④缺钙、缺乏维生素A及维生素D;⑤寒冷潮湿的天气。其中,老年性骨关节炎与骨质疏松症均属于老年退行性病变,存在相同的危险因素,而且老年女性由于绝经后失去雌激素对骨代谢的有益作用,其骨质疏松发病率较男性更高。抗骨质疏松治疗对延缓老年性骨关节炎的进展非常有益。

　　4. **辅助检查**　X线平片检查是最重要的手段,典型的X线表现包括骨赘形成、关节间隙变窄、软骨下骨质硬化和囊腔形成。某些关节,例如膝关节可以在负重位置时拍片,从而观察到关节间隙缩窄的情况,可有严重的关节液贮积。

【保健与护理问题】

　　1. **疼痛**　与骨赘形成、骨质硬化和炎症反应有关。

　　2. **躯体活动障碍**　与关节活动受限和炎症所致疼痛有关。

　　3. **知识缺乏**:缺乏老年性骨关节炎相关保健和护理知识。

　　4. **焦虑**　与持续疼痛和活动受限症状影响患者的生活质量有关。

【保健与护理干预】

　　1. **目的**　在于缓解疼痛、阻止和延缓疾病的进展、保护关节功能、改善生活质量。

　　2. **原则**　治疗方案应个体化,充分考虑患者患病的危险因素、受累关节的部位、关节结构改变、炎症情况、疼痛程度和并发症等具体情况及病情。治疗原则应以非药物治疗联合药物治疗为主,必要时行手术治疗。

3. 保健与护理措施

（1）健康教育：了解患者的年龄、既往关节疾病史、饮食习惯等，进行饮食、运动、行为等相关知识的宣教。

（2）行为指导

1）控制体重：肥胖是本病发生的重要原因，故应控制体重、防止肥胖。体重下降能够防止或减轻对关节的损害，并能减轻患病关节所承受的压力，有助于本病的治疗。

2）治疗原发病：及时和妥善治疗关节外伤、感染、代谢异常和骨质疏松等原发病。

3）饮食护理：指导患者多食用高钙、高纤维素、高蛋白、低脂肪的食物。由于骨关节病与肥胖、缺钙、缺乏维生素 A 及维生素 D 有关，因此在饮食上要注意以下几点：多进食高钙食品，以确保老年人骨质代谢的正常需要；多吃乳制品、蛋类、豆制品、蔬菜、水果和海产品；增加维生素的摄入，如维生素 A、维生素 B$_1$、维生素 B$_{12}$、维生素 C 和维生素 D 等，相关食物包括奶制品、绿叶菜、水果、豆类、蛋类和粗粮等，注意营养均衡；禁食辛辣刺激食物如辣椒、咖啡、浓茶等。

4）坚持运动：有规律的运动能够通过加强肌肉、肌腱和韧带的支持作用保护关节，预防骨质疏松和骨关节病的发生。

5）多晒太阳：补充维生素 D，促进钙的吸收。

6）注意关节的保暖。

（3）症状保健与护理：非药物治疗占有重要地位，包括体育锻炼及物理治疗等。

1）体育锻炼：主要目的为增加肌肉的力量和增加关节的稳定性。根据患者病情及健康状况制订个性化锻炼方案，循序渐进，量力而为，避免锻炼过度。具体方法包括：

肌力训练：关节炎急性期患者进行直腿抬高练习和股四头肌等长收缩锻炼，每个动作持续 10 秒，休息 10 秒，每次 10 分钟，每日 3 次；慢性期患者进行等张肌力训练，屈伸运动时保持髋关节处于 90 度，屈伸角度由大至小，每组进行 10 次屈伸练习，每组间休息 30 秒，锻炼 20 分钟，每日 1 次。具体锻炼强度可根据患者情况进行调节，以锻炼结束后关节肿痛不适不加重为宜。

关节活动度训练：关节炎急性期患者采用关节康复器进行被动关节训练，患者取仰卧体位，将关节康复器固定，关节活动范围在 0°~40°，每次锻炼 20 分钟，每日 1 次；慢性期患者进行关节松度训练，包括对胫股关节的屈伸训练、滑动和牵引，以及对髌股关节的滑动和牵引训练，每次锻炼 20 分钟，每日 1 次。

有氧运动锻炼：关节炎急性期患者尽量卧床休息，减少运动，防止关节肿痛加剧；慢性期患者选择瑜伽、太极拳和散步等活动，每日 30 分钟。

2）行动支持：主要目的为减少受累关节负重，可采用拐杖、助步器等。

3）物理治疗：急性期物理治疗的主要目的是止痛、消肿和改善关节功能；慢性期物理治疗的目的是以增强局部血液循环和改善关节功能为主。物理治疗可以减轻疼痛症状和缓解关节僵直，包括针灸、按摩、推拿、微波、水疗、超短波、经皮电刺激等。

4）预防跌倒：及时对患者进行跌倒危险性评估，以确定是否为高危人群。根据患者的病情发展进行动态评估，随时调整患者的安全风险程度。对高危患者及照顾者进行防跌倒宣教，并加强巡视。环境设置应合理安全，室内有充足的照明，夜间地灯开启，地面保持干燥，物品放置有序，且放置在易取用的地方，走道、楼梯、厕所需设有扶手。

对于步态不稳、软弱无力的患者，应随时有人陪伴与搀扶，并教会他们正确使用手杖或助步器等辅助用具。服用镇静、止痛、降压等药物后，需平卧半小时再起床，活动不要猛起猛站，下地活动前应站稳后再移步。患者应穿着大小合适的衣服及鞋子，鞋底应平稳、底厚，不穿薄底的拖鞋，鞋号大小适中，避免滑倒。注意保护视力。

5）手术治疗：对于经内科治疗无明显疗效、病变严重及关节功能明显障碍的患者，应行外科治疗，以矫正畸形和改善关节功能。外科治疗手段有很多种，应充分评估患者病情后，选择适宜的外科方法，如关节镜手术、截骨术和人工关节置换术。

（4）用药保健与护理

1）非甾体抗炎药（NSAID）：既有止痛作用，又有抗炎作用，是最常用的一类控制老年性骨关节炎症状的药物，如阿司匹林、布洛芬、双氯芬酸等。主要发挥减轻关节炎症所致的疼痛及肿胀、改善关节活动的作用。其主要不良反应有胃肠道症状、肝肾功能损害、影响血小板功能、增加心脑血管不良事件发生的风险。阿司匹林常规口服剂量：600mg/次，口服，每日 3 次。

2）对乙酰氨基酚：轻症患者可短期使用一般镇痛剂作为首选药物，如对乙酰氨基酚，主要不良反应有胃肠道症状和肝毒性。常规口服给药剂量：300～600mg/次，每日 600～800mg，每日最大量不宜超过 2g，一疗程不宜超过 10 日。

3）阿片类药物：尽量避免使用，对于急性疼痛发作的患者，前两者不能充分缓解疼痛时可考虑用弱阿片类药物，如口服可待因或盐酸曲马多等，应注意服药后的不良反应。

4）硫酸氨基葡萄糖：为构成关节软骨基质中最重要的单糖，可阻断骨关节炎的发病机制，减少软骨细胞的损坏，改善关节活动，缓解关节痛、关节炎症病程。常规口服给药剂量：500mg/次，每日 3 次。通常 4～12 周为一个疗程，根据需要可延长。每年可重复治疗 2～3 个疗程。

5）硫酸软骨素：可改善关节炎的疼痛、炎症，并增强关节的垫衬作用，减缓行动时对关节骨骼的冲击和摩擦，同时也促进氨基葡萄糖渗入关节。常规口服剂量：600mg/次，每日 2 次，必要时持续服用至少半年以上的时间。

此外，外用药可短期缓解关节疼痛，使用时应注意避开眼睛和其他黏膜部位，以免损伤。关节腔注射糖皮质激素或透明质酸等药物，可减少疼痛、渗出，改善关节功能。但关节内注射药物存在引起出血及感染性关节炎的风险，应评估操作风险，慎重选择。

知 识 拓 展

干细胞治疗在老年性骨关节炎中的应用

干细胞疗法具有抗炎、可再生和调节免疫等优势，随着再生医学的发展，某些特定药物可以通过作用于特殊的信号通路，有效促进多潜能间充质干细胞定向分化为软骨细胞、促进内源性软骨细胞增殖、抑制软骨细胞凋亡、从而修复软骨损伤，为修复关节软骨提供新的研究方向，有望成为治疗老年性骨关节炎的新方法。

（5）心理社会保健与护理：当患者出现心理问题时，应为患者营造一个舒适的环境，采用缓慢的呼吸锻炼方法减缓焦虑，音乐疗法或者芳香疗法也有助于患者调适心情和转换情绪。多与患者沟通，耐心倾听，进行排解指导，对于患者提出的问题给予耐心解答。热情鼓励患者以增强患者的自信心，在进行护理操作前向患者耐心解释，取得患者的配合。

（宋铁芳）

思 考 题

1. 萎缩性阴道炎的用药保健和护理方法有哪些？
2. 盆底功能障碍性疾病的保健和护理干预原则有哪些？
3. 针对高血压病患者的保健和护理，应给予怎样的行为指导？
4. 老年性骨关节炎的相关危险因素包括哪些？

URSING

第十四章

环境污染性疾病的保健与护理

14章 数字内容

学 习 目 标

知识目标:

1. 掌握环境污染对妇幼健康的危害及环境污染的防治策略。

2. 掌握常见环境污染性疾病患者的保健与护理评估要点。

3. 熟悉环境污染的类型。

4. 熟悉铅、汞、空气污染暴露途径及相关风险因素。

5. 了解铅中毒的致病机制。

6. 了解汞污染、空气污染的来源。

能力目标:

1. 能够初步识别存在健康风险的环境污染问题。

2. 能够针对环境污染问题提出相应的防治策略。

3. 能够提出铅中毒、汞中毒、空气污染患者的保健与护理问题。

4. 能够初步实施环境污染性疾病患者及其家人的保健和护理干预。

素质目标:

1. 通过探讨环境保护策略,初步树立全局观及大健康意识。

2. 通过筹划环境保护相关健康教育活动,激发创新精神。

环境是人类赖以生存和发展的空间,包括自然环境及社会环境。人类既是环境的产物,又是环境的改造者,在长期的生物发展史中,人类与环境形成了一种既相互对立、相互制约,又相互依存、相互影响的辩证统一关系。早在2 000多年前,人类就已经认识到环境与健康的关系,如我国的《黄帝内经》中提及气候、水土、饮食、居所环境等对人体健康的影响。近年来,国际环境教育界更新了环境的定义,提出"人以外的一切都是环境,每个人都是他人环境的组成成分之一",以激励个人参与到环境保护活动中。本章重点围绕环境污染的类型、环境污染对妇幼健康的影响、综合防治及常见环境污染性疾病患者的保健与护理进行阐述。

第一节 概 述

环境污染(environmental pollution)是指人类在社会经济活动过程中,排入环境的有害物质或因素超过其承载或自净能力,生态系统失衡,反向制约人类和其他生物的生存和发展。据世界卫生组织报道,2016年全球全因死亡数中约24%与环境污染相关。因此正确认识环境污染对健康的影响,有助于推动个人乃至全社会共同努力,健全相关政策法规,并依托现有知识技术,发展有利于人类社会的环境保护新策略。

一、环境污染的类型

环境污染的分类方法很多,可根据其污染的介质分为空气污染、水体污染、土壤污染及其他;根据污染的来源分为自然污染及人为污染;还可根据污染物的属性分为化学性污染、物理性污染及生物性污染等。

（一）空气污染

空气污染(air pollution)是指人类活动或自然过程产生的有害物质排入空气,达到一定浓度,并持续足够时间,对人体舒适、健康和生态环境构成威胁的现象。世界卫生组织的数据显示,全球每年约有700万人死于空气污染,约91%的人类居住地的空气中污染物超标。空气污染物来源广泛,火山喷发、海啸、森林火灾、岩石和土壤风化、生物腐化等自然过程,及工业、交通运输业、农业生产等人类生产活动均可能向大气排放有害物质。空气中的污染物可按其属性分为化学性(如悬浮于空气中的各种颗粒物二氧化硫、PM2.5、重金属等)、生物性(可经空气传播的各种病原体)及物理性(如噪声、电磁波等)污染物。空气污染不仅会直接导致人体呼吸系统、心脑血管系统、免疫系统、神经系统、生殖系统等的急性或慢性损害,还可通过气候改变、温室效应、臭氧层破坏、酸雨等间接危害人体健康。

（二）水体污染

水体污染(water pollution)是指水体中的污染物数量超过其自净能力,水体及其底质的理化性质、生物群落组成等发生变化,进而破坏生态平衡,危害人体健康的现象。据报道,全世界每天至少有5万人因饮用污染水,引发各种疾病甚至死亡。水体污染的来源包括:自然因素,如地壳运动导致大量有害物质迁移到地表水体;人为因素,如工业废水,农业、生活、医疗污水,废物处置不当,意外事故等。常见的水体污染物有化学性(如各类重金属、有机物等)、生物性(水体孳生及传播的各种病原体)及物理性(如放射性物质)污染物。水体污染物主要通过消化道或皮肤、黏膜接触进入人体,危害人体健康。

（三）土壤污染

土壤污染(soil pollution)是指污染物通过灌溉、大气沉降等多种方式进入土壤,并超过土壤自净能力,导致土壤及其微生物的组成、结构和功能发生改变,影响动、植物的生长发育,直接或间接危害人体健康的现象。由于土壤自身的结构特性,其污染具有累积性、潜伏性、难逆转性、难根治性的特点。土壤污染的来源包括污水灌溉、废物处置不当、农药及化肥的长期大量施用、大气降尘等。常见的土壤污染物有化学性(如各类重金属、农药等)、生物性(如未经处理的人畜粪便施肥导致病原微生物污染)及放射性(如核试验、核电站排出的废气、废水、废渣)污染物。

（四）其他污染

科技的进步为人类生活、生产带来便捷,同时新技术、新材料的应用,也对周围环境带来新的挑战。近几十年来,各类非物质性污染,如噪声污染、电磁辐射污染、光污染、热污染、放射性污染等,开始充斥于人类生存环境中,并对人类健康造成了不小的威胁。

二、环境污染对妇幼健康的影响

环境污染物可直接作用于人体器官(如噪声导致的听觉损害,光刺激对视觉的损伤等),更多是通过呼吸道、消化道、皮肤接触等多种途径进入人体,吸收、代谢并分布于体内靶器官或组织,破坏其正常生理功能,从而引发各类疾病,甚至危及生命。其中儿童、老人以及有基础疾病者因抵抗力弱,通常为此类问题的易感人群。

（一）环境污染对妇幼健康的急性危害

环境污染物在短期内浓度急剧增高,造成周围人群在短时间内出现不良反应,严重者可出现急性损伤、中毒甚至死亡。由于污染物的性质、摄入剂量等不同,危害程度及症状差异较大。严重空气污染导致的常见急性症状包括流泪、畏光、胸闷、咽痛、咳嗽、气喘、呼吸道感染等。经消化道摄入者,如水体、食品急性污染,症状以恶心、呕吐、腹痛、腹泻等胃肠道刺激症状为主。突发的强刺激可直接造成机体的急性损害,如爆破作业时爆震性噪声导致的听力损伤,强激光辐射造成的眼球及视力受损等。此类危害的特点是多见于事故性排放;发病人群在短时间内爆发;症状严重程度与污染物的毒性及摄入量密切相关;其波及范围与程度等受污染源、气象及地形条件等多种因素影响。

（二）环境污染对妇幼健康的慢性危害

低浓度的环境污染物长期、反复被机体摄入,可能引起毒物在体内的蓄积从而引发中毒反应,或对机体造成持续积累性微小损伤。此类危害最为常见,由于污染物剂量小,作用时间长,对机体的损害缓慢而细微,机体可能出现耐受性,不容易被早期发现,如慢性重金属中毒、慢性苯中毒等。环境污染物对人体健康的损害部位及程度因其摄入途径、理化性质、摄入剂量等不同而存在较大差异。

1. **对呼吸系统的危害**　呼吸系统是空气污染物的直接靶向器官。污染物的长期反复作用,可促发炎性细胞因子、黏附受体、免疫介质等的过度表达,诱导呼吸道慢性炎症,分泌物增多,内膜增厚,气道狭窄,阻力增大,导致气道高反应性及慢性阻塞性肺疾病。环境污染物可阻碍儿童肺功能的发展,增加幼儿哮喘的发生风险,呼吸道感染也是导致儿童死亡的最主要因素。

2. **对心血管系统的危害**　环境污染物被摄入人体后,通过吸收进入血液循环,某些污染物如一氧化碳、二氧化氮等可降低血红蛋白的携氧能力,导致各组织器官氧供减少,功能下降,如脑组织氧供不足可能导致注意力下降、头晕头痛、失眠等。PM2.5、臭氧、噪声等可通过影响内脏的自主神经系统,导致心律失常。还有部分环境污染物可促发炎症-氧化应激级联反应,损伤血管内皮细胞,加速动脉粥样硬化,甚至形成血栓,诱发心绞痛、心肌梗死等。除上述直接损伤,环境污染物还可通过影响肺功能、肠道微生物等间接影响心血管健康。

3. **对神经系统的危害**　部分环境污染物如重金属、有机物等可轻易透过血-脑屏障,甚至改变血脑屏障的通透性,诱导脑组织的炎症-氧化应激反应,渐行性神经退行性变,导致儿童脑神经发育不良,整体认知、行为能力等下降,成年人及老年人则可能增加抑郁症、阿尔茨海默病等的发生风险。

4. **对免疫系统的危害**　长期暴露于污染环境可导致机体的免疫指标下降,正常的免疫反应受抑制,同时影响巨噬细胞活性,使机体对致病菌的易感性增加。由于儿童的免疫系统尚不健全,且处于生长活跃期,极易受污染物的刺激,进一步降低抵抗力,并可能会影响免疫系统的发育成熟。

5. **变态反应**　花粉、尘螨、化妆品中的重金属等均为人体常见的变应原,致使机体发生变态反应,增加支气管哮喘、变应性鼻炎、皮炎等变态反应类疾病的发生风险。近期的研究表明,环境污染的致敏作用可提早至围孕期,即母亲在孕期的环境暴露可影响胎儿发育的可塑性,并影响其发育编程或

Note：

导致基因程序改变,增加出生后婴幼儿对环境污染源的敏感性,诱发过敏性疾病。

6. 对生殖系统的危害　环境污染物中的各种理化、生物因素,如重金属、有机溶剂、电磁波辐射、衣原体感染等,可在女性发育时期,影响腺垂体、卵巢、子宫、乳腺等性器官的发育及成熟,导致生殖激素分泌不足或拮抗与受体的结合,引发性功能紊乱,不孕不育。

7. 致癌作用　环境中存在许多可能致癌的理化及生物因素,如电磁辐射、多环芳香烃类化合物、EB 病毒等。这些因素长期作用于机体,可导致正常的组织细胞发生异常分化和过度增生,诱导恶性肿瘤的发生。如空气污染物中的苯并芘能诱发肺癌、膀胱癌;饮用水中砷的浓度与膀胱癌、肺癌、肝癌等的发生率均存在显著相关;EB 病毒与鼻咽癌的发生率密切相关。

8. 致畸、致突变作用　已有大量研究数据表明,环境中的一些污染物在围孕期经母体摄入后,可透过胎盘屏障,导致胚胎发生结构和功能异常,胎儿发育不良、出生缺陷及早产、流产、死胎等不良妊娠结局。

9. 其他　环境中的一些理化因素,如光、电、噪声等可直接刺激人体视听系统,导致视听器官功能障碍,如眼睛的视觉敏感性、暗适应能力降低,畏光、流泪;耳鸣、听力下降等;还可干扰睡眠,导致头晕头痛、神经衰弱、心血管疾病,引发心理健康问题,甚至触发神经精神紊乱。环境污染物经消化道摄入后,可直接刺激甚至腐蚀消化道黏膜,扰乱消化道菌群平衡,导致恶心、呕吐、慢性腹泻、腹绞痛等胃肠道刺激症状。此外,有些污染物如镉,以肾、骨骼为靶器官,导致肾功能损害、骨质疏松等。

三、环境污染的综合防治

环境污染是一个全球性的问题,防治策略应充分运用国家法律、经济、行政等手段,立足于环境问题的整体性、系统性、区域性特征,防治并重,致力于维持环境与健康的杠杆平衡,促进人类社会的可持续发展。

（一）整体规划、合理布局

基于国家经济社会建设发展需求,政府统一规划,合理功能分区。如调整城市工业结构,控制工业建设项目,尤其是排放量大的冶炼、石油、化工等项目;合理划分城镇工业、生活功能区域;工业区宜选址于远郊区或卫星城镇,并处于当地最大频率风向的下风侧;生活区内不得修建"三废"排放工业、企业;加强居民生活区内局部污染源的管理等。

（二）加强监管、控制污染物排放

1. 环境卫生监管　环境卫生监管是以环境立法为依据,环境监测为抓手,依托环境保护管理机构,协同法律、经济、技术、教育和行政等多途径及手段,对人类的社会、经济活动实施管理,以维护社会、经济发展与环境保护间的杠杆平衡。环境监测工作包括对环境污染物的监测、社区居民健康监测、加强潜在危险品及污染源的排查、建立危险品档案等,为环境立法、区域规划等提供准确的监测数据及信息来源。环境保护管理机构作为环境管理的实施者、组织者和领导者,需充分收集相关信息,协同相关部门,因地制宜地综合采用多项措施进行有效管理。

2. 改良生产工艺　通过调整生产设计、改进施工过程、优化设备等综合措施,减少污染物排放。如采用无毒或低毒原料代替毒性大的原料、采取闭路循环、运用水雾、覆盖等方式避免扬尘;严格进行废气、废水排放前的净化处理;施工设备的降噪处理等。

（三）促进国土绿化

1. 强调"保护优先、自然恢复"　植物不仅可以美化城市环境,更是天然的空气调节器和净化器,具有调节气候、吸附粉尘及空气中部分污染源的重要功能。注意统筹生态建设,合理布局绿化空间。严禁违规占耕绿化造林、开山造地、填湖填海绿化。科学选择绿化树种草种,提高乡土珍贵树种比例,首选乡土树种营造混交林,慎用外来树种草种。稳步有序开展退耕还林还草、封山育林、森林抚育,加大退化林和退化草原恢复力度,保护自然植被的原真性及完整性。

2. 发展绿色交通　加大交通污染的治理力度,城市地区适当控制机动车数量,鼓励搭乘公共交

Note:

通,构建城市绿色交通体系。改进机动车发动机装置,研发并推行绿色清洁能源、可再生能源等。制定汽车尾气排放标准,加大新能源汽车工业支持力度,以有效降低汽车尾气排放。居民区附近的交通繁忙区域设置降噪隔离屏障。

3. 城市生活垃圾、排泄物、废物的管理　随着工业发展、商品消费量增加、人口增长等,城市垃圾、排泄物等的排放量日益增加,垃圾处理不当可对空气、水、土壤等造成污染。做好城市垃圾分类,并定时、定点投放;尽可能实现垃圾、废物的减量化、无害化及资源化,如餐厨垃圾、人畜排泄物等有机物可实行堆肥、生物处理等。

（四）加强环境保护宣传，提高居民自我防护意识

积极通过互联网、电视广播等多媒体和网络平台,联合医疗卫生机构、社区、学校、企业等,动员医疗护理专家、公共卫生领域专家、社会工作者、利益相关人员等参与,运用科普视频、阅读材料、现场讲座、公益广告等多种形式,开展多层面、立体化的环境保护宣传,提升民众的环境保护意识,推动全民参与环保。如倡导居民自觉维护生活区内及周围环境卫生,避免在公共场所吸烟、随地吐痰等;自觉使用环保购物袋,避免随意丢弃塑料、泡沫废物导致的"白色污染";学习识别日常生活中的环境污染物,避免使用劣质装修材料、购买低劣儿童玩具等。

第二节　环境污染性疾病患者的保健与护理

环境污染与众多健康问题息息相关,危害程度主要受环境污染物的性质、剂量、作用持续时间等影响。本节重点介绍日常生活中较为常见的铅、汞等重金属中毒及空气污染问题。

一、铅中毒

铅是自然界常见的重金属元素之一,广泛应用于工业、农业、建筑业、渔业及国防工业中。在铅开采、冶炼、化工生产、农业应用等过程中,废弃物如处理不当,可能排入大气、水体和土壤等,造成污染。环境中的铅主要经呼吸道、消化道、皮肤接触吸收进入人体,母体中的铅还可经胎盘、母乳等转移,危害胎儿及婴儿的生长发育。铅中毒（lead poisoning）是指过量铅进入人体后,随机体代谢分布于全身各组织器官,通过竞争性抑制铁、钙、镁等同价离子的吸收;促进氧化应激反应,诱导细胞损伤甚至凋亡等多种机制,导致神经、消化、造血、免疫、内分泌系统的功能障碍。铅中毒的常见人群包括儿童及铅作业人员。提高个人防范意识,加强日常生活保健,有利于降低铅中毒的发生风险,减轻铅暴露对人体健康的危害。

 ──────── 案例与思考 ────────

患者,女,17岁,以"反复腹痛、腹胀、呕吐2月余,再次发作1天"为主诉入院。曾3次诊断为"不完全性肠梗阻",予禁食、胃肠减压、补液、抗感染等治疗后好转,数日后复发。患者既往有白癜风病史7年,近3年长期服用"偏方"药丸治疗,具体成分和厂商不详。

体格检查:贫血貌,全身多处散在大小不一白斑。腹软,略膨隆,剑突下及下腹部轻度深压痛,无反跳痛、肌紧张,肠鸣音5~6次/min。余查体未见异常。

辅助检查:血检示 WBC $10.8×10^9$/L,中性粒细胞 75.6%,Hb 81g/L,网织红细胞 6.49%,血铅 0.465mg/L,尿铅 0.281mg/L,余正常;尿常规、粪常规、肝肾功能、免疫指标、营养指标等均正常。

请思考:

1. 导致患者"不完全性肠梗阻"的原因是什么?

2. 需要向该患者提供哪些日常保健与护理指导?

【保健与护理评估】

1. **症状与体征** 根据铅摄入时间、剂量的不同，主要症状、体征存在差异。

（1）急性中毒：以腹绞痛、肝功能损害、贫血为主要表现。通常以腹绞痛首发，饮酒、感染、酸碱食物后诱发，易误诊。腹绞痛常突发，部位不定，以脐周为主，呈持续性伴阵发性加重，每次持续数分钟到数小时，可伴便秘、腹泻、恶心、呕吐、乏力等。发作时剧烈难忍、面色苍白、焦虑不安、出冷汗，呈蜷曲体位。

（2）慢性中毒：铅作业者与儿童铅中毒的临床表现有所差异。

1）职业性铅中毒：表现多样化，以神经系统损害、消化道反应、肾损害为主要表现。①神经系统：以神经衰弱症候群常见，如头晕、头痛、记忆力减退、失眠多梦、乏力心悸等。部分患者表现为手足麻木、乏力、袜套样感觉障碍等多发性周围神经病变。严重者引起中枢神经系统广泛弥漫性器质性病变，导致中毒性脑病。②消化系统：以腹痛、食欲缺乏、消化不良为主要表现，常伴口腔金属味，流涎、腹胀、便秘等。③血液系统：中度以上铅中毒可发生贫血。④其他：铅可损伤肝肾功能，导致肝大、黄疸、蛋白尿等；还可作用于神经中枢及生殖器官，抑制性激素的合成、释放，导致生殖能力下降。

2）儿童铅中毒：母体中低水平的血铅即可轻易通过胎盘屏障及胎儿血脑屏障，对胎儿神经及体格发育造成影响，导致智力发育低下、畸胎、早产、低出生体重等。儿童体内的铅排泄率低，且沉积于骨组织的铅容易向血液和软组织转移，导致各器官的损害。最早受影响的是神经系统，导致学习能力下降，往往因多动、注意力不集中等就诊。此外，铅毒性还可影响儿童的体格发育、免疫功能及生殖器官功能等。

（3）体征：患者常有贫血貌，慢性中毒者，可在牙根及齿龈交界处见紫蓝色铅线（lead line），又称Burton线。铅线是牙列间食物残渣中的蛋白质腐败分解产生硫化氢，与随唾液排出的铅发生反应，沿齿龈边缘沉积而成，以门齿、尖齿及第一白齿多见，仅见于慢性铅中毒。腹部触诊常柔软，有轻度压痛，腹膜刺激征阴性；肝功能损害者可出现肝界增大、黄疸。

2. **心理社会状况** 铅的神经毒性可导致儿童神经心理发育异常、认知能力下降，影响儿童智商，可表现为学习能力降低，自信心不足。长期自卑、焦虑、抑郁情绪，影响可能延至成年期，甚至导致人格、精神障碍。同时儿童低下的学习能力、异常心理行为等可能困扰患儿家属，加重照顾负担，产生自责、负罪感、无力感等。需引起注意的是，长期心理问题及困难人格特征，可导致未成年人犯罪率升高，引发更为严重的社会问题。成年铅中毒由于长期受神经衰弱、头晕、头痛、失眠等困扰，可能引起焦虑、烦躁、抑郁、易激惹、偏执等心理和人格紊乱，导致社会交往能力下降，社交孤立等。

3. **相关危险因素** 铅中毒的高危因素主要是年龄、铅接触史、不良生活及饮食习惯、家庭成员文化程度、经济状况、吸烟史等。低龄尤其是5岁以下幼儿，由于正值手口欲期，是铅中毒的高风险人群。且儿童组织器官尚未成熟，生长代谢旺盛，对铅毒性尤为敏感。家庭成员中有铅作业者，居住于铅暴露环境如近铅工业区、水源污染、邻近车流量密集的马路、装修涂料中铅超标，长期摄入铅超标药物、食物（如膨化食品、含铅皮蛋等）等，均可增加铅暴露风险。不良生活及饮食习惯如挑食、不常喝牛奶、啃咬玩具、笔头等，可能导致机体营养失衡，维生素、微量元素缺乏，从而增加铅中毒的发生概率。不良的手卫生习惯，居家生活习惯如使用铅制锅、壶、主、被动吸烟等均可增加铅的摄入及吸收。此外自身及家庭成员文化程度过低、经济状况差均可导致防范意识低下，增加上述铅暴露风险。

4. **辅助检查** 血、尿中铅含量是判断铅中毒的重要依据。

（1）血检：血铅测定不受肾功能影响，但不能完全反映体内铅总量水平。儿童血铅≥0.1mg/L即可确诊；成人≥0.6mg/L提示铅中毒。此外，血常规可见血红蛋白减少，通常为低色素性正细胞性贫血，网织红细胞和点彩红细胞计数增多。血中红细胞代谢产物锌原卟啉（ZPP）≥2.91μmol/L有诊断意义。

（2）尿检：尿铅的含量可反映机体内铅的吸收情况，≥0.12mg/L提示铅中毒。卟啉代谢产物δ-

氨基-γ-酮戊酸(delta-aminolevulinic acid,ALA)在尿中的浓度与临床表现成平行关系,≥8.0mg/L有诊断意义。

(3)诊断性驱铅试验:可用于尿铅测定正常的可疑铅中毒患者,≥0.8mg/L或1mg/24h有诊断意义。

【保健与护理问题】

1. **有受污染的危险**　与铅污染监管、执行力度不当等有关。
2. **家庭健康管理无效**　与家庭成员铅中毒防范意识欠佳及相关保健、护理知识不足有关。
3. **疼痛**　与体内铅过量导致的胃肠功能紊乱有关。
4. **有发展迟缓的危险**　与营养摄入不均衡、体内必需营养素吸收障碍等有关。
5. **睡眠型态紊乱**　与铅神经毒性导致的神经衰弱有关。

【保健与护理干预】

1. **目的**　运用健康教育策略,提高患者及家属的铅暴露风险防范意识;加强日常保健,降低铅暴露风险;指导驱铅治疗,缓解中毒症状,提高患者生活质量。

2. **原则**　铅中毒防治工作是一项艰巨的系统工程,重在预防,关键在于持续推进环境治理及综合干预,积极开展健康教育,加强营养干预及重点人群的筛查监测。

3. **保健与护理措施**

(1)环境治理:加强环境治理,完善相关法律法规,督促企业优化制作工艺,避免含铅物质的排放,是防治铅中毒的根本办法。国际食品法典委员会和世界许多国家均对空气、土壤和食品中的铅限量制定相关标准,并设立专门机构加强监督、落实执行。我国政府近年来加大治理力度,推出相关举措,如积极推广无铅燃料,限制室内装修涂料、饮料罐及食品等各行业铅含量标准,改善职业防护设施,在公共卫生部门及医院等建立血铅监测点,加强重点区域人群尤其是儿童的筛查与监测,做到早发现、早诊断、早治疗,以降低铅对人体身心健康的损害。

(2)健康教育:健康教育是防治铅中毒的基本手段。健康教育内容除告知铅中毒对健康的危害、铅暴露途径外,重点在于指导个人日常防治措施。避免购买含铅量高的化妆品、色彩鲜艳但工艺粗糙的文具和玩具等;减少摄入传统工艺制作的含铅皮蛋、爆米花、膨化食品;慎用未经检验的食物、药物等;避免使用锡、铝制容器及餐具;养成良好的卫生习惯,如勤洗手,常修指甲,避免咬玩具、笔头,食物及餐具加罩遮挡,注意适当开窗通风等;铅作业人员进屋前洗浴、更衣。

可采用多样化、多渠道、多层次、立体化的健康教育策略,在医院、社区、学校、企业等发放宣传单,或张贴宣传板报、开展专题讲座、开通健康咨询信息化平台及热线等,动员医护人员、公共卫生及流行病学专家、教师、企业管理人员、社区工作者等各级人员参与。

(3)营养干预:微量元素锌、铁、钙等可竞争性抑制铅的吸收,因此要注意平衡膳食,保持营养均衡,避免偏食。多食富含钙、铁、锌、硒及维生素的食物,如乳制品、豆制品、绿色蔬菜、水果、瘦肉、动物肝脏、蛋类、粗粮等。

(4)用药保健与护理:积极排查并脱离铅污染源是处理铅中毒的前提和根本方法。儿童轻度铅中毒只需脱离污染源及补充营养素即可,无需药物驱铅治疗。依地酸钙钠、二巯基丁二酸钠或二巯基丁二酸等金属络合剂可与体内的铅结合后排出,是铅中毒的特效解毒剂。用药期间加强不良反应的观察及处理,并指导患者用药期间多饮水,以促进铅的排出。同时应告知药物治疗虽可恢复体内铅水平,但已造成的认知及行为损伤不可逆转。通常经驱铅治疗,腹痛、头晕、头痛等临床症状可缓解。对于症状明显者,遵医嘱了解痉镇痛、成分输血等对症支持治疗。急性铅中毒予催吐、1%硫酸钠(硫酸镁)洗胃、大量蛋清或牛奶保护胃黏膜及导泻,同时对症处理。

(5)心理及社会支持:加强患者及家属的心理指导,必要时转介康复治疗。职业性铅中毒根据病情轻重程度,轻度中毒者治疗后可继续原工作;中度以上中毒者治疗后建议调离铅作业。

二、汞中毒

汞又称水银,是常温下唯一呈液态的重金属,具可挥发性,有金属汞、有机汞和无机汞 3 种形态。汞污染主要来自氯碱、塑料、电池、电子等工业废水排放及废旧医疗器械处置不当,排入大气、水体和土壤等。汞中毒(mercury toxicity)分职业性及非职业性中毒,后者多来自污染环境、滥用偏方、美白化妆品、染发剂等。环境中的汞可经呼吸道、消化道、皮肤接触吸收等进入人体,作用于神经系统、肝肾、胃肠道、呼吸道等,导致全身性中毒反应;母体中的汞可透过胎盘,并可经乳汁分泌,影响胎儿的大脑发育。提高个人防范意识,加强日常生活保健指导,有利于降低汞暴露风险,早发现早治疗,提高患者生存质量。

──────────── 案例与思考 ────────────

患者,女,42 岁,于 2 个月前出现双下肢水肿,活动后加重。10 天前出现颜面及双眼睑水肿,伴尿量减少,无尿频、尿急、尿痛,无肉眼血尿、泡沫尿等。既往用美白化妆品 3 年余。

体格检查:颜面及双眼睑轻度水肿,睑结膜无苍白、充血,双下肢中度凹陷性水肿。余查体未见异常。

辅助检查:血检示 WBC $7.8×10^9$/L,中性粒细胞 65.6%,Hb 131g/L,尿常规:尿潜血(BLD)(+),尿蛋白(PRO)(++),白细胞(WBC)10~15/HPF;血生化:白蛋白(ALB)26.3g/L,尿素氮(BUN)8.8mmol/L,血肌酐(Cr)62.2μmol/L,总胆固醇(CHOL)22.23mmol/L;24 小时尿蛋白定量 4.25g;尿汞31.3μmol/mol 肌酐。声像肾活检提示膜性肾病 I 期。

请思考:

1. 该患者的临床特点是什么?

2. 需要向该患者提供哪些日常保健与护理指导?

──────────────────────────────

【保健与护理评估】

1. 症状与体征　汞中毒的症状、体征与摄入剂量、方式、时间等相关。

(1) 急性中毒:起病急骤,多见于短期内吸入大量汞蒸气或误食。经呼吸道吸入者多以发热、口腔-牙龈炎、急性支气管炎、间质性肺炎等为先发症状,误食者早期以恶心、呕吐、腹痛、腹泻等胃肠道症状为主。汞吸收后可沉积于肾、神经系统等,导致肾损害,重度中毒可导致急性肾衰竭、中毒性脑病(如小脑病变、癫痫大发作或类精神分裂症)等。

(2) 慢性中毒:轻症患者表现为口腔-牙龈炎,可伴头晕、头痛、乏力、失眠等神经衰弱综合征及手指、舌、眼睑震颤等。经皮肤吸收者常见皮肤泛发性红斑、丘疹或斑丘疹;周围神经系统损害者可表现为肢体疼痛、麻木、无力等。肾损害以近端肾小管功能障碍为主,患者常因凹陷性水肿、明显蛋白尿等就诊。重度中毒可导致严重的脑损伤,以小脑共济失调为主要表现,还可出现中毒性精神分裂。儿童体内汞超标可导致不可逆性的智力损伤,表现为多动症,记忆力、理解力下降等。

2. 心理社会状况　汞的神经毒性可导致患者性格情绪改变,表现为敏感、烦躁、易怒、焦虑、抑郁等。汞中毒患儿由于智力损伤,学习能力低下,容易导致自卑、社交孤立等心理健康问题。同时因为中枢神经受损,汞中毒患者强烈冲动行为失去抑制,自控能力下降,容易出现激愤情绪、攻击性行为,社会暴力犯罪率增加。

3. 相关危险因素　汞中毒的高危因素主要是汞接触作业史,食用汞中毒鱼、贝类,滥用偏方、化妆品、染发剂等。汞接触作业多见于开采冶金业,荧光灯、紫外线灯、汞温度计等仪器仪表制造及维修业,口腔科等。汞在水生环境中转化为甲基汞,是有机汞的主要形式。甲基汞通过食物链进入并蓄积于鱼体内,人类食用汞污染的鱼类摄入汞。而中药偏方、美白去斑化妆品、染发剂中的汞多以无机汞形式存在,如朱砂是传统中药的重要组成成分,长期过量服用可导致肾功能损害。

4. 辅助检查　尿中含汞量反映近期汞接触水平。①尿汞:可反映机体内汞的吸收情况,我国尿汞正常参考值≤2.25μmol/mol 肌酐,汞中毒时,尿汞明显高于正常参考值。汞作业劳动者以尿汞≥20μmol/mol 肌酐为触限值。②驱汞试验:可用于尿汞测定正常的可疑汞中毒患者,用 5% 二巯基丙磺酸钠 5ml 一次性肌内注射,尿汞>45μg/d 提示汞吸收过量。

【保健与护理问题】

1. **家庭健康管理无效**　与家庭成员缺乏汞中毒防范意识及相关保健、护理知识有关。
2. **体液过多**　与肾功能障碍导致的低蛋白血症有关。
3. **情绪控制失调**　与汞中毒导致的神经损伤等有关。

【保健与护理干预】

1. **目的**　通过保健与护理干预,降低汞暴露风险,尽快脱离汞接触环境;指导驱汞治疗,注意适当休息与营养,缓解中毒症状,促进康复。

2. **原则**　汞中毒患者的保健与护理应注重防治并进,对于汞作业劳动者加强筛查监测,早诊早治;对于一般群众宣传健康的生活方式;已发生汞中毒者指导规范治疗。

3. **保健与护理措施**

(1) 健康教育:在社区、企业、学校及媒体等开展健康宣传,普及汞暴露的危害、高危因素及我国相关职业卫生法规与标准,提高汞生产、使用部门的安全防范意识,推进生产工艺及生产过程改革,加强生产操作等各环节的监管。汞作业劳动者指导做好职业防护,并定期体检,早诊早治。指导健康的日常生活方式,避免滥用中药偏方、含汞量高的美白化妆品及染发剂。并注意平衡膳食,增加含铜食品及优质蛋白的摄入,加强身体锻炼,提高机体免疫力。倡导优生优育,有怀孕计划者应早脱离汞接触环境,并做好孕前、孕期筛查。

(2) 症状保健与护理:指导患者缓解不适症状的方法,提高生活质量。保持患者睡前、餐后口腔清洁,必要时根据炎症菌群采用适当的漱口水,如过氧化氢溶液、生理盐水等含漱。指导皮肤过敏者选择布质柔软、透气性好的内衣裤,勤洗勤换,皮疹瘙痒处可冰敷,忌搔抓,避免感染。指导患者观察症状缓解情况,树立战胜疾病的信心。

(3) 用药保健与护理:急性中毒者应尽快脱离汞接触环境,保持通风,尽快清洗全身,更换干净衣物。误服汞盐患者立即灌服鸡蛋清、牛奶或豆浆,保护胃肠黏膜,并延缓汞的吸收。驱汞治疗的常用药物是金属螯合剂二巯基丙磺酸钠、二巯基丁二酸钠。用药 3 日为一疗程,一般不超过 5 个疗程。大部分患者在接受驱汞治疗后,体内蓄积汞快速排出,水肿、蛋白尿、疼痛等症状可明显缓解,但同时应注意避免驱汞过急,尿汞急骤升高,加重肾损伤。因此驱汞治疗期间应嘱患者多饮水,补充电解质;螯合剂间歇使用,两个疗程间隔至少 3～4 日,若驱汞后 24 小时尿汞总量仍>45μg,则需继续下一疗程驱汞治疗。用药过程中部分患者可出现头晕、头痛、食欲缺乏、乏力等不良反应,应适时安抚患者,并加强监测与观察,必要时调整用药剂量及疗程等。此外,对于肾功能损害严重患者不宜采用驱汞药物,代之以血液透析。

(4) 心理社会保健与护理:由于汞中毒患者情绪不稳定,易怒,在对患者治疗及解释病情时应耐心、细心,注意沟通技巧,保持沉着冷静,避免发生正面冲突。此外,通过介绍症状相似、康复状况良好的病友进行现身说法,可增强其治疗的信心。对于有攻击性行为倾向的患者,应定时进行危险物品检查,保持适当安全距离,并引导患者与他人交流,鼓励表达及参与各项娱乐活动,转移注意力。急、慢性轻度中毒患者治愈后仍可从事原工作,中、重度中毒患者治愈后,不宜再从事接触汞作业。

Note：

三、空气污染

空气是人类及地球生命繁衍、发展的物质基础,当空气中的气体组成因各种自然及人为因素发生变化,超过人体的适应能力时,即可对人体健康造成危害。空气中的污染物不仅直接作用于人体组织器官,导致各类健康问题,还可通过气候改变、温室效应、臭氧层破坏、酸雨等间接危害人体健康。

【保健与护理评估】

1. **症状与体征** 空气污染导致的中毒症状与暴露的主要污染物成分、浓度、暴露时间等相关。

(1)急性中毒:是空气污染物在短期内浓度急剧增高,造成周围人群急性中毒。通常中毒人群的早期反应以呼吸道刺激症状为主,如咳嗽、咽痛、胸闷、气促等,可伴眼结膜刺激症状如结膜红肿、流泪,皮肤变态反应,头痛、恶心、呕吐、心悸等。

(2)慢性中毒:低浓度的空气污染物不仅沉积于呼吸系统,引发呼吸道炎症反复发作、哮喘、慢性阻塞性肺疾病等,还能以呼吸道为靶点激活局部炎症因子,启动级联反应,导致心脑血管系统、神经系统、内分泌系统、免疫系统、生殖系统等的损伤,增加心肌梗死、心力衰竭、脑卒中、阿尔茨海默病、糖尿病、过敏性疾病、不孕不育、肺癌等的发生风险,中毒人群可出现上述健康问题的表现,如心绞痛、不孕不育、认知功能下降等。此外,产前和围产期暴露于空气污染物可导致胎儿脑损伤,增加儿童自闭症谱系障碍、注意缺陷多动症等的发生概率。

2. **心理社会状况** 若长期暴露于污染空气,可导致周围及中枢神经的损伤,影响认知功能、记忆学习能力等。而空气中的颗粒物如 PM2.5、PM10,已被证实可增加焦虑、抑郁症的发生概率及人群自杀企图。同时,长期居住于高度空气污染区域者,出于对空气污染及健康威胁的担忧,个体的主观幸福感较低。部分民众表现出对空气污染问题无能为力,甚至冷漠麻木,这虽可理解为个体对空气污染问题的心理适应反应,但不利于环境风险意识的提高,可能降低个体参与环保行动的意愿。

3. **相关危险因素** 空气污染已经成为导致人类健康问题的十大危险因素之一,空气中的悬浮颗粒物、重金属、有毒挥发气体等的浓度与儿童支气管哮喘、慢性阻塞性肺疾病、肺源性心脏病、脑卒中等健康问题息息相关。儿童、老人及有基础疾病者因抵抗力弱,对空气污染的易感性更高。女性在围产期若长期处于空气污染环境,不仅影响母体健康,还可累及胎儿发育,导致畸胎、早产、死胎等不良妊娠结局,并可增加出生后儿童哮喘、自闭症等的发病风险。此外,个体受教育程度、社会经济状况等可影响其环境风险意识及行为。受教育程度越高,社会经济状况越好,个体倾向于寻求更多的途径获取环境风险知识,越有可能形成积极的环境风险态度,并自觉采取有效应对风险、维持自身健康水平的行为。

【保健与护理问题】

1. **有受污染的危险** 与个体缺乏有效应对空气污染策略有关。
2. **家庭健康管理无效** 与家庭成员缺乏空气污染风险意识及相关保健、护理知识有关。
3. **无能为力感** 与个体将空气污染问题完全归咎为社会问题,忽视个体影响等有关。

【保健与护理干预】

1. **目的** 通过保健与护理干预,提高民众空气污染风险意识,形成积极的环境保护态度,自觉、主动采取有效的应对方式,维护良好的空气质量及自身健康水平。
2. **原则** 空气污染应注重综合防治,推动政府治理的同时,提高民众参与的主体意识。
3. **保健与护理措施**

(1)空气治理:空气污染的防治应以区域环境为出发点,综合运用各种先进技术,系统分析影响空气质量的各种因素(如城市发展规模、人口增长和分布、经济发展类型、能源结构、区域地质气象条件、区域人口健康数据等),择取最优方案,合理规划城镇工业布局,有效运用立法、经济、行政、技术及教育等手段加强政府监管,促进可持续发展能源战略的实施。具体举措如制定相关大气质量控制标准及法规;加大投资力度,积极研发及利用新能源、可再生资源;推进城市绿化工作;加强居民生活区内局部污染源的管理等。

(2) 健康教育:加强空气污染相关的健康教育是提高人群环境风险认知的重要而有效的干预手段。健康教育的方法与手段应根据参与人群的年龄、受教育程度、社会经济状况等进行相应调整。针对受教育程度高、社会经济状况较好、青壮年人群可更多利用线上、移动端平台资源,反之可加强线下交流、互动。以儿童为主体的健康教育,可适当采用趣味游戏活动及家庭参与的形式,寓教于乐,让环保教育深入人心。由于空气污染物对母体健康、胎儿神经系统及体格发育等均造成影响,因此应加强围产期母亲及其家庭成员的健康教育。社会支持力度可强化健康教育效果,因此有必要多方动员,构建全覆盖、立体化的健康教育网,丰富教育资源及途径,以推动全民参与空气质量保护。

(3) 个人防护:室内及社区空气质量的维护一定程度上有赖于个体的防护行为。为防止空气污染,居民应维护城市、社区及周围环境卫生,生活区内垃圾定时定点投放,避免随地吐痰及在公共场所吸烟,多使用公共交通。购置符合国家质量标准的室内装饰材料,保持室内通风,并安放一些可吸附有害气体的绿色植物,以降低室内空气污染的危害。当遭遇严重雾霾天气时,尽量关闭门窗,减少外出,有条件时可采用空气净化设备;必须外出时,佩戴好口罩、帽子等防护用品。定期清洗空调机的过滤网、喷雾装置的喷头等,避免二次污染。加强易感人群的防护及健康水平监测;倡导健康生活方式,如营养均衡,指导运动锻炼,以加强自身体质。若发生哮喘急性发作、胸闷气促、心绞痛频发等健康问题加重情况,及时就医。

(4) 心理社会保健与护理:充分利用各媒体、信息网络平台等,多角度、多层次加强政府和专业部门与基层民众间的对话,提高政策及信息发布的透明度,有利于增强民众对政府环境治理的信心,提升民众在空气污染问题中的主体意识,积极、自觉规范自身行为,配合政府工作,共同维护良好的空气质量,推动城市建设的可持续发展。

(宋继红)

思　考　题

1. 请思考通过哪些途径帮助妇女及儿童降低环境污染对健康的危害?
2. 如何组织开展健康教育,提高社区妇女及儿童对铅中毒的防范意识?
3. 汞中毒患者驱汞治疗期间,如何进行用药保健与护理?
4. 常见的室内污染源有哪些? 如何降低室内污染的危害?

Z

[1] 曹泽毅.中华妇产科学[M].3版.北京:人民卫生出版社,2014.

[2] 陈荣华,赵正言,刘湘云.儿童保健学[M].5版.南京:江苏科学技术出版社,2017.

[3] 戴安娜·帕帕拉,萨莉·奥尔兹,露丝·费尔德曼.发展心理学[M].李西营,等译.10版.北京:人民邮电出版社,2013.

[4] 法律出版社法规中心.2021年版中华人民共和国医疗法律法规全书[M].北京:法律出版社,2021.

[5] 范玲.儿童护理学[M].3版.北京:人民卫生出版社,2017.

[6] 傅松滨.临床遗传学[M].北京:人民卫生出版社,2018.

[7] 胡雁,郝玉芳.循证护理学[M].2版.北京:人民卫生出版社,2018.

[8] 赖内·巴特尔,克里斯托夫·巴特尔.骨质疏松症与相关疾病诊疗及管理[M].赵宇,邱贵兴,陆声,译.北京:科学出版社,2020.

[9] 黎海芪.实用儿童保健学[M].北京:人民卫生出版社,2016.

[10] 李小妹,冯先琼.护理学导论[M].4版.北京:人民卫生出版社,2017.

[11] 林崇德.发展心理学[M].3版.北京:人民教育出版社,2018.

[12] 刘铭,张开立.临床遗传咨询[M].北京:人民卫生出版社,2020.

[13] 任钰雯,高海凤.母乳喂养理论与实践[M].北京:人民卫生出版社,2018.

[14] 石一复,朱雪琼.小儿与青少年妇科学[M].北京:科学出版社,2019.

[15] 谭严,王玉.妇科护理学[M].北京:中国医药科技出版社,2018.

[16] 滕忠萍,陈金菊,艾桃桃.学前儿童生理与保健[M].北京:清华大学出版社,2019.

[17] 王福彦,范利国.预防医学[M].北京:科学出版社,2017.

[18] 王临虹.中华医学百科全书:妇幼保健学[M].北京:中国协和医科大学出版社,2018.

[19] 王卫平,孙锟,常立文.儿科学[M].9版.北京:人民卫生出版社,2018.

[20] 闻德亮,吕军.全球妇幼健康[M].北京:人民卫生出版社,2017.

[21] 谢幸,孔北华,段涛.妇产科学[M].9版.北京:人民卫生出版社,2018.

[22] 熊庆,王临虹.妇女保健学[M].2版.北京:人民卫生出版社,2014.

[23] 杨进.复杂疾病的遗传咨询[M].北京:科学出版社,2015.

[24] 杨柳.孕前优生咨询指导[M].重庆:重庆大学出版社,2017.

[25] 杨培增,范先群.眼科学[M].9版.北京:人民卫生出版社,2018.

[26] 俞钢.临床胎儿学[M].北京:人民卫生出版社,2016.

[27] 袁长蓉,蒋晓莲.护理理论[M].2版.北京:人民卫生出版社,2018.

[28] 张彤.中国妇幼卫生[M].北京:人民卫生出版社,2021.

[29] 张为远.中华围产医学[M].北京:人民卫生出版社,2012.

[30] 中国健康教育中心.中国居民健康素养监测报告[M].北京:人民卫生出版社,2018.

[31] 周芸.临床营养学[M].4版.北京:人民卫生出版社,2017.

[32] 朱智贤.儿童心理学[M].6版.北京:人民教育出版社,2018.

[33] BOHREN MA,HOFMEYR GJ,SAKALA C,et al. Continuous support for women during childbirth[J]. Cochrane Database of Systematic Reviews,2017(7),No. CD003766.

[34] QIAO J,WANG YY,LI XH,et al. A Lancet Commission on 70 years of women's reproductive,maternal,newborn, child,and adolescent health in China[J]. Lancet,2021,397(10293):2497-2536.